In die Sammlung von „Monographien aus dem Gesamtgebiete der Neurologie und Psychiatrie" sollen Arbeiten aufgenommen werden, die Einzelgegenstände aus dem Gesamtgebiete der Neurologie und Psychiatrie in monographischer Weise behandeln. Jede Arbeit bildet ein in sich abgeschlossenes Ganzes.

Das Bedürfnis ergab sich einerseits aus der Tatsache, daß die Redaktion der „Zeitschrift für die gesamte Neurologie und Psychiatrie" wiederholt genötigt war, Arbeiten zurückzuweisen nur aus dem Grunde, weil sie nach Umfang oder Art der Darstellung nicht mehr in den Rahmen einer Zeitschrift paßten. Wenn diese Arbeiten der Zeitschrift überhaupt angeboten wurden, so beweist der Umstand andererseits, daß für viele Autoren ein Bedürfnis vorliegt, solche Monographien nicht ganz isoliert erscheinen zu lassen. Es stimmt das mit der buchhändlerischen Erfahrung, daß die Verbreitung von Monographien durch die Aufnahme in eine Sammlung eine größere wird.

Die Sammlung wird den Abonnenten der „Zeitschrift für die gesamte Neurologie und Psychiatrie" und des „Zentralblatt für die gesamte Neurologie und Psychiatrie" zu einem Vorzugspreise geliefert.

Angebote und Manuskriptsendungen sind an einen der Herausgeber, Professor Dr. O. Foerster, Breslau, und Professor Dr. K. Wilmanns, Heidelberg, erbeten.

MONOGRAPHIEN AUS DEM GESAMTGEBIETE DER NEUROLOGIE UND
PSYCHIATRIE
HERAUSGEGEBEN VON
O. FOERSTER-BRESLAU UND K. WILMANNS-HEIDELBERG
HEFT 42

SELBSTSCHILDERUNGEN DER VERWIRRTHEIT

DIE ONEIROIDE ERLEBNISFORM

PSYCHOPATHOLOGISCH-KLINISCHE UNTERSUCHUNGEN

VON

PRIVATDOZENT DR. W. MAYER-GROSS

ASSISTENZARZT AN DER PSYCHIATRISCHEN KLINIK
IN HEIDELBERG

MIT 8 ABBILDUNGEN IM TEXT

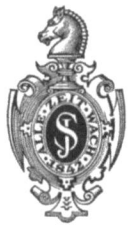

Springer-Verlag Berlin Heidelberg GmbH
1924

AUS DER PSYCHIATRISCHEN KLINIK ZU HEIDELBERG

ISBN 978-3-662-34220-6   ISBN 978-3-662-34491-0
DOI 10.1007/ 978-3-662-34491-0
Softcover reprint of the hardcover 1st edition 1924

Vorwort.

Der Schwerpunkt der vorliegenden Untersuchung liegt in der K a s u i s t i k. Der Ausarbeitung, Vervollständigung und Darbietung der mitgeteilten Fälle war unsere erste und besondere Sorge zugewandt. Die Mitteilung der Lebensläufe und Krankengeschichten erfolgt nach den Grundsätzen, die seinerzeit J a s p e r s[1]) formulierte, dem die Arbeit auch sonst in jeder Hinsicht Anregungen verdankt, dessen methodischen Grundsätzen sie vor allem folgt (Allg. Psychopathologie, 2. Aufl.).

Von J a s p e r s wurde auch zuerst eindringlich darauf hingewiesen, wie wichtig für die Vertiefung unserer klinischen Forschung die Krankengeschichten g e i s t i g h o c h s t e h e n d e r, d i f f e r e n z i e r t e r M e n s c h e n sind. Tatsächlich erweist sich ja unsere an den Durchschnittskranken der Kliniken und Anstalten gebildete Diagnostik bei den Kranken höherer Stände, z. B. in den Privatanstalten, besonders häufig als unzureichend. Zu den psychopathologischen und klinisch-diagnostischen Aufgaben, die sich daraus ergeben, soll hier einiges beigetragen werden.

Die umfassende Betrachtung des lebendigen Krankheitsgeschehens in allen seinen ursächlichen Verzweigungen, vor allem auch den konstitutionellen, wie sie wohl an vielen Orten, jedenfall in der Heidelberger Klinik, seit langem üblich ist, hat neuerdings durch K r e t s c h m e r und besonders durch B i r n b a u m eine Art systematische Legitimierung erhalten. Diese fällt zusammen mit einer konstitutions-pathologischen Ära in der übrigen Medizin. Hier wie dort entstanden eine Fülle theoretischer Ausführungen über erbwissenschaftliche und Konstitutionsfragen, die klinische Forschung erhielt einen fruchtbaren Anstoß, überzeugendes Tatsachenmaterial jedoch ist bisher verhältnismäßig wenig beigebracht worden.

Und doch erweckt die Fülle der Veröffentlichungen über Grundsätzliches erneut das Bedürfnis, die E r f a h r u n g zu befragen, nicht nur kursorisch, wo sie uns ein Beweisstück ad hoc anbietet, sondern auch wo sie sich unsern Konstruktionen nicht ohne weiteres einfügt.

Unsere Darstellung knüpft aber zugleich bewußt an die klinische Literatur v o r dieser letzten Wendung der Forschungsrichtung an und möchte versuchen, auch ältere Beobachtungen in der heutigen Beleuchtung neu zu sehen. Wir sind nämlich der Meinung, daß die in der Psychiatrie leider fast zur Regel gewordene Gewohnheit, beim Auftauchen eines neuen Gesichtspunktes das Ganze von vorn anzufangen und die Vergangenheit über Bord zu werfen, dieser Mangel an stetiger Kontinuität, nicht mehr mit der „Jugend" unserer Wissenschaft entschuldigt werden kann. —

Dem Direktor der Psychiatrischen Klinik, Herrn Prof. W i l m a n n s, verdanke ich sowohl das Material der Arbeit als auch ihre Förderung in allen einzelnen Teilen durch verständnisvolle Beratung, anspornende Teilnahme und Entlastung von den Aufgaben des klinischen Tagesbetriebs.

H e i d e l b e r g, im März 1924.

Mayer-Groß.

---

[1]) Zeitschr. f. d. ges. Neurol. u. Psychiatrie. Bd. 1, S. 367. 1910.

Inhaltsverzeichnis.

Erster Teil.

Erstes Kapitel.

Der Fall Engelkens. — Die oneiroide Erlebnisform.

Der „Selbstbericht einer genesenen Geisteskranken", den Friedrich Engelken[1]) 1849 veröffentlichte, enthält die Schilderung einer Psychose, von welcher die vorliegende Untersuchung ihren Ausgang nehmen möge. Die Kranke, die dort mit einer ungewöhnlichen Gabe plastischer Darstellung ihre seelische Entwicklung und ihre Erlebnisse in der Krankheit schildert, war nach leichten Gemütsschwankungen in eine tiefe Depression verfallen, in der sie einen ernsthaften Ertränkungsversuch machte. Nachdem er mißlungen war, setzte ruckartig ein lebendig beschriebener Stimmungsumschwung ein und damit die Psychose, die Engelken als „allgemeinen heiteren Wahnsinn" bezeichnet hat: ein manisches Bild mit Zügen, die von der klassischen Manie in vieler Hinsicht abweichen; diesen Zustand, der mit so vorzüglicher Eindringlichkeit in seinem subjektiven Verlauf dargestellt ist, gilt es, nach seinen wesentlichen Zügen phänomenologisch zu vergegenwärtigen.

Wir möchten versuchen, dabei nicht auf dem üblichen Wege der Beschreibung der Einzelphänomene vorzugehen, sondern unser Interesse zunächst einmal auf den Gesamtzustand zu richten, der trotz der Mannigfaltigkeit und Fülle der einzelnen Erlebnisse irgendwie als ein einheitlicher erscheint.

Die Erkennung der Gesamtzustände in ihrer größeren und geringeren Einheitlichkeit und der Besonderheit ihrer Struktur ist von jeher die Grundlage einer unmittelbaren, „intuitiven" Diagnostik und Einordnung psychotischer Zustandsbilder gewesen. Die Psychopathologie hat sich, soweit sie phänomenologisch verfuhr, bisher wenig mit diesen Einheitsbildungen beschäftigt, sie mußte sich zunächst den einzelnen Bestandteilen zuwenden und sie beschreiben. Zum Teil erklärt sich wohl daraus die relative, praktische Wirkungslosigkeit ihrer Aufstellungen auf die Klinik. Von der Beschäftigung mit Gesamtzuständen schreckte die Tatsache ab, daß ihre Einheitlichkeit oft mit außerpsychologischen, diagnostischen, hirnphysiologischen Theorien begründet wurde, von denen die theoriefeindliche Einstellung der Phänomenologie nichts wissen will. Aber das darf uns nicht dazu verleiten, weiter diese strukturellen Bildungen zu übersehen. In vielen Fällen ist der Gesamtzustand nicht nur eine Summe seiner Teile, auch nicht nur ein Nebeneinander dieser Teile, das durch verständliche, rationale oder außerpsychisch kausale Zusammenhänge zusammengehalten wird; sondern es handelt sich um Gebilde, deren Gliederung zu durchschauen erst die Möglichkeit auch der richtigen Einordnung der Teile ergibt.

---

[1]) Allg. Zeitschr. f. Psychiatrie u. psych.-gerichtl. Med. Bd. 6, S. 586.

Wählen wir als ein Beispiel pathologischer Einheitsbildung hier die Manie, so lassen sich zwei Momente aufweisen, aus denen die unmittelbar evidente Einheitlichkeit des Zustandes hergeleitet zu werden pflegt: einmal der lückenlose Übergang von dem Zustand normaler Fröhlichkeit mit gesteigertem Lebensgefühl über die hypomanische Verfassung zur ausgebildeten Manie; und zweitens die Rückführbarkeit aller Einzelerscheinungen auf die beherrschende Stimmungsgrundlage. — Der Einheitscharakter eines psychotischen Gesamtzustandes wird sich wohl in vielen Fällen zu einem ähnlichen Vorkommnis im normalen seelischen Ablauf in Beziehung setzen lassen; damit ist er aber nicht erfaßt oder erklärt. Sondern die gleiche Frage ist an den normalen Zustand zu richten; dieser genetische Gesichtspunkt soll hier ausscheiden. Aber daß der besondere Stimmungscharakter alles Psychische in einer nur bildlich darstellbaren, nicht weiter rückführbaren Weise färbt, durchdringt, vereinheitlicht, das kennzeichnet letztlich den Zustand als echte Manie. Damit ist nicht gemeint, daß der Affekt, wie man früher sagte, die anderen Symptome „verursache", auf keinen Fall lassen sich Ideenflucht, Ablenkbarkeit, Bewegungsdrang oder gar die Schlafstörung usw. aus der Heiterkeit kausal ableiten. Sondern wie die Gemütsverfassung das Gegenstandsbewußtsein, Ichzuständlichkeit, Ausdrucksverhalten und die übrige Motorik gestaltet, das gibt den Ausschlag für die einordnende Beurteilung. In analoger Weise sind manche Zustände paranoischer Wahnerlebnisse um charakteristische, intentionale Akte, hysterische Psychosen um die unechte Einstellung des Wirkenwollens und viele andere Symptombilder, besonders auch die sog. Bewußtseinstrübungen, in eigenartiger Weise zentriert. Es ist hier nicht der Ort, dies im einzelnen durchzuführen; aber nur unter dieser Voraussetzung wird es begreiflich, daß wir aus einer Geste, einem Blick, wenigen Worten, einem Schriftstück den ganzen seelischen Querschnitt erfassen und erkennen können, so wie wir bei völlig anderer Einstellung, wenn wir darauf gerichtet sind, in den gleichen Merkmalen die Einheit der Gesamtpersönlichkeit ergreifen[1]).

Wenn wir also von dem bei Engelken beschriebenen Zustand sagten, er weiche von der „klassischen Manie" ab, so bedeutet das nicht, daß irgendein Teilsymptom des bekannten Bildes fehle und andere nicht zugehörige vorhanden seien, sondern es mangelt jene durchgängige Gestaltung unter dem Primat der besonderen Affektivität. Dennoch imponiert die Psychose als einheitlich. Wo ist das Charakteristicum dieser Geschlossenheit zu suchen, welche bewirkt, daß sich die seelische Verfassung der Kranken der auflösenden Arbeit widersetzt, so daß man beim Zerlegen in Einzelzüge den Eindruck gewinnt, daß man Organisches zerpflücke, das im Augenblick der Aufteilung sich verflüchtigt?

Eine solche Zersprengung und Aufteilung des lebendigen psychischen Geschehens ist ja die vielfach beklagte Voraussetzung jeder psychologischen Analyse. Sie ist in der Psychopathologie manchmal leicht und ohne erhebliche Widerstände zu vollziehen, leichter oft als in der Psychologie des Gesunden, wo die Isolierung stets das Leben gänzlich zu zerstören droht. Auf keinen Fall dürfen wir über

---

[1]) Den Beziehungen dieser Einheit der Person zu den Einheiten der Zustandsbilder, ihren Überschneidungen und Diskrepanzen nachzugehen, wäre eine reizvolle Aufgabe. Als eine dritte Einheitsbildung wäre dabei, neben Zustand und Persönlichkeit, die des „Bewußtseinsstroms" im Sinne von James zu berücksichtigen. Sein Verhalten in psychopathischen Zuständen harrt noch der Analyse.

solche Einheitsbildungen, wenn sie uns begegnen, das einzelne beschreibend hinwegschreiten.

Auf der Suche nach dem kennzeichnenden Merkmal der Einheitlichkeit in unserem Falle stoßen wir noch auf eine wichtige Vorfrage: Ist nicht vielleicht die hochwertige Darstellungsform mit ihrer eindringlichen Gestaltung des Stoffes als die Ursache des Eindrucks der inneren Geschlossenheit des Zustandsbildes· anzusehen? Dieser Einwand führt in das Gebiet methodologischer Erwägungen, die bei der Benutzung solcher Selbstzeugnisse überhaupt anzustellen sind. Über die Wichtigkeit der Selbstschilderung als Quelle psychopathologischer Anschauung kann auf die Ausführungen von Jaspers verwiesen werden. Wie Gruhle[1]) jüngst einen geisteswissenschaftlichen Leserkreis auf die Wichtigkeit psychopathologischer Einsichten für das Verständnis der Autobiographie hinwies, so können wir von den Historikern und Philologen manches über die kritische Verwertung von Selbstschilderungen lernen. Wir haben uns im folgenden bemüht, es nirgends an Kritik des Materials fehlen zu lassen und die sich bei dieser ergebenden Gestaltungsmerkmale wiederum psychologisch zu verwerten. — Dem Zweifel, daß die Einheitlichkeit der Psychose bei der Kranken Engelkens ein Produkt schriftstellerischer Formung sei, können wir mit dem Hinweis begegnen, daß dem Bericht selbst trotz aller Lebendigkeit irgend etwas Artistisches, irgendeine von außen herangebrachte künstlerische Maskierung völlig fehlt. Man hat im Gegenteil den Eindruck, daß die Darstellung mit der Eigenart und der Fülle des Erlebten ringt, um einfach berichtend ihrer Herr zu werden, wenn dies auch nicht geradezu ausgesprochen wird. — Engelken spricht bei der Erörterung der Diagnose von dem „vorherrschenden Symptome einer leidenschaftlichen Liebe zu einem jungen Manne": demnach wäre zu erwägen, ob sich nicht die Einheitlichkeit von einer inhaltlichen Beziehung herleite, der alle scheinbare Vielfältigkeit wechselnder Einzelinhalte sinnvoll zugeordnet ist. Die Kranke schildert, wie ihr im Beginn der Psychose plötzlich im Schlaf das Bild des vermeintlichen Geliebten vor Augen tritt und betont selbst: „Diese Idee hielt ich von jetzt an fest, ungeheuer fest." Und tatsächlich taucht bei zahlreichen Erlebnissen der Folgezeit der Gedanke an den Geliebten immer wieder auf, und das meiste, das sie erfährt und verarbeitet, wird zu ihm in Beziehung gebracht. „Jetzt konnte ich nicht aufhören, von ihm zu erzählen, alles zusammenzureimen, alles aufzuklären ... Daß er mich beschütze und für mich sorge, war gewiß, nur konnte ich die Zeit nicht erwarten, ihn zu sehen. ... Ich verlangte stürmisch, in die Stube gelassen zu werden, wo er sich befände ..." Zweimal glaubte sie, zu einem Fest, einem Ball geführt zu werden, wo sie ihn sehen sollte ... Vieles, was ihr begegnet, vor allem die Trennung, faßt sie als eine Prüfung auf, „ob wir füreinander paßten ..." „Ohne ihn gesehen zu haben, konnte ich weder ruhen noch rasten; man sollte von ihm sprechen, ... oder ich mußte vergehen. Z. bereitete mich vor, seinen Bruder zu sehen. Ich glaubte, er gäbe X. (dem Geliebten) nur diesen Namen, und erwartete ihn ... Noch immer sah ich den sehnlichst Erwarteten nicht, ich träumte nicht, zu oft hatte ich mit ihm gesprochen, er hatte mir die Hand gegeben, mein Haar ange-

---

[1]) Die Selbstbiographie als Quelle historischer Erkenntnis in: „Hauptprobleme der Soziologie". München 1923.

faßt, nun gar sah ich seine wohlbekannte Gestalt in bittender, demütiger Stellung vor meinen Augen . . .‟ Sie müsse ihn, so war ihr zumute, erkämpfen, erringen, die Welt zuerst beglücken und dann, „hatte ich dies Werk ausgeführt, durch seinen Besitz glücklich sein‟. „Das Bild des Erlösers und seines verschmolzen ineinander, so rein und mild stand er vor mir, dann auch wieder als der Mörder seines Vaters, wie ein Verirrter, für den ich beten mußte.‟ Sie hält ihn für den Verfasser eines Liedes, das ihr für sie gemacht schien. „. . . Mein Haar schien mir das Band zwischen uns. Warf ich es ihm hin, so gab mir meine innere Stimme neue Gedanken ein, woran ich arbeiten mußte . . . Mit X. war ich indes immer in Verbindung, er gab mir am Fenster oder an der Tür irgendein Zeichen, was ich beginnen sollte, und stärkte mich zu Geduld . . .‟ usw.

So scheint in der Tat diese Liebesgesinnung für die Kranke selbst, zumal in der Rückschau, in der der Bericht abgefaßt ist, die Achse, um die sich das mannigfaltige Geschehen bewegt. Daß bestimmte, immer wieder auftauchende „Komplexe‟ gerade auch im Verlauf einer Manie besondere Beachtung verdienen, darauf hat neuerdings Schilder hingewiesen[1]). Aber ist damit die einheitliche Geschlossenheit des Zustandsbildes schon völlig erklärt, müßten dann nicht Vorgänge, die mit der Liebe zu X. nicht in Verbindung stehen, völlig aus dem Rahmen fallen? Oder reißt wirklich allein diese „Leidenschaft‟ das Erlebte in eine Atmosphäre, in deren Licht alle Vielfältigkeit verschwindet? Mit dieser Frage wird bereits die Annahme einer inhaltlichen Einheit verlassen, das von der Liebesbeziehung auf die Welt des Erlebten ausstrahlende Gefühl wäre der Träger der Einheitlichkeit, das, was der Zerlegung am meisten trotzt. Wir versuchen es näher zu charakterisieren und werden uns folgerichtig zunächst den ausgesprochen manischen Komponenten des Stimmungsuntergrundes zuwenden. In klassischer Formulierung wird die Heiterkeit und das Glücksgefühl[2]) geschildert: „Es wurde mir unbeschreiblich wohl; von leichten Wolken wurde ich gehoben, es war, als winde sich mit jeder Minute der Geist mehr los aus seinen Banden, und ein namenloses Entzücken und Dankbarkeit nahm in meinem Herzen Platz . . . Es begann ein neues, himmlisches Leben.‟ Die Kranke war „unbeschreiblich heiter, sah ganz verklärt aus‟. Sie fühlte sich „wunderbar wohl, so vergnügt, und doch auch so natürlich‟. „Mein Zustand war damals beneidenswert . . . In meiner Seele empfand ich wahrhaft einen Vorgeschmack des Himmels . . . eine übersprudelnde Fröhlichkeit behielt die Oberhand . . . ich war ein Kind, ich wollte das neu geschenkte Leben recht genießen . . .‟

Trotz dieser berühmten Beschreibung der heiteren Stimmungsfarbe, die an anderen Stellen immer wieder durchbricht und auch als Gefühlscharakter auf die Gegenstände ausstrahlt („Welt und Menschen lachen mich an . . . jedes Gesicht erschien mir zur Unkenntlichkeit verschönert . . . wunderschön erschienen mir die Menschen, das Haus wie ein Feenpalast‟), kann damit das

---

[1]) Vorstudien zu einer Psychologie der Manie. Zeitschr. f. d. ges. Neurol. u. Psychiatrie Bd. 68, S. 90. Die Folgerungen, die S. aus solchen Beobachtungen für die Dynamik manischer Zustandsbilder zog, interessieren hier nicht.

[2]) Über die Eigenart pathologischer Glücksgefühle vgl. die Dissert. des Verf.: Zeitschr. f. Pathopsychol. Bd. 2. Dazu kritisch: Rumke: Phänomenologisch en klinisch-psychiatr. Studie over Geluksgevoel. Dissert.: Leiden 1923. (Inzwischen in deutscher Sprache als Heft 39 dieser Monographien erschienen.)

Einheitliche unseres Krankheitsbildes nicht getroffen sein. Denn neben Heiterkeit, Freude und gesteigertem Lebensgefühl erschüttern die mannigfaltigsten
Gefühlszustände im bunten Wechsel die Kranke: schon ganz am Anfang fürchtet
sie Geistesverwirrung, Krankheit und Tod; zweimal spricht sie von der „ungemeinen Spannung", die sie „rasend ungeduldig" machte und die sie nicht
ertragen wollte. Eine Nacht bringt sie schrecklich zu, „ich weinte schrecklich,
war ganz außer mir". Später: „Ich war furchtbar aufgeregt, ich sehnte mich
unbeschreiblich nach Ruhe... Ich war schrecklich matt ... ich arbeitete
furchtbar." Dementsprechend erscheinen die Gegenstände und Personen unheimlich, bedeutungsvoll, rätselhaft, erschreckt, ja kalt und gefühllos. Zwar
wird die lustvolle Haltung oft leicht wiedergewonnen: „In einer Minute hatte
ich alles vergessen, und eine übersprudelnde Fröhlichkeit behielt die Oberhand."
Aber der Art ihres Wirkens, der Verarbeitung der gegenständlichen Erfahrung
fehlt vielfach alle Leichtigkeit und beglückende Beherrschung der Situation:
sie kämpft, errät, arbeitet furchtbar, der beschleunigte Gedankenablauf droht
sie zu verwirren, sie sucht Ordnung und Folge hineinzubringen. Und wenn sie
ihr „poetisches Sein" durch die beiden Liedverse charakterisiert:

> Nah und ferne, ewig durch das Reich der Sterne
> schwingt in tief verwobne Kreise, magisch leise,
> sich der Seelen zartes Band. Drum von Ahnung
> still gehoben, schwebt das Herz hinauf nach oben.
> Droben fühlt im schönen Land, sich verwandt.
> Hoffen, Sehnen, klares Wissen, trübes Wähnen,
> Nacht und Hölle wechseln, weben um das Leben
> zauberisches Dämmerspiel. Ein Akkord,
> wodurch die Geister ewig lenkt der große Meister,
> tönet durch das Weltgewühl — Gott! Gefühl!

so meint sie mit diesem „Gefühl", ihrem Ideale, nicht nur den paradiesischen
Glücksrausch, nicht nur die Liebesleidenschaft, sondern auch das „zauberische
Dämmerspiel" des Gegenständlichen, das alle diese Regungen umgreift, wie es
die zahlreichen Einzelerfahrungen in den Gesamtzustand einfügt.

Zwei funktionelle Merkmale, ein negatives und ein positives, die sich bis zu
einem gewissen Grade gegenseitig bedingen, charakterisieren den psychotischen
Zustand und begründen seine eindrucksmäßige Einheitlichkeit:

1. Den Bedeutungserfüllungen der Akte fehlt der charakteristische Abschluß, wodurch sie erst zu eigentlichen „Erfüllungen" werden[1]).
Unterscheidet man mit Husserl Qualität und Materie des Aktes, der auf den
„intendierten" Gegenstand gerichtet ist, so gehört zur Materie des Aktes seine
bedeutungsmäßige Erfüllung, die mit dem Gegenstand zur „Erfüllungseinheit"
verschmilzt. Die „erfüllende Bedeutung" kommt z. B. in dem Akt eines einfachen aussagenden Urteils mit der intendierten Bedeutung zur Deckung. Dadurch erhält das Erlebnis etwas Abgeschlossenes, Abgerundetes, es entstehen
geschlossene Gebilde und an ihren Grenzen Ruhepunkte des gedanklichen Ablaufs. Auch wo heftige Gemütsbewegungen von gegenständlichen Akten „fun-

---

[1]) Zu dem Folgenden vgl. Husserl: Log. Untersuchungen, II, 1. Teil, S. 50ff.;
Halle 1913; ferner Messer: Empfindung und Denken. Leipzig 1901.

diert" sind, kommt es zu solchen Ruhepunkten, vorausgesetzt daß die bedeutungsmäßige Erfülltheit der Gegenstände zu einer Art Abschluß gelangt. Denken
wir beispielsweise an die Selbstvorwürfe und Kleinheitsideen des Melancholikers,
so treibt ihn zwar unter Umständen die traurige Verstimmung von Inhalt zu
Inhalt. Aber jeder Gedanke, den er (wahnhaft) setzend vollzieht, ist bestimmt,
ist erfüllt von der Bedeutung, die er ihm gibt, und hat dadurch eine geschlossene,
ruhende Eigenart.

Ganz anders in dem Zustand unserer Kranken: Sie vollzieht Akte von größter
Mannigfaltigkeit der Qualität an einer reichen Gegenständlichkeit, auch an
intendierten Bedeutungen fehlt es nicht, sie sind sogar ungewöhnlich zahlreich.
Aber sie erreichen ihr Ziel irgendwie nicht. Die intendierte Bedeutung deckt
sich nicht mit dem Gegenstand, ihn erfüllend. — So entstehen unaufgelöste
Spannungen, die das Erleben vorwärtstreiben: Erwartung, Zweifel, Rätselhaftigkeit, Weite und Unsicherheit der Beziehungen und Bedeutungen: Die
scheidende Freundin ließ „vieles zu raten und zu denken übrig". „Ich war in
einer ungemeinen Spannung, es war mir, als sollte ich mein Glück erst erraten,
als sollten noch ganz ungewöhnliche Dinge und Opferungen vorhergehen. Ich
glaubte, jeder wüßte es, ich führe zu irgendeinem Ball oder Fest, wo ich ihn
sehen sollte, oder wir sollten erst voneinander getrennt und geprüft werden . . ."
„Mein Herz öffnete sich allen Menschen, ich gab zwar auf alles acht, irgendeine
Beziehung darin zu finden, und fand es auch . . . den einen Augenblick dachte
ich, ich sei Franz Moor, dann die engelgleiche Amalia . . . Doch das Rätsel
wurde mir zu schwer, zu verworren, ich war furchtbar aufgeregt, ich sehnte
mich unbeschreiblich nach Ruhe, aber ohne ihn gesehen zu haben, konnte ich
weder ruhen noch rasten . . . Man sollte von ihm sprechen, endlich das rätselhafte Schweigen brechen, oder ich mußte vergehen . . . Da war mir auch zumute als der Jungfrau von Orleans, als müßte ich ihn erkämpfen, erringen.
Ich hatte das Bedürfnis, die ganze Welt durch eigene Aufopferung zu beglücken, jedes Mißverhältnis zu lösen; das Jahr 1832 war als wichtig prophezeit,
ich schien es wichtig machen zu sollen . . . ich hielt mich für einen zweiten
Heiland . . . für die Sünder wollte ich flehen, die Kranken heilen, die Toten
wecken und dadurch die Tränen trocknen . . . Das Bild des Erlösers und seines
(des Geliebten) verschmolz ineinander, so rein und mild stand er vor mir, dann
auch wieder als der Mörder seines Vaters . . ."

Die letzten Stellen zeigen in besonderer Deutlichkeit die schwankende Unsicherheit in der sinnmäßigen Erfassung des Erlebten. Weder über sich selbst
noch über den Geliebten und die Umwelt kommt sie zu einer Auffassung, die
irgendwie abgeschlossen, ergriffen und festgehalten wird. Alles bleibt in der
Schwebe, vermag ins Gegenteil umzuschlagen, wie wir das schon von dem Glücksgefühl erwähnten.

An Stelle der mannigfaltigen Beziehungen und Bedeutungen tritt plötzlich
Kälte und Leere: Die Mutter des Geliebten erscheint ihr „wie eine Wachsfigur,
schön, aber ohne Ausdruck", der Bruder „wie ein Marmorbild". „Es war mir,
als sei ich im Bleikeller und befinde mich unter Mumien." „Alles kam mir kalt
und gefühllos um mich her vor." Die Züge der Menschen, die ihr eben noch
alle bekannt waren —„deshalb grüßte ich alle freundlich, konnte sie alle lieben"—,
schienen ihr bei anderer Gelegenheit „zum Unkenntlichen verschönt".

Der Umstand verdient besondere Beachtung, daß es im allgemeinen an Bedeutungsvarianten keineswegs fehlt, im Gegenteil: Vielleicht verursacht durch die Unfähigkeit, zu einem sinnerfüllten Abschluß zu gelangen, bieten sich in reicher Fülle die Bedeutungen an: „Die größte Kleinigkeit hatte eine hohe Bedeutung für mich ... ich glaubte nur zeigen zu sollen, ob ich auch alles, was mir passiert, verstände und gut behalten hätte." Von den vielen Beispielen des „Bildlichnehmens" sei das Abreißen der Schleifen erwähnt, „weil man sie oft Schmetterlinge nennt, ich wollte nicht mehr flattern". Oder die Symbolik des zerbrochenen Ringes: „Es war ein grüner Stein darin (die Hoffnung), mit Perlen (Tränen) eingefaßt; das Gold (die lautere Tugend) war gebrochen durch mein Vorgreifen des Schicksals." Manches war vieldeutig; so die Abschiedsworte des Arztes, das Verhalten der Angehörigen, aber auch manche Personen, deren Ähnlichkeit mit Bekannten ihr auffiel und deren Identität offen blieb. Vielfach glaubt sie, leicht alles aus Mienen und Ausdruck zu erraten, erkannte auf den ersten Blick die Trauer der Mutter des Arztes und seine Schwester als Braut.

Daß die Bestimmtheit, mit der vereinzelte dieser Sinndeutungen vorgebracht werden, tatsächlich nur eine scheinbare ist und nur das Greifen nach einem Halt in dem dauernden Schwebezustand darstellt, geht aus dem Zusammenhang des Ganzen klarer hervor als aus den einzelnen Zitaten. Aus dem gleichen Bedürfnis nach einem festen Punkt wird die Liebesleidenschaft für X. immer wieder mit besonderem Nachdruck als der einzig sichere, zentrale Beziehungsgegenstand aufgeweckt: „... Ich glaubte fest, er sei da, und glaubte an eine magische Verbindung mit ihm ... ich war meiner Sache gewiß ..." Nur um so deutlicher tritt demgegenüber die gehetzte Unabgeschlossenheit des übrigen Erlebnisablaufs hervor.

Damit wird auch klar, was eigentlich mit dem „Gefühl" hier gemeint ist, in welchem sie schwelgt. Es handelt sich nicht in erster Linie um eine Ichzuständlichkeit, die, wie etwa in der Ekstase, im Glücksrausch, in der schweren Melancholie, das ganze Erleben überflutet und die Gegenständlichkeit aufzuheben droht; sondern den „schwebenden" Charakter aller Akte, das Fehlen einer sicheren erfüllenden Bedeutung, der Ruhepunkte des Denkens nennt sie „Gefühl" im Gegensatz zur greifbaren Bestimmtheit des klaren Denkablaufs.

2. Das andere kennzeichnende Merkmal unseres Zustandes betrifft die Gegenstandsseite: Es besteht eine durchgängige Neigung zur szenischen Gestaltung, die Tendenz, die jeweilige Situation zu einer geschlossenen Szene zusammenzufassen. Wir führen als wichtigste Beispiele an: Eine Wagenfahrt wird ihr zur Fahrt zu „irgendeinem Ball oder Fest". „Ich glaubte, jeder wüßte es." Unterwegs: „Die Züge der Menschen waren mir alle bekannt, mehrere Gestalten, die nur vorüberschwebten, haben gewiß nur in meiner Phantasie gelegen, solche hatten alle einen eigenen Ausdruck, etwa den des Bittenden oder des Schuldbeladenen. Deshalb grüßte ich freundlich, konnte sie alle lieben." In der Einsamkeit der darauffolgenden Nacht „durchkreuzte alles Gelesene meinen Geist, vorzüglich spukten die Schillerschen Werke darin, den einen Augenblick dachte ich, ich sei Franz Moor, dann die engelgleiche Amalia ... Es war mir, als sei alles um mich versammelt. Ich hörte die Stimmen verstorbener Menschen ganz deutlich". Wir erinnern weiter an die Szenen als Jungfrau von

Orleans, als weltbeglückender Heiland. Ferner: „Ich rief, so oft es meine Kräfte
erlaubten, die Verstorbenen. Es war mir, als sei ich im Bleikeller, befinde mich
unter Mumien, die ich durch meine Stimme erwecken sollte." „Man hat mich
zu Anfang in L. auf ein angekommenes Schiff aufmerksam gemacht; meine
letzte französische Arbeit war gewesen: ‚Napoleon en Egypte'. Alles Erlernte,
Gehörte, Gelesene kam mir wie erlebt vor. Napoleon, meinte ich, sei jetzt von
Ägypten zurückgekommen, sei nicht an Magenkrebs gestorben, ich sei das wunderbare Mädchen ... mit ihm käme auch mein Vater wieder, der ein großer Be-
wunderer von ihm war. Ich hörte I. und Sie singen, da glaubte ich, unter Schau-
spielern zu sein, wollte für mein Leben gern auch spielen ..." Bei allen diesen
Vorkommnissen spielt die Kranke selbst mit, ist nicht nur gefühlsmäßig, sondern
auch als handelnde Person lebhaft beteiligt, oft der Mittelpunkt des Geschehens.
Man hat nicht den Eindruck, daß zu diesen szenischen Ganzheiten überhaupt
sehr viel sinnliches Material, sei es reales, sei es phantasiertes, notwendig ist;
sie bauen sich aus blassen Einzelheiten vorwiegend gedanklich auf. Es gehen
in die dramatischen Szenen die verschiedensten Bestandteile ein: vor allem
spielen Erinnerungen mannigfaltigster Art eine große Rolle. Daneben Illusionäres, Halluzinationen und endlich die tatsächlichen Vorgänge. Man kann
sagen, daß eigentlich die sämtlichen, allerdings nicht sehr zahlreichen Trugwahrnehmungen in solchen szenischen Gebilden eingeordnet auftreten, deren ständiger Wechsel wiederum bezeichnend ist.

Es läßt sich an Hand dieser ersten Selbstschilderung kaum mehr über diese
szenischen Ganzheitsbildungen sagen, ihre schärfere Veranschaulichung und eingehende Analyse soll auf Grund weiterer Fälle vorgenommen werden.

Wir sehen aber bereits hier: Aus dem Gegensatz, der dadurch zustande
kommt, daß eine überreiche Gegenständlichkeit, die sich zu szenischen Ganzheiten zusammenschließt, funktional erfaßt wird in Akten, denen der erfüllende
Abschluß fehlt, resultiert ein einheitlich wirkendes Zustandsbild. Weist
man nun noch auf die manischen Kennzeichen: den immer wieder zurückgewon-
nen Stimmungsuntergrund, die Ideenflucht und die Ablenkbarkeit hin, so sind
damit die wesentlichen Züge der Psychose klargestellt. —

Es seien schließlich noch die Urteile der Kranken über den eigenen
Zustand beigefügt: Zwischen den (zum Teil bereits zitierten) Äußerungen
höchsten Wohlgefühls finden sich eingestreut einzelne Andeutungen vorübergehender, ratloser Verwirrtheit: „Ich fürchtete eine Geistesverwirrung, weil
ich keine Idee festhalten konnte." Weiter unten heißt es: „Während meiner
ganzen Krankheit habe ich nicht die geringsten Körperschmerzen gehabt, außer
einer oftmaligen Mattigkeit fühlte ich mich vollkommen gesund." Später aber:
„Die Nacht in N. brachte ich schrecklich zu, da wurde ich gänzlich verwirrt ...
in jede Idee mußte ich erst Ordnung und Folge bringen, dann suchte ich eine
neue ... Als Arzt konnte ich Sie unmöglich erkennen, denn ich war nicht
krank ..." Hier wären endlich die Beurteilungen des Zustandes anzufügen, die
wahrscheinlich als nachträgliche aufzufassen sind: „Ich kann meinen Zustand
nicht besser schildern, als wenn ich ihn mit einem starken Champagnerrausch
vergleiche, ich denke mir wenigstens, daß den Leuten dann so zumute sein muß,
aus Erfahrung kann ich freilich nicht reden." Und am Schluß: „Es ist unmöglich,
das alles zu sagen, was in mir vorging ... Ich möchte die Zeit wohl zu der

glücklichsten meines Lebens rechnen ... Daß viel dazu gehörte, mich von diesem schönen Traum loszureißen, die Vernunft ganz wieder vorwaltend zu machen, ist mir bisher ziemlich fremd geblieben." „Die Erinnerung an meinen Zustand ist mir zu lebhaft geblieben, um nicht einen großen Rückstand zu bemerken."

Da der Zeitpunkt der Abfassung des Selbstberichtes nicht angegeben ist, ist die Verwertung dieser Urteile erschwert. Wir geraten damit unvermeidlich in das Bereich der Gesamtpersönlichkeit, aus der unsere Psychose erwuchs. Ehe wir uns mit ihr beschäftigen, sei zunächst mitgeteilt, was aus der kurzen Schilderung Engelkens über das objektive Bild der Psychose zu entnehmen ist:

Die Kranke war nach der am 17. XI. 1832 erfolgten Aufnahme in die Anstalt erregt, schlief fast gar nicht, ihr Blick war lebhaft, unstet, freundlich, verliebt. Sie „sprach sehr viel, bald über diesen, bald über jenen Gegenstand, war dabei lustig, unstet, unbändig, sang, rief, schrie; gewöhnlich redete sie über junge Männer, namentlich von dem Herrn X.; sie glaubte ihn zu sehen, oder daß er sich verborgen habe, weil sie seinen Mantel habe hängen sehen. Die Form und das ganze Erscheinungsbild der Krankheit, das heitere lebensvolle Temperament in gesunden Tagen, der fein gebildete, kluge Charakter, das jugendliche Alter, die nicht erbliche Anlage und das religiöse Gemüt waren die vorzüglichen Daten, welche die Prognose im allgemeinen als günstig erscheinen ließen".

Die Erregung lief in der Tat schnell ab: „In den ersten 8 Tagen blieb die Patientin fortwährend unruhig; die Wärterin mußte ihr fast beständig die Hände halten, damit sie ihre Kleidung nicht zerriß und sonstige Torheiten angab. Ihr Schamgefühl hatte etwas gelitten; wiewohl sie sich nicht gerade absichtlich entblößte und überhaupt der Zustand noch keineswegs eigentlich Nymphomanie war, so schienen doch ihre Geschlechtsverrichtungen ebenfalls an erhöhter Reizbarkeit zu leiden, und einige Male, als ich auf ihr Zimmer kam, hatte sie ihre Brüste ganz entblößt und trat mir etwas frei und ohne sich zu bedecken entgegen." Nach 2—3 Wochen wurde die Kranke ruhiger; „der Zustand nahm mehr einen remittierenden Charakter an, und die Exacerbationen waren dann mitunter sehr heftig". Unter Opiumbehandlung trat bald weitere Beruhigung ein; die Kranke „saß in Gesellschaft einiger gebildeter Damen im Garten und beschäftigte sich mit Handarbeit; sie schwatzte freilich noch manches konfuse Zeug, gleichwohl war einigermaßen mit ihr umzugehen. 14 Tage später konnte man sich ziemlich vernünftig mit ihr unterhalten, sie sprach ganz offen über die Vergangenheit und machte uns schon damals manche interessanten Eröffnungen über ihren Zustand. Wegen großen Verlangens nach den Ihrigen besuchte der Bruder die Kranke schon 6 Wochen nach ihrer Hierherkunft: er fand sie sehr gut, wie sie nach seiner Äußerung in langer Zeit nicht gewesen war. Auch versicherte sie, sie fühle sich ganz außerordentlich leicht und wohl". Einige Tage nach dem Besuche des Bruders schlug die Stimmung um, die Kranke war sehr verstimmt. „Als ich sie um die Ursache fragte, gab sie mir zur Antwort, sie mache sich jetzt Vorwürfe, daß sie jene Aufregung nicht unterdrückt, was ihr doch vielleicht möglich gewesen wäre; sodann klagte sie auch über Leibschmerzen, Aufgeblasenheit der epigastrischen Gegend, Beängstigung, Schlaflosigkeit, geradeso wie vor der Krankheit, was dann ihren Geist mit allgemeinem Trübsinn erfüllte, ohne daß sie sich von letzterem einen andern Grund angeben konnte."

Allmählich ließen die Schwankungen in der Stimmung nach, und die Kranke wurde ein Vierteljahr nach ihrer Aufnahme geheilt nach Hause entlassen.

Im Vergleich zu dem aufschlußreichen Selbstbericht der Patientin ist diese objektive Beschreibung ihres Verhaltens zu ungenau und zu arm an Einzelheiten, als daß allgemeine Folgerungen daraus zu ziehen wären. Nur so viel kann man wohl sagen: Das äußere Bild des Erregungszustandes war wohl ein entsprechender, verständlicher Ausdruck ihres inneren Erlebens. Es handelt sich, nach der üblichen klinischen Benennung, um einen manischen Erregungszustand mit Bewußtseinstrübung.

Mit dieser Einordnung in die Zustände gestörten Bewußtseins oder eine der Unterformen (Dämmerzustand, Delir, Amentia) hat man bisher die eigentümliche Einheitlichkeit solcher Erlebnisformen gekennzeichnet und auch zu erklären versucht. Wer psychologisch klar zu sehen sich bemüht, kann von dieser Zuteilung und Namengebung nicht recht befriedigt sein. Andererseits lehrt die unmittelbare Erfahrung, daß unter dem Oberbegriff: Bewußtseinsstörung Wichtiges und Zusammengehöriges erfaßt wird. Wir glauben nicht, daß diese Schwierigkeiten, wie Bumke meint, allein daher rühren, „weil ihre letzten Entstehungsbedingungen in der unserer Kenntnis entzogenen physiologischen Werkstätte des Gehirns gesucht werden müssen". Auf jeden Fall kann uns das nicht der Aufgabe entheben, abgesehen von solchen überkommenen Bezeichnungen, Zustandsbilder und Erlebnisformen zu analysieren und zu umreißen. Wir werden dann versuchen müssen, ihnen ihre Stelle neben den andern Bildern gestörten Bewußtseins anzuweisen, und können hoffen, daß auch auf sie einiges Licht fällt. Erst auf Grund weiterer, ergänzender Beispiele wird man an die Beantwortung der Fragen, die sich hier einstellen, gehen können. Vorläufig kommt es nur einmal darauf an, eine Form von „Bewußtseinsstörung" zu charakterisieren, von der ausgegangen werden soll.

Nun zeigte es sich aber, daß bei mehreren Selbstschilderungen der Literatur (außer Engelken: Forel, Klinke, Rychlinski - Pobiedin) die gleiche oder eine sehr ähnliche Erlebnisform vorliegt. So scheint es zweckmäßig, schon an dieser Stelle eine Benennung einzuführen. Dazu drängt uns vor allem auch der Umstand, daß die vorhandenen Bezeichnungen für Zustände gestörten Bewußtseins im klinischen Gebrauch einen psychologisch unscharfen, verschwommenen Sinn bekommen haben, zugleich aber durch die Verbindung mit bestimmten ätiologischen oder diagnostischen Gruppierungen festgelegt sind.

Auf der andern Seite muß eine solche Benennung doch an ein vergleichbares, bekanntes Phänomen anknüpfen. Betrachtet man zunächst den Fall Engelkens unter dem Gesichtspunkt des Gegensatzpaares Traum - Rausch, in dem Nietzsche zweifellos die tiefste psychologische Scheidung in der Problemsphäre der Bewußtseinstrübungen geschaffen hat, so wird man ohne Zögern das Erlebnis der Kranken, in dem die Gefühlsseite so stark überwiegt und die innere Beteiligung an den Vorgängen niemals nachläßt, der rauschartigen, dramatischen Seite zuweisen. Einer Bezeichnung aus diesem Einteilungsprinzip heraus widerstrebt jedoch die gebräuchliche Verwendung des Terminus Rausch in der Psychologie und in der Psychiatrie. Ferner wird an anderen Beispielen zu zeigen sein, daß gerade dieser „Gefühls"überschwang nur bedingt als ein Merkmal ähnlicher Zustände gelten kann; Engelkens Kranke stellt in dieser

Beziehung einen Grenzfall dar, wir haben sie deshalb zum Ausgangspunkt gewählt. Bei anderen, in den meisten Punkten sonst sehr ähnlichen Fällen tritt die gegenständliche Erlebnisseite viel deutlicher hervor.

Halten wir bei den verwandten Phänomenen der Psychopathologie Umschau, so trennt unsere Erlebnisform von den ekstaseartigen Zuständen die Art der Gegebenheit der Gefühle und die nie aufgehobene Subjekt-Objekt-Spaltung. Der Begriff des Dämmerzustandes ist im Laufe der Zeit zu einem verwaschenen, unbestimmten Sammelnamen geworden. Das erklärt wohl auch, warum seine Einführung in die Psychologie der Schizophrenie durch Bleuler sich als wenig fruchtbar erwiesen hat. Amentia ist heute fast allgemein für Zustandsbilder eines bestimmten exogenen Reaktionstypus vorbehalten — die Beziehungen dieser Bilder zu unserem Symptomenbild werden noch eingehend zu erörtern sein. Die Bezeichnungen delirant oder deliriös sind in eindeutiger Weise an gewisse objektive motorische Reizerscheinungen geknüpft, die zwar in Engelkens Fall vielleicht vorhanden waren, aber, wie sich zeigen wird, bei anderen Fällen völlig fehlen können. Endlich hat Ziehen[1]) und nach seinem Vorgang Breukink[2]) als eknoischen Zustand das Bild einer begeisterten, vorwiegend religiös gefärbten Exaltation beim Beginn akuter Psychosen beschrieben, das sich aber in völliger Bewußtseinsklarheit abspielt, wobei eine gesteigerte Gefühlsqualität vorherrscht. Seinem diagnostischen System wollte er damit nicht nur ein Symptomenbild, sondern eine neue Krankheit beifügen.

Zu allen diesen Zuständen hat das hier Dargestellte Beziehungen, die zu prüfen sein werden; die anschaulichsten Parallelen finden wir aber, wenn wir einmal von Nietzsches Disjunktion absehen, zum Traum: hier gibt es den szenischen Wechsel in einem Kontinuum starker Gefühle, hier überwiegt die optische Sinnessphäre wie in vielen unten mitgeteilten Fällen, Außenreize werden ähnlich wie hier mit verarbeitet, unabgeschlossene Akte mit mangelnder Sinnerfüllung, unaufgelöste Spannungen sind für manche Träume charakteristisch — endlich sind wir hier unbelastet von ätiologischen und diagnostischen Gesichtspunkten: so erschien es zweckmäßig, die Bezeichnung oneiroid [ὀνειροείδης = traumähnlich[3])] zu wählen. Die volle Rechtfertigung der Einführung dieses Namens für ein Zustandsbild, dessen Grundzüge wir an der Variante, die in der Selbstschilderung Engelkens dargestellt ist, zu entwickeln versuchten, kann sich erst im Verlauf der weiteren Untersuchung ergeben.

---

[1]) Über die Affektstörung der Ergriffenheit. Monatsschr. f. Psychiatrie u. Neurol. Bd. 10, S. 310. 1901.

[2]) Über eknoische Zustände. Monatsschr. f. Psychiatrie u. Neurol. Bd. 14, S. 97. 1903.

[3]) Die Bedenken gegen die Einführung dieses Wortes, das auch nicht eindeutig genug ist, um schiefe Verallgemeinerungen auszuschließen, sind uns gegenwärtig; zumal die französische Psychiatrie das von Régis eingeführte „délire onirique" für amentielle Zustände nach Infektion und Intoxikation verwendet. Trotzdem glaubten wir nach eingehenden Erwägungen an der Bezeichnung festhalten zu sollen, weil sie in einem einleuchtenden Vergleich Wesentliches erfaßt. — Zur Rechtfertigung der Namengebung überhaupt sei an folgende Sätze Kahlbaums (Katatonie. Berlin 1874, S. XI) erinnert: „Keiner wird diesen psychischen Einzelerscheinungen und ihrer natürlichen Analyse so nahe ... geführt als der Psychiater, der gewissermaßen die von der Natur angestellten Experimentalzustände zur Beobachtung vor sich hat. Hier gilt es nun, durch die Überfülle und Wechselhaftigkeit der Erscheinungen sich zurecht zu finden, und dafür gibt es kein besseres Mittel ... als die Benennung, die Namengebung."

Haben wir durch eine besondere Benennung zunächst einmal den Boden
unbefangener Betrachtung gewonnen, so erweckt eine solche Aufstellung doch
erst Interesse, wenn man ihrem Einbau in die einzelne Persönlichkeit und ihre
Erkrankungsform nachzugehen vermag.

Wenden wir uns unter diesen Gesichtspunkten zum Fall Engelkens zurück,
so besitzen wir in dem Bericht der Kranken eine Darstellung der Vorgeschichte,
die, obwohl sie nicht objektiv belegt ist, doch so viel an innerer Wahrscheinlichkeit an sich hat, daß sie uns als vollwertiges Material gelten kann. Auch Engelken, der ja die Kranke kannte und ihre Angehörigen über die Vorgeschichte
gehört hatte, hat sie in seinen „Bemerkungen" als solches benutzt.

Über die Familie erfahren wir nur wenig, nur kurz wird die Eigenart von
Vater und Mutter gestreift, die später zusammen mit der Besprechung des Charakters der Kranken erwähnt werden sollen. Engelken stellt nur fest, daß
keine erbliche Anlage vorliege.

Wir fassen zunächst die wichtigsten äußeren Ereignisse des Lebens-
laufs kurz zusammen: Das von der Mutter und besonders vom Vater sehr ver-
zogene Mädchen mußte, da die Eltern der Erziehung nicht gewachsen waren,
im 12. Jahre in einem Pensionat untergebracht werden. Schon vorher, in welchem
Alter, ist nicht mitgeteilt, erkrankte sie an „Krämpfen", als ein damit behaftetes
Dienstmädchen im Hause war. Bei den Anfällen, die 7 Wochen dauerten, hatte
sie volles Bewußtsein und „entwickelte eine ganz ungeheure Körperkraft". Dabei
fühlte sie sich nicht eigentlich unwohl, „wobei meine Umgebung mehr litt als ich
selbst". Als die Anfälle seltener wurden, machte sie sich quälende Selbstvorwürfe,
daß sie die Krankheit bei gutem Willen hätte unterdrücken können. Das Gefühl
der Schuld wurde zur „fixen Idee", nach mehrfacher Aussprache erst vermochte
sie sich mit sich selbst „einigermaßen auszusöhnen." Noch Jahre nachher dachte
sie „mit Beschämung und Grauen" an diese Episode. — In der Fremde ergriff sie
im ersten Jahre „so heftiges Heimweh, daß man eine Krankheit befürchtete",
doch gewöhnte sie sich dann an die neuen Verhältnisse. Die Schulleistungen
waren nicht befriedigend, es fehlte weniger an Anlage und Fähigkeiten als an
Lust und Ausdauer. Doch erhielt sie für gutes Betragen mehrere Jahre hindurch
die Prämie. Allmählich gewann sie Interesse für den Unterricht, aber nur, soweit
das Gefühl dabei angeregt wurde. „Bis zum 18. Jahre führte ich ein beneidenswert unangefochtenes Leben." Dann setzte ganz allmählich ohne Anlaß eine
Verstimmung ein, die sich körperlich in blassem Aussehen und Mattigkeit bemerkbar machte. „Das Leben fing an, mir öde und traurig zu erscheinen ... bezog
alles auf mich und mein unglückliches Schicksal ... Dabei ging mir mein inneres
Leben mehr auf ... eine tiefe Schwermut ergriff mich, die nun von Tag zu Tag
schlimmer wurde." Sie versuchte, den Trübsinn durch gesteigerte Teilnahme
an der Geselligkeit zu vertreiben. Dann stellte sich Gleichgültigkeit gegen die
Angehörigen ein, unter der sie sehr litt. Mit Widerwillen besuchte sie, von den
Verwandten genötigt, Gesellschaften und zwang sich zur Ausgelassenheit. Schließlich gelang es ihr durch eine List, die Erlaubnis zu einem längeren Aufenthalt
bei der Familie X. zu erzwingen, wo sie auf eine Besserung hoffte. Tatsächlich
trat mit dem Ortswechsel zunächst eine völlige Umwandlung ein („alles erlebte
Trübe deckte ich mit dem Schleier der Vergessenheit zu ... mein Geist war auf
einmal frei ... alles gefiel mir gut, ich hatte mich selbst, meinen frohen Sinn

wieder ... ich sah die ganze Welt, das Leben von einer anderen leichten und schönen Seite an, konnte meinen früheren Mißmut gar nicht begreifen"). Aber schon nach 3—4 Wochen setzte die „alte unglückselige Stimmung" wieder ein, die sich dann bald erheblich verschlimmerte. Sie infizierte die anderen Mädchen des Instituts mit ihrer Melancholie; Mattigkeit, Ruhebedürfnis, grenzenlose Selbstunzufriedenheit, schmerzhaft empfundene Gefühlskälte. Zuletzt war sie schlaf- und appetitlos, „meine Augen sahen alles häßlich an, die Gesichtsfarbe erschien mir grau". So sprang sie nach heftigen inneren Kämpfen in den Weiher des Schloßparks, doch hielt ihr Kleid sie über Wasser, sie wurde gerettet. Nach einigen Tagen kam dann der Umschwung: Mit dem Arzt führte sie zunächst „sehr ernste religiöse Gespräche". „Mit der größten Ängstlichkeit achtete ich auf mich und hoffte, daß bald ein anderes Leben in mich kommen würde." Sie fühlte sich „stark und alle meine Lebensgeister in Aufregung ... es fing jetzt wunderbar in mir zu tagen an ..."

Über die Schicksale der Kranken n a c h d e r in dem Selbstbericht dargestellten P s y c h o s e teilt E n g e l k e n noch einiges mit:

„Nach der Entlassung der Kranken aus der Privatanstalt war ihr Befinden im Hause erträglich, doch war ein oft wiederkehrender Trübsinn in ihren Briefen nicht zu verkennen, und sie gestand mir das auch zu. Die monatliche Periode verlor sich ganz und stellte sich darauf eine starke Anschwellung der Nase ein, und die wiederholten Klagen bezogen sich immer auf den Unterleib." Unter der Behandlung E n g e l k e n s kehrte die Periode allmählich wieder und das Gemüt heiterte sich etwas auf. „Dabei blieb es nun aber, weitere entschiedene Besserung wollte nicht erfolgen, körperliche Verstimmung und geistiger Kleinmut, wenn auch nicht entschiedener Trübsinn, schienen vorzugsweise, jetzt wenigstens aus nur einer Quelle, nämlich einer Paraesthesis der Nerven hervorzugehen, und ich hielt den Fall deshalb ganz für die Anwendung eines Seebades geeignet. Das wurde denn nun verordnet, und zwar mit dem allerbesten Erfolge, denn ich erhielt später zu verschiedenen Zeiten die Nachricht, daß sie sich danach vollkommen wohl befinde. Persönlich sah ich sie erst etwa vier Jahre später, als sie bei ihren Verwandten zu Besuch war, wieder. Ich fand sie gesund und blühend aussehend, sehr heiter, ich kann wohl sagen, etwas aufgeregt, so daß, wiewohl sie versicherte, sehr wohl und gesonnen zu sein, die Freuden des Lebens wie bisher wieder auch ferner noch gründlich genießen zu wollen, ich doch nicht umhin konnte, ihr einige Vorsicht anzuempfehlen. — Vier Jahre darauf hatte sie auch wirklich das Unglück, abermals in G e i s t e s v e r w i r r u n g zu verfallen. Ohne allen Zweifel war, außer mehreren anderen, die eigentliche veranlassende Ursache die, daß Patientin sich sehnlichst zu verheiraten wünschte, und irgendeine Spekulation in dieser Hinsicht zu Wasser wurde. Das Übel hatte wieder eine ä h n l i c h e F o r m wie früher, war etwas hartnäckiger, wurde aber fast mit denselben Mitteln wieder geheilt. Nach einem Vierteljahr war sie freilich der Hauptsache nach wieder geheilt, blieb dann aber noch längere Zeit in meiner Behandlung und unter meiner speziellen Aufsicht. Vollkommen wiederhergestellt, heiratete sie nach zwei Jahren einen schon etwas in Jahren vorgerückten Herrn, mit dem sie seitdem, wenn auch in kinderloser, doch in sehr glücklicher Ehe lebt und sich in moralisch tüchtiger Gesinnung sowohl als Gattin wie Hausfrau auf das trefflichste bewährt."

Wir haben versucht, den Namen der Kranken in Erfahrung zu bringen und so den Lebenslauf katamnestisch über die Angaben der E n g e l k e n schen Publikation hinaus zu vervollständigen; die Bemühungen waren aber erfolglos.

Die anschaulichen Schilderungen ihres reichen Innenlebens, die Frl. N. mit einer relativen Objektivität und Kritik gibt, ermöglichen eine A n a l y s e d e r P e r s ö n l i c h k e i t u n d d e s C h a r a k t e r s. Hier seien zunächst die kurzen Bemerkungen über die E i g e n a r t d e r E l t e r n erwähnt: der Vater, der sie „rasend verzog, besaß einen sehr unruhigen, lebhaften Geist, der ihm nicht erlaubte,

meine Erziehung mit Aufmerksamkeit zu leiten. Die Mutter lebt ... seit
15 Jahren ganz häuslich, hatte früher unendlich viele bittere, schmerzhafte Erfahrungen gemacht ... sie gestand selbst, sie habe nicht Kraft und Festigkeit
genug, um mich erziehen zu können". Sind diese Angaben auch dürftig, so
werfen sie doch einiges Licht auf die seelische Atmosphäre der häuslichen Umgebung; über die Geschwister erfahren wir nichts. Die Persönlichkeit baut sich,
im Ablauf der Zeit betrachtet, als ganze so einheitlich auf, daß es nicht erforderlich
ist, etwa die Kindheit von der Folgezeit zu trennen, es gibt hier eigentlich nicht
eine Entwicklung der Persönlichkeit zu verfolgen, alle wesentlichen Züge des
erwachsenen Mädchens, ja auch was sich an Charakterologischem in der Psychose
zeigt, sind schon in den Regungen, die vom Kinde berichtet werden, zum mindesten andeutungsweise enthalten. Nur zwei Mitteilungen aus der Kinderzeit
sind beachtenswert, neben der bereits mitgeteilten psychischen Infektion durch
die Anfälle des Dienstmädchens: Die Zwölfjährige flüchtet sich vor dem Heimweh, das im Pensionat auftrat, in ein lang ausgesponnenes Phantasiespiel:
,,Ich fand mich in mein Schicksal, indem sich eine abenteuerliche Idee bei mir
festsetzte, womit ich meine müßigen Stunden, vorzüglich aber die Zeit vorm
Einschlafen, hinbrachte. Ich wollte mir nämlich Geld ersparen, das Gitarrespiel
erlernen und als kleiner Troubadour mich ... einschiffen, um so unerkannt
das Herz meiner Eltern zu rühren usw.... Unendlich lange lebte und webte
ich nur in diesem Gedanken und bildete mir einen förmlichen Roman aus, lebte
dabei ganz in der Gegenwart und gewöhnte mich so an meine Verhältnisse, daß
ich das Drama beendete..." Die Neigung, Phantasien nachzuhängen, bei ihnen
Zuflucht zu suchen, wird nur an dieser Stelle erwähnt; die Mitteilung, sie habe
als Kind durch Tanzen, Komödiespielen und Nachahmungskunst großes Amüsement erregt, deutet vielleicht in ähnlicher Richtung. Sie berichtet nichts von
einer Gabe zu Märchendichtungen, besonderer Spielphantasie usw. Im weiteren
zeigt sich nirgends ein Hang zum Phantastischen, zum Abschluß vom Realen.
Nur einmal wird ein traumartiges Phantasiegebilde erwähnt, an das sich ein
,,kindischer Aberglaube" anschloß, der aber kennzeichnenderweise auf die Anregung der Schwester und Erzählungen anderer Bekannter zurückgeht. Der
Umstand, daß von Träumen nirgends die Rede ist, erlaubt bei der sonstigen
Sorgfalt der Darstellung den Schluß, daß das Traumleben für die Gestaltung der
Persönlichkeit keine Rolle spielte.

Andererseits ist das Geständnis interessant, daß sie bis kurz vor der Konfirmation (wahrscheinlich bis zum 15. Lebensjahre) insgeheim mit der Puppe
spielte. Dies zähe Festhalten an den Freuden der Kindheit fällt besonders bei
einem Menschen auf, der sonst so weitgehend durch die Umgebung bestimmbar
ist; wir verzeichnen es, ohne eine Erklärung zu wagen.

Im übrigen deckt sich der Charakter unseres Falles in so vielen bezeich-
nenden Zügen mit dem Kretschmerschen[1]) Typus des Cycloiden, daß es gerechtfertigt ist, zunächst auf dieser Vorlage die Konturen nachzuziehen. Von
den wichtigsten Merkmalen treffen auf Frl. N. zu: Soweit nicht die depressive
Verstimmung sie dazu unfähig macht, ist sie gesellig (das ,,lustigste und ausge-
lassenste Kind unter meinen Gespielinnen"), im Pensionat schloß sie sich nach
der Heimwehphase sehr an Erzieherinnen und Freundinnen an; nach kurzem

---

[1]) Körperbau und Charakter. Berlin 1921, S. 96 ff. Daraus die folgenden Zitate.

Zögern trat sie in die gesellschaftliche Welt und führte bis zum 18. Jahr „ein beneidenswert unangefochtenes Leben". Sie galt in der Welt „für ein ausgelassenes, leider zuweilen für ein keckes Mädchen". Im Beginn der Depression ging sie sehr viel aus, tanzte... Später besuchte sie auf Wunsch von Mutter und Schwester „trotz ungeheurem Widerwillen" Bälle und Gesellschaften und war — trotz allem — eine Balldame, die das Glück hatte, immer zu tanzen. In der Depression: „Ein feiner häuslicher Umgang ist gerade das, was mir am meisten zusagt." Während der kurzen freien Phase: „Die Einwohner von B. lernten mich nachgerade kennen... ich galt überall für ein sehr lebenslustiges Geschöpf und war es auch in der Tat." Auch als die melancholischen Zustände schon völlig die Oberhand gewonnen hatten, versucht sie noch, nach dem Wunsche der Umgebung die geselligen Pflichten zu erfüllen. Stets hat sie Freundschaften, kurz dauernde und unzertrennliche; wird sie von einer Erzieherin enttäuscht, so findet sie alsbald einen neuen „Schwarm". Sie ist menschenfreundlich und gutherzig, nimmt an allen Schicksalen, die ihr begegnen, mit warmem Interesse teil und berichtet darüber (Demoiselle L., Madame X., deren Tochter Fanny, zahlreiche Beispiele in der akuten Psychose). Für ihre Anpassungsfähigkeit finden sich zahlreiche Belege, besonders nachdem sie die Kindheit hinter sich gelassen hatte: während sie zunächst aus Schmerz über den Tod eines Bruders und des Vaters „nie wieder froh werden zu können" glaubte, empfand sie nach einigen Monaten, daß die Zeit alles lindert: der Moment ihrer Einführung in die Welt war gekommen. Nach der Übersiedlung zu Familie X., von der sie so vieles erwartete, fühlte sie sich „vom ersten Augenblick an heimisch", „ich... habe deutlich erfahren, wie Umgebungen, die uns zusagen, mächtig auf uns wirken können... in einem Kreis von 8... Mädchen war ich seelenfroh... usw". Sie kann in dieser Hinsicht kaum besser getroffen werden als mit Kretschmers Sätzen über die soziale Einstellung der Cycloiden: „Jeder Stimmungsreiz findet bei ihnen alsbald seine natürliche Resonanz... sie vermögen in der Stimmung des Augenblicks, des Milieus aufzugehen, sogleich mitzuschwingen, teilzunehmen, sich hineinzufinden..." „Liebevoll und dankbar" wird die Welt empfunden. Natürlich nur außerhalb der depressiven Stimmungen. Weil ihr Temperament mit dem Milieu mitschwingt, gibt es für sie keinen schroffen Gegensatz zwischen Ich und Umwelt, kein prinzipielles Ablehnen, kein starres Korrigierenwollen nach festgefaßten Richtlinien, sondern „... ein Aufgehen in den Dingen, ein Mitleben, Mitfühlen, Mitleiden".

Die im letzten Satze bereits angedeutete Feindschaft gegen Konsequenz des Denkens, gegen Prinzipien und System, nach Kretschmers Wort: „Stimmung ist alles, das wenigste ist Reflexion", wird durch die Sätze einer kurzen, eingeschalteten Selbstcharakteristik N.s belegt: „Ich bin immer ungemein lebhaft und in meinen Gefühlen sowie in allem, was ich unternahm, sehr wechselnd gewesen; deshalb war in wissenschaftlicher Hinsicht nichts mit mir anzufangen; ich hatte zu allem Lust, fing es erst mit einer wahren Leidenschaft an, aber sehr bald wurde es mir zu trocken und mechanisch. Dabei faßte ich aber alles mit einer großen Leichtigkeit auf und war bei dem, was mich interessierte, sehr gelehrig, jedoch Ausdauer fehlte ganz... Wurde mein Gefühl nur im geringsten angeregt, so hatte ich ein vortreffliches Gedächtnis, aber den Verstand mochte ich nicht gerne anstrengen."

Damit sind wir gleichsam an dem Mittelpunkt des Charakterbildes angelangt, von dem aus wir auch die pathologischen Zustände mit umgreifen können, ausgenommen die oneiroide Psychose: es ist das „besonders gut ansprechbare Gemütsleben", das hier vorwiegend der „tiefen und warmherzigen Empfindung der mehr schwerblütigen Naturen" nahesteht. „Das Temperament der Cycloiden schwingt in tiefen, weichen und abgerundeten Wellenschlägen ... zwischen Heiterkeit und Betrübnis." Es scheint kaum erforderlich, im einzelnen zu belegen, wie weitgehend hier Kretschmers Darstellung zutrifft. Die Kranke sagt von sich selbst: „Ich hatte immer ein sehr weiches Gemüt ... in Schmerz und Freude war ich sehr leicht außer mir, jedoch nur vorübergehend." Wir erinnern weiter an die Reue nach der Anfallsepisode, wo sie „mit zerrissenem Herzen beichtete", an das Heimweh im Pensionat, an den unauslöschlichen Eindruck der Enttäuschung durch die Lehrerin, an den „grenzenlosen Schmerz" über den Tod des Vaters. Und später nach Einsetzen der depressiven Phase an die vorübergehenden Schwingungen nach der heiteren Seite: „mein Gefühl war danach himmelhoch jauchzend, zu Tode betrübt". Als die Abreise bevorstand: „ich fühlte mich wie umgewandelt". Später: „mir fehlte nichts zu meinem Glücke ... ich fühlte mich jeder drückenden Last enthoben". Aber auch nach dem Rückfall in eine schwere Verstimmung bemerkt sie bei der Verlobung der Freundin „mit Entzücken, daß ich noch Sinn und Teilnahme für fremdes Glück hatte".

Um so schwerer muß sie darunter leiden, daß in der melancholischen Hemmung diese gefühlstiefe Resonanz auf Menschen und Dinge schwindet: „Es war mir schrecklich, Menschen, die ich sonst lieb gehabt, zu sehen, ich fühlte nicht die geringste Teilnahme für sie, obgleich ich ihr Wohlwollen nie tiefer wie gerade in dieser Stimmung empfand ... (ich) hatte, ... ich kann es nicht ohne Schaudern aussprechen, eine Gleichgültigkeit, Heftigkeit gegen meine himmlische Mutter angenommen, worüber ich mich oft verachten mußte ... ich war gänzlich abgestumpft für alles, ich malte mir die schaudervollsten Bilder aus ... aber nichts rührte mich ... das Jahr schien mir ganz nutzlos verstrichen, ich würde den Meinigen nichts als ein kaltes, gefühlloses Herz und einen schwachen, zerrütteten Geist zu bieten haben."

Endlich ist die „ethische Vertiefung" dieses zentral beherrschenden Gefühlslebens durch den depressiven Einschlag unverkennbar: „Dabei ging mir aber mein inneres Leben mehr auf, ich dachte halbe Nächte über mich nach, über meine Pflichten und verglich mich, wie ich war, und was ich sein konnte ... Aus diesen Verhältnissen in R. (dessen fade Gesellschaften sie als oberflächlich erkannt hatte) mußte ich heraus in einen ernsteren größeren Wirkungskreis ... gerade das Schwere war mir lieb, ich wollte gleichsam allen Verhältnissen Trotz bieten und mein Schicksal beherrschen ... ich war ganz demütig und voller Reue über mein früheres Betragen ..." Das Schuldgefühl, das mehr und mehr die Oberhand gewinnt, ist stets nur gegen sie selbst gerichtet. Sie durchforscht sich immer wieder. Immer wieder macht sie Anstrengungen, sich emporzuarbeiten: „durch angestrengtes Kopfarbeiten suchte ich mir den inneren Vorwurf der Trägheit zu ersparen". Als ihr die Pflegemutter von ähnlichen Fällen erzählt hatte, die durch Selbstüberwindung ins Gleichgewicht gekommen seien: „der Entschluß war fest, ich wollte nie mehr darüber reden".

An dieser Stelle sei schließlich noch die „weiche, gemütstiefe Religiösität" erwähnt, die „durchaus gefühlsmäßig" die ganze Schilderung durchzieht.

Nur wenige Züge weichen von dem cycloiden Typus ab: schon in der Kindheit spricht N. von einem „starren Sinn", von einer „sehr großen Neigung zu Unabhängigkeit", sie sei „ungestüm und wild" gewesen. In der Selbstcharakteristik findet sich der Satz: „In meinem Charakter lag etwas sehr Beißendes, Scharfes; ich zeigte für Menschen, die ich sehr lieb hatte, eine blinde Anhänglichkeit, vergötterte Eltern und Geschwister auf eine fast lächerliche Art, war förmlich stolz auf sie . . ." Man kann diesen Äußerungen, die keine weiteren Erläuterungen finden, nur schwer eine Stelle in dem Gesamtcharakter anweisen. Noch zweimal kehren in dem schon vorgeschrittenen melancholischen Zustand ähnliche Wendungen wieder: „. . . meine Umgebung kam mir lästig, langweilig vor, ich wurde gegen mich selbst, wie auch gegen andere, kalt, bitter, oft gar sarkastisch in hohem Grade, sehr streng gegen alles, erfaßte alles Äußere mit einer Heftigkeit, die mir ganz unnatürlich war... ich fühlte meine Unart sehr und konnte es nicht lassen, ich war durchaus nicht zornig, aber schneidend, bitter im höchsten Grade war ich in ihrer Gesellschaft, einsam im höchsten Grade unglücklich . . ." Man wird diese vorübergehenden Ausbrüche einer Art, die außerhalb des Rahmens der „weichen, tiefen Schwingungskurve" fällt, nicht übersehen dürfen; N. selbst empfindet den Widerspruch mit ihrem sonstigen Wesen.

Über die Art ihres Selbstgefühls, dessen Empfindlichkeit in der eben erwähnten Mitteilung vom Stolz auf die geliebten Angehörigen angedeutet ist, findet sich noch eine charakteristische Bemerkung: „. . . es liegt etwas Seltsames in der menschlichen Brust, wir mißtrauen oft der eigenen Kraft und zögern zu handeln, bis wir uns im Vergleich zu anderen ermutigen . . . Ich fühlte nie deutlicher, was ich war und leisten konnte, bis ein anderer eine Aufgabe oder sonst irgend etwas übernehmen wollte, was mir zu schwer schien; dann erwachte ein heimlicher Ehrgeiz, der früh in mir gepflegt wurde, mein Stolz erhob mich über mich selbst, und ich überwand die Schwierigkeit, die mich geschreckt hatte." Auch Stolz und Ehrgeiz sind ihr also im Grunde fremd, bedürfen der Erweckung durch Anregung von außen. —

Wir haben demnach eine fast dem reinen cycloiden Typus entsprechende Charakterbildung vor uns und fragen nun, welche Stelle einer solchen in einem charakterologischen System, wie etwa dem Klagesschen[1]), anzuweisen wäre. Denn es versteht sich von selbst, daß sich eine Charakteranalyse nicht mit dem Nachweis der Stellung des Falles zwischen den zwei Polen Kretschmers: heiter-traurig einerseits und reizbar-sensibel-brutal-stumpf andererseits begnügen kann. So wichtig es ist, Typen zu besitzen, an denen die Wirklichkeit als an einer Art Ideal gemessen werden kann, so wenig kann man die Frage umgehen, die durch simplifizierende Gegenüberstellungen nicht gelöst ist, was denn psychologisch mit der Einreihung in diesen oder jenen Typus gemeint ist, welche Spielart der Typus im Umkreis der überhaupt möglichen Charaktere bedeutet. Das ist hier um so leichter möglich, als die Kretschmerschen Aufstellungen, soweit sie Ansätze zur Systematisierung enthalten, sich vielfach mit dem Klageschen Schema zur Deckung bringen lassen.

---

[1]) Prinzipien der Charakterologie. Leipzig 1910.

Blicken wir zunächst auf die Struktur des Charakters in Engelkens Fall, so finden wir einmal eine ausgesprochene Leichtreagibilität, was Ansprechbarkeit und Dauer der Gefühlserregbarkeit [= Temperament[1])] anlangt. Sie ist verbunden mit einem ihr durchaus entsprechenden Naturell, einem starken Äußerungsdrang, dessen willensmäßige Beherrschung z. B. in der Depression nur jedesmal für kurze Zeit gelingt: „Den Meinigen mußte ich meinen Seelenzustand verbergen, um sie nicht zu betrüben. Endlich brach meine Kraft ... Ich konnte die fröhliche Außenseite jetzt nicht mehr retten, es war mir, als wäre ich in einem krampfhaften Zustand gewesen, der sich jetzt durch häufiges Weinen löste ..." Auch die ausgesprochene Begabung zur Schilderung, die der ganze Selbstbericht dokumentiert, bezeugt die niedrige Ausdrucksschwelle, das „glückliche Naturell". Die vorherrschende Lebensgrundstimmung kann bis zum Ausbruch der ersten schweren traurigen Verstimmung im 18. Lebensjahr als heiter bezeichnet werden, ja in die Depressionen hinein läßt dieser optimistische Zug sich verfolgen, der bis hinein in den Selbstvernichtungsvorsatz als ein Hoffnungsschimmer nachzuweisen ist und, als die Absicht mißlang, alsbald wieder durchbricht. Was schließlich die Verteilung von Affektivität einerseits und Wille andererseits anlangt, so liegt hier ohne Zweifel der Schwerpunkt des Charakters auf der affektiven Seite; der Wille vermag nur wenig, seine Bemühungen zerschellen regelmäßig an dem alles beherrschenden Gefühlsleben: die vorher als Abweichungen vom Cycloiden genannten Stellen sind vielleicht als das Scheitern mehr oder weniger gewollter Abwehrreaktionen zu deuten.

Die Qualität unseres Charakters ist bestimmt durch das Überwiegen des Triebs zur Selbsthingabe und die Abkehr von aller vernünftiger oder egoistischer Selbsterhaltung, ohne daß aber deren Fehlen geradezu als Mangel (als Unvernünftigkeit, übergroße Bescheidenheit o. dgl.) spürbar wäre. Eine im Rahmen der ganzen Persönlichkeit wohltuend wirkende Mischung von Begeisterungsfähigkeit mit Leidenschaft reaktiver Art, die sich in erster Linie auf Menschen in der Form von „Schwärmerei", Teilnahmefähigkeit usw. richten, bestimmen die Grundzüge der Persönlichkeit. Dazu tritt, vielleicht als die stärkste Selbsterhaltungstendenz, ein starker Trieb, zur Wahrheit über sich selbst zu gelangen, ein zweifellos ethischer (vielleicht nicht cycloider?) Einschlag, wie er sich in der offenen ehrlichen Beschäftigung mit dem eigenen Ich ausdrückt, die dem ganzen Selbstbericht Gepräge und Reiz gibt.

Umfassen wir nunmehr im Überblick Lebenslauf und Persönlichkeit, deren Charaktermerkmale sich besonders klar entwickeln ließen, während ein Hinweis auf die zweifellos überdurchschnittliche Intelligenz an dieser Stelle genügt, und versuchen eine Einreihung des oneiroiden Zustandsbildes, so ergeben sich eine Reihe klinisch-diagnostischer Fragen, deren Beantwortung im Verlauf unserer Untersuchung angestrebt werden soll. Sie in jedem Falle soweit als möglich zu fördern, ist, neben der psychologischen Aufhellung und Abgrenzung des Zustandsbildes selbst, unsere Aufgabe.

---

[1]) Wir verwenden hier Temperament nur im Sinne der klaren Umgrenzung, die Klages dem Begriff gegeben hat; gegenüber seinen Unterscheidungen ist Kretschmers Temperamentsbegriff ein Rückschritt für die Möglichkeit einer Verständigung.

Wir sehen die oneiroide Psychose hier eingebettet in eine eindeutig manisch-depressive Veranlagung, die wir allerdings über die Person der Kranken hinaus im Sinne der Erblichkeitsforschung nicht verfolgen können, da hier Daten fehlen. Sie selbst aber stellt sich sowohl nach dem ganz von der Gefühlsseite her bestimmten Charakteraufbau, als auch in deutlich sichtbaren cyclothymen Vorschwankungen als reine Zirkuläre ohne fremde Beimischung dar. Auch nach der oneiroiden Psychose finden sich typische Depressionen, die später offenbar noch einmal von einem oneiroiden Bild abgelöst wurden, über das wir aber nichts Näheres wissen. Der Ausgang des Falles bleibt ungeklärt.

Auf der Suche nach klinisch fremdartigen Zügen vor dem oneiroiden Zustand stoßen wir auf die sicher psychogene Induktion des Kindes durch die Anfälle des Dienstmädchens. Wie wenig derartige hysterische Erscheinungen im Kindesalter auf irgendeine hysterische Anlage zu schließen erlauben, ist bekannt. Im weiteren Verlauf ist irgend etwas, was dem Umkreis hysterischer Symptome oder des hysterischen Charakters angehört, nicht mehr berichtet; es sei denn, daß man ein unverkennbares Übermaß des Gefühlsausdrucks, das manchmal etwas theatralisch anmutet, hierher rechnen will. Wir hielten eine solche Zuordnung für verfehlt: dieses Ausdrucksübermaß, das zum Teil wohl auch auf den Geist der Zeit zurückgeht, ist stets mit echtem Gefühl gefüllt, nie pure Geste, nirgends auf Wirkung oder Eindruck hinzielend, kurzum durchaus echt, ohne alle die unbewußten Nebenabsichten hysterischer Gefühls- und Ausdruckssteigerung.

Trotzdem wird man die Frage, ob es sich nicht um einen hysterischen Zustand von Bewußtseinstrübung im Verlauf einer Manie handelt, offen lassen müssen und an ähnlichen Fällen zu prüfen haben. Sicher ist abzulehnen, daß etwa die lange zurückliegende Liebesaffäre mit X., die sich in der Depression nicht auswirken konnte, jetzt, mit Schilder[1]) zu sprechen, „das manische Fluidum" zum Überfließen gebracht hätte, was sich ungefähr mit der veralteten Vorstellung Engelkens deckt, der diese wie die spätere Psychose auf erotische Enttäuschungen zurückführen will. Es muß aber zugestanden werden, daß sich ein beträchtlicher Teil des Inhalts der Psychose um diese Episode mit X. gruppiert, wenn sie auch auf keinen Fall den Charakter des wunscherfüllenden Delirs trägt. Wir werden auf die Abgrenzung der oneiroiden Zustände von den hysterischen Zuständen unser besonderes Augenmerk zu richten haben.

Wir befinden uns damit bereits in der Psychose selber und prüfen die Symptomatologie nach ätiologischen Fingerzeigen. Die motorische Unruhe bei getrübtem Bewußtsein und szenisch wechselnden Trugerlebnissen läßt zunächst an einen Amentiazustand denken. Der mit dieser Benennung in der deutschen Psychiatrie jetzt fast durchweg verknüpfte ätiologische Faktor muß in unserem Falle wohl ausscheiden. Zwar liegt es nahe, an eine nach dem Sprung ins Wasser entstandene Pneumonie zu denken; aber bei der dauernden ärztlichen Beobachtung wäre eine fieberhafte Erkrankung wohl nicht übersehen worden; dazu kommt, daß von einem gleichförmigen Rezidiv berichtet wird, das offenbar ohne eine entsprechende exogene Ursache auftrat. Abgesehen von diesem ätiologischen Gesichtspunkt werden Zustandsbilder der hier besprochenen Art von den Autoren mit der Amentia gleichgestellt. So findet sich z. B. in der neuesten Auflage der Kraepelinschen „Einführung in die Psychiatrische Klinik" (1921) bei der Be-

[1]) Zeitschr. f. d. ges. Neurol. u. Psychiatrie Bd. 68, S. 90.

sprechung der amentiellen Bilder der Passus: „Während die meisten derartigen Zustände Erscheinungsformen anderer Erkrankungen (namentlich des manisch-depressiven Irreseins und der Dementia praecox) darstellen, bleibt als eigenartiger Rest eine kleine Gruppe von Fällen übrig, die sich nach Infektionskrankheiten entwickeln." Kraepelin hält demnach eine symptomatologische Abtrennung für unmöglich. Wenn wir trotz dieser gewichtigen Stimme die Aufstellung eines psychologisch definierbaren Zustandsbildes wagen, so geschieht es nicht in der Hoffnung, nun alle nicht exogenen amentiellen Formen damit zu erfassen, sondern nur einen Typus, der einen Teil dieser Formen repräsentiert. Diesen aber gilt es nach Möglichkeit klar und eindeutig zu umgrenzen, ihn gegen die amentiellen Begleitpsychosen zu scheiden und im Vergleich mit hysterischen Bildern und ähnlichen Vorkommnissen im Rahmen der Schizophrenie der Art der „Bewußtseinstrübung" und dem mnestischen Verhalten nachzugehen.

In das Schizophreniegebiet reicht das oneiroide Zustandsbild unter mehrfachen Gesichtspunkten: sind die dort beobachteten „Dämmerzustände" Bleulers von Psychosen wie in Engelkens Fall trennbar? Wenn nicht, verschafft uns die erbbiologische Betrachtungsweise Klärung? Es gilt weiter, die objektive und vor allem die subjektive Symptomatologie mit der besonnener schizophrener Zustände zu vergleichen und nach den Nachwirkungen oneiroider Zustände auf die Wahnbildung zu fahnden.

Ein Blick auf die Psychose zurück, von der wir ausgegangen sind, belehrt uns, wie zahlreich auch die symptomatologischen Beziehungen zur Schizophrenie im einzelnen sind, so wenig Vorgeschichte, Charakter und Ausgang irgend etwas aufweisen, was den schizophrenen Formenkreis tangiert. Wir erinnern nur an den eigenartigen Beziehungsreichtum des Erlebens, an die Bedeutungsbewußtheiten, die Verkennungen, das mit dem gesteigerten Selbstgefühl vorübergehend auftretende Bewußtsein kosmischer Verantwortungen und manches andere, das uns aus schizophrenen Psychosen geläufig ist. Faßt man solche Einzelheiten ins Auge, so scheint es fast hoffnungslos, auch nur ein Zustandsbild aus dem Meer des Schizophrenen, wie es z. B. die Züricher Schule ausbreitet, zu retten.

Jeweils von einem Einzelfalle ausgehend, soll jedes der folgenden Kapitel einer der hier angedeuteten Fragestellungen sich eingehend zuwenden. Endgültige Antworten in klinisch-diagnostischer Hinsicht können dabei nicht immer erwartet werden; um so nachdrücklicher gilt es, die psychopathologische Seite unseres Gegenstandes zu fördern.

Zweites Kapitel.

1. Der Fall Antonie Wolf.

a) Lebenslauf und Krankheitsgeschichte[1]).

A. W. wurde am 10. XII. 1865 als sechstes Kind jüdischer Eltern geboren, nachdem die Mutter vorher bereits zweimal in der Anstalt Illenau gewesen war. Die besten Nachrichten über ihre Kindheit stammen von ihr selbst, sie sind zum Teil in der Selbstschilderung ent-

---

[1]) Der Fall ist kurz mitgeteilt bei Kill: Beiträge zur Verlaufsart beim manisch-depressiven Irresein. Arch. f. Psychiatrie u. Nervenkrankh. Bd. 63, S. 815, Fall 8, Kurve 6.

halten, anderes wurde bei einer persönlichen Nachuntersuchung im Februar 1921 erfragt. Sie schildert sich als ein außerordentlich lebhaftes, gewecktes Kind, von Jugend auf heiter und munter und zu allem zu brauchen: schon mit 5 Jahren habe sie selbständig Kommissionen in der Stadt besorgt. Die Krankheit der Mutter habe einen tiefen Eindruck auf sie gemacht, Illenau aber sei ihr bei Besuchen als eine Art Ideal erschienen, die Lage, der Garten, die Umgebung, und sie habe oft erklärt, sie heirate den Dr. Schüle. Beim Spielen sei sie sehr wild gewesen — Kleider und Hüte hätten nie lange bei ihr gehalten —, aber auch sehr erfinderisch und ideenreich. Über ihr keckes und schlagfertiges Benehmen in der Schule enthält die Selbstschilderung charakteristische Einzelheiten (vgl. S. 47). An Ausdauer habe es ihr in der Schule stets gefehlt; sie sei aber die einzige von ihren Mitschülerinnen gewesen, die eine angefangene Geschichte weiter ausdenken konnte und den richtigen Schluß erfand. Sie habe gern Gedichte gemacht, in Gesellschaft allerlei Überraschungen improvisiert usw. Einen Schulaufsatz habe sie nur machen können, wenn sie gut in Stimmung war, die Anfertigung habe sie jedesmal auf den allerletzten Termin verschoben, lieferte dann aber doch fast stets die beste Arbeit ab. Nur im Rechnen sei sie schlecht gewesen, da habe sie sich nichts draus gemacht. — Sie sei keck, aber nicht unartig gewesen, stets etwas zum Widerspruch geneigt. Wenn ihr dann irgend etwas nicht nach dem Kopf ging, habe sie der Jähzorn gepackt, und sie habe in der Wut manches Taschentuch zerbissen (vgl. Selbstschilderung S. 31). Die ältere Schwester, die die häufig durch Krankheit abwesende Mutter vertrat, habe kein sehr strenges Regiment geführt, man mußte nur folgen. Es waren viel Kinder im Haus, ein reger Verkehr. Doch habe sie nur eine wahre Herzensfreundin gehabt, an der sie jetzt noch hänge. Es wurde Theater gespielt, wobei A. W. der Reichtum an Einfällen sehr zustatten kam. Samstags und Sonntags durfte man nach Herzenslust herumtollen und lesen; sie denke noch mit großer Freude an diese Tage. Aus Romanen habe sie sich nicht viel gemacht, dagegen sehr gerne Märchen gelesen, bei manchen Angst bekommen (vgl. Selbstschilderung S. 35). Sie habe aber selbst die Köchin durch Erzählungen von Hexen und Geistern geängstigt. Sie habe von jeher sehr viel geträumt, „eine Nacht ohne Traum schien mir nicht geschlafen". Die gleichen Träume wiederholten sich oft; so habe sie als Kind häufig geträumt, daß sie eine Treppe herunterzugehen habe und komme nicht vorwärts; ebenso sei sie häufig im Traum geflogen; damals hatten die Fliegeträume vielfach den unlustvollen Charakter des Verfolgtwerdens, während es im späteren Leben zu einem ruhigen, sanften Gleiten wurde. Aufgeschrien habe sie sehr selten im Schlaf, auch nicht im Schlaf gesprochen; sie erinnere sich nicht, durch die Träume geweckt worden zu sein; sie habe meist sehr ruhig geschlafen. Die Angaben über vorübergehende Depressionszustände, die sich in der Selbstschilderung finden (S. 31), ließen sich nicht deutlicher und sicher herausstellen: sie habe zeitweise, obwohl sie im allgemeinen zu den ersten der Klasse gehörte, schwer gelernt; an Weiteres erinnert sie sich nicht.

Sehr lebhaft ist das Gedächtnis an das spielerische Phantasieren, worüber sie auch in der Selbstschilderung so plastisch berichtet (S. 35). Abends und vor allem morgens im Bett habe sie stundenlang unter dem Kissen sich Märchen zusammengeträumt. Dabei angeblich völlig wach, habe sie die Szenerien ganz deutlich vor sich gesehen, die kleinen Figuren, die sich bewegten, die Lichter, Schatten und Falten der Kissen gaben Anhalt für das, was dort entstand. Von solchen Phantasien konnte sie nie genug bekommen. Ein wenn auch noch so geringer Anstoß von außen war aber immer nötig. Gelesenes, Gehörtes wurde verwertet, rein aus der Phantasie könne sie nichts schaffen, ein Anknüpfungspunkt von außen müsse dasein. Im übrigen habe sie als Kind keineswegs zur Einsamkeit geneigt, sich im Gegenteil sonst wenig mit sich selbst beschäftigt. Schon als Kind sei es ihr leicht gewesen, ein störendes häßliches Geräusch in ein angenehmes umzuwandeln. So löse sie leicht, wenn sie nachts wach liege, krasse Geräusche in Melodien auf, wie z. B. das nächtliche Hundebellen, eine Fähigkeit, mit der sie sich oft lange Stunden verkürze. Auf die spätere Auswirkung der Phantasiebegabung wird weiter unten noch einmal zurückzukommen sein.

Schon früh habe sie auch im Haushalt geholfen, doch hier längst nicht den Pflichteifer der Schwester Eugenie entwickelt. Lieber habe sie den Vater am Geschäft abgeholt. Etwa mit 12 Jahren traten die ersten Menses auf, ohne erhebliche Beschwerden und ohne daß sie von einem tiefen Eindruck zu berichten weiß. Außer den Heimlichkeiten mit einem Gymnasiasten im Haus (vgl. Selbstschilderung S. 31) weiß sie von Liebesabenteuern nicht viel zu berichten. Sie half ihren Freundinnen beim Abfassen der Liebesbriefe, hatte aber

selbst keine Verehrer, „wenigstens keinen, der mir einen tiefen Eindruck gemacht hat".
Auch bestreitet sie, „geschwärmt" zu haben, sie habe alles sehr leicht genommen und das
Leben genossen, wie es war. Tanzstunde habe sie nicht gehabt. 14 Tage nach der Entlassung
aus der Töchterschule habe man sie, 18jährig, auf den ersten Ball geführt. Dann habe
sie alles mitgemacht wie die anderen, sich amüsiert und sei gern zur Schwester nach Berlin,
wo sie von der Fülle der Gesellschaften ganz angefüllt gewesen sei. Sie erzählte mit vorzüglichem Gedächtnis von den Konzerten, Theater, Bällen, Verehrern, einer Verlobung, die
offenbar teils durch das Zureden der Angehörigen, teils durch die Liebenswürdigkeiten des
Bräutigams zustande kam — eine Herzensangelegenheit war es ursprünglich nicht, schließlich habe sie ihn aber doch sehr gern gehabt und war bekümmert, als er nach 2 Jahren sein
Versprechen zurücknahm, weil ihre Mitgift nicht groß genug war. Man gewinnt aus ihrer

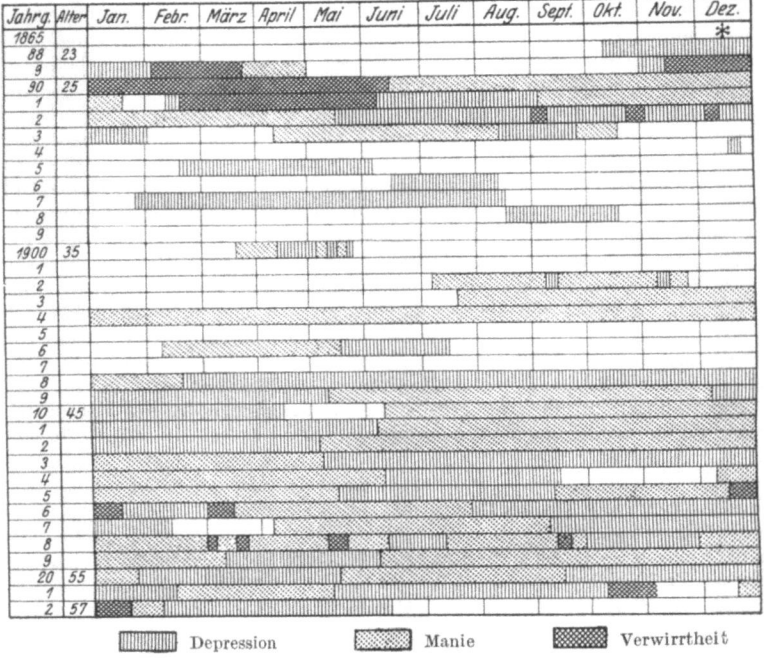

Abb. 1. Antonie Wolf.

Darstellung der Berliner Zeit das Bild eines naiven, genußfreudigen Geschöpfes, das nirgends
nach dem Warum? fragt, alles mitmacht. Nur der Tod des kleinen Neffen scheint eine
tiefere Wirkung auf ihr leicht beeindruckbares Gemütsleben gehabt zu haben (vgl. auch
Selbstschilderung S. 31). Ihre Beeinflußbarkeit durch die Umgebung und ihre stete Anregbarkeit betont sie vielfach.

Das depressive Vorstadium, das dem Ausbruch der ersten schweren Psychose vorauf-
ging, ist in der Selbstschilderung charakteristisch wiedergegeben: Störungen der
Verdauung, Gewichtsabnahme, unreiner Teint, Übermüdung bestanden mindestens seit
Herbst 1888.

Am 9. II. 1889 wurde A. W. als 24jährige zum erstenmal in die Heidelberger Klinik
gebracht. Zur Vorgeschichte ist notiert: Seit 4—6 Wochen stiller als sonst, blaß aussehend,
Klagen über Obstipation, Abnahme des Appetits. Die Kranke befand sich zu dieser Zeit
in Frankfurt a. M. zu Besuch bei ihrer verheirateten Schwester und kam am 2. II. mit
deren beiden jüngsten Kindern nach M. zurück, weil das älteste Kind an Scarlatina
erkrankt war. In der Nacht vom 7./8. II. plötzlicher Beginn der Psychose, A. W. schrie
nachts auf: „Es brennt! rette sich, wer kann; die Feuerwehr ist da!" — wurde ängstlich;
morgens verließ sie das Bett, irrte im Hemd auf den Korridoren umher; verkannte ihre

Umgebung und sprach ganz verworren. Einzelne Selbstvorwürfe: „Sie habe gelogen, sei schlecht gewesen."

Das zart gebaute, nur mäßig genährte Mädchen von blasser Gesichtsfarbe und bleicher Färbung der sichtbaren Schleimhäute zeigte einen ängstlichen und ratlosen Gesichtsausdruck; eigentümlich starr in der Haltung, deutlicher Abscheu gegen ihre Umgebung. Auf Anregungen reagiert Patientin gar nicht, weder sprachlich noch durch Befolgen von Aufforderungen (Zunge zeigen usw.). Sie liegt teilnahmslos und abwehrend zu Bett, bis zur Stirne mit dem Bettzeug bedeckt.

Der Schädel ist länglich oval, klein in allen Durchmessern, aber symmetrisch gebaut. Anflug von Schnurrbart auf der Oberlippe. Der körperliche Befund war normal.

Der Puls klein, mäßig frequent, 120. Temperatur 37,9.

Im Urin nichts Pathologisches.

In der ersten Hälfte der Nacht war Patientin völlig schlaflos; von 2 Uhr ab unterbrochener Schlaf.

Am Morgen des 10. II. zeigt Patientin das gleiche Verhalten wie gestern abend. Auf die Frage: Wie geht es? schüttelte sie langsam den Kopf, ohne zu antworten. Gegen nochmalige Untersuchung sträubt sie sich in der gleichen Weise wie gestern. Keine sprachliche Äußerung, absolut stuporartiges Verhalten. Gesichtsausdruck leer und starr, ohne depressiven Ausdruck in der Miene. Nahrung nahm Patientin ohne Sträuben, aber sie mußte ihr eingegeben werden; ebenso muß sie gewaschen und gekämmt werden. In der folgenden Nacht ruhig, nur wenig unterbrochener Schlaf. Morgens liegt Patientin mit heiterem Gesichtsausdruck behaglich im Bett; richtet sich beim Herantreten des Arztes auf, ergreift dessen Hände und zieht ihn an sich: „August, ich glaube, du fürchtest dich vor mir!" — Keine weitere sprachliche Äußerung, keine Antwort auf die an sie gerichteten Fragen. Nahrungsaufnahme hinreichend und ohne Schwierigkeiten, doch muß der Patientin die Nahrung gereicht werden.

In der nächsten Nacht war Patientin meist wach und verließ öfters das Bett. Auch am Morgen motorisch unruhig; läuft im Hemd im Zimmer umher; zieht die Jacke aus, wirft die Bettstücke aus dem Bett, doch läßt sie sich willig ins Bett zurückführen. (Wie geht es Ihnen?) „Es geht mir gut." (Wo sind Sie hier?) „Auf dem Kirchhof." (Bei wem waren Sie in Frankfurt?) „Bei meiner Schwester!" Weitere Fragen beantwortet die Patientin mit Kopfschütteln, wendet sich ab und verbirgt sich unter der Bettdecke.

Sie schläft in der folgenden Nacht (12. II.) ruhig, ohne Verlassen des Bettes. Morgens (13. II.) ist sie lebhaft und gesprächig; auf Anreden und Fragen antwortet sie gar nicht, spricht aber folgendes: „Jetzt sagen Sie doch dem Bismarck, daß er aufhört, mich in einem fort zu fragen! (lächelt vor sich hin). Der Bismarck muß fort, ich bin ja doch die Wasserleitung! Herr Direktor, wollen Sie für mich verschreiben, das neueste Rezept. Jetzt halte ich es aber nimmer aus! Sind Sie doch ruhig mit ihrer ewigen Kaserne! (hält sich die Ohren zu). Herr Bismarck, leihen Sie mir doch Ihre Ohren, dann knie ich auch vor Ihnen. — Herr Leutnant, sind Sie denn nicht im Theater? — Frosch? Wer war als Frosch maskiert? Jetzt wollen Sie mich ausfragen! Aber nein! Einem so etwas auf einem öffentlichen Ball zu sagen! (hält sich die Ohren zu). Fräulein, schließen Sie doch die Strickschule, wenn die Mädchen so neugierig sind. — Aber Herr Leutnant, wenn jetzt nicht bald der neue Kaiser kommt, gehe ich fort. (Zum Arzt gewendet:) August, bist du noch nicht mit deinem Rezept fertig? Jetzt schweigt der in allen Sprachen, die er kann. — Aber Herr Leutnant, wie sehen Sie denn aus? Geht man denn so auf einen Ball? Dann werden Sie einmal Kaiserin von Rußland, wenn Sie nur Französisch sprechen! — Ich will aber den August heiraten!"

Die Patientin legt sich mit dem Ausdruck des Behagens und der Freude ins Bett zurück und bedeckt sich ganz mit dem Leintuche! . . .

Hier bricht die Krankengeschichte ab. Es ist nur bekannt, daß der stuporöse Zustand ziemlich schnell einer heiteren Erregung wich, in der die Kranke am 30. IV. 1889 entlassen wurde.

In der Zwischenzeit konsultierte sie am 4. XI. 1889 den Arzt wegen hartnäckiger Obstipation. Dieser schreibt: „Bei dieser Gelegenheit fiel mir auf, daß die Patientin, die mir — so lange ich sie kenne — eher etwas zu heiter und unbefangen erschien, außerordentlich ernst und wortkarg war. Als ich am 7. XI. in die Wohnung gerufen wurde, waren die genannten Erscheinungen noch ausgeprägter vorhanden. Am nächsten Tage war kaum noch eine Antwort zu erhalten, doch nahm sie die gebotene Nahrung. Gegen Abend wurde sie unruhig, warf insbesondere den Kopf von einer Seite zur anderen. Der Schlaf war nur kurz und unruhig, die Kranke schlug mit den Armen um sich, fing öfters an zu singen und verweigerte die Nahrung." Darauf kam A. W. am 11. XI. 1889 zum zweitenmal in die Klinik.

Unsere Krankengeschichte enthält nur den Eintrag: „Die Kranke war stuporös bis Juni 1890, erwachte dann ganz langsam; allmählicher Übergang in die Manie. Am 2. I. 1891 nach Hause beurlaubt in leichter maniakalischer Erregung."

Nach der Entlassung hielt die manische Erregung an. Mitte Februar wurde sie wieder schlaflos, einsilbig, schließlich fast ganz stumm, worauf man sie am 20. II. 1891 wieder einlieferte.

Während der ersten 3 Monate lag die Kranke dauernd mit abwesendem, starrem, verstörtem Gesichtsausdruck zu Bett, war ganz unzugänglich, wendete sich ab, sobald der Arzt kam, hielt das Gesicht zu oder verkroch sich in die Kissen, wenn er zu ihr sprach. Die Hände hielt sie meist geballt, allen passiven Bewegungen setzte sie starken Widerstand entgegen. Bei einer körperlichen Untersuchung, die außer weiten Pupillen nichts Bemerkenswertes ergab, geriet sie in starke Erregung; ihre Hände schwitzten stark, das Gesicht rötete sich, der Puls wurde lebhafter. Sie verstand offenbar die Fragen, die man an sie richtete, antwortete aber höchstens mit „ja" oder „nein". Sie behauptete zwar, keine Stimme zu hören, keine Gestalten zu sehen, nichts Abnormes an ihrem Körper zu fühlen. „Doch ist das wenig wahrscheinlich. Jedenfalls steckt sie voll von Wahnideen beeinträchtigenden Charakters, d. h. es ist nicht sicher, ob sie aus Verachtung des Fragenden oder aus Selbstverachtung oder nur, um von der Wahrnehmung der Sinnestäuschungen nicht abgehalten zu werden, sich so ablehnend verhält."

Mitte Mai 1891 wurde die Kranke etwas freier und gab auf dringliches Befragen an, oft ein eiskaltes Gefühl den Rücken herunter zu empfinden und viele Dinge rasch an sich vorüberschweben zu sehen. Sie meinte, sie sei eine Hexe, sie sei schlecht und zu böse, um je wieder gesund werden zu können, sie könne nicht mehr außer Bett sein, in ihr sei keine Vernunft mehr. „Sie verbirgt ihr Gesicht, wenn sie spricht, nimmt absolut keinen Anteil an ihrer Umgebung und liegt stets regungslos mit nach der Wand gekehrtem Antlitz im Bett. Nur wenn man ihr die Hand auf die Schulter legt, zuckt sie zusammen, als ob sie von einem giftigen Tier gestochen worden sei."

Nachdem die Kranke bereits im Juni vorübergehend zum Verlassen des Bettes zu bewegen gewesen war und angefangen hatte, sich zu beschäftigen, schrieb sie am 23. VI. 1891 folgenden Brief:

Mein lieber Papa.

Es geht mir wirklich besser, als ich verdiene. Man behandelt mich sehr gut. Hoffentlich kommst Du bald mich zu besuchen. Dann kannst Du Dich ja davon überzeugen. Es ist mein ernstlicher Wille, gesund zu werden.

Mit herzlichem Gruß

Eure treue Tochter

A. W.

Im Verlaufe der nächsten Monate machte die Besserung schnelle Fortschritte, um im Sept. 1891 vollkommen zu sein. Die Kranke wurde sehr lustig und heiter, bezeigte ein lebhaftes Interesse für alle Vorgänge im Haus sowohl als für Wissenschaft und Kunst. Gegen Ende des Monats wurde sie etwas unsteter und lief gern auf die Zimmer der Ärzte unter allen möglichen Vorwänden. Im Oktober wurde die Hypomanie deutlicher. Die Kranke schrieb viele Briefe, dichtete, war gegen den Arzt etwas erotisch, suchte ihm die Hand zu drücken und sprach viel von Heirat und idealer Liebe. Bei der Krankengeschichte befindet sich ein in schöner Fraktur gedrucktes „Testament": 6 Seiten holpriger Verse, in denen sie mit allerlei zum Teil recht taktlosen Scherzen ihr Ende ankündigt und an Verwandte, Mitpatientinnen und Ärzte ihre Hinterlassenschaft verteilt. Es ist datiert: Heidelberg, Villa Kräpelin, 27. X. 1891. Bei vollständig klarem Verstande niedergeschrieben, was nachstehend Unterzeichnete bestätigen: es folgen die Namen der Ärzte. Im letzten Nachtrag wünscht sie sich, weiter zu leben. — Am 29. X. 1891 wurde sie entlassen.

Am 12. XII. 1891 richtete sie an einen der Ärzte der Klinik eine in einer scherzhaften Mischung von Französisch, Italienisch und Deutsch abgefaßte Postkarte, in der sie die Befürchtung, wieder zu erkranken, ausspricht.

Die motorische Erregung hatte tatsächlich zu Hause derartig zugenommen, daß die Wiedereinlieferung der Kranken am 5. I. 1892 nötig wurde.

Während des ersten Monats reine Hypomanie: Große Redseligkeit, lebhafte Gestikulationen, heitere, ausgelassene Stimmung, erotisch, unternehmungslustig, unstet. Sie versucht auf alle Arten, sich in die Zimmer der Ärzte zu schleichen, um irgendeinen Unfug anzurichten, schickt zwanzigmal mit Zetteln voller Wünsche zum Arzte und überschwemmt Verwandte und Freunde mit Dokumenten und Briefen aller Art. Die Handschrift ist flüchtig und nachlässig; Auslassungen von Buchstaben und Worten häufig. Äußerst reizbar, ständige Konflikte mit dem Wartepersonal. Mehrmals gegen Abend vorübergehende leichte depressive Anwandlungen mit Angst und Sinnestäuschungen. Klagt wiederholt darüber, daß sich alle Gesichter, die sie nicht genau betrachte, in Totenköpfe verwandelten. In diese Zeit fällt die Abfassung der vom 6. II. 1892 datierten großen Selbstschilderung der vorausgegangenen Psychosen. Die manische Grundstimmung zur Zeit der Abfassung ist ja unverkennbar.

Mitte Mai 1892 setzt langsam wieder eine Depression ein; die Kranke ist psychisch zwar noch ziemlich frei, aber ihre Bewegungen sind gezwungen, der Gesichtsausdruck müde. Wenige Tage nach Beginn der Veränderung rauft sie sich mitten beim Essen die Haare, wirft sich hin und her, windet sich und stöhnt. Erst will sie nicht sagen, was mit ihr sei. Kurz nachher schickt sie dem Arzte einen Zettel mit den Worten: „Herr Doktor, ich bin fest überzeugt, daß die ganzen letzten Tage hypnotische Versuche mit mir gemacht werden. Ich danke nochmals für diese Art der Heilung. Aber in anderer Hinsicht merke ich doch noch, daß ich krank bin."

Die Depression nimmt im Laufe der nächsten Monate langsam, aber stetig zu. Den Juni über liegt die Kranke still im Bett, handarbeitet mit sichtlicher Schwierigkeit, läßt sich das Essen einlöffeln und blickt, angesprochen, scheu zur Seite. Ihre Antworten erfolgen langsam, sind aber stets korrekt. Wahnideen und Sinnestäuschungen fehlen nach ihrer Angabe, „dazu sei sie viel zu dumm". Sie könne gar nicht mehr denken. Hin und wieder wirft sie sich im Bett herum, schlägt den Kopf an die Wand und macht dabei eigentümliche Schluckbewegungen, als ob sie etwas höchst Unangenehmes hinunterzuschlucken gezwungen sei.

Schließlich wird die Kranke ganz mutazistisch, jede Bewegung erfolgt enorm langsam, der Gesichtsausdruck ist sehr gespannt und gequält. Wahnideen und Sinnestäuschungen treten diesmal anscheinend nicht auf. Im Laufe des Oktober nimmt die Hemmung ab; die Kranke bringt mit leiser, ängstlicher Stimme einige Selbstvorwürfe vor. Wenige Tage später versuchte sie, sich mit einem Taschenmesser die Pulsader zu öffnen. Sie wolle nicht schlechter werden; die Wärterin habe gesagt, sie werde doch einmal fallen, außerdem habe die Pflegerin einen so merkwürdigen Mund gemacht, daraus merke sie, daß was gegen sie geschehen werde. Allmählich schritt die Besserung voran, so daß die Kranke am 4. II. 1893 in leichter Depression entlassen werden konnte.

Kurz vor ihrer Entlassung gab die Kranke noch über die Erlebnisse während der letzten Erkrankung etwa an: „Ich war dieses Mal dauernd orientiert, war mir über meine Umgebung stets klar und hatte nicht so viel Halluzinationen wie in den früheren Anfällen. Auch war ich stets bei Bewußtsein und konnte die Sinnestäuschungen bei einigem Nachdenken stets korrigieren. Vorwiegend waren es Gehörs- und Gesichtshalluzinationen, die Gesichtshalluzinationen standen meist im Zusammenhange mit den Gehörshalluzinationen. Beim unsicheren Hinsehen sah ich allerhand Unsicheres, das ich durch schärferes Hinsehen korrigieren konnte. Im ganzen war mir das Ausdenken einer Idee unmöglich; ich hielt immer an einer und derselben fest. Derselbe Gedanke wiederholte sich immer wieder. Wenn ich dachte: ich darf nicht essen, so konnte ich nicht auf das Warum kommen; wenn ich es zwei-, dreimal gedacht hatte, hörte ich: ‚ich darf nicht essen', und diese Halluzination wiederholte sich. Ich wurde meist sehr schwindlig darüber. Auch bei Gesichtshalluzinationen bzw. bei einem zusammenhängenden Traumvorgang komme ich von Zeit zu Zeit immer wieder an dem gleichen Haus vorbei. Dies seltener. In den Fällen, wo ich mir die Haare ausriß, mußte ich mich an etwas fassen, um mich an niemand zu vergreifen, weil ich mir so schlecht vorkomme. Dabei hatte ich Sensationen am Körper, es zuckte immer so eklig, an den Fußsohlen fühlte ich es wie elektrische Schläge. Zuweilen wurde ich stark erregt, wenn mich jemand lange ansah, und fühlte mich hypnotisiert. Auch jetzt halluziniere ich noch, aber es geniert mich nicht. — Worte, die sich wiederholten, verwandeln sich in ein Schimpfwort. Wenn jemand z. B. ‚Frau Kretzer' ruft, so höre ich ‚jetzt erschreckt sie', bis ich es durch Überlegen korrigiere. Unwillkürlich assoziiere ich Reime auf das, was ich höre; mein Denken ist immer ein Sprechen. Höre ich von ‚Faß' reden, so denke ich ‚naß', ‚schlank', ‚krank', dann kommt wieder das Vorhergehende, bis ich mich durch irgendein Wort, an das ich einen Gedanken anknüpfen kann, von dem zwangsmäßigen Reimen losmachen kann. Das war immer so, auch in der tiefsten Depression. Die Hemmung war wieder sehr stark. Die Bewegungen waren mir sehr schwer, ich dachte, ich könnte nichts mehr; auch die alten Selbstvorwürfe kamen wieder. Ich war mir meines krankhaften Zustandes stets bewußt, glaubte aber, ich würde mich aus dem Phlegma nicht wieder herausreißen. Ich wollte mich auch nicht recht herausreißen, weil ich dachte, die Selbstvorwürfe würden dann noch lebhafter. Ich hatte in dem Zustande kein Verlangen nach Hause, keine Zuneigung zu meiner Familie, deren Besuche ich als notwendiges Übel ansah. Der zweite Anfall von Depression war der schlimmste, dieser letzte der leichteste. Ich hätte kaum geglaubt, daß der Anfall vorübergehe; ich dachte, ich hätte mir zuviel zuschulden kommen lassen, als daß ich mich wieder aufraffen könne."

Die Kranke hat im Laufe der Jahre 1893 bis 1906 noch neunmal Aufnahme in der Klinik gefunden: Mai bis Oktober 1893, Dezember 1893, Februar bis Juni 1895, Juni bis August 1896, Januar bis August 1897, September bis Oktober 1898, April bis Mai 1900, Juli bis November 1902, Juli 1903 bis März 1904, Mai bis Juli 1906. — Die Krankengeschichten lassen sich gemeinsam behandeln und kurz zusammenfassen. Die eigenartigen traumartigen Zustände, die uns hier in erster Linie interessieren, traten im Laufe der Jahre ganz in den Hintergrund. Bereits der Zustand im Jahre 1892/93 war wesentlich leichter als die früheren; im August 1893 trat noch einmal ein solcher von kurzer Dauer ein, 1895 im Anschluß an den Ausbruch einer Psychose bei ihrer Schwester ein längerer. Seither sind diese Erscheinungen bei der Kranken nicht wieder zur Entwicklung gekommen. Anlaß zu ihrer Aufnahme gaben meist einfache Depressionen; die Kranke war ausgesprochen gehemmt, still und deprimiert, klagte über ihre Entschlußunfähigkeit, ihre Willenslosigkeit, Interesselosigkeit, Gefühlslosigkeit, ihr Kopf tauge nichts mehr, es seien keine Gedanken darin, sie bringe beim Lesen keinen Satz zusammen u. dgl. m. Bemerkenswert war die Neigung der Kranken zu einer eigenartigen choreiformen Muskelunruhe, die ausschließlich während der Depressionen beobachtet wurde und mit ihrem Weichen verschwand. Die Kranke verzog das Gesicht, griff mit den Armen um sich, bäumte und drehte sich in den Kissen u. dgl. Diese Bewegungen nahmen zu, wenn sich die Kranke beobachtet fühlte, besonders bei der Visite. Die Anfälle werden in der Krankengeschichte als hysterische bezeichnet; andere hysterische Zeichen waren nicht vorhanden. In den Zeiten zwischen den einzelnen Depressionen war die Kranke immer nur kurze Zeit in einer ruhigen, gleichmäßigen Stimmungslage, sondern vielmehr fast dauernd in einer mehr oder weniger ausgesprochenen typischen Hypomanie. Im Laufe der Jahre beherrschte diese mehr und mehr das Krankheitsbild, und die Depressionen wurden kürzer und flüchtiger, so daß der oberflächliche Beobachter den Eindruck einer einfachen konstitutionellen Erregung von dem Krankheitsbilde gewann. Seit etwa 1900 befand sich die Kranke fast 7 Jahre hindurch in einer Hypomanie, die nur während der Menses von kurzen, vorwiegend nächtlichen, ängstlichen Verstimmungen mit leichten depressiven Anwandlungen und Selbstquälereien unterbrochen wurde. Die Hypomanie war ziemlich gleichmäßig, die wiederholten Aufnahmen in die Klinik schlossen sich meist irgendwelchen heftigeren Reaktionen auf äußere Anlässe an[1]). Sie entwickelte einen unbezähmbaren Betätigungseifer, fing immer wieder etwas Neues an, nahm an allen möglichen Kursen teil, besuchte Vorlesungen an der Heidelberger Universität und erlebte auf den Bahnfahrten zahllose Abenteuer, meist mit erotischem Einschlag. Gleichzeitig war sie dauernd in einen der jungen Ärzte der Klinik verliebt, wobei sie mit dem jeweiligen Assistentenwechsel ihre Neigung alsbald auf den Nachfolger übertrug. Sie überhäufte den Verehrten mit Briefen und Geschenken, welch letztere sie meist zu Hause, besonders dem Bruder, stahl, drang in die Ärztezimmer ein, schmückte sie mit Blumen usw. Einmal reiste sie nach Str. und stellte

---

[1]) Die Patientin ist identisch mit der Versuchsperson 1. W. A. in Aschaffenburg: Experim. Studien über Assoziationen III. Die Ideenflucht. Psychol. Arbeiten, herausg. von Kraepelin. Leipzig 1904, S. 259.

sich bei der Mutter eines Arztes als dessen Braut vor! Aus dem Jahre 1904 besitzen wir ein in Seide gebundenes Gedichtbüchlein „Veilchen" von ihr, harmlose, stark nachempfundene Verse mit einem kindlich-sentimentalen Einschlag, das sie offenbar auf eigene Kosten drucken ließ. Im Jahre 1906 war die Kranke im unmittelbaren Anschluß an den Tod des Vaters völlig gefaßt, ordnete alles, geriet dann aber nach 8 Tagen in eine typische Depression mit starker Hemmung und Selbstvorwürfen. Nach etwa $^1\!/_2$jähriger Behandlung in einem offenen Sanatorium verfiel die Kranke in eine Hypomanie; ihre manische Unternehmungslust, allerlei Liebeständeleien und Eifersüchteleien machten ihre längere Verpflegung dort unmöglich. Da die Patientin seit dem Tode des Vaters kein Heim mehr besaß, erklärte sie sich bereit, Wohnung in einer Pension in der Nähe einer Privatanstalt zu nehmen, um so unter dauernder Kontrolle eines Psychiaters zu verbleiben. Einige Tage nach ihrem Einzug in die Pension entwickelte sich Februar 1908 eine Depression, die zu ihrer Aufnahme in die Privatanstalt B. führte.

Dort befindet sich A. W. seitdem mit ganz kurzen Unterbrechungen. Wie aus dem Schema [Abb. 1[1])] hervorgeht, ist der Verlauf der Krankheit seitdem ein typisch zirkulärer, Hypomanien und Depressionen lösen sich fast ohne freie Zwischenzeiten ab. Bemerkenswert ist, daß 4 Jahre lang (1909—1912) der Umschlag zur Manie im Frühsommer erfolgte und die Depression jedesmal etwa zur Jahreswende einsetzte. Die drei folgenden Jahre brachten umgekehrt im Frühsommer das Einsetzen der Depressionen. Seitdem ist keinerlei zeitliche Regelmäßigkeit zu beobachten. Das Übergewicht der manischen Zeiten ist bis zum Jahre 1920 sehr deutlich, von da an halten sich die Perioden ungefähr die Wage. Der Übergang in die manische Phase erfolgt fast stets allmählich, während umgekehrt die Depression in weitaus der größten Anzahl der Fälle plötzlich von einem Tag auf den anderen einsetzt.

Die Form der Störungen auf ihrer Höhe ist immer die gleiche geblieben: in den Zeiten der Verstimmung liegt A. W. still im Bett, blättert dauernd in dem gleichen Buch oder in alten Zeitungen. Jeder Besuch, jede Frage ist ihr unangenehm, dem Arzt reicht sie schon beim Eintreten eine Zeitung und deutet stumm auf einen Artikel, als Zeichen, daß sie nicht angeredet sein will. Sie antwortet verlegen und einsilbig, manchmal ist berichtet, daß sie stundenlang ängstlich und verwirrt erscheine. In der flotten Hypomanie ist sie fabelhaft unternehmungslustig, erotisch, macht Einkäufe, Reisen, Besuche; jedesmal taucht dann der Plan auf, die Anstalt zu verlassen, in eine Pension zu ziehen, einen eigenen Hausstand zu gründen. Die Ausgaben, die sie zu diesem Zwecke macht, die Bestellungen von Toiletten, die Geschenke, mit denen sie dann ihre Bekanntschaft bedenkt, nehmen einen Umfang an, daß der Bruder 1916 den Antrag auf Entmündigung stellt, die dann auch ausgesprochen wird. Trotz aller Beschränkungen weiß sie sich immer wieder Geld zu verschaffen, pumpt frühere Patienten der Anstalt an, die sie in ihren Privatwohnungen aufsucht, erschwindelt sich auf dem Bureau der Anstalt größere Summen unter allerlei Vorwänden, versetzt Schmuck, Kleider usw. Während des Krieges sind es besonders die Offiziere des in der Anstalt untergebrachten Lazaretts, denen sie durch ihre Aufmerksamkeiten lästig fällt. An einen Mitpatienten, den sie zeitweise als ihren Bräutigam bezeichnet, hat sie sich besonders attachiert; nach seiner Entlassung besucht sie immer wieder seinen in der benachbarten Großstadt wohnenden Bruder und weiß sich die Photographie des Angebeteten zu verschaffen, indem sie unter Vorwänden in das Haus eines B.er Korps einzudringen weiß und dort aus dem Album das Bild einfach entwendet! Daneben schreibt sie aber immer noch auf Heiratsannoncen und greift jede Gelegenheit zu neuen Bekanntschaften auf. Es erübrigt sich, im einzelnen zu schildern, wie sie im Hause voller Einfälle, zu immer neuen Streichen aufgelegt, den Ärzten und dem Personal ständig Schwierigkeiten macht. Es seien nur noch die drei Reisen erwähnt, zu denen sie 1915, 1916 und 1920 aus der Anstalt floh. Das erstemal bestieg sie bei einem Ausgang ohne Geld einen D-Zug und besuchte einen früheren Patienten der Anstalt in Ba., nachdem sie vorher sich dort völlig mittellos in einem Hotel einlogiert hatte. Sie machte in Ba. auf den Namen des Patienten Einkäufe und fiel überall äußerst lästig. Schließlich reiste sie selbst wieder zurück. Im folgenden Jahre erklärte sie, sie

---

[1]) Es wurde versucht, das Schema bei Kill nach Möglichkeit zu berichtigen und zu ergänzen, doch ist auch das unsrige erst von 1908 (Beginn der dauernden Internierung) ab vollständig.

werde in eine Pension ziehen, packte ihre Koffer und zog, ohne sich zu verabschieden, in die Stadt. Sie war damals 3 Monate außerhalb der Anstalt. Zunächst ging es ganz gut, doch verfeindete sie sich wegen ihrer Geldverschwendung sehr bald mit dem Bruder und begann zu reisen. Bald ging ihr das Geld aus, sie besuchte alle möglichen Bekannten in Mitteldeutschland, sandte u. a. ihren Hut an den Vater einer Freundin als Nachnahme, um sich Mittel zu verschaffen; schließlich trieb sie sich in der Tracht eines hessischen Bauernmädchens zigarettenrauchend in Marburg herum und wurde in die dortige Provinzialanstalt gebracht. Als sie nach B. zurückgeliefert wurde, begann alsbald die Depression. Eine dritte ähnliche Reise Mitte 1920 führte sie ohne Gepäck, ohne Hut, mit nur wenigen Mark bis nach Sachsen auf das Gut eines früheren Mitpatienten. Sie ist damals meist ohne Billett gereist, hat sich äußerst geschickt der Kontrolle entzogen und sich von Mitreisenden durchhelfen lassen.

In den Übergangszeiten zur manischen Phase schließt sich A. W. regelmäßig an eine bestimmte ältere Mitpatientin an und läßt sich in ihrer noch bestehenden Energielosigkeit völlig von dieser leiten, während sie von ihr nichts mehr wissen will, sobald sie freier wird. Gleichfalls in der Zeit des Umschlags treten vorwiegend die Zustände zum Teil recht schwerer Gereiztheit auf, die zu ihrem sonstigen, überaus gutmütigen und liebenswürdigen Wesen in starkem Gegensatz stehen: sie beschuldigt dann zu Unrecht das Personal, kommt in ständige Konflikte, beschimpft und bedroht die Ärzte, manchmal kommt es zu Gewalttätigkeiten. Daran haben sich mehrfach kurzdauernde Zustände von Verwirrtheit angeschlossen. Sie macht dann einen geistesabwesenden Eindruck, kramt zwecklos in ihren Sachen, mitunter hat es den Anschein, als ob sie halluziniere oder die Umgebung verkenne, doch ist sie gleich darauf wieder völlig klar. Es ist dabei zu berücksichtigen, daß naturgemäß zu diesen Zeiten auch größere Mengen von Beruhigungsmitteln verabreicht werden, außerdem meist eine Versetzung in eine andere Umgebung erfolgt. Der ausgesprochenste Zustand dieser Art ist um die Jahreswende 1915/16, nach dem ersten Fluchtversuch, beschrieben: sie sprach damals völlig zusammenhanglos (ein Beispiel ist nicht mitgeteilt), zum Teil mit eigenartig kindlicher Betonung, wickelte sich die Schnur der elektrischen Lampe um den Leib, ließ sich aus dem Bett fallen, kroch am Boden umher, verlangte von der Pflegerin, sie solle vorgehaltene Gegenstände küssen, entblößte sich, urinierte ins Zimmer. Danach setzte die Depression ein, wobei sie anfangs gleichfalls ein ungewohntes, ängstliches Gebaren zeigte, „wie ein Kind, das nachts aus einem schweren Traum erwacht ist". — Hinterher wollte sie an diese Zustände, besonders auch an ihre Ausfälligkeit, keine Erinnerung haben. Dasselbe erklärte sie, als wir sie bei der Nachuntersuchung über diese Vorfälle befragten. Daß eine Ähnlichkeit dieser Zustände mit den ersten oneiroiden Psychosen besteht, ist nicht auszuschließen, aber unwahrscheinlich. Es ist vielleicht nicht ganz belanglos, daß solche Verwirrtheitszustände häufiger auftraten, als man A. W. nach ihrer zweiten Flucht in den manischen Zeiten stärker in der Bewegungsfreiheit beschränkte und sie vielfach im Bett hielt.

*

Der Besuch bei A. W. mußte mehrfach verschoben werden, weil nur im Zustand leichter Hypomanie zu hoffen war, von ihr einigermaßen objektive Auskünfte zu erhalten. Sie empfing dann auch den ihr bis dahin völlig fremden Arzt mit einer strahlenden Liebenswürdigkeit, die sie im Laufe der Gespräche keinen Augenblick verließ. Am zweiten Tage hatte sie dem Gast zu Ehren in nicht gerade sehr appetitlicher Weise aus Resten ihres Mittagessens belegte Brötchen bereitet, denen sie selbst mit Hochgenuß zusprach, und aus selbstgesammelten Kräutern brühte sie einen Tee auf, den sie über alle Maßen lobte. Immer wieder versicherte sie, wie gerne sie der Wissenschaft diene, wie sehr sie das Interesse ehre. Deutlich fühlte sie sich geschmeichelt, benutzte eine Gelegenheit, um sich mit dem Besuch im Garten vor den anderen Kranken der Anstalt zu zeigen, und war unerschöpflich in ihren Mitteilungen. Alle Augenblicke entgleit sie in Einzelheiten, ihre Antworten waren mit Scherzen und einer Fülle unsachlicher Nebenbemerkungen gespickt, und oft genug mußte man sie zum Thema zurückführen. Selbst nach langen Unterhaltungen, in denen sie kaum unterbrochen das Wort hatte, war ihr nicht die Spur einer Ermüdung anzumerken, immer fiel ihr noch etwas Neues ein, man kam nur schwer von ihr los.

Schon der Anblick ihres Zimmers war ungemein bezeichnend: es war überfüllt von Kleinigkeiten, die auf allen Möbeln in farbenfrohem Wirrwarr aufgehäuft waren.

Nirgends war ein freier Platz; auf Bett, Stuhl, Tisch, Kommode, auch auf dem Boden lagen Nippsachen, Bücher, alte Briefe, Kleidungsstücke, Bandreste, Eßwaren, Blumen, Geschirr, Nähzeug und unbeschreiblicher Krimskrams; und zwar, obwohl sie den Besuch erwartet hatte, für den sie mit einiger Mühe einen Stuhl frei machte. Ja, am zweiten Tage war das Durcheinander noch toller, auf dem Bett hatte sie ihre Toiletten einschließlich der Schuhe ausgebreitet, offenbar um sie bewundern zu lassen, und sie vollendete während des Gesprächs erst ihren Anzug. Mit leichter Selbstironie entschuldigte sie das Durcheinander, berichtete aber gleichzeitig höchst amüsiert von dem mangelnden Ordnungssinn, den sie seinerzeit auf dem Zimmer eines der Heidelberger Ärzte beobachtet habe.

Ihre ungemeine Lebhaftigkeit drückte sich auch in Gesten und Mimik aus, alle Augenblicke sprang sie auf, suchte noch einen Brief, eine Photographie als Beleg für ihre Erzählungen und fand trotz der Verwirrung sofort, was sie suchte. Sie hat im Laufe der Jahre eine Fülle von Andenken, kleinen Nichtigkeiten, um sich gesammelt, die sie strahlend vorweist. Charakteristisch für ihre Liebhabereien in den manischen Phasen war ein dunkelblaues seidenes Gesellschaftskleid, das sie mit Verzierungen in schreiend farbigen Militärtuchresten benäht hatte, was sie mit großem Stolz auf die geschmackvolle Zusammenstellung demonstrierte.

Auf alles, was an Erotik streifte, ging sie besonders gern ein, erzählte dann oft mehr, als man wissen wollte, mit dem Hinweis, daß sie einem Arzt ja alles sagen könne, sich entschuldigend. Sie überschritt aber niemals die Grenzen des guten Taktes, ließ aber immerhin einfließen, daß sie in bezug auf die Ehe noch keineswegs resigniert habe und für Höflichkeiten von männlicher Seite nicht unempfindlich sei, wenn sie auch nicht mehr wie früher einen Unterschied zwischen älteren und jüngeren Herren mache!

Trotzdem sie bei Besprechung der Selbstschilderung in erster Linie persönlich gefärbte Anekdötchen vorzubringen suchte, weiterhin die primitiv kausalen Fragen, wie sie zu diesen oder jenen krankhaften Ideen gekommen sei, zu beantworten suchte — mit Angaben, deren problematischer Wert trotz des vorzüglichen Gedächtnisses im Hinblick auf die Länge der verflossenen Zeit uns durchaus bewußt ist —: schließlich konnte man A. W. dank ihrer großen geistigen Beweglichkeit doch zu sachlicher Auskunft über manche Einzelheiten veranlassen, meist allerdings nur mit großem Zeitaufwand.

Von besonderem Interesse sind ihre Angaben über die introspektiven Vorgänge bei den Stimmungsschwankungen im Laufe der letzten 10—15 Jahre. Sie ist sich darüber klar, daß ihr Zustand ständig zwischen Erregung und Depression wechselte, und daß sie gegenwärtig leicht manisch ist. Sie weiß auch, daß diese Schwankungen unabhängig von erkennbaren Ursachen verlaufen, doch behauptet sie mit aller Bestimmtheit, daß sie aus der Depression herausreißbar sei, wenn diese erst einmal abzuklingen beginne. Bei Kriegsausbruch sei sie mit beiden Füßen zugleich aus dem Bett und habe mit den anderen Damen bis tief in die Nacht hinein gestrickt. So habe jüngst ein kleines Faschingsfest in der Anstalt sie plötzlich in gute Stimmung versetzt. „Die Idee, daß ich jemand angenehm bin, besonders aber daß ich jemand helfen kann, bringt mich in die Höhe." Wenn nette Leute im Sanatorium seien, das reiße sie heraus. Die Dauer und den zeitlichen Wechsel der einzelnen Phasen kann sie im einzelnen nicht mehr angeben. „Auch wenn ich deprimiert bin, kann man das Angenehme aus mir herausholen, mich zum Lachen bringen, auch wenn ich Selbstmordideen habe — schwierige Situationen machen mich tapfer. Ich muß eben acht geben, daß ich den Termin nicht versäume, um aus dem Trübsinn herauszukommen; dann vermag ich mich selbst aufzurufen."

In der Manie spüre sie ein Behagen von innen heraus, sie komme sich vor wie unter Röntgenstrahlen, die Luft und alles werde leichter. Sie lese dann flott und viel und bleibe nicht am Wort hängen wie in der Depression.

Deren Beginn kündige sich in verschiedenen Formen an. „Ich spüre z. B., daß die Depression kommen will, wenn ich auf der Straße den Menschen ausweiche." Sie werde dann mißtrauisch, empfinde ein Unbehagen, wenn sie Bekannte sehe; um den Leuten aus dem Wege zu gehen, bleibe sie dann hier im Bett. Sie werde dann auch sehr reizbar, könne keinerlei Widerspruch vertragen und rege sich über die Unverschämtheit des Personals auf. Auch dem Arzt habe sie schon Ohrfeigen angeboten.

In guter Stimmung liege sie gern einmal eine Nacht lang wach. Sie beschäftige sich dann mit angenehmen Erinnerungen, sie denke an Menschen, mit denen sie früher verkehrt habe, sehe sie lebhaft in den Situationen vor sich, in denen sie mit ihnen zusammengewesen sei. So könne sie sich gut unterhalten und bekomme keine Langeweile. Aber nicht immer könne sie sich das so vortäuschen, es gelinge dann auf einmal nicht mehr, das Unangenehme auszuscheiden, und sie denke dann darüber nach, „wie hätte ich in diesem oder jenem Falle handeln sollen?" Die Vorstellungen werden dann viel plastischer, sie drängen sich auf; daran merke sie, daß eine Depression beginnen wolle. Wie sie merke, daß sie beim Lesen etwas auf sich selbst beziehe, lege sie das Buch auf die Seite, dann hüte sie sich vor Lektüre.

Auch sonst kündige sich die beginnende Depression häufig durch besondere Lebhaftigkeit der optischen Vorstellungen an: sie habe überhaupt die Neigung, allerlei Vergleiche anzustellen, und werde, wenn sie in einer fremden Gegend sei, durch kleine Ähnlichkeiten sofort an Bekanntes erinnert, genau so wie sie bei Personen sehr leicht Ähnlichkeiten entdecke und Vergleiche ziehe. Nun sei es ihr hier bei Spaziergängen schon passiert, daß sie an einer Wegkreuzung, die in vieler Hinsicht einer Stelle im Heidelberger Stadtwald gleiche, „so lebhaft in den Vergleich kam, daß ich nicht mehr wußte, wo ich war, und Angst bekam, ich könnte mich verirren". Ähnliches sei ihr einmal in Wiesbaden auf dem Neroberg passiert, sie versetze sich dann ganz in die frühere Situation, „da mußte ich mich ernstlich besinnen, wie der Weg weitergeht". So etwas passiere ihr nur, wenn eine Verstimmung beginne, in der gehobenen Stimmung wisse sie alles gut. Mit dem Anfang der Depression werden die „Nachbilder" besonders lebhaft. Nach einem Spaziergang stelle sie sich dann vor dem Einschlafen noch einmal den ganzen Weg vor, sie gehe ihn in Gedanken, Stück für Stück, noch einmal in aller Deutlichkeit. Das raube ihr den Schlaf, trotzdem sie davon müde werde. Oft möchte sie diese „Nachbilder" haben, bringe sie aber nicht heraus; es fehle dann an der richtigen Stimmung. Wenn sie recht angeregt von einer Tour od. dgl. heimkam, habe sie schon als junges Mädchen versucht, es schriftlich umzusetzen, z. B. in Briefen, das beruhige sie. Sie meint, daß Schlafmittel diese „Nachbilder" verstärken, sie werde dann ihrer nicht so recht Herr, verliere das klare Unterscheidungsvermögen für Wirklichkeit und Phantasie. „Schlafmittel mit den inneren Bildern gibt Verwirrung." Ihre lebhafte optische Vorstellungsbegabung sei ihr auch bei psychologischen Versuchen, an denen sie an der B.er Universität teilgenommen habe, bestätigt worden.

In depressiven Zeiten habe sie anfangs viel schwere Träume und Alpdrücken, das scheue sie sehr, während in den Träumen der euphorischen Phasen ihr alles weiter und größer erscheine, die Personen riesig, die Räume ausgedehnt und die Farben viel lebhafter. In dem Augenblick, wo sie einschlafen wolle, noch im Halbschlaf, erscheine ihr das Zimmer erweitert. Ihre Träume seien stets sehr lebhaft.

In der tiefen Depression sei sie völlig leer, empfindungs- und gedankenlos; alles erscheine ihr albern und dumm, sie suche jeden Eindruck von sich fernzuhalten. Sie bemerke dann auch gar keine Müdigkeit und habe kein Schlafbedürfnis. „Es ist wie ein großes Ausruhen, man lebt wie aus einer Sparkasse weiter." Oft komme sie aber gar nicht so tief hinein, behalte besonders in letzter Zeit das Bewußtsein, daß es wieder vorbeigehe, und hüte sich, daß sie nicht tiefer hineinkomme. Von auslösenden Ursachen depressiver Zustände weiß sie nur zu erwähnen, daß sie die Revolution und besonders die Abdankung des Kaisers in tiefe Verstimmung gesetzt habe.

Träume, die der gerade vorhandenen Stimmungslage widersprechen, hat A. W. nicht; ebenso konnten wir über Mischzustände keine verwertbaren, klaren Angaben von ihr erhalten.

b) Die Selbstschilderung[1]).

Erster Teil.

Heute wird es 3 Jahre, daß ich krank bin, d. h. daß ich mich in diesem Hause befinde. Schon im Sommer 1889 spürte ich die ersten Zeichen einer tiefen Verstimmung, die schon von früher her stammte und in persönlichen Ereignissen unangenehmer Art ihren Grund haben, wenigstens glaube ich so, obwohl ich ja erblich belastet bin, da meine Mutter schon vor meiner Geburt krank war und in Illenau.

Schon früh befestigte sich in mir der Gedanke, daß ich einmal wie meine Mutter krank würde, ich war fest davon überzeugt, da sie mir auch einmal Andeutungen dieser Art machte,

---

[1]) Abfassungszeit Febr. 1892. — Die ergänzenden mündlichen Angaben bei der Besprechung des Manuskripts mit dem Arzt sind *kursiv* gedruckt.

indem sie mir sagte, daß oft die jüngeren Kinder solche Krankheiten erbten. Doch hatte es nichts Erschreckendes für mich, ich lebte mich sozusagen in den Gedanken hinein, und auch der Aufenthalt in einer solchen Anstalt erschien mir als das Begehrenswerteste, kannte ich doch die Zustände in Illenau und hing sehr an den Ärzten, die meine Mutter behandelten.

Im Juli 1885 ging ich nach Berlin und blieb dort bis Juni 1886, erlebte sehr viel in diesem Jahre und war schwer überreizt nach meiner Heimkehr. Mein kleiner Neffe war auch dort gestorben, und ich machte mir Vorwürfe, als ob auch mich Schuld träfe, was ja gar nicht der Fall. Nächtelang weinte ich, mied jeden Verkehr. An dem Tage, da mein Neffe starb, ging ich aus, das Kind war noch nicht tot, und ich glaubte auch nicht daran, daß es stürbe. Während meines ganzen Weges, der etwa 1½ Stunde währte, ging mir fortwährend nur ein Ding im Kopfe herum, „ci gît" mußte ich unaufhörlich vor mich hinreden, wie es etwa auf einem Leichensteine stehen mag. — Also schon eine Art Zwangsvorstellung, wie ich jetzt weiß. — Schon in der Schulzeit habe ich „Ahnungen" gehabt, gewußt, wenn Schlimmes bevorstand usw. Niemand bemerkte meinen veränderten Zustand, da ich immer etwas eigenartig gewesen war, und man mich überhaupt von jeher tun und lassen ließ, was ich wollte. Ich hatte von jeher einen natürlichen Hang, mich trüben Gedanken mit Freuden hinzugeben und in Schmerzlichem zu wühlen, las mit Vorliebe traurige, sentimentale Sachen, und obwohl ich übermütig war, weinte ich doch leicht und war überhaupt sehr leicht verletzbar. Mein Jähzorn war in meinem 14. Jahre so groß, daß ich Handschuhe zerriß, weil meine Mutter verlangte, was mir gerade nicht paßte, und in meinem 19. Jahre Taschentücher zerbiß, um meinem Zorn Luft zu machen.

Etwas aus meinem 13. Jahre, was mich sehr bedrückte, wäre vielleicht gut gewesen, hätte ich es jemandem anvertraut; die Mutter fehlte eben da wie an so manchen anderen Orten. Verschwiegen war ich furchtbar und dadurch zu innerem Leben gezwungen, zu Grübeleien, die nicht für mich taugten, und um mich zu beruhigen, mir Aufklärung zu verschaffen, die ich brauchte über Dinge, die ich nicht fragen mochte und über die ich mich nicht ausdrücken konnte, so griff ich eben zu den verfluchten Lexikas und überreizte mein Gehirn mit dummen einfältigen Dingen. Noch heute werde ich rot, wenn ich daran denke, und man darf es mir nicht übelnehmen, wenn ich es sogar niederschreibe. *Ein im Hause wohnender Gymnasiast sei ihre erste Liebschaft gewesen, er habe sie in dunklen Ecken beim Spiel geküßt und sinnlich erregt. Später hörte sie von den Schwestern, daß er mit diesen gleichzeitig Ähnliches getrieben hat.* Erst vor einem Jahre, Dr. H. gegenüber, faßte ich Mut, mich auszusprechen, zu meinem Glücke; er zerstreute meine vielen Bedenken, und ich kann den Menschen nun doch wieder anders in die Augen sehen als früher. Seit meinem 13. Jahre lastete es wie ein Alp auf mir; ich fürchtete die Krankheit vorwiegend aus dem Grunde, weil ich Angst hatte, ich könnte mich im Fieber verplappern. Wirklich waren meine ersten Halluzinationen derart und bezogen sich darauf. Ich werde später am richtigen Platze darauf zurückkommen.

Also Berlin gab den zweiten Anstoß; ich rieb mich körperlich durch Gesellschaften und Überbürdung auf, nahm in einem Jahre 9 Pfund ab, was bei mir viel heißen will, da ich vorher kaum 90 Pfund wog. Auch verlobte ich mich dummerweise dort; es ging nach 2 Jahren wieder zurück aus Gründen wirtschaftlicher Art, die ich vorausgesehen hatte und auf die ich den jungen Mann aufmerksam gemacht hatte. Ich kann mir keine Vorwürfe machen, daß ich leichtsinnig gehandelt habe. Von allen Teilen wurde ich darauf hingewiesen, daß es ein netter junger Mann sei; und welches junge Mädchen kann sich lange den Liebesbezeugungen eines jungen Mannes widersetzen, besonders wenn ihr von vernünftigen Menschen die Augen über die Gesinnungen geöffnet werden.

Nun war ich froh, daß es ausging wie das „Hornberger Schießen". Denn ich hätte zuletzt doch nicht mehr gewollt, die erste Geschichte lag mir doch noch zu schwer in den Gliedern. *Immerhin habe sie damals tagelang auf dem Zimmer gesessen und geweint, so sehr habe sie sich die Sache zu Herzen genommen. Immer noch habe sie gehofft, der Verlobte kehre eines Tages zurück.* Auch nach meiner Rückkehr nach M. zog ich mich von allem zurück und verbrachte meine Zeit meist mit Weinen; schon damals wäre ich reif fürs Irrenhaus gewesen. Verzeihen Sie, wenn ich so weit aushole, allein ich möchte mir später Erörterungen ersparen, da mein wirkliches Leben vielfach mit der Krankheit verschmilzt; dieselbe ihren Grund darin hat, und ich sonst unverständlich würde. Wenn ich eine Krankheitsgeschichte schreiben soll, so kann ich unmöglich meine Lebensgeschichte davon trennen, denn erstere wurzelt in der letzteren, und meine Wahnideen und Halluzinationen wären undenkbar, ja unmöglich ohne die Erlebnisse. Ich weiß nicht, mein Geist muß schon lange überreizt gewesen sein, denn meine Freundinnen sagten mir oft und beneideten mich, daß ich im Gegensatze zu ihnen so v i e l e r l e b t e, doch glaube ich das nur meiner regen Auffassung zuschreiben zu müssen. Was sollte ich mehr erleben als sie, aber alles machte eben einen Eindruck auf mich und stempelte sich zum unauslöschbaren Ereignisse. Denn mein Gedächtnis konnte durch nichts geschwächt werden. Ich fühlte mich trotz allem nicht so unglücklich, als man denken sollte; denn ich bin so ein „Stehaufmännel", je mehr man mich niederdrückt, je mehr auf mir lastet, desto mehr stärken sich meine Kräfte, und ich bin geistig sehr widerstandsfähig und verarbeite sehr rasch. Unglück existiert für mich nur dem Namen nach, mein guter Humor läßt sich nicht klein kriegen. Es gibt nichts, dem ich nicht wirklich moralisch gewachsen wäre, und darin liegt der Schwerpunkt, wie man das Schicksal sich erträglich gestalten kann, es ist dies überhaupt das einzige, weshalb ich noch den Mut habe weiterzuleben, und die Energie mir nicht ausgeht.

Im Herbst 1888 wollte ich nach Frankfurt, doch hatte ich nicht den rechten Mut dazu, da, falls meine Krankheit dort ausbrechen sollte, ich meiner Schwester nicht zur Last fallen wollte. Da meine Schwester mich aber sehr gut brauchen konnte, da sie viel zu tun hatte, entschloß ich mich, an Weihnachten hinzugehen, war aber der festen Überzeugung, daß nach meiner Rückkehr entweder eine geistige oder körperliche Krankheit ausbrechen würde. Schließlich reiste ich aus dem Grunde, um endlich zu einem Ziel zu gelangen; denn die Furcht ist mir, wie auch Goethe sagt, verhaßter als das Übel selbst. Die Krankheit hat für mich an und für sich nichts Erschreckendes, nur der Moment, in dem ich von neuem eine Erkrankung fühle und nicht weiß, in welcher Art dieselbe auftritt. Besonders bei der ersten Erkrankung; große Furcht vor etwas Ungewissem, Müdigkeit, Ärger, Unbehagen. Ist sie zum Ausbruch gelangt und ich in der schützenden Anstalt bei mir lieben Menschen, die mich verstehen, so bin ich trotz allem glücklich, mein Zustand ist manchmal relativ beneidenswert, da das Äußere von mir ferngehalten wird, und wenn die Stimmen nicht schlimmer Art und die Halluzinationen nicht widerlich und erschreckend, manchmal ganz unterhaltend. Ich kann mir ohne Apparat alles mögliche vorzaubern, die „ganze Dresdener Galerie". Das Schlimme daran ist nur, daß ich nur den Anfang und nicht das Ende in der Hand habe, denn bei der Schnelligkeit der Gedanken kommen sie auf ganz andere Bahnen, als ich überhaupt beabsichtige, und selten kann ich willentlich alles lenken, m e i s t e n s b i n i c h d o c h p a s s i v dabei, und vieles Erschreckliche reizt und quält mich Tag und Nacht, Dinge, die meinem Gedankenkreise, meiner Denkweise ferne liegen, in jeglicher Beziehung.

Sechs Wochen schleppte ich mich nur noch so in Frankfurt hin, nur aufrecht erhalten durch die Arbeit und den Gedanken, daß ich nötig sei. Mitte Januar 1889 erkrankte meine Nichte, und ich mußte plötzlich mit den Kindern nach M. Da ging nun die Last erst recht los, die Kinder machten uns viel Arbeit, mein kleiner Neffe, der bei mir im Bett liegen mußte, ließ mich keine Nacht schlafen. Abends erzählte ich ihm einmal das Rotkäppchen, mit Not und Mühe, denn ich wußte kaum mehr meine Gedanken zu sammeln, in der Nacht fing er an zu schreien, ich sei der Wolf und habe ihn gebissen. Ich erschrak nun so darüber, da ich glaubte, so etwas im Wahnsinn getan zu haben, denn ich fühlte die Krankheit mehr und mehr hereinbrechen. *Da muß das Schreiben mit mir durchgegangen sein. In der Depression kam mir wohl die Idee, ich könnte einem Kinde etwas tun. So wollte ich nicht bei der Wärterin schlafen, ich fürchtete, die Wärterin könnte mich durch Gedankenübertragung veranlassen, sie zu erwürgen. Die fürchtet sich vor mir, ihre Furcht geht auf mich über, und ich würge sie aus Furcht vor mir. Als meine Schwägerin später einmal in Baden-Baden mit mir war, wurde ich krank. Ich fürchtete, da sie in andern Umständen war, ich könnte ungünstig auf die Schwägerin und mithin auf das Kind gewirkt haben.* Auch erschreckte der Neffe mich, da er immer glaubte, Hexen und Gespenster zu sehen. Es war mein Schatten, den das Licht vergrößert an die Wand warf. Nächtelang lag ich nur auf der Bettkante, von Fieber geschüttelt und kaum fähig, einen Gedanken zu fassen. Ich entsinne mich, daß ich eine ganze Nacht unglücklich war, weil mir nichts zu kochen einfiel als Sauerkraut, und mein Vater keins essen durfte. Von Tag zu Tag verschlimmerte sich der Zustand, ich war kaum mehr fähig zu gehen und litt unter Verdauungsstörungen, die ich durch die kräftigsten Mittel nicht beseitigen konnte, mich beherrschte damals eine unsagbare Furcht vor etwas Ungewissem, daneben Müdigkeit, Ärger und Unbehagen.

Einmal, als ich zur Apotheke ging, war ich so hinfällig, daß ich mich an einer Straßenecke halten mußte, um nicht umzusinken. Reizbar war ich natürlich sehr, aber den Arzt wollte ich unter keiner Bedingung sprechen, obwohl er täglich zu uns kam. Ich mochte ihn nicht recht leiden, obwohl eigentlich kein Grund dazu vorlag. Ich entsinne mich, daß an einem Donnerstag, es war 2 Tage, ehe ich hierher kam, also in den ersten Tagen des Februar, ich mich zu Bett legte, nachdem ich die Nacht furchtbar gefiebert und nicht geschlafen hatte; die Halluzinationen begannen gleich sehr stark. Eigentlich war der Anfang dazu schon in Frankfurt. Eines Nachts erwachte ich plötzlich und glaubte, ein Mann sei unter meinem Bette, worüber ich furchtbar erschrak. Durch die Anstrengungen kam die Krankheit jetzt rasch zum Ausbruch; als Donnerstag früh mein Vater an meinem Bette saß, glaubte ich, ein Galgen sei draußen errichtet und man wolle mich erhängen. In der Nacht muß es mondhell gewesen sein, denn ich entsinne mich, daß ich glaubte, es sei heller Tag, und eine Stimme, die unter dem Bette vorzukommen schien, schrie mir zu: „Nur über sieben Leichen geht der Weg." Es war die Stimme eines Vetters, und ich sah die weißverhüllten, unheimlichen Gestalten. *Es ging dies auf einen Teil unserer Familie väterlicherseits, als ob eine Blutrache ausgeübt werden müsse, und ich sah auch Mitglieder dieser Familie tot nebeneinander im Bett liegen. Erst wenn es sieben waren, sollte das Geschick erfüllt sein und unsere Familie ihre Rechte wiedererlangen. Ich bin unsicher, ob ich dies Phantasma nicht erst in Heidelberg sah.* — Aus dem Ofen dröhnte eine Stimme mir zu — *wohl Umdeutung von realen Geräuschen* —, und es war, als ob ein Vehmgericht abgehalten werde, ob ich wert sei, zu leben oder nicht. Ich wurde von allen Seiten beobachtet und glaubte immer, unanständige Sachen zu tun. Ich war in einer heimlichen Gesellschaft, und durch Fensterchen sah man auf mich und legte mir Fragen vor. *Es war mir, als ob ich aus dem Bilde schwebe. Ich schwebte über die Personen dahin, diese sahen zu mir hinauf und lachten mich aus. Es war in keinem Raum. Die Leute waren in großer Masse unter mir, nicht im einzelnen erkennbar. Ich hatte das Gefühl, als ob ich auf einer Wolke schwebe. Es war mir peinlich, von allen gesehen zu werden.* Es waren meist Offiziere und Damen der feinen Gesellschaft, und die Offiziere baten die Damen, hinauszugehen, da es zu unanständig sei. Ich erkannte die verschiedenen Personen und glaubte, ein gewisser Mensch habe mich in diese Gesellschaft gebracht zum Hohn und Spott. Es war die sog. Räuberhöhle in M. Jetzt jagte sich Phantasie und Phantasie, und ich kann behaupten, sogar mit einiger Gewißheit, daß die Reihenfolge die richtige ist.

Ich weiß noch alles, obwohl es manchmal meinem Sinnengang ganz entschwindet. Nur von Zeit zu Zeit tritt es deutlicher hervor und klarer, und ich habe dann das lebhafte Bestreben, um jeden Preis mit Sachverständigen davon zu reden, um mir etwas Licht in manches zu bringen. Es geht mir dann wie Goethe, alles, was Gestalt bei mir gewinnt, sei es in Sprache oder Schrift, kann ich auf diese Weise loswerden. Und früher schrieb ich Briefe zu diesem Zwecke, die ich dann wieder vernichtete, ich war zu schwerfällig, um mich auszusprechen, verstanden mich doch nur wenige, und noch heute hält man mich für viel oberflächlicher und leichtfertiger, als ich eigentlich bin. Aber was liegt daran, ich bin frei von Selbstüberschätzung, im Gegenteil, mir wurde schon oft die Geringschätzung meiner Person zur Last gelegt. In meinen physischen Kräften war ich meist verschwenderisch, ich traute mir zuviel zu und kannte keine Ruhe, obwohl mir oft der Vorwurf des Phlegmas wurde, aber ich pflege erst zu bedenken, ehe ich zur Tat schreite.

Die Stimmen mehrten sich nun auf unheimliche Weise, ich reimte fortwährend und glaubte mich in einer Tanzgesellschaft, wo man mich etwa wie eine Wahrsagerin benutzte. Ich entsinne mich noch eines Reimes, den ich fortwährend, auch hier noch, aussprach:

> Wo treffen wir uns?
> Im Tattersall,
> Auf dem Maskenball,
> Nein überall, nein überall.

Über den Ursprung dieses Verschens kann sie nichts angeben. Schon früh seien ihr, wenn sie ermüdet war, oft die Reime zugeflogen. Es gehe dann unaufhaltsam vorwärts, gleichsam von allein; oft komme erst der Reim, dann der Gedanke. Ihre Gedichte habe sie fast alle nachts verfaßt.

Ich war im Saal als Zuschauer. Ich hatte immer das Gefühl, als hätte ich es noch anders machen können und nun hätte ich es doch nicht getan.

Dann war mir, als läge ich in einem Bade und überall sahen schreckliche Gestalten
herein, es war hauptsächlich ein Herr, der bei uns im Hause wohnte, und den ich immer
aus gewissen Gründen scheute. Man hatte mir einmal etwas von ihm erzählt, was ich weiter-
sagte, und nun kam mir das im Traume vor, d. h. in Halluzinationen, denn Träume waren
das nicht mehr zu nennen. Es peinigte mich auch fortwährend die Gestalt eines Herrn,
der tags zuvor bei uns war, und ich glaubte, alles wie in einem Kaleidoskop zu sehen, furchtbar
rasch wechselnd, so daß schon im Besinnen mir alles zu entschwinden drohte, so daß ich
jetzt nur mit Not und Mühe alles zusammenbringe, da ich keine Lücken in all dem Blödsinn
haben möchte. Wenn schon, denn schon!

Nun glaubte ich plötzlich, alles um mich her sei verschwunden, nur ich allein auf der
Welt. Das Zimmer wurde enger und enger, ich hörte von weitem Schreien von untergehenden
Menschen, es war, als ob die Welt verbrenne. Glas klirrte, und alles erstarrte dann zu Eis.
Immer größere Räume entstanden, ich hörte Totenkarren, und oft war mir die Frist ge-
geben, meine Sünden zu bereuen. Aber wie von bösen Geistern gepackt, versäumte ich
immer den richtigen Augenblick. Ich sah Gott im Himmel, bei ihm Kaiser Wilhelm I.,
und durfte nicht hinein. Mein Bruder stand blutüberströmt neben meinem Bette, von Glas
durchsplittert, immer riesiger aus der Erde hervorwachsend, mich stumm warnend. Unsere
Dienstboten hörte ich Gebete murmeln, und ich glaubte, sie wollten mich beschwören. *Die
Dienstboten waren alle stockkatholisch, und deshalb dachte ich, sie wollten was von mir;* ich
hielt sie überhaupt für schlechte Personen und mit dem Bösen im Bunde, obwohl mir der
Gedanke von Himmel samt Hölle im wirklichen Leben ganz ferne liegt. Immer
hörte ich den Wagen klappern — *wohl wirkliche Wagen* —, als ob die Pest in der Stadt
hause und ihr Opfer verlangt. Immer mehr starre Kreise zogen sich um mich; ich sollte
nun die Welt wieder von neuem schaffen und beleben, und mir fehlte immer nur das belebende
Wort. Immer von neuem mußte ich meine Arbeit beginnen, wobei ich den Kopf fortwährend
auf dem Kissen hin und her wälzte, und glaubte, ich sei „Gea", und die Worte dachte oder
aussprach: „Sie besinnt sich, minnt." Aber immer wieder fehlte das erlösende Wort; plötzlich
hörte ich, als ob trotzdem ein neues Geschlecht erstanden: Riesen, ich hörte die Stimmen,
und sie drängten zu mir, als ihrer Mutter, konnten mich aber nicht finden, ich war für ihr
Auge zu klein gewesen. Die Raumverhältnisse und Zwischenräume waren so verschoben,
daß ich auch nichts mehr erkennen konnte, nur die Stimmen, die nach mir jammerten.
*Von jeher erweitert sich mir im Traum alles, wie die Pupille sich im Schlaf erweitert, die Räume
erscheinen mir weiter, die Menschen vergrößert. Ich sehe oft himmelanstrebende Gestalten, im
Augenblick des Erwachens wird plötzlich alles enger.* Ich war tief unglücklich darüber und
wollte, glaube ich, aus dem Fenster springen, da ich glaubte, es brenne und man legte es
mir zur Last, da ich es nicht gleich gemeldet hatte. So jagte eine Phantasie die andere,
und ich wälzte mich unaufhörlich. Einmal, es war wirklich, stand ich auf und sah die Küchen-
messer auf einem Tisch vor der Türe liegen, mit der Spitze mir zugekehrt; nun war ich
sicher, man trachtete mir nach dem Leben und hatte die Köchin im Verdachte, auch glaubte
ich, man wolle meinen Vater ermorden. *Ich hatte starke Gefühle, vor allem Angst, dabei; ich
hielt alles für wirklich.* Das Stubenmädchen hielt ich für einen Mann und glaubte, die beiden
Dienstboten haben ein Verhältnis miteinander und wollten uns alle verderben.

Meine Kusine und mein Vetter saßen an meinem Bett und hielten mir einen Spiegel
vor, ich erschrak darüber. Dann hörte ich, wie im Nebenzimmer gepackt wurde, und glaubte
immer, unsere Näherin sei im Hause in der Dachkammer und bekomme Zwillinge, ich hörte
die Kinder schreien, und ein Pfarrer, der Teufel und der Doktor waren dabei. Mit diesen
dreien hatte ich überhaupt immer viel zu schaffen.

Der Galgen zeigte sich von neuem, ich glaube, daß ich zu meinem Vater davon sprach.
Ich wollte alles Böse bekennen, was ich getan, konnte es aber nicht zuwege bringen. Mein
Vater zeigte mir einen Brief des verstorbenen Prof. Richter von Pankow, wie mir scheint,
um meine Zurechnungsfähigkeit zu prüfen. *Das Zeigen des Briefes war wirklich; ich war
aus meinen Phantasien erweckbar, wenn jemand z. B. plötzlich ins Zimmer trat.* Es stand
etwas von Brand darin, ich glaube, meine Schwester, die in der Anstalt ist, wollte in ihrem
Wahne das Haus anzünden. Ich entsinne mich, daß der Brief mit blauer Tinte auf liniiertes
Papier geschrieben war, konnte aber nicht wissen, weshalb mein Vater mir den Brief zeigte.
Plötzlich kam mir ein erleuchtender Gedanke, ich glaubte, mein Vater wolle mich zur Mit-
wisserin irgendeiner Schlechtigkeit machen. Ich hielt ihn für einen schlechten Menschen

und wollte innerlich nichts mehr von ihm wissen. Im Jahre 1870 war er Armeelieferant
gewesen, da glaubte ich immer, er habe den Großherzog, für den ich von jeher große Sympathien hegte, hintergehen wollen. Dann hatte ich ihn im Verdachte, als ob er falsches
Geld mache im Verein mit Verwandten. Jetzt war mir erklärlich, weshalb mein Vater uns
das Geld immer in Rollen gab, und zwar meistens Gold. (Ich erkläre mir jetzt die ganze
Geschichte daraus, daß wir früher in der „Münze" wohnten, in welchem Hause ich auch
zur Welt kam, das Haus gehört jetzt Verwandten von uns. Ich glaubte, sie hätten dort die
alten Prägstöcke gefunden und benutzt.)

Schließlich glaubte ich gar nicht mehr, daß er mein Vater sei. Erst meinte ich, ich
sei ein Kind des Großherzogs, *in dem Augenblick war ich fest davon überzeugt,* dann des verstorbenen Direktors Hergt in Illenau; und der Gedanke hatte nichts Beschämendes für
mich, obwohl ich damit meiner Mutter eigentlich sehr nahe trat. Aber ich dachte, lieber
das Kind eines braven als eines so niederträchtigen (Verzeihung für den Ausdruck) Mannes
zu sein.

Jetzt kann ich nicht denken, wie man auf so absurde Ideen kommen kann. Größen-
wahn war nie meine Sache; ich kann es mir nur daraus herleiten, daß ich mich meines Vaters
schämte, und daß ich in früheren Jahren mich gern mit dem Großherzog in Gedanken unterhielt, mein höchster Wunsch als Kind war immer, ihn einmal persönlich zu sprechen, und
abends im Bett dachte ich mir immer aus, wie schön das sei. Mit dem Geheimrat Hergt
erkläre ich mir das so, daß ich sehr an ihm hing und ihn mit meinem Großvater, der auch
sehr alt wurde, identifizierte. Gerne gab ich mich dem ersteren Gedanken hin, wie ich mir
überhaupt für abends immer etwas zum Ausdenken vornahm, wozu ich des Tags keine
Zeit hatte. —

Meine Phantasie war von jeher sehr lebhaft in jeder Beziehung. Ein ausgehöhltes
Brötchen z. B. stellte mir eine Tropfsteinhöhle oder einen Wald mit Tieren dar, ein glühendes
Feuer betrachtete ich als Bergwerk, in dem Zwerge und Ungeheuer hausen. Besonders
Sonntag morgens war die Zeit der Träumereien. Der Überzug des Deckbettes wurde auf-
geknöpft, und da starrte ich nun stundenlang hinein. Alles bevölkerte sich mit Zwergen
und Märchengestalten, und dies waren Stunden reinsten Entzückens für mich; aber niemand
wußte darum, das war bis jetzt mein Geheimnis. Ich träumte gerne, obwohl ich ein lebhaftes Kind war, doch konnte ich bis heute noch nicht über mich bringen, das Märchen
vom „steinernen Herzen" und „Die abgehauene Hand" von Hauff zu lesen. Ein Schauder,
der noch aus der Kinderzeit stammt, kommt über mich, sobald ich danach greifen will,
wozu auch? Humor machte immer besseren Eindruck auf mich, und wie oft las ich die
Geschichten vom „standhaften Zinnsoldaten", und wie schluchzte ich und hielt mich an
meinen Vater, als ich mit 8 Jahren im Theater war und der Jäger „Schneewittchen" er-
schießen will. Nie konnte ich ohne Rührung die Geschichte vom „Rosenelf" von Andersen
lesen, der überhaupt jetzt noch zu meinen Lieblingen gehört. Märchen lese ich jetzt noch
sehr gerne, viel lieber als die dummen, besonders die sog. historischen Romane à la Mühl-
bach und Konsorten. Einfachheit ist mein Wahlspruch in allem. Am liebsten war mir
immer die Geschichte vom Däumelinchen; ein kleines Zimmer konnte ich mir dann so mit
allem ausdenken und mich in die Person versetzen, wie überhaupt alles, was ich lese, in
Beziehung zur Wirklichkeit gebracht wird. Nur daß die Person, die Ich darin übernehme,
meistens sehr schlecht ist; es muß doch etwas Wahres daran sein, da es immer und immer
wiederkehrt. Und wenn die Personen im Anfange noch so gut erscheinen, die ich mit mir
identifiziere, sie bekommen immer etwas Schlimmes, oder es geht fatal mit ihnen. Na,
mir wird's auch schon noch werden, was ich verdiene, besonders an denen, die verdammt sind
zu lesen, was ich sündige. Wie gesagt, meine Phantasie war von jeher eine leicht erreg-
bare und bewegliche und bewegte sich auf allen Gebieten; besonders gerne beschäftigte ich
mich mit den Gestalten altdeutscher, überhaupt nordischer Sagenkreise und der große
Weltenbrand, die Geschichte Freyas, Brunhildens, Baldurs und der alten Götter, die Sagen
von der Esche Yggdrasil, in deren Zweigen das Eichhorn, dessen Name mir entfallen, ge-
schäftig auf und ab läuft; die Nornen, die Heimat der Riesen Jötunheim, Muspelheim, die
Geschichte von der Weltenschlange muteten mir mit ihrer Kraft mehr an als der griechische
und römische Mythenkreis. Indianergeschichten, wie der Pfadfinder und der Lederstrumpf,
waren meine Lieblingsunterhaltung; gar zu gerne versetzte ich mich in die Situationen
eines Robinson, oder später wiegte ich mich in den Ideen, entweder mit Nordenskjöld eine

Nordpolexpedition mitzumachen oder mit Stanley nach Afrika zu gehen. Leben ist reisen, und reisen ist leben. Aber mancher Gänsrich flog über den Rhein und kehrt als Gigack wieder heim (man muß mir manches zugute halten, ich bin eben maniakalisch).

Zu Hause wurde es nun stündlich schlimmer mit mir; Freitag morgen kam unser Arzt Dr. B., ich wollte ihm etwas sagen, da ich glaubte, ihn zu einer falschen Unterschrift veranlaßt zu haben, konnte es aber nicht über mich bringen; drei-, viermal rief ich ihn zurück, aber das Wort kam nicht über meine Lippen. Erst viel später gestand ich ihm die quälende Geschichte, an der natürlich gar nichts war; ich suchte eben überall in allen Winkeln nach etwas Schlimmem, was ich begangen, denn daß ich dem jüngsten Gerichte nicht mehr ferne sei, davon war ich überzeugt, und meine vielen Sünden wollte ich um jeden Preis loswerden.

Ich soll während der ersten Zeit viel und schön gesungen haben, obwohl ich eigentlich sonst eine Stimme habe, wie man zu sagen pflegt, „wie eine alte Gießkanne"; ich weiß, *d. h. man sagte mir, ich wußte es absolut nicht,* daß unsere Mädchen mir stundenlang zugehört haben und sogar geweint, mit solchem Ausdruck habe ich gesungen. Ich entsinne mich von einigen Monaten später, daß ich meist Lieder traurigen Inhalts sang und dann englische, französische, italienische Gedichte mit eigenen Melodien, die andere für Lieder hielten, sang. Auch eigenen Text, wie ich überhaupt in erregter Zeit leicht den armen Pegasus mißhandele; wie, das ist freilich eine Frage, die in ein anderes Bereich gehört. Schon auf der Schule sollten wir Gedichte machen, man sagte uns die Themata, aber bei mir wurden es zum Amüsement des Professors Knittel à la Jobs. Und kein Familienfest verging, ohne daß ich nicht etwas sündigte, sei es, daß ich etwas Selbstverfertigtes vortrug oder sonst mit gedruckten Liedern, hauptsächlich Spottversen, in denen ich niemanden verschonte, die Gesellschaft erheiterte. Ich hoffe, man hat dies nie krankhaft gefunden, meine Dichtungen und sonstigen Sünden auf literarischem Gebiete. Ein Roman, den ich verbrannte, und ein Lustspiel, das dasselbe Schicksal erfuhr, nicht zu rechnen. Es belustigte mich in dem Augenblick, aber für Mit- und Nachwelt war es doch nicht geschaffen und konnte zu Mißverständnissen führen.

Samstag früh entsinne ich mich, zum erstenmal Herrn Hofrat Fürstner an meinem Bett gesehen zu haben. Ich fürchtete mich vor ihm, da ich ihn sofort verkannte, unsern Arzt für einen Schuft hielt, der mich ihm ausliefern wollte, wie ich ja auch auf der Fahrt hierher glaubte, es war mit dem Wagen, man wolle mich in ein schlechtes Haus bringen. Es kam dies daher, daß einer Bekannten, die jetzt in Illenau ist, ein Unglück der Art in London passierte, daß sie, anstatt in ein Stellenvermittlungsbureau, in ein solches Haus geriet und mit knapper Not entrann; nun fürchtete ich für mich dasselbe. Wir fuhren abends 6 Uhr in M. fort mit dem Wagen. Unser Stubenmädchen und mein Vetter waren dabei. Ich war ganz verwickelt, es war eisig kalt, auch daß ich mich nicht rühren konnte, wahrscheinlich; unterwegs gab man mir aus einer Feldflasche zu trinken, es war Brom oder sonst ein narkotisches Mittel, glaube ich; denn es ist mir unbegreiflich, wie ruhig ich während der ganzen Fahrt war, geschrien habe ich ja überhaupt auch während der erregteren Zeit nicht viel, obwohl ich furchtbar gequält war. Was ich gesprochen, weiß ich so eigentlich. Einmal sagte ich: „Nicht wahr, wir fahren in den Saalbau?"; dann, als mein Vetter hier zuerst ausstieg, sagte ich: „Max, nimm mich doch mit", war also ganz klar über die Personen, obwohl ich die Situation verkannte. Ich glaubte, man wolle mich deshalb dem Schlechten irgendeiner höheren Person ausliefern, weil mein Bruder nicht beim Militär gedient hatte, und da ich nun in dieser Weise dienen. Dies beruhigte mich einigermaßen, da ich meinen Bruder sehr liebe und ihn dadurch zu retten glaubte vor irgendeiner Strafe. Mir war, als wollten ihn seine Freunde sonst aus einer Gesellschaft verstoßen, wenn ich mich nicht für ihn opferte, und um diesen Preis tat ich es (*Anklänge an die Rolle Gretchens und Valentins im Faust*).

Ich entsinne mich, wie ich in einer Gräberstadt oder Morgue, was es war, lag. *Das war das erste, was ich in Heidelberg erlebte. Ich glaubte scheintot zu sein und fühlte mich in der Verwesung, ich fühlte, wie ich mich auflöste, und empfand einen unangenehmen Geruch. Vieles von den Erlebnissen war nur in der Vorstellung, vieles habe ich wirklich gehört und gesehen.*

Alle Särge taten sich auf, mein Bruder stieg heraus, viele mir Bekannte, und es hieß, für die Sünden, die ihr begangen draußen, soviel Jahre müssen verrinnen, als Sandkörner in der Wüste sind, dann werdet ihr erlöset werden, aber ich zuletzt, ich müsse die andern alle erst erretten helfen, dann könne ich selig werden, und ich war nicht unglücklich bei dem Gedanken. Ich sah mich und alle hinter der Kirchhofsmauer, hinter dem Grabe Kotzebues, und der Mauern wurden immer mehr, und sie verwuchsen ganz. — Dann glaubte ich, ich sei in einer Gruft erstickt worden von einem, den ich früher gern gehabt, den ich aber dann haßte, und von dem ich glaubte, er habe seine Mutter umgebracht. Zu einem unförmlichen Klumpen Kot und Erde lag ich ganz zusammengeballt vor seiner Türe, und die Leute wunderten sich über diese unförmliche Masse; ich wickelte mich daraus heraus, dabei zeigten sich Papierfetzen, auf denen meine ganze Lebensgeschichte zum Gaudium der Umstehenden zu lesen war. — *Eine nähere Beschreibung dieser Situation könne sie nicht geben; sie bringt sie mit Scherzen in der Tanzstunde in Zusammenhang; möglicherweise habe auch die Gepflogenheit der Wärterinnen, sie samt dem Bettuch aus dem Bett zu tragen, das Erlebnis ausgelöst.* — Schließlich bildete ich mit meiner Schwester so eine Art von siamesischen Zwillingen ohne jegliche Kleidung, *mit der Schwester habe sie bis zum 14. Lebensjahre in einem Bett geschlafen.* Ich schämte mich furchtbar, denn es war gerade vor dem Pfälzer Hof in M.; dann war mir, als habe ein Freund meines Bruders, ein wüster Geselle, bei mir im Bett gelegen, ich fühlte deutlich seinen Bart, und man hatte mich mittels eines Schwammes, der immer an der Türe meines Bruders hing, und der, wie mir schien, mit Äther getränkt war und von dem Strahlen ausgingen, betäubt, so daß ich machtlos war; dann war mir, als ob dieser Kerl mich zwingen wollte, bei meinem Bruder im Bette zu liegen, am hellen, lichten Tag; ich wollte natürlich nicht, und viele Personen waren zugegen, meistens Herren in lustiger Weinlaune. Dann machte man mich und meinen Bruder betrunken; ich fühlte, wie ich dicker und dicker würde wie ein Faß, man warf mich in den Keller und wollte mich anzapfen, natürlich nur zum Hohn und Spott; dann warf man mich auf die Straße, ohne Kleider, wo ich mich herumwälzte, aber immer war die Scham größer als die Furcht.

Auf der Fahrt glaubte ich nun, ich zähle, an wie vielen Häusern wir vorbeikamen, und solange ich in M. war, glaubte ich immer, mein Vetter wolle mich zu zwölf seiner Freunde bringen, ich solle bei allen schlafen. Dann sah ich mich vor der Haustüre eines Bekannten, bei dem ich die Nacht verbracht hatte und wobei es mir passierte, daß ein Bruder sich dem andern ins Bett warf; ich schämte mich entsetzlich, besonders da ich noch Dinge ekelhafter Art dabei sagte, nicht wirklich, nur in Gedanken. (Ich glaube, die letztere Halluzination fällt in die Zeit meines Hierseins und ist eine Folge von dem, was ich in der Klinik hörte.)

Auf der Fahrt hierher durch den Schnee glaubte ich, daß wir nach Sibirien führen, welche Idee mich noch lange beherrschte; überhaupt spielte der Kaiser von Rußland eine große Rolle dabei, wenn auch nicht immer eine lobenswerte.

Hier angekommen, trug mich eine Wärterin Ida aus dem Wagen in das Bad, wo ich zum erstenmal Dr. Sch. sah. Ich hielt die Wärterinnen für verkleidete Männer — *auch später hielt ich daran fest, obwohl ich wußte, daß es Frauen waren* — und soll sehr verschüchtert meinen Namen genannt haben, als man mich frug. Hinter dem Vorhang glaubte ich nun lauter Männer, Dr. Sch. stand auch dahinter, soviel ich weiß, was mich immer mehr im Glauben bestärkte, ich sei in schlechte Hände geraten und könne mich nimmer retten. In dem Bad glaubte ich sicher, man wolle mich einschläfern, betäuben und für immer wehrlos machen. Daß ich nicht mehr sprach, nahm ich für eine Folge davon, und manchmal meinte ich auch, ich rede, obwohl es nicht der Fall war; vom Gedanken zur Handlung war eben ein zu großer Weg für meinen Schädel. Nach dem Bad wurde ich zu Bett gebracht und glaubte mich im Tower eingesperrt; die Idee verschwand rasch, dann meinte ich, die Frau, die neben mir lag, sei die Besitzerin des Wachsfigurenkabinetts in London, Mdme. Toussaint, die ihre Figuren hier bei sich hatte, es seien dies aber lauter Menschen, die man heimlich zum Schweigen und Verkrüppelungen bringe. *Dieser Gedanke habe vor allem an ein Frl. R. angeknüpft, die sich immer so steif hielt und daher den Eindruck des Puppenhaften machte. Sie schien sich verbergen zu müssen, denn sie verkroch sich immer unter die Bettdecke, las manchmal aus einem Gesangbuch, was mir Hexen- und Zauberformeln zu sein schienen.* Ich kam mir einmal vor wie der Sohn Richards III., der ermordet werden soll; dann wieder war mir, als wolle ein Bekannter eine Strickleiter anlegen, um mich zu retten, gleich Julia, aber ich hatte keine Energie, sah nur die Lichter auf der Towerbrücke und die Themse, glaubte mich schließlich in den Kloaken in London, dann wieder in der Morgue in Paris öffentlich für irgendeinen Liebhaber ausgestellt, zu irgendwelchem Zwecke; Dr. Sch. spielte dabei die Rolle des Sklavenhändlers, manchmal des Teufels, vielleicht durch seine Haare, die so hörnerartige Schatten an die Wand warfen, *und wegen seiner Häßlichkeit; wenn er den*

Schlüssel einsteckte, glaubte ich, er verstecke den Höllenschlüssel. Nachts glaubte ich immer,
es läge ein Mann bei mir im Bett, immer Sch., und ich wehrte mich entsetzlich, lief auch
fortwährend aus dem Bette. Dann glaubte ich, ich sei wie eine Tonne mit Telephondrähten
von M. hierher gekugelt worden, etwa wie die Rohrpost muß ich mir das vorgestellt haben.
Ich wickelte mich nun fortwährend ab, dabei die mir vorgesagten Worte und Kriegsaufträge
hersagend. *Auch das sei eine alte Gewohnheit von ihr, sich beim Einschlafen um sich selbst zu
drehen und in die Decke einzuwickeln, „ich drehe mich gleichsam in den Schlaf hinein".* —
*Ich hatte keine Ahnung von meiner Umgebung, wußte nicht, wo ich war, nicht daß ich in der
Klinik war, nicht ob ich parterre oder oben war, ich dachte auch gar nicht weiter.* Dann war
ich auf der Rheinbrücke, die Franzosen rückten an, ich sah alles, Frankreich wie auf einer
Landkarte, und in meiner Macht stand es, Deutschland zu retten. Durch mein Wort konnten
die Deutschen über dem Rhein Luftballons besteigen, um die Franzosen von hier aus zu
bekämpfen, überall sah ich dann Siegesflaggen in der Luft und auf den bekränzten Schiffen
auf dem Flusse. Wenn ich mich recht besinne, standen mir die alten Götter auch dabei bei.
Dann wieder war in Amerika Krieg, und ich sollte zu Hilfe eilen, unterirdisch, wie durch
Kloaken kamen wir durch, doch in der Mitte staute alles und scheiterte an einem Eisblock,
wir konnten nur auf Entfernung verhandeln, aber alles glückte, weiter konnten wir nicht
dringen. Dann war ich wie in einem Schiff oder in einer Tonne, die sich fortwährend im
Wasser drehte, von außen drangen glühende Lichter herein, und eine Stimme rief immer:
„Du kriegst den Dr. Katz doch nicht." „Will auch nicht", sagte ich, dann barst die Tonne,
und ich befand mich schwebend halb im Eise, halb im Wasser und habe furchtbar gefroren,
dann war's, als kämen Tonnen mit Ketten belastet angerollt, Gott als Brieftaube und solcher
Blödsinn mehr, wilde Tiere, Eisbären, die mir aber nichts taten. *Aus den Masern des Holzes
und dem Anstrich der Betten sah ich phantastische Figuren entstehen.* Ich brach durch das
Eis und sank und sank durch Wasser und Wasser, wobei ich fortwährend die Worte aussprach:

> Mit der Glatz
> Auf dem Marktplatz
> Mit dem Schleier der Frau halb bedeckt —

(vielleicht Anknüpfung an Fürstners Glatze). Dann wieder flog ich über Städte hin, alle Leute
hielten ihre Schürzen auf, daß ich herunterspringe *(Andersens Märchen vom fliegenden Koffer).*
Es war mir, als sei ich in der Silberburg in Stuttgart, dann in Illenau im Keller, dann im
Mannheimer Schloß im Dragonerstall, man wollte einbrechen, ich war Zeuge, wie man die
Gitter zerbrach; man wollte mich unschädlich machen, und ich kam mir vor wie Kasper
Hauser, dann sank ich von Treppe zu Treppe, eine Kellertüre nach der andern flog zu,
ich sah Pferdegebisse, einen betrunkenen Wirt, dessen Sohn mich umbringen wollte. *Schon
als Kind große Furcht im Keller.* Dann war ich im Bärenzwinger in Bern, die Männer liefen
vermummt herum, die Bären wollten uns auffressen. Ich war im Turm, aber noch viel
höher baumelte Hofrat Fürstner an einer Spitze, ich konnte ihn nicht retten.

Dann war ich in einem Saale, die Wände entfernten sich, ich fiel auf ein großes Wand-
gemälde und blieb schließlich auf der Großherzogin ihrer Schleppe liegen; ich stürzte immer
in schiefer Richtung, glaubte mich im Gefängnis, die eisernen Betten hielt ich für Streckbetten und ähnliche Folterwerkzeuge, ich sollte von einem ganz kleinen in ein großes gebracht werden, um ausgestreckt zu werden. Dann stürzte ich von einem Turm in die Tiefe,
glaubte immer, Napoleon III. sei in einem Nachtstuhl eingesperrt. Meine Zähne fielen mir
aus und verschwanden in der Tiefe im Eis. *Noch heute träume sie häufig, daß ihr die Zähne
ausfallen und höre dabei ein Krachen im Mund.* Dann glaubte ich mich in der Schweiz, sah
lange, lange Säle, lange Flächen von Eis. *Auf die Gletschervorstellung brachte mich wohl das
glänzende Parkett, das ich mit halbgeschlossenen Augen von meinem Bett aus in der Flucht
der Säle schimmern sah. Ich hatte das Gefühl, ich sei auf einem Gletscher festgeschnallt, dabei
wußte ich aber gleichzeitig, daß ich im Bett lag.*

Eine Kranke mit rotem Tuch kam mir wie eine Türkin vor, ich glaubte mich auf einem
Sklavenschiff, dann auf dem Gipfel eines Gletschers festgeschnallt, lauter schlecht beleumundete
Personen waren da, ich sollte sie sehen, besonders ein Offizier ließ mich ans Bett festschnallen.
Dann patrouillierten die Schweizer Soldaten auf und ab. Ein Gefangener, dessen Augen
funkelten wie Diamanten. Dann war ich in einem Harem, und dieselbe Person ergötzte uns

durch ihre unschönen Scherze. Wir sollten durch Schläuche gefüttert werden, und zwar war es, daß die erste zuerst das Essen bekam und dann die Schläuche durch alle Körper weitergingen, die Häßlichste kam zuletzt dran, es schien zu riechen wie in einem Affenhaus; einen bekannten Rechtsanwalt sah ich durch ein Fenster uns auslachen, wir saßen mit gekreuzten Beinen da, fortwährend fielen Pferdezähne von der Decke herab, *ich sah sie deutlich an den Wänden heruntergleiten, ich erinnere mich noch des Saales;* ich ekelte mich davor, auch vor den blauen Gesichtern der Anwesenden, wie die Mandrille kamen sie mir vor. Dann war ich an Bord eines Schiffes, der Sultan Soliman war Befehlshaber, und ich allein kannte den Schwerthieb, mittels dessen man einen Knoten lösen konnte, damit das Schiff richtig laufe. *Ich saß am Kopfende des Bettes und hatte ein Bettuch verknotet.* Dann war mir, als lägen lauter Kranke in den Kajüten, es regnete lauter Grieß und Kohlen, alles war so getüpfelt weiß, man konnte nichts mehr erkennen, und wir glaubten, dadurch den Sultan und die Sklaven blenden zu können, um zu entfliehen, doch die Kajüten waren von Blech und alle in der Form von Torpedobooten, an jeder Spitze saß eine Wärterin, die strickte, ich hielt sie für strickende Katzen; sie hatten Mühe, sich in dem schaukelnden Schiffe zu halten. Die Türe flog auf, und herein kugelten lauter Neger, die uns fressen wollten. Dann war es wie in einem Gebetssaale, die Vorhänge waren mit heiligen Zeichen durchwirkt. Gethsemane glaubte ich den Ort nennen zu müssen. Ich wußte eigentlich nicht, was das war, nur hörte ich eine Kranke fortwährend den Namen rufen, mit heiligen Dingen in Verbindung, so daß ich es für einen Gebetsraum hielt. Ich sah nun lauter Zeichen an den Wänden, den Kopf des Heilandes mit der Dornenkrone und blutigen Tränen sah ich wie eine Vision an der Wand, *ganz deutlich in allen Einzelheiten, farbig,* auch die Gestalt irgendeines Prälaten, in rotem Mantel, mit den Gesichtszügen Leos XIII.

Eine frühere Halluzination von M. fällt mir noch ein, die ganz in den Anfang der Visionen zählt. Ich sah mich im Glockenturme der Jesuitenkirche, nach der ich mit andern, die sich taufen lassen wollten, gegangen war. Ich wollte mich nicht taufen lassen, im Gegenteil, ich wollte auch die Taufe der andern verhindern und war zu diesem Zwecke mitgekommen. Von oben sah ich in das Schiff der Kirche, überall waren silberne Kranen angebracht, als ob Wasserkünste in derselben wären, ich eilte von oben herab und wollte die ganze Kirche unter Wasser setzen, indem ich alle Kranen öffnete. Wein strömte daraus hervor, und überall waren die köstlichsten Speisen aufgestellt. Alles flüchtete, ich rettete mich auf den Altar; plötzlich nahten Riesen, die der Fluten Herr werden konnten, und schlossen die Kranen. Durch verschlungene Gänge konnte ich mich dann flüchten, sah aber noch abermals Visionen, wie die Himmelfahrt der Maria, Jesu Taufe, Kreuzabnahme. *Sie habe von jeher eine Vorliebe für den christlichen Kult gehabt, besonders die katholischen Bräuche hatten sie angezogen. Im übrigen habe Religiöses bei ihr nie eine große Rolle gespielt, besonders zum jüdischen Zeremoniell habe sie nie ein näheres Verhältnis gewonnen.*

Eine andere Halluzination war das, daß ich Bismarck im Bad zu sehen glaubte, er saß in der Wanne und unterhielt sich fortwährend über Politisches mit mir und wunderte sich über meine Klugheit.

Die Öffnungen, um die Schlüssel hineinzustecken, hielt ich für Telephonmündungen und die Heizklappen für Öffnungen von Kanonen. Im Bad fürchtete ich mich, und das ging mir noch lange nach, wenn ich auf einen eisernen Rinnendeckel trat, entweder zu versinken, oder durch das Geräusch erschreckt, anderen Zeichen zum Überfall zu geben. Die Wärterinnen hielt ich lange Zeit für verkleidete Männer, sah nachts immer den Teufel an der Wand und andern Spuk. Die Nachtstühle waren teils Tintenfässer wie etwa „des großen Nikolas" aus dem Strubbelpeter; auch die Klosetts fürchtete ich sehr, glaubte immer hineinzustürzen und hörte daraus immer die Stimmen aus dem Gerichtssaal, ich sollte immer „Schiedsrichter" sagen und brachte nur „Schiesdrichter" und andere Korrumpierungen heraus. Ich sollte zum Tode verurteilt werden, die Küchenglocke hielt ich für die Gerichtsglocke und das Haus für das Amtsgefängnis, besonders sah ich Herrn Oberamtsrichter Stein und Dr. Bassermann, ersteren mich verteidigend. Ich lag auf einem Tisch im Gerichtssaal, der letztere mich anklagend. Dann war Krieg, ich war Vorsteherin einer Kinderbewahranstalt, sprach fortwährend französisch: Oh mademoiselle c'est pas fin, j'ai cru, que vous ne soyez plus fines; ich lehrte die Kinder stricken und sang fortwährend mit ihnen. Machte Quartier für die Offiziere und hatte Munition zu bewahren. Wir mußten von einem Bett ins andere voltigieren, das waren die Übungen, als ob wir zu Pferde sprängen, und von außen schaute der Feind zum Fenster herein. Die runden eisernen Öffnungen im Gitter hielt ich für auf uns gerichtete Kanonen.

Dann war ich Schneewittchen oder vielmehr Dornröschen im Schlosse eingeschneit, eine strickende Frau hielt ich für eine böse Fee, und ich mußte immer schlafen. Neben mir saß Louis Napoleon auf einem Kinderstuhl und wurde mit Brei gefüttert. — Es war mir, als seien wir in der Schweiz, zur Zeit der Pfahlbauten, alle Männer waren im Krieg, jahrhundertelang, und als sie heimkamen, verstand keins mehr das andere (*Reminiszenz aus Vischers „Auch einer"*). Ich sah immer nur die Köpfe der Leute, durch die hohen Betten verdeckt, und glaubte nur Zwerge vor mir zu haben.

Ich verstand nichts, Hofrat F. erschien mir wie der Fürst, der alles inspizierte, und einmal entsinne ich mich, daß Dr. K. sagte: „Ist das aber eine langweilige Gesellschaft." Auch ein Bild von mir zeigte mir Herr Hofrat und frug, welches sei, da ich mit einer Freundin auf einem Bilde bin, mit der ich zu verwechseln bin. Die Frage erschien mir zu dumm, um überhaupt darauf zu antworten.

Ich sah vor meinem Fenster lauter Schaukeln, auf denen Gestalten schwebten, in den Bäumen. Ich meinte, es sei die Umgebung von Straßburg. Hörte, daß mein Vater dazu verurteilt sei, drei Nächte durch den Schnee auf den Friedhof zu gehen, um die Seele meiner Schwester, die in einen Raben verwandelt war, zu erlösen.

Sah Kaiser Wilhelm im Himmel, aber nur als Büste; auch stürzte ich daraus herunter, immer in Windungen, bis ich zuletzt, nur im eine Ecke sah, einen eisernen Kessel sah, bei dem eine Freundin saß, die über den Tod ihres Bräutigams, der im Krieg gefallen war, weinte und nun im Feenschloß war, um ihn zu erlösen. Dann glaubte ich lebendig begraben zu sein, es saßen auf meinem Bette auf einer Ecke der Teufel, auf der andern Dr. B., auf der dritten Frl. Sp., die ich lange für einen verkleideten Kaplan hielt, der mich bekehren wollte; ich verkannte sie lange, und oft kehrte die dumme Vorstellung zurück. *Ich sah wohl, daß Frl. Sp. eine Dame war, und doch traute ich der Sache nicht recht und glaubte, ich könnte mich irren.* Dann spürte ich, wie ich auf einer Leiche lag, und zwar der Mutter desjenigen, der auf meinem Bette saß, eines Jugendfreundes; er hatte sie umgebracht, und ich sagte zu ihm: „August, du mußt mich heiraten." Zufällig heißt nun Dr. K. so, und er war nicht wenig erstaunt, daß ich ihm so etwas zumutete, *wie er mir nachher erzählte.* Auch sagte ich einmal zu ihm: „Jetzt schweigt er wieder in allen Sprachen, die er nicht kann", worüber er sehr lachen mußte. Doch weiß ich weder von dem Heiratsantrag noch von dem letzteren, da ich völlig abwesend war, ohne Bewußtsein sprach. *Ich mühte mich ständig voll Angst und Erregung, mir klarzumachen, was das um mich herum sei. Ich wurde ständig von einem Gefühl ins andere geworfen, ich wußte nie recht, wo ich war. Ständig war ich in Spannung, suchte einen Zusammenhang. Wenn Fürstner kam, war ich vorübergehend etwas klarer, doch das hielt nicht lange vor. Wenn er fort war, war die Orientierung wieder geschwunden. Trotzdem erinnere ich mich an alles lebhaft.*

Ich wurde während der ganzen Zeit gefüttert, aber nicht mit der Sonde; *dabei Vergiftungsangst.* Eine Kranke hielt ich für eine Wachsfigur, eine andere für eine Drahtpuppe. Dann glaubte ich mich in Sibirien unter dem Schnee, hielt Herrn Dr. K. für den Kaiser von Rußland, und es muß wohl in Verbindung mit den Irrigatoren gewesen sein, die ich in Tätigkeit sah, daß ich glaubte, die Menschen werden mit Sprengstoffen gefüllt, und es sei Krieg. Ich hatte immer das Gefühl, als müsse ich Bomben schlucken, und fragte auch in dem Sinne; dabei hatte ich während 14 Tagen die stereotype Gewohnheit, meinen Kopf fortwährend auf den Kissen hin und her zu wälzen. *Das habe sie auch später noch häufig in der Müdigkeit getan, besonders wenn sie vorher etwas erregt war; es wirke einengend und einschläfernd. „Ich muß wieder einmal probieren, ob das noch geht."* Dabei glaubte ich auf einem Bett zu liegen, das mit Telegraphendrähten gefüllt sei, und durch meine Bewegungen telegraphierte ich nun immer. *Das Knistern des Roßhaars im Kissen klang mir wie Telephonieren.* — Meist mit Bismarck, den ich einmal in Berlin gesehen hatte im Reichstag. Einmal sagte ich, wenn der Kaiser durchaus Krieg führen wolle und soviel Soldaten zur Grenzverteidigung brauche, so schenke ich ihm eine Schachtel Bleisoldaten zu Weihnachten, mit denen kann er dann machen, was er will; unsere braven Deutschen lasse ich nicht, so mir nichts dir nichts, nur weil er Krieg spielen will, zusammenschießen, worüber Bismarck sehr lachte. Windthorst wollte nun auch an das Telephon, denn für das hielt ich die Stimme, scheint's; aber er erlaubte es nicht, ich sei zu klug, um mit jemand anderem als mit ihm zu reden. Dann fühlte ich immer, als ob ein Pferd auf mich anspie und sagte, ich habe die Maul- und Klauenseuche. *Von Kindheit an große Vorliebe für Pferde. Ich sah mich im Bett, das Pferd vor mir, von oben herunterschwebend wie alle Gestalten.* Dann hielt ich Hofrat Fürstner für den Kaiser von Rußland, Dr. K. für den Kaiser von Österreich, eine Kanonenkugel flog durch mich, und ich war wieder ein Pferd, und zwar das Lieblingspferd des Kaisers, ein Fuchs, und durfte das Gnadenbrot hier verzehren. *Willentlich wollte ich mich mit dem Pferd identifizieren, es ist mir aber nicht ganz gelungen. Dabei blieb ich stets die A. W., immer daneben, die Person für sich. Ich verschwand nie ganz, sah aber mich als Pferd.* Unser früherer Hausarzt war Militärarzt und entfernte mit einem Schnitt die Kugel aus mir. Eine zweite Kugel flog durch mich auf das Auge Fürstners und blendete ihn, ich glaube, das kam mir daher so vor, weil er schielte, worauf mich übrigens erst jemand anderes aufmerksam machte. Als man mich mit dem Thermometer messen wollte, glaubte ich, man wolle mich töten, dann mich zu etwas Unehrlichem stempeln, schließlich dachte ich, ich wolle das Instrument, das ich für sehr wertvoll hielt, nicht beschädigen; überhaupt für die Wissenschaft leben und sterben und ihr nach Möglichkeit Opfer bringen. Ich stellte mich immer auf den Gang an die runden Heizöffnungen und rief: „Bindet mich doch vor die Mündung einer Kanone, damit ich dem Kaiser von Rußland als Kugel an den Kopf fliege", und dabei verschränkte ich immer die Arme auf dem Rücken.

Sehr laut sprach ich zwar, sprach oft auch gar nicht oder sehr wenig, tat aber nichts Unvernünftiges und wurde auch nie isoliert, ebensowenig hatte ich ein festes Kleid an. Ich folgte ganz willig allen Anordnungen, wusch und kämmte mich sogar selbst, ja ich weiß, daß ich mit Pantomimen die Zahnbürste und Wasser verlangte.

Das Bild an der Kanone war dadurch angeregt, daß ich in Berlin die Bilder des russischen Malers Weretschagin gesehen hatte, wobei schrecklich krasse Gemälde waren, wie Indier von den Engländern an die Mündungen von Kanonen gebunden, Russen im Schneegestöber an einem Galgen baumelnd, welches einen schrecklichen Eindruck auf meine schon damals sehr erregbaren Nerven ausübte.

Dann befand ich mich in Bern, und es sollten alle Juden verbrannt werden, und den Schlot im Hof hielt ich für den rauchenden Scheiterhaufen. Manche Kranke, die wahrscheinlich wegkamen, glaubte ich, daß man sie verbrannt habe, und fürchtete mich entsetzlich davor. Dann sagte ich immer, ich sei in Schmalkalden — *weiß dafür keine Erklärung* —, und wurde furchtbar an den Ohren herumgezerrt, bekam lauter Unschlitt zu essen, so daß mir die Zunge vor Fett am Gaumen klebte. *Ich hatte das Gefühl, als sei ich nur Gaumen und Zunge, wohl weil ich etwas geronnenes kaltes Fett gegessen hatte, und diese unangenehme Empfindung mir besonders bewußt war.* Zuletzt wurden wir Frösche, vielmehr Kaulquappen, und dann blieb nichts mehr übrig als die Zunge, die sich fortwährend riesig schnell bewegte. *Dabei keine sexuellen Vorstellungen.* Schließlich, ich glaube, die Fenster wurden geputzt, ich sah jemanden daran hinaufklettern wie eine Katze und glaubte, ich sei in Rußland in einem verrußten, verbrannten Schloß; ich weiß noch ganz genau die Gesichter, eine trug einen Tisch an einem Bein durch den Gang, zeigte ihre Kraft. Ich glaubte auf einer Messe in einer Schaubude zu sein. Der Großvater einer Freundin war da, wollte mich auslösen, aber die Betten, die mir wie Wagen vorkamen, wurden immer wieder so verschoben, und ich war nicht zu retten. Eine Wärterin sah ich wie etwa an einem russischen Karussell in der Luft baumeln.

Jetzt muß ich, scheint's, erwacht sein, ich kam zu Bewußtsein, Prof. Fürstner frug mich: „Was glauben Sie, was Ihnen gefehlt hat?", und ich sagte ihm, es sei mir, als ob ich 14 Tage im Starrkrampf gelegen habe, alles wissend, was mit mir vorging, aber nicht fähig, mich zu rühren oder ein Lebenszeichen von mir zu geben. Er lachte dazu und meinte, das sei nicht so dumm, ich erzählte ihm jetzt viel, doch ich weiß nicht, was ich sprach. Dr. K. notierte. Der Hofrat saß aufmerksam am Tisch und ich aufrechtsitzend im Bett, die Augen starr auf ihn gerichtet, lebhaft redend. Er sagte ein über das andere Mal „sehr interessant", worauf ich plötzlich abbrach, zur Besinnung kam, glaubte, er wolle sich über mich lustig machen und ihm sagte, wenn er noch einmal das Wort gebrauche, so redete ich keine Silbe mehr mit ihm, da ich ganz genau wisse, daß jedes Wort Blödsinn und Dummheit sei. Er frug, ob ich mich nicht aufrege beim Erzählen, aber wie immer gibt es mir Erleichterung, mich tüchtig in einem auszureden, dann bin ich die Wahnideen los. Das erste, was ich eigentlich sprach, war, daß ich die Wärterin beim Namen rief — *ich erkannte jede Person wieder, die ich einmal in der Zeit kennengelernt hatte* — und um ein Taschentuch bat. Sie brachte mir eines mit dem Namen meines Bruders, ich legte es aufs Herz und begann, heftig zu weinen. *Bis dahin hatte ich keine Ahnung, wo ich war; meine Anschauungen darüber wechselten beständig.* Meine Familie fiel mir ein, ich glaubte, alle ins Unglück gestürzt zu haben, und daß mein Vater durch mich sein Vermögen eingebüßt hätte.

Eine andere Wahnidee war die, daß ich mich in der Hölle glaubte, es war dies eigentlich n o c h   v o r h e r. Ich sah nachts die Wache, *die Einträge über die Kranken machte,* die führte Buch über die guten und schlechten Taten der Menschen. Meine schlechten wogen leider Gottes vor, weshalb Petrus-Schl. (der Portier, der die Tür zur Abteilung oft öffnete) mir auch immer wieder den Himmel verschloß. Ich sah Adam und Eva nach dem Sündenfall, es waren die Kranken in festen Kleidern, und das Schlüsselgerassel hielt ich für Ketten, mit denen die armen Opfer angefesselt seien. Dann plötzlich versanken die Gestalten wie in Grüften, und ich hörte nur unausgesetztes Jammern und Klagen; es litt mich nicht im Bette. Die Wachuhr war mir besonders merkwürdig. Dann hielt ich meinen Schatten im langen Nachthemd mit den offenen wirren Haaren für den ewigen Juden und freute mich, daß ich wenigstens nicht wie Peter Schlemihl meinen Schatten verloren hatte. *Vor meinem Schatten, seinen Vergrößerungen und Verkleinerungen hatte ich immer große Angst.* Dann war mir, als sähe ich verschiedene Himmelskreise, eigentlich wie man die Kreise des Saturn abgebildet sieht. *Oft sehe sie auch jetzt, wenn sie die Augen schließe, farbige Kreise, die sich wie Ringe ineinanderschließen und auch dann beim Öffnen der Augen noch bestehen bleiben, besonders wenn sie mit halbgeschlossenen Augen in eine Lampe sehe.* — „*Die Kreise sah ich, und dann dachte ich das andre wohl. Es ging in den Traum über.*" Sofort dachte ich eigentlich dabei immer an eine Krinoline, deren Reifen nach oben enger werden. Die Kreise waren ganz licht. Ganz obenauf saß ein Hahn, der Freiheit verkündete, und auf der Uhr, die einen kleinen Schatten wirft, sah ich immer Eier, die zerplatzten, aber wenn das letzte Ei platzte, dann konnte die Welt nicht mehr bestehen. Im obersten Himmel abgeteilt waren alle meine Verwandten und Freunde, ich konnte aber nicht dahin gelangen, und ein Ei fiel immer vom obersten Ring bis hinunter. Geister und Engel sah ich in den Wolken und hörte Musik, ich war entzückt, mußte aber alleine weiterleben. Ein weiter Eis- und Schneekreis legte sich zwischen mich und den Himmel, und ich kauerte mich zusammen. Im obersten Himmel war eine verstorbene Freundin von mir, die mich immer bat, mich ihres Töchterchens anzunehmen. Sie ist in Illenau gestorben und war früher auch hier. Ich war wie auf einer Burg auf einem Gletscher eingeschneit, draußen flogen Vögel, und das waren die Seelen der ungebornen Kinder und der verstorbenen, ich wollte sie füttern und zu mir hereinlassen, tat es natürlich aber nicht, eine Hexe hielt immer am Fenster Wache. Mit den Vögeln hatte ich immer zu tun. — Das sind so ziemlich die Vorstellungen in den ersten 14 Tagen meiner Krankheit. Im März bekam ich oben ein Zimmer und stand am 28. III. zum ersten Male auf.

Eine Halluzination hatte ich da noch, ich glaubte, es sei ein großer Sternschnuppenfall. Ich konnte mir nicht helfen vor Furcht, denn ich sah Teufel, die aus der nebengeöffneten Tür kamen, und ich kam für einen Tag wieder auf die Klinik. Dann träumte ich noch einmal, es wolle mich jemand erwürgen, das war dann das E n d e   d e r   D e p r e s s i o n.

Gleich als ich oben war, am ersten Tage, ließ ich mir Bücher geben und übersetzte einen deutschen Roman ins Italienische, das ich nur wenig kann; es ging furchtbar rasch, natürlich viele Fehler, aber in späteren Zeiten merkte ich den Unterschied, denn ich machte in derselben Zeit nicht den 20. Teil.

Ich sang sehr viel, meistens das Gedicht Byrons, „Fare the well", und dann „t'amo per sempre" in allen Variationen. Ich sang meistens die Lieder in derselben Reihenfolge wie eine Drehorgel, ohne abzusetzen, und war sehr heiterer Laune, was nun gar nicht der Fall ist. Überhaupt hielt ich mich für furchtbar gescheit und klug, was in der Zeit der Depression gerade umgekehrt der Fall ist. Doch wollte ich nicht viel Verkehr, vor dem Hofrat fürchtete ich mich lange wegen seiner starren Augen, und auch mit Dr. K. konnte ich nicht recht warm werden. Zu Dr. Sch. hatte ich viel mehr Vertrauen und bin ihm ewig dankbar, daß er sich meiner so angenommen, obwohl er doch gar nicht dazu verpflichtet war. Durch ihn gewann ich wieder Selbstvertrauen und lernte die Menschen wieder schätzen.

Besonders die Ärzte erschienen mir in einem ganz verklärten Lichte, das geht mir übrigens noch heute so. Ich bereue es, kein Mann zu sein, ich wäre unbedingt Irrenarzt geworden.

Jetzt steigerte sich meine Heiterkeit sehr, so daß Herr Hofrat immer bat, ich möchte mich mäßigen. Meine Angehörigen versicherten, ich sei eigentlich ganz heiterer Sinnesart, während er immer das Gegenteil behauptete, obwohl er mich in gesunden Tagen gar nicht gekannt, und ich bin wirklich meistens heiter gestimmt, manchmal sogar ausgelassen, obwohl ich sehr ernst sein kann. Aber launisch gar nicht. Herr Hofrat bat mich, noch 14 Tage länger zu bleiben, damit er mich in gesunden Tagen beurteilen könne, besonders da ich ja in Anbetracht der schweren Erkrankung über alles Erwarten rasch gesundet war. Der Aufenthalt und die Menschen waren mir lieb, und so blieb ich bis zum 1. V. 1889 in der mir so liebgewordenen Umgebung.

Zweiter Teil.

Am 1. V. begab ich mich nach Hause, gesund, wie es hieß, und es hatte allen Anschein, als ob das gute Wetter halten wolle, ich war ganz heiterer Laune, beschäftigte mich gern in Gedanken mit der Anstalt und machte viele Handarbeiten. Ging viel aus, aber wenig in Gesellschaft. Einmal war ich in einem Konzert, es bekam mir aber nicht gut, da es sehr heiß und voll, sowie sehr geräuschvoll war. Doch blieb ich ganz gesund. Ich badete im Rhein, konnte es aber nicht vertragen, meine Füße waren wie Eis, und ich unterließ es nun, besonders da ich bei einem Wellenbade plötzlich unwohl geworden war, und hatte nun gar nicht mehr den Mut, zu baden. Ich unterließ es und nahm die warmen Bäder wieder auf, die mich eigentlich zunehmend ziemlich aufregten.

Dann bekam ich oft Schmerzen im Unterleib, und die Verdauungsstörungen traten wieder häufiger auf. Ich sehnte mich aber sehr nach der Anstalt, und das waren die ersten Zeichen der Erkrankung.

Wir verreisten nun nach Jugenheim, ich war ziemlich ruhig und entsinne mich, daß mir ein Herr sagte, ich scheine viel zu grübeln, was auch der Fall war. Vater wollte nicht, daß ich etwas von meinem Anstaltsaufenthalt erzählte, diese furchtbare Verschwiegenheit behagte mir nicht. Wir waren bis Mitte Oktober dort, kehrten dann nach M. zurück. Ich war nun meist sehr niedergeschlagen und kann mich auf den Anfang der Krankheit nicht besinnen, es muß diesmal plötzlich über mich gekommen sein, da ich keinen Anfang weiß.

Ich verlor halb die Besinnung, es war am 11. XI., daß ich hierher kam; ich glaubte, daß man mich die Treppe hinunterschleife und in Blut getränkt zu sein; man wollte mich in den Keller sperren, wo man schon meinen Vater ermordet hatte. Ich hörte noch die Worte: „Wenn ihr ihn nicht allein nehmen könnt, so packt ihn zu zweit." Ich glaubte, es selbst gesagt zu haben, und bezog es darauf, daß ich den Auftrag gegeben, man solle meinen Vater umbringen. Doch weiß ich jetzt, daß es sich auf einen schweren Koffer bezog, und daß es jemand anders sagte.

Ich entsinne mich der Wagenfahrt hierher sehr genau; mein Bruder und unser Stubenmädchen waren dabei, und ich wußte nicht, wohin die Fahrt ging.

Wie ich hierher kam, wußte ich gleich, wo ich war, zog mich willig aus und legte mich ins Bett. Dr. K. kam, und ich fürchtete mich nun gar nicht, während ich ihm das erstemal eine Ohrfeige gegeben hatte, und ihm die Hände zerkratzte, und er mich streichelte. Ich hielt ihn erst für einen Kellner und wollte mir dies nun nicht bieten lassen. Die Aufregung kam nun sehr rasch und trat wesentlich verschieden auf; ich war erregter und zerriß meine sämtliche Wäsche, so daß ich nichts mehr anzuziehen hatte, in die kleinsten Fetzen und zog mir den Hals mit den Fetzen zu. Ich sprach kein Wort, war auch 6 Monate ganz stumm, und nichts vermochte mich zum Reden zu bringen. Ich wußte es eigentlich manchmal nicht, daß ich nicht sprach, und hatte ein Gefühl der Nackenstarre, und es war mir, als ob der Weg vom Denken zum Reden ganz abgeschnitten sei.

Bis ich in solchen Zuständen vom Gedanken zum Wort komme, das geht sehr langsam vor sich, ganz langsam, als ob kein Wort mehr gebildet würde. Zuletzt empfinde ich nur noch Eindrücke von außen — eine vollständige Hemmung und endlich eine vollständige Abgestumpftheit, auch nicht mehr das Gefühl des Unangenehmen, ein ganz passiver Zustand. — Unangenehm werde erst, wenn sie durch äußere Eindrücke dazu aufgefordert werde, wieder Gedanken zu bilden. Dann bemerke sie die Schwierigkeit. Deshalb kehre sie sich mit dem Gesicht zur Wand und schließe sich völlig ab. Denn ohne äußere Anregung tauche gar kein Gedanke auf, auch kein unangenehmer. Das Ganze sei allerdings unbehaglich. Sie sei aber in solchem Zustand nicht trarig oder ärgerlich, sondern die ganze Welt sei ihr schnuppe. — Auch jetzt noch werde ihr bei Ermüdung Kopf und Nacken steif.

Die Halluzinationen waren ganz gering; es waren mehr Visionen als früher und Verkennen von Personen.

Im März kam Dr. H., ich hielt ihn für Baldur, den nordischen Frühlingsgott; er warf mir einmal Rosen aufs Bett, und das bestärkte mich in der Ansicht. Dann sagte ich ihm einmal, ich glaube, er sei der Heiland selber, und er wolle mich erlösen; ersteres verneinte er natürlich, während er versprach, mich von der Krankheit erlösen zu wollen. Dann glaubte ich, daß es eine Seelenwanderung gebe, d. h. vielmehr eine Auferstehung, aber nicht in derselben Person, und daß ich in späteren Zeiten einmal seine Mutter sei, was ich ihm auch sagte. Wie ich mich überhaupt wundern muß, daß ich ihm alles erzählte, manchmal die anstößigsten Sachen, während ich doch eigentlich sonst nicht mehr so naiv bin, aber durchaus keinen Gefallen finde, Unpassendes zu reden oder zu hören. Ich ging nun in den Garten und war immer sehr vergnügt, wenn Dr. H. mir selbst Blumen pflückte, besonders Rosen, die ich sehr liebe. Einmal brachte mich eine Wärterin furchtbar in Zorn. Ich hatte früher auf eine Frage des Arztes, was ich eigentlich sei (er schien zu denken, daß ich früher ein Verkennen meiner Person zu haben schien), ganz ärgerlich geantwortet: „Ach, 'ne Katz." Und er schien nun zu meinen, ich hielte mich für eine wirkliche Katze, was aber nie der Fall war; nun nannte mich der Doktor immer Kätzchen und sage: gibt mir ein Pfötchen, was ich ganz gutmütig tat; wie er auch gleich ein großes Vertrauen zu ihm faßte, was auch ganz begründet war, da er mich sehr verstand und besonders in moralischer Beziehung einen großen Einfluß auf mich hatte. Ich verdanke ihm viel und werde ihm seine treue Pflege nie vergessen, obwohl er sich die größte Mühe gab, meine Verehrung durch burschikoses Wesen zu zerstreuen; aber das nützte nichts. Nun sagte die Wärterin auf einmal mir: „Komm Katz, minne, minne", und ich mit einem Satz aus dem Bett und ihr ins Gesicht spucken und meine ganze Kleidung zerreißen, war eins, während ich mich an den Anstaltssachen nie vergriff. Die Suppe schüttete ich einmal im Zorn auf den Boden, warf das Weinglas zum Fenster hinaus, die gefüllte Flasche auf den Boden und schlug der Wärterin die nasse Serviette ins Gesicht, da ich mir eine solche Bedienung nicht gefallen ließe. Überhaupt achtete ich streng darauf, daß man mich anständig bediene, besonders hielt ich auf Reinlichkeit. Einmal gab ich einer Wärterin eine Ohrfeige, weil sie mich „Wölfchen" nannte, solche Scherze ließ ich mir eben nur von gebildeten Leuten gefallen, von den Wärterinnen verlangte ich, daß sie meinem Willen folgten; ich verlangte nichts Ungewöhnliches, wollte dagegen auch anständig behandelt sein. Und nicht, wie es mir eine Wärterin machte, die, obwohl sie es sah, mich die Nacht durch im Nassen liegen ließ. Ich war zu krank, um mir selbst vorstehen zu können, so daß ich ganz krank wurde und auch heute noch an den Folgen leide. Ich erholte mich dank meiner „guten Natur" sehr rasch; es war auch nur eine solche Vernachlässigung möglich, da zur Zeit alles von der Influenza ergriffen und keine Kontrolle mehr möglich war. Es ist wirklich gut, daß sich die Natur manchmal selbst hilft, sonst wäre man verloren und verlassen bei diesen manchmal rohen und meist ganz ungebildeten Wärterinnen ... Man kann wirklich Gott danken, wenn man hier mit heiler Haut davonkommt. Klarheit muß überall sein und Gleichheit in einem solchen Hause. Die Ärzte geben ja das beste Beispiel und behandeln einen so liebevoll als den anderen. Aber was kann man mit den ungebildeten Leuten machen, da hilft eben nur Bestrafung, und zwar exemplarisch, wo man Schäden dieser Art aufdeckt; Beispiele helfen da nicht, das fruchtet bei dieser Kategorie von Menschen nicht. Ich weiß, daß sie mich in dieser Beziehung fürchten, da ich stramm durchgehe. Etwas muß ich doch nutzen in dieser Welt, wo ich doch nicht viel ausfüllen kann, und da suche ich eben den armen Kranken zu helfen, wo ich kann, und man ist mir dankbar, wo ich hinkomme, und das gibt mir wieder neuen Lebensmut.

Dann bildete ich mir ein, Gretchen zu sein, und H. war Faust, und ich wollte für ihn sterben. Ich war in der Zelle und im festen Kleide, dies bestärkte mich in der Ansicht; ich glaubte meinem Tode nahe zu sein. Das Kind hatte ich ermordet. *In das Gretchen habe ich mich hineinversetzt, ich habe, glaub ich, nie ernsthaft gemeint, ein Kind zu haben. Die Gretchenidee hat ein blauer Kittel geweckt, den ich damals zufällig trug.* Dann glaubte ich, Dr. Sch. habe mich verführt und mir vorgespiegelt, mich zu heiraten, d. h. vielmehr mich betäubt, da ich von nichts wußte. Das hatte seine Entstehung darin, ich hatte das erstemal geglaubt, er liege bei mir im Bette. Dann sagte eine Freundin zu mir, als ich nach Hause kam, da ich sehr stark geworden war: „Du siehst aber gerade aus, als erwartest du etwas, oder hattest du schon etwas Kleines?", was ich mir erst nicht so zu Herzen nahm, sondern als Scherz auffaßte, obwohl es gerade kein feiner war. In meiner Krankheit bildete ich es mir dann auch richtig ein, denn eine Kranke hatte mir das Bild eines kleinen Jungen geschenkt und den Spaß gemacht: „So sieht mal ihr Erstes aus", und „Sie sind doch die Braut von Dr. Sch." sagte eine andere, was mich sehr empörte.

Ich wußte nun nicht, wie ich eigentlich zu diesem Kind gekommen, aber daß ich es umgebracht, erstickt und dann im Rhein ertränkt, wußte ich ganz genau und ging den Rhein entlang an dieser Stelle.

Sch. hielt ich immer für schuldig und haßte ihn furchtbar, doch hatte er natürlich keine Ahnung davon, wie sollte er auch von dem Blödsinn etwas wissen, der in einem solchen Kopfe spukte. Ich muß mich wahrlich oft schämen, wenn ich daran denke, denn in Wirklichkeit dachte ich nie an solche Dinge. *Alles Fremdartige aus jener Zeit müsse man sich als Reminiszenzen aus Lektüre oder Theaterbesuch erklären oder sei durch die Umgebung, die Äußerungen der anderen Kranken, des Personals usw. angeregt worden.*

Einmal träumte ich von Sch., er sei am Sterben, und ich wollte an sein Bett, er erlaubte es durchaus nicht, was mich tief grämte; den andern Abend wagte ich nicht, mich auszukleiden, und wartete immer auf den Augenblick, wo man mich rufen werde. Ich war fest davon überzeugt, daß er mindestens schwer krank sei, frug auch eine Wärterin darnach; ich als seine Frau durfte doch nicht an seinem Krankenlager fehlen, wenn er mich auch nicht haben wollte; ich wollte ihm gern angesichts des Todes die Sünde verzeihen, die er an mir begangen, dies bildete ich mir noch ein im Juli, und da war ich schon lange oben im eigenen Zimmer. In dieser Nacht, scheints durch die Kleider beengt, hatte ich furchtbare Halluzinationen, es legte sich wie Todesschatten auf mich, der Tod ergriff mich, ich sah Dr. Sch. auch sterbend. Wir sollten uns nach Jahrtausenden wiederfinden als geläuterte, von der Sünde befreite Wesen, und kein Gedanke hatte Entzückenderes für mich. Von dieser Zeit schloß ich mich wieder an Dr. Sch. mehr an. Natürlich merkte er nichts davon, sein Benehmen war immer das gleich liebevolle gegen mich gewesen, ob ich ihm Pantoffeln oder Knäuel an den Kopf warf. Ja, er bat mich um Verzeihung, daß ich ihm die Zunge herausgestreckt hatte. Nun konnte ich mir doch nicht mehr denken, daß er schlecht an mir gehandelt haben sollte.

Natürlich sagte ich Dr. Sch. nichts davon, dies verbot mir schon meine Scheu als Mädchen, wie ich mich überhaupt wundern muß, daß ich dies jetzt schreibe; aber ich will mit Wissen nichts verschweigen und bemänteln, was doch, ich weiß es ja nicht und überlasse es andern zur Beurteilung, im Verlauf meiner verschiedenen Krankheitsphasen von Eindruck und Einfluß sein kann. Da Wirklichkeit und Krankheit nur durch schmale, kaum wahrnehmbare Grenzen getrennt sind. Wie man ja oft nicht weiß, wo Traum und Wirklichkeit anfangen und aufhören, da sie oft innig miteinander verschmelzen, und man nicht mehr weiß, selbst in gesunden Tagen, was wirklich Erlebtes, was Phantasie ist. Wenigstens bei leicht erregbaren Menschen, meine ich, müsse das immer der Fall sein. Ich kann mir nur nie denken, wie ich oft auf Dinge kam, die meiner sonstigen Denkweise so entgegengesetzt sind. Ich weiß ja von vielen, wie die Wirklichkeit in die Visionen und Halluzinationen hineinverschmolz, aber bei manchen konnte ich mir nie erklären, wie ich dazu kam. Entweder muß ich es in Halluzinationen gehört und damit vereinigt haben, oder es war reine Phantasie.

Am meisten fürchtete ich mich immer, daß ich die unziemlichen Worte, die hier so gang und gäbe sind, in der Krankheit im Fieber nachplappere, und man mich am Ende gar für schlecht hielte.

Da fällt mir eben ein, daß ich einmal glaubte, im Bade ertränkt zu werden, so wie Matasnintha die Amatasnintha im „Kampf um Rom" ertränken lassen will, ich sah das Medusenhaupt (*gedankliche Reminiszenz, keine Halluzination*).

Eine frühere Halluzination war, daß ich mich im Himmel glaubte, und der war gerade über dem Karlsruher Schloß, ich stand neben Geh. Rat Hergt und Fräulein Sp. und dem Großherzog, man hielt mich fest, daß ich nicht so sehr am Himmel wackelte, denn die Schicht zwischen Himmel und Erde war nur sehr dünn, und der Großherzog hielt mich fest am Arm.

Dann war ich im Bad, und die Großherzogin war auch da und küßte mir die Füße. Dann sah ich wie eine Vision Kaiser Friedrich durch das Rote Meer in das Land Kanaan und dann schnurstracks in den Himmel ziehen; ich glaube, daß dies schon beim erstenmal der Erkrankung war, denn Dr. Sch. war auch dabei und schien ganz von Blut überströmt. Die Großherzogin kniete immer vor mir nieder und bat mich um Verzeihung, doch konnte ich nicht wissen, wofür. Das Bild muß sich oft wiederholt haben und immer ähnlich. Ich hielt die Latten im Bade für Betschemel und die alten, grauen Mäntel für Soldatenmäntel. Das Essen, glaubte ich, komme durch die Röhren, mit der Suppe konnte ich mir das er-klären, aber mit Gemüse wußte ich nicht zurechtzukommen.

Den Heizer W. hielt ich für den Kronprinzen von Schweden, der mich durchaus heiraten wollte, aber ich mochte nicht, da er dem Trunke ergeben sei. Auch hielt ich ihn zuweilen für den Mörder Schlossereck, der aus dem Gefängnis entsprungen sei, ich wurde dafür fest-gehalten und in ganz enge eiserne Gitter gezwängt. Dann glaubte ich, ich sei unterirdisch in Mannheim, es war Krieg, und ich wußte alle geheimen Wege, die ich dem Großherzog zeigte, dann war alles, wie weiß, mit Gips überzogen, und das Haus schien auf großen Säulen zu ruhen; man wollte mich retten, aber ich wurde vom Gips überschüttet.

Es muß dies am allerersten Abend gewesen sein, denn ich entsinne mich, daß Dr. Sch. kam; ich glaubte, in einem Koffer verpackt in einen Verbrecherkeller geschleppt worden zu sein, Sch. zum Anführer gegen seinen Willen gezwungen; mir schien, als bitte er im stillen ab, daß er so handle, etwa wie Karl Moor das Schlechte tue, um eigentlich der guten Sache zu. dienen.

Dieses waren so ziemlich die Vorstellungen und Ideen. Die heitere Zeit trat viel später auf und dauerte viel länger als das erstemal, so daß ich schließlich Herrn Hofrat bat, mich zu entlassen, denn ich könne hier doch nicht gesund werden. Ich hing zu sehr an den Ärzten, besonders an H., dem ich mich völlig anvertraut hatte und der mich wie ein Vater liebevoll behandelte. Überhaupt war die Krankheit in mancher Beziehung ein Läuterungsprozeß für meinen inneren Menschen. Sogar meine Züge hatten einen weit sanfteren Ausdruck an-genommen, wie man auf Bildern jener Zeit sehen kann, die sehr gut sind. *Sie sei seitdem innerlich weicher, die jähzornige Art ihrer Kinderzeit sei verschwunden. Sie werde seitdem auch nicht mehr so schrecklich traurig, wenn sie daran denke, daß sie das Schicksal der Mutter getroffen habe.* Ich war damals idealdenkender geworden, als ich je war, und dies hat etwas Beglückendes für mich, daß ich noch ein besserungsfähiger Mensch bin, nicht zu schlecht, um mit braven Menschen, die ich tief verehre, zu verkehren.

Im März 1890 kam Frau Prof. Th., die ich natürlich sofort verkannte; ich sagte einmal zu ihr: „Das ist noch eine größere Gaunerin als ich, ich kenne sie ganz genau." Obwohl ich sie früher nie gesehen hatte. Sie machte einen erschreckenden Eindruck auf mich. Die lange, hagere Gestalt, die fahlen, durch die Krankheit entstellten Gesichtszüge und die großen tiefliegenden schwarzen Augen. Einmal hörte ich durch Zufall, wie sie davon redete, früher einmal im Harz gewesen zu sein. Und da meine Schwester auch dort war, so sagte ich: „Die hat meine Schwester ermordet und verhungern lassen." Meine Schwester wollte das wirklich tun; aber die Zeit der Frau Th. im Harz fällt viel früher. Lange konnte ich die Scheu nicht überwinden, und dann packte es mich manchmal wie wilder Eigensinn, auch noch im letzten Jahre, ich mußte mich ihm widersetzen.

Besonders in ganz gewissen Fällen konnte sie mich furchtbar reizen, wenn sie die Ärzte so ausschließlich in Beschlag nahm und mit einer gewissen Eifersucht deren Benehmen gegen mich beobachtete und mich zurechtwies. Doch ließ ich es nicht merken, denn ich habe der braven, klugen Frau viel Angenehmes und für meinen inneren Menschen Erhebendes zu verdanken. Es lag ihr alles Kleinliche und Niedrigdenkende ferne, daß sich der Verkehr mit ihr zu etwas ansprechend Herzlichem gestaltete. Mein erster Besuch bei ihr lief so ab, daß Dr. H. mir einen Stoß gab, und ich mitten in das Zimmer flog; da konnte ich nun nicht mehr ausweichen. Es war mir furchtbar leid, daß ich über eine komische, mir auffallende Ähnlichkeit lachen mußte. Es hing nämlich das Bild des verstorbenen Professors im Zimmer, der einen Stiftenkopf und so kleine lustige Augen wie der Vogel im Zimmer hatte, und der Vogel sah an der Mauer aus, als habe er einen Stiftenkopf. Frau Th. erzählte mir, er habe sehr viel an dem Vogel gehangen, und der Vogel legte so drollig den Kopf auf die Seite und so traurig, daß ich manchmal lachte über die Ähnlichkeit mit dem Bilde. Halt, dachte ich, sitzt da in dem kleinen Vogel nicht ein Teil von der Seele des Verstorbenen, und die Idee machte mir so lange zu tun, doch redete ich natürlich weder von dem ersteren noch dem letzteren, denn es wäre das doch ziemlich beleidigend gewesen, obwohl es ja nur krank-haften Ursprungs ist.

Eine andere Einbildung, die etwa in die Zeit des Juni fällt, war die, daß ich Frl. Sch. für eine verstorbene Schwester von mir hielt, dieselbe könnte im selben Alter sein, und ich glaubte, die Seele meiner kleinen verstorbenen Schwester sei in ihr. Ich hielt sie für die Verkörperung alles Guten und Schönen, für die Sonne selbst und mich für die Erde, und lange betete ich sie förmlich an. Auch eine andere Wärterin nannte ich immer Luise und glaubte, es sei meine verstorbene Schwester, die im Himmel sei, obwohl sie gar keine Ähnlichkeit hatte.

Dann sagte mir einmal Frl. Sch., sie stamme väterlicherseits von Juden aus Polen, und ein Onkel von mir, dem sie sehr gleich sieht, starb auch in Polen. Nun war es fest in mir, daß sie in irgendwelchem Verwandtschaftsgrad zu mir stehe, und ich bewunderte sie. Sie war sehr schön, und ich schloß mich gerne an sie an. Auch einer Schwärmerei muß ich gedenken, als wir über Religion sprachen, und ich sagte, ich verehrte den Heiland; die Mariengeschichten und der heilige Geist seien natürlich Unsinn, und Dr. H. sei auch so ein Messias wie Christus, und ich glaubte, wir lebten jetzt in einer herrlichen Zeit. Auch glaubte ich, wer hienieden füreinander bestimmt sei und nicht glücklich werde, treffe später einmal sich in den seligen Gefilden. Ich schwärmte gerne in der Art, und der jüdische Glaube schien mir mehr der Läuterung fähig. Meine Idee war, die Kinder sollten erst katholisch sein, als dem mystischsten Kultus; dann etwa zur Zeit der Konfirmation zum einfacheren Protestantismus übertreten, schließlich zum Judentum und, wenn nötig genug, überhaupt zu einem eigenen Glauben ohne persönlichen Gott; wie Goethe sagt: nenn's Gott-Natur usw., eben das Gute-Schöne-Wahre als das Göttliche verehrend, wie das auch mein Glaube ist. Ich kann ganz gut ohne Gottglauben selig werden, schon seit meinem 14. Jahre habe ich mich davon emanzipiert, betete nicht mehr, obwohl mich Religion und Gottesdienst anzog. Aber ein Gang in den Wald, der Gesang der Vögel brachte mir mehr Glückseligkeit; ich ging dann gerne allein, stundenlang kein Wort redend. Überhaupt war ich so verschlossen, daß ich nur eine einzige Freundin seit meiner Jugend besaß, obwohl ich allen den Eindruck machte, als schließe ich mich sehr schnell an. *Sie habe tatsächlich niemals mehr eine so innige Freundschaft geschlossen als mit jener, einer jetzigen Frau Sanitätsrat A.; zwar habe sie sich immer wieder angefreundet, aber unter den vielen seien nur wenige, denen sie innerlich nahestehe. Sie korrespondiere allerdings zuzeiten viel.*

Meine früheren Gedanken an die Seelenwanderung tauchten wieder auf, ich glaubte schließlich, daß ein Teil des Goetheschen Geistes in mir sei; besonders da ich auch in früheren Tagen ähnliche Vorstellungen hatte wie er auf dem Ritte nach Sesenheim (*es war ein Spielen mit dem Gedanken, keine feste Überzeugung*), daß ich mich nämlich in ganz bestimmten Situationen der Zukunft oder Vergangenheit wiederfand. Manchmal wußte ich bei einer Situation genau, was folgerichtig kommen mußte; denn das wußte ich, erlebt hatte ich es schon einmal in derselben Art.

|Das komme heute noch vor. Eine charakteristische Schilderung von déjà-vu-Erlebnissen gibt sie nicht. Kein Auftreten in Phasen der Ermüdung usw. Sie kommt vielmehr in diesem Zusammenhang auf ihre Fähigkeit, Ähnlichkeiten zu sehen, zu kombinieren, innere Seelenverwandtschaft zu fühlen.

Meine Denkweise ist überhaupt eine rasche, daher kommt es, daß ich oft nur halbe Sätze mache im Sprechen, glaubend, daß andere mich doch verstehen, und ich beim ersten Wort meistens weiß, was der andere reden will. Dies kam mir in der Schule sehr zustatten. Unser Rektor hatte die Gewohnheit, lange Fragen zu stellen, die man dann nur zu ergänzen brauchte. Mir stand von jeher ein großer Wortreichtum zur Verfügung, und so erntete ich immer Lob bei ihm, indem ich seine Worte anders ausdrückte und das Fehlende ergänzte. Einmal entsinne ich mich in der Naturwissenschaft, daß ich mit solcher Überzeugung einen Satz gerade umgekehrt aufgestellt hatte und mit solcher Keckheit weiterfuhr, daß der Lehrer sich verblüffen ließ und es für richtig hielt. Hätte ich mich verbessert, so hätte er alles gemerkt, so war er der Düpierte. Ich war furchtbar frech im Behaupten von Ansichten und verblüffte nicht selten meine Lehrer durch die Keckheit der Behauptungen. Einen Lehrsatz, ein aufgestelltes Thema einfach herumzudrehen, gehörte zu meinen Lieblingsbeschäftigungen. Machte mir etwas Vergnügen, so konnte ich an einem Tage Schwieriges vollenden. Unlohnendes verabscheute ich und entsinne mich, daß, weil ich einen langstieligen Aufsatz nicht machen wollte, ich so viel Rhabarber nahm, um Leibschmerzen zu kriegen, damit ich, ohne zu lügen, aus der Schule bleiben konnte. Meine Mitschülerinnen schalten mich immer

eine Duckmäuserin, weil ich nie einem Lehrer einen Streich spielen wollte, sondern meist
sehr artig in der Schule war, was die anderen um so mehr ärgerte, weil ich sonst zu allen
Tollheiten leicht zu haben war. Ich war eigentlich nur aus Feigheit brav, nicht um des
Guten willen, also kein Lob für mich; nicht eigentlich aus Furcht vor Strafe, sondern mehr
aus Scheu vor dem wirklich Bösen. So zornig ich war und wild, immer wußte ich mich zu
mäßigen, und meine Phantasie beim Spielen machte mich immer zur Anführerin, ohne daß
ich den andern kommandieren wollte. Dies soll durchaus kein Panegyrikus auf mich sein.

Erst in den letzten drei Jahren, durch meine Krankheit, hatte ich eigentlich Zeit,
mich in meinen Charakter zu vertiefen, und ich fand oft ganz andere Beweggründe vor,
als ich glaubte. Meist handle ich, wie überhaupt die Frauen, einem unbewußten Gefühle
nach, und nie hat mich mein erstes Urteil, mein erster Gedanke getäuscht. Was ich lange
überlege, gelingt mir selten; ich muß frisch ans Werk, wie ich zu sagen pflege, mich selber
überrumpeln. Wie auch beim Aufstehen, denn wenn ich mich besinne, bleibe ich meistens
liegen. „Wer allzuviel bedenkt, wird wenig leisten", sagt unser Altmeister Goethe.

Bei mir jagen sich immer die Gedanken nur so, die Ideen und Pläne, ich habe aber
glücklicherweise die gute Natur, mich über plagende Seifenblasen nicht zu grämen und
mir alles annehmbar zu machen, was das Schicksal mir zumutet, und das ist schon viel für
meine jungen Jahre. Zur Heiligen habe ich weder Talent noch Lust, dazu muß man geboren
sein, aber etwas philosophischer und erlernt logischer Geist, den man den Frauen gern ab-
zusprechen beliebt, liegt glücklicherweise doch in mir. Und was ich nicht mit Wissen machen
kann, da handle ich eben dem Gefühle nach.

> „Vertrau dem Gefühl, das ist das beste,
> Nur halte am rechten Gefühle stets feste",

und   „Den rechten Weg wirst nie vermissen:
                                 Handle nur nach Gefühl und Gewissen",

sagt Goethe oder sonst ein kluger Kopf, dem ich gerne nachdenke und rede. Fremde Klugheit nachreden, ist oft oder meistens mehr, als eigenen Blödsinn fabrizieren. Wie Hidigeigei
der kluge Kater, sagt, daß jeder gern sein eigenes Liedlein summt. Na, ich tue es manchmal
auch gern, obwohl ich mir nicht immer ganz klar bin, ob ich auch ursprünglich bin und
nicht nachahme. Aber wie viele haben die gleichen Gedanken, und Gutes darf auch in Duplo
oder Triplo auf dem Markt erscheinen. . . .

Eine andere, zu der Gretchenzeit auftauchende Idee war die, daß ich mir den ganzen
Faust bevölkerte, und zwar nahmen alle Personen daran teil; auch eine Meerkatze war da,
eine häßliche, zigeunerhaft aussehende alte Frau, doch weiß ich nichts Bestimmtes. Ich ließ
mich Kopf vor immer aus meinem Bett stürzen; eine Lieblingsbeschäftigung war die, den
Hinterkopf heftig gegen die Wand zu schlagen oder gegen die eisernen Teile des Bettes, auch
auf den Erdbodon, die Haare händeweis auszureißen, zusammenzudrücken und in den Mund
zu stecken, doch verschluckte ich sie nie. Ich hatte immer das Gefühl, als hätte ich etwas
Haariges im Leibe. *Dabei angeblich keine bestimmte Idee, keine Wut gegen sich selbst, nur
Bewegungsdrang.* „*Man fängt an, sich die Haare auszureißen und rauft dann weiter.*"

Hofrat F. fragte mich einmal, woher ich glaube, daß die Stimmen kämen, ich sagte:
„Ei, aus dem Leibe." Doch hatte das eine andere Verbindung, als er glaubte, denn er wußte
nichts von meiner Idee von dem Kinde; das erzählte ich H. erst viel später. Er war bis
dahin der einzige Mensch, dem ich rückhaltlos vertrauen konnte, ich sah zu ihm auf wie
zu einem höheren Wesen, es hat mich manchmal Überwindung gekostet, mich zu beherrschen.
Einmal bat ich ihn, mich nicht mehr zu besuchen, ich könne ihn nicht mehr sehen, so regte
ich mich auf. Er sagte, er könne das nicht, ohne den Hofrat von der Ursache in Kenntnis
zu setzen, und so wollte ich doch meine innersten Gefühle nicht preisgeben. Ich versprach,
mich zu bessern, doch blieb es meist bei dem guten Willen. Das Herz lacht mir heute noch
mit dem Verstande davon. Auch glaube ich, daß diese Reizbarkeit mit der Krankheit in
innigem Zusammenhange steht, sonst hätte ich ein großes Herz und müßte mich der Charakterlosigkeit zeihen, wiewohl Treue sonst zu meinen Eigenschaften zählt. Treue, die ich
früher wohl manchmal auf dem verkehrten Fleck angewandt; doch wäre ich der Tändelei,
heißblütig, wie ich von jeher war, verfallen. So kann ich ihr nur Gutes verdanken, obwohl
ich anderen manchmal lästig fallen muß . . . Kann ich der Sonne verbieten, daß sie scheint,
aber vermag ich ihre Strahlen zu erwidern, ist, wenn auch immer ein sehr höflicher, doch

ein recht zierlich geflochtener Korb... Im Dezember 1890 war ich sehr erregt, blieb über Weihnachten und Neujahr freiwillig hier und wurde Anfang Januar 1891, am 2., entlassen. Wir verbrachten Tage harmloser Freude und waren nicht wenig stolz, als wir zum Weihnachtspunsch bei Dr. Sch. eingeladen waren. Aber den mir angedichteten Spitz muß ich höflichst zurückweisen; solche Tiere gibt es bei mir nicht. Ich kann als gute Pfälzerin ein anständig Pöstchen ertragen. Viel gedichtet und gesungen wurde während dieser Zeit, was ich der Geschichte noch beifügen will, da meist alles so lustige Gedichte waren. Bei einem Gedichte, in dem ich jammerte: „gebt Lethe mir zu schlürfen", meinte Dr. H., ich möge ihm doch auch von dem guten Schnaps geben, er könne ihn recht wohl brauchen. Sein heiterer Humor und trotz seiner Jugend männlicher Ernst konnte den guten Eindruck auf mich nicht verfehlen, ich trennte mich nur furchtbar schwer von ihm, bin auch der festen Überzeugung, daß er mir so unentbehrlich geworden war, daß ich dann wieder krank hierher zurückkam.

Am 2. Januar ging ich nach Hause, auf wie lange, lehrt die Zukunft.

Dies der Komödie zweiter Teil.

Täglich kamen sehnsuchtsvolle Briefe von mir an, und jede Woche hatte ich eine andere Ausrede, hierherzukommen. In meiner Sehnsucht ging ich so weit, daß ich, um meine Augen untersuchen zu lassen, zu dem Freunde des Doktors nach Mannheim ging, nur um öfters von ihm zu hören. Dies konnte mich natürlich nur aufreiben, und Ende Februar 1891 hatte ich es glücklich soweit gebracht, wieder hier zu sein.

Damit beginnt der Tragikomödie

dritter Teil,

der nun wesentlich verschieden von den ersten beiden ist.

Ich entsinne mich keiner Exaltationserscheinungen, die stattfanden, höchstens möchten die Erregungen im Dezember dafür gelten, dann folgte in Form von Sehnsucht die Depression, und da haben wir wieder den ganzen Zirkel der Psychose eng geschlossen, denn ich entsinne mich durchaus keiner Zwischenfälle, obwohl die äußeren Vorkommnisse jener Tage klar wie das Heute vor meinem Auge liegen.

Ich hatte viel vom Hypnotisieren gehört in jener Zeit, es wird, glaube ich, in der Psychiatrie auch mit Erfolg angewandt. Bei mir könnte es indes nur von Schaden sein, da ich sicher dann furchtbar rasch willenlos würde und alle moralischen Kräfte verlöre durch stetes Hypnotisieren. Nun gibt es, glaube ich, auch noch solche Individuen, die man noch längere Zeit aus der Ferne sogar hypnotisieren könne, und da Herr Dr. K. einmal einen Schlafversuch mit mir probiert hatte, so glaubte ich, er hypnotisiere mich nun aus der Ferne und litt furchtbar unter diesem Eindruck, da ich glaubte, jeder persönlichen Entschließung verlustig zu sein und durch einen Verwandten von ihm, der in unserm Hause wohnt und ihm ähnlich sieht, ganz in seiner Macht. *Der Gedanke, hypnotisiert zu werden, knüpfte an ein bestimmtes Gefühl an. Es war ein Erstarren von innen heraus. Ich fühlte mich innerlich ruhig und handelte doch weiter. Ich hatte das Gefühl für das Handeln verloren. Es war mir etwa so zumute, wie es mir ist, wenn ich mir schon längst etwas überlegt habe und handle dann noch weiter, ohne an das Überlegte zu denken. — Übrigens vor Hypnose habe ich stets Respekt und Furcht gezeigt.*

Daß Dr. K. natürlich nichts Gutes bezwecke, war klar bei mir. Ich hatte einmal gelesen, man könne einem zu Diebstahl und Mord vermittelst Hypnose bringen, und es war öfters der Fall, daß ich meine Hände in den Läden fest zusammenballte und in die Tasche steckte. Denn es kam mir immer der Gedanke, wenn du jetzt etwas stehlen müßtest. Und ich meinte, man müsse das auf meinem Gesichte lesen. Auch wenn ich etwas in einem Laden nicht gleich bezahlte, meinte ich, man glaube, ich wolle es überhaupt nicht tun. Ich litt sehr darunter.

Auch noch über etwas anderes war ich lange Zeit sehr bedrückt, da ich glaubte, ich sei der Schande verfallen. Eine Bekannte aus Mailand hatte mir viel von dem dortigen sittenlosen Leben erzählt, was ich nicht gern hörte, aber es lag auch in ihrer Krankheit, mit Vorliebe von solchen Dingen zu reden. Dann sagte sie einmal, o das tut jedes Mädchen, aber es kann zur Krankheit ausarten, und ich hatte, zu meiner Schmach muß ich es gestehen, nicht die nötige Energie, zu widerstehen und probierte es auch. (Ich werde heute noch rot, wenn ich daran denke, und man darf nicht schlechter von mir denken, wenn ich es sogar noch niederschreibe. Aber ich habe mir einmal vorgenommen, nichts zu verschweigen, und so halte ich es für meine Pflicht, auch über Dinge zu reden, die möglicherweise mir zum Nachteil gereichen. Doch litte ich unter einer Verurteilung.) Ich gestand es erst später, als ich starke Schmerzen hatte und dies als den Ursprung glaubte, obwohl das eigentlich ein Jahr zurückdatiert.

Es ist mir sehr leid, daß ich so leicht zu beeinflussen war, aber so etwas passiert mir nur einmal, jetzt erfüllt mich schon der Gedanke daran mit Ekel und Abscheu. Ich kam bald darauf hierher. Eigentlich hatte es schon früher angefangen und mein Nachhausegehen war zwecklos.

Während der ganzen Zeit war ich eigentlich nicht gesund, davon bin ich fest überzeugt, obwohl ich nichts Widersinniges getan habe. Nur sehr vielseitig habe ich gearbeitet, war körperlich und geistig unermüdlich und hatte einmal sogar die vage Idee, malen zu lernen, 's wär schade für das Öl gewesen.

Sprachen betrieb ich mit Vorliebe, nahm das Klavierspielen wieder auf; besonders pflegte ich das neu erlernte Italienische; diese Zeit war überhaupt sehr fruchtbar für mich, wie immer. Trotz der Schnelligkeit, mit der ich auffaßte, bleibt der Eindruck ein steter, was sonst nicht immer der Fall ist. Ich lernte ja früher auch sehr leicht, aber es ist wirklich wahr, ich muß von meinem 10. Jahre an zeitweise Depressionen gehabt haben. Ich gehörte im allgemeinen zu den ersten Zehn der Klasse, doch gab es manchmal Zeiten, in denen ich schwer lernte, doch schrieb ich das den sogenannten Jugendeseleien zu, vielleicht auch nicht mit Unrecht, obwohl mich alledies nicht vom Lernen abhielt. Ich lernte eigentlich nicht fleißig, nur faßte ich rasch auf und hatte nebenbei unerhörtes Glück, außerdem großes Sprachtalent, da ich eigentlich dem Gefühl nach lernte, wie überhaupt das Gefühl in jeder Beziehung eine große Rolle bei mir spielte. Nur soll man nicht glauben, daß ich sentimental sei. Sanguinisch-phlegmatisch drückte sich einmal ein Professor aus, und ich hielt dies für die glücklichste Zusammensetzung. Na, ich bin eigentlich im allgemeinen ein vergnügter, fideler Käfer. (Selbstbekenntnisse einer edlen Seele.)

Ich reiste diesmal in Begleitung eines Vetters mit der Bahn hierher und entsinne mich, daß ich mich beim Aussteigen furchtbar schämte, da meine Strümpfe herunterhingen, denn ich hatte mir keine Bänder anziehen lassen, auch die Stiefel waren nur halb zugeknöpft. Die Leute im Wagen, glaubte ich, beobachteten mich stark, und eine Dame hielt mich für die Braut von Dr. K. Auch glaubte ich, sie hypnotisiere mich.

Ich ging hier willig ins Bett und verharrte ganz teilnahmslos, hörte keine Stimmen und hatte keine Halluzinationen irgendwelcher Art. Erst mit dem Weggehen Dr. H.s scheint sich eine Veränderung, wenn auch zum Schlimmern, in meiner Krankheit fühlbar gemacht zu haben. Ich wußte, daß er ging, und nahm es natürlich sehr; er warf mir mein Kissen ins Gesicht, was ich ihm trotzdem nicht übelnahm; wahrscheinlich wollte er nicht, daß ich mir die Sache zu sehr zu Herzen nehme. Herrn Dr. I. konnte ich zuerst gar nicht leiden, besonders da eine Wärterin immer sagte: „Gell, den haben Sie recht gern weit weg von Ihnen." Auch glaubte ich, es sei Charakterlosigkeit, wenn ich mich gleich wieder an ihn schlösse. Mußte ich ihn doch auch erst kennenlernen, und dann hatte er wirklich mit einem, der mich sehr gekränkt hatte, Ähnlichkeit, daß ich ihn manchmal verkannte. Auch daß er mich untersuchte, nahm ich ihm sehr übel und nahm es als Nichtachtung auf, da dies durchaus nicht zu meinen Leidenschaften gehört, deren ich überhaupt keine zähle, außer die Menschen zu ärgern und manchmal Allotria zu treiben, alles ohne bösen Sinn, alles im Spaß. Ich dachte bei der Untersuchung: „Ist der aber unmusikalisch und hat einen harten Anschlag, er trommelt ja auf mir herum, als sei ich ein altes Tafelklavier." Als Professor K. einmal klopfte, dachte ich, na, was für ein Stück spielt denn der wieder auf mir; doch mußte ich selbst über meine Idee, mich als Musikinstrument behandelt zu wissen, herzlich lachen, sagte aber natürlich nichts davon. Das erste Wort, was ich sagte, war, daß ein Stockfisch zu viel im Hause sei, damit meinte ich mich, und bald darauf sang ich mit den andern im Garten: „Seht die Lilien auf dem Feld."

Die Halluzinationen nahmen jetzt einen ganz wesentlich verschiedenen Charakter an. Die Reimerei, die früher vorherrschend war und die große Ideenflucht dabei fielen vollständig weg. Ich sah jetzt stereotyp Bilder und bezeichnete sie als solche, im Gegensatz zu den früheren Gestalten. Die ganze Dresdener Galerie, wie Herr Dr. I. immer meinte. Meist war es ein Rad mit Flügeln, das sich von Nordwest nach Süden bewegte, mit elektrisch blauer Farbe, die Flügel rot, das Rad etwa in der Farbe wie ein bläulicher Blitz. Ich sah die Figur dann später auf Eisenbahnfenstern als Symbol der Zeit auch. Und dann eine große Frauengestalt mit langen, fliegenden, blonden Haaren und Flügeln, schleppendem Kleid, wie man von Engeln redet. Das war alles, und außerdem glaubte ich mich hinter Festungsmauern, sah fortwährend Soldaten, die die Kanonen abfeuerten, und ich war ziemlich klar und beteiligte mich an allem, was vorging, natürlich mit geschlossenen Augen. Deshalb nahm ich mir auch vor, über alles, was ich etwa sah und hörte, zu schweigen, denn vieles wäre doch nicht gesagt und getan worden, hätte man gewußt, daß ich wache. Auch den Kranken gegenüber bewahrte ich ein tiefes Stillschweigen, obwohl man mich oft danach frug, aber ich tat es nur, um mein Benehmen vor mir selbst zu rechtfertigen und keine Indiskretion zu begehen. Denn das sah ich damals nicht ein, daß das Krankheit, Apathie war, ich hielt es für Schlechtigkeit und Heuchelei. Jetzt bin ich auch darüber erhaben; man lernt sich hier über so manches hinwegsetzen.

Dann hatte ich noch eine Bewegung an mir, die stereotyp war, daß ich mit der linken Hand fortwährend über die Stirne fuhr, monatelang. Sonst hatte ich das Haareraufen und Kopfschlagen an den Nagel gehängt.

Vom zweiten Male entsinne ich mich noch, daß ich, gepeinigt durch Halluzinationen, fortwährend rief: Gott, ich kann nicht mehr; man brachte mich auf die Klinik, und ich dachte, in den Katakomben zu sein, dann glaubte ich den fliegenden Holländer an den Mast genagelt zu sehen, ich war angekettet und wollte ihn retten und ergriff das gute Mittel, meine Hemdenknöpfe zu verschlucken. *Zeitweise habe sie wie ein Kind alles Erreichbare verschluckt.* Dann sah ich den Papst. Und schließlich mußte ich mich noch gegen zwei Brüder wehren, von denen mich jeder heiraten wollte. Ich sagte immer: nein, ich bringe keinen Unfrieden in die Familie und heirate weder Arthur, noch Karl. Dann sah ich den Korridor für den Himmel an, Moses am großen Hauptbuch und schrieb die Sünden auf; und ich sah verstorbene Verwandte und hielt mich wahrlich für meinen eigenen Großvater. Wie ich mich überhaupt auch während meiner ersten Erkrankung lange Zeit für einen Mann gehalten hatte; den Grund kann ich leider nicht sagen. *Dies hat W. nachträglich wiederholt bestritten. Sie habe vielleicht einmal mit dem Gedanken gespielt. Im übrigen habe sie stets gewußt, daß sie A. W. sei.*

Eine Kranke, dies fällt in die dritte Zeit, sagte einmal: „Wahrhaftig in Gott, so glaube ich, sagen die Juden." Das regte mich so auf, daß ich mich übergeben mußte und ihr Serviette, Löffel, Gabel, Teller mit Heidelbeeren an den Kopf warf. Es war übrigens eine ungebildete Person, die sehr fein sein wollte, ich mußte später über ihre Schauspielerei oftmals lachen. . . .

Dann kam Herr Dr. A., und ich kam von der Klinik weg. Ich schloß mich rasch an ihn an, er glich einem nahen Verwandten und seine Physiognomie überhaupt (pardon) reizt mich noch heute zum Lachen, ich kann nie böse sein, wenn ich ihn sehe, er ist auch wirklich so brav und gut.

Dr. I. lernte ich eigentlich viel später kennen, er gibt sich offenbar ganz anders, als er ist und seine Gemütlichkeit und Herzensgüte kommt nur so unbewußt und verstohlen zum Vorschein; ich habe dem braven Mann viel abzubitten. Auch daß ich mich gegen Herrn Prof. Kr. so lange passiv verhielt, hatte durchaus keinen persönlichen Grund, sondern wurzelt einzig und allein in der Tatsache, daß ich eben noch ganz „Fürstnerisch" gesinnt war, wie ich mich einmal ausdrückte. Ich bin halt nicht wetterwendisch, und wer mir mal Gutes getan hat, wird mich zeitlebens nicht mehr los.

Am 1. August kam Dr. H. auf einen Tag, und das wirkte sofort sehr erhebend auf mich. Es war etwa ein Monat, nachdem Dr. H. hier war; als H. den nächsten Monat wiederkam, hatte ich das mir gegebene Versprechen gehalten, daß ich ihn viel gesünder begrüßen wollte und hatte nun auch mein eigenes Zimmer. Ich blieb noch bis zum 28. Oktober 1891 ohne daß wesentliche Veränderungen eingetreten wären. Es war keine außerordentliche Exaltation vorhanden, und ich glaubte eigentlich für lange Zeit einigermaßen gesund bleiben zu können. Jeder Mensch hat ja so seine kleinen Mängel und die kleinen Bilderchen und schwachen Stimmen ließen mich jetzt eigentlich froschkalt, ich hatte mich schon ganz daran gewöhnt. Nun hat aber der Mißstand, daß meine Angehörigen zu ängstlich waren und mich zu streng behandelten. Leider Gottes kann ichs nicht bemänteln, diesen hatte ich es zu verdanken, allein ich will's nicht behaupten, daß ich schon am 6. Januar 1892 wiederkam in die schützende Anstalt. Ich hielt es einfach zu Hause nicht aus. Vor lauter Liebe quälten sie mich zu Tode. Daß ich auch noch ein Mensch mit eigenen Entschließungen sein wollte, wollte man nicht glauben, ich sollte mich willenlos fügen, und ein solch „bezähmtes Kätchen" bin ich eben doch noch lange nicht. Da bleib' ich doch noch lieber in der Irrenanstalt, und so wird's auch bleiben. Hoffentlich lebe ich nicht mehr zu lange, und soll's zu lange dauern, ein Revolver ist ein schönes Spielzeug für solche, die keinen Zweck mehr im Leben haben. Denn nachdem die psychophysischen Versuche an der Hippschen Maschine vollendet, waren meine Dienste für die Wissenschaft getan, und als „olle Tante", wie ein fünftes Rad am Wagen, mag ich doch nicht durchs Leben wallen. . . .

Die Erscheinungen in meiner jetzigen Krankheit haben einen leichten Anklang an die ersten. Die Gestalten wurden sehr lebendig und die Stimmen häßlich deutlich. Ich verkannte Haus und Menschen vollständig; das kommt auch viel durch die häßlichen Redensarten, die hier geführt werden. Eine andere Erscheinung ist die, daß ich, wenn ich die Menschen längere Zeit nicht gerade ins Auge fasse, ich sie älter und älter werden sehe, bis es schließlich zum Gerippe mit Totenkopf wird. *Totenköpfe sah ich, wenn ich den Kopf nicht scharf ins Auge faßte, sondern nur flüchtig hinschaute.* Dann sehe ich hauptsächlich Personen und die Mouches volantes, sowie zackige Linien und Lichtwellen, etwa der Farbe des hellen Blitzes gleich. Hauptsächlich bei klarer Witterung.

Dann traten die Erscheinungen wieder auf, daß ich versuchte, aus dem Bett zu stürzen, den Kopf fortwährend auf dem Boden hin und her wälzte. Die Haare händeweis ausriß ohne Schmerzempfindung; versuchte, die Pulsadern zu öffnen, zerriß Kleider und sonstige fertige Stoffe und geeignetes Material zum Erdrosseln. Bin sehr reizbar und muß mich dann übergeben. Furchtbar zornig, doch mildes Zureden genügt, während Gewalt mich rasend macht, auch Drohungen nicht helfen. Von den Mitteln wirkt Sulfonal am besten, dann Hyoscin, auf Bromnatrium halluziniere ich leicht, auf Opium noch viel mehr, und Morphium, das ich nur einmal in Pulverform nahm, soll der Deibel samt seiner Großmutter nehmen, mich macht's tot auf 3 Tage. Auch die Schlafmittel Sulfonal und Hyoscin wirken schon in eigentlich geringer Dosis sehr lange, brauchen aber auch sehr lange, bis sie zu wirken anfangen. Viel leichter schlafe ich ein, wenn eine sanfte Stimme mich tröstet und man die Hand fest auf die Stirne legt, daß ich nicht vermögend bin zu denken; oder wenn man auf die Augen drückt.
Voilà tout jusqu'à ce moment.
8. Februar 1892 völlig klar und ruhig.

Verzeihung, wenn ich so manchen Blödsinn schrieb, aber wozu bin ich im Irrenhaus, und vielen Dank für die große Nachsicht, die man mit mir hat.

*

Wir fügen noch einige allgemeine Bemerkungen A. W.s zu dem Ganzen der damaligen psychotischen Erfahrungen bei, die sie teils spontan, teils auf vorsichtige Fragen bei der Nachuntersuchung machte.

Vielfach betonte sie, wie lebhaft ihr heute noch die nunmehr 30 Jahre zurückliegenden Ereignisse vor Augen ständen, wie klar die Erinnerung an die meisten Einzelheiten noch sei; ja sie erklärte sogar, sie wisse noch, in welchen Zimmern sich sämtliche Vorkommnisse ereignet hätten. Doch stellte sich bei genauen Fragen heraus, daß das letztere sicher eine hypomanische Übertreibung war, wenn es auch für einzelne Erlebnisse zutrifft. Bei vielem ist sie tatsächlich unsicher, ob sie es noch zu Hause oder erst in der Klinik erlebt hat[1]). Immerhin kommt zur Erklärung der wohlerhaltenen Erinnerung in Betracht, daß die Selbstschilderung A. W. im Laufe der Jahre mehrfach vorgelegt, als man sie zur Ergänzung befrug. Andererseits erklärt sie: „Ich behielt alles gut, was um mich vorging; ich erkannte jede Person wieder, die ich einmal in der Zeit kennengelernt hatte." Daß die Erlebnisse in ihrer Gesamtheit oder auch einzelne irgendeine gefühlsbetonte Nachwirkung bei ihr hinterlassen hätten, kann ausgeschlossen werden. A. W. steht heute den Psychosen durchaus kritisch, mit restloser Einsicht gegenüber, ihre Stellungnahme ist durchaus objektiv.

---

[1]) Gelegentlich einer früheren Besprechung wurde versucht, durch örtliche und zeitliche Vertauschung der Vorkommnisse ihre Suggestibilität anzuregen und die Erinnerungssicherheit zu prüfen. Das Ergebnis fiel in eindrucksvoller Weise zu ihren Gunsten aus. Sie erwies sich als völlig unbeeinflußbar.

Für die **Entstehung** der ersten **Psychose** und ihren Inhaltsreichtum machte sie wiederholt die ihr damals so fremdartige Internierung verantwortlich, nur durch die ungewohnte, ihr unerklärliche Umgebung hätten die Erlebnisse so seltsame Inhalte und die Krankheit so viel Gewalt über sie gewinnen können. Später hätten, so meint sie, die Trugwahrnehmungen keinen solchen Eindruck mehr auf sie gemacht, „weil man mir erklärt hatte, um was es sich handelte". Von dieser Grundauffassung her hat sie die Tendenz, alles, was ihr besonders merkwürdig erscheint, auf einen äußeren Eindruck zu beziehen und zurückzuführen; damit scheint ihr aber auch der wahnhafte Realitätscharakter des Erlebten erklärt.

Tatsächlich haben nun offenbar bei den **Verkennungen** äußerliche Ähnlichkeiten eine große Rolle gespielt, wie sie das mit einzelnen Beispielen gut belegen kann: der Großherzog habe den gleichen Bartschnitt getragen wie ihr Vater usw. Für die Entstehung der Verkennungen ist die folgende nachträgliche Bemerkung über ein ähnliches Phänomen in der späteren, freieren Zeit (Selbstschilderung S. 47) vielleicht nicht ganz wertlos: „Frl. Sch. hielt ich nicht im Ernste für meine Schwester. Sie war ein rotes, blondes und blauäugiges Mädchen, die auch im Alter meiner verstorbenen Schwester entsprechen konnte. Mir kam daher der Gedanke, ob wohl die Seele der Verstorbenen in sie hineingezogen sein könne. Es war nur der Gedanke, ob das wohl möglich sei, ein **Spielen** mit dem Gedanken, keine feste Überzeugung, es sei so." Ebenso einleuchtend sind ihre Deutungen der **akustischen Täuschungen** als illusionäre Verwertung wirklicher Geräusche: „Das Vermögen, aus Geräuschen allerlei herauszuhören, habe ich eigentlich immer, auch in gesunden Zeiten. Wenn ein Wagen auf den Hof rollt, aus dem Rauschen der Wellen, höre ich das Musikalische, oder Worte, die ich gerade denke; ich **brauche** es aber nicht zu hören." Daß aus irgendeinem zufälligen Sinneseindruck sich eine ganze Situation ableitete, machen ihre Beispiele ebenfalls durchaus glaubhaft: die Gräberstadt mit den Särgen führt sie auf einen eigenartigen Geruch auf der Abteilung und auf die Reihen der flachen Betten zurück u. ä. m. Dem entspricht, daß sie angibt, manche Inhalte, z. B. die Vergiftungsfurcht, von anderen Patienten übernommen zu haben; sie habe damit ihre eigenen Gedanken verquickt. Endlich beschuldigt sie noch „die schweren Schlafmittel", die ihr seinerzeit verabreicht worden seien: durch sie sei sie in Verwirrung und in die „Fieberphantasien" gebracht worden.

Was nun den **Realitätscharakter** des Erlebens anbelangt, so hat A. W. an vielen Stellen und immer nachdrücklich betont, daß sie alles, was sie in der Psychose erlebte, **damals** für real hielt, „von seiner Wirklichkeit überzeugt" war und von den Vorgängen völlig mitgerissen war. Darüber darf der oft scherzhaft-überlegene Ton ihres Berichtes nicht täuschen: wenn man sie eindeutig befragte, ergab sich bei fast allen szenischen Erlebnissen, daß sie sie „mit starken Gefühlen" für wirklich hielt. „Daß man mich in ein schlechtes Haus gebracht hatte, davon war ich fest überzeugt... Ich habe die Wärterinnen zeitweilig für wirkliche Männer gehalten. Später hielt ich daran fest, obwohl ich andererseits wußte, daß sie Frauen waren." „Ich hatte kein Krankheitsgefühl und auch kein Gefühl für meine Veränderung."

Dementsprechend war die **Orientierung** der Situation gemäß verfälscht. „Ich hatte keine Ahnung, wo ich war, meine Anschauung darüber wechselte ständig." Ähnliche Anmerkungen hat sie an mehreren Stellen der Selbstschilderung gemacht. Dabei bestand auch in der wahnhaften Unorientierung eine Art Ungewißheit: „Ich wußte nie so recht, wo ich war... ich konnte mir nicht recht klar machen, was um mich herum ist." Eine doppelte Orientierung scheint nach ihren Angaben nicht vorgelegen zu haben; dagegen sprechen Äußerungen wie: „... daß ich im Bett lag, sah ich, und das Bett war als solches mit in den Vorstellungskreis hineingezogen. Es befand sich als solches im Schiff" usw. Die persönliche Orientierung ist nach ihrer bestimmten wiederholten Angabe dauernd ungestört gewesen: „Ich fühlte mich wie eine ekelhafte Masse (vgl. S. 37), dabei wußte ich aber immer, wer ich bin. Ich **wußte überhaupt immer, wer ich bin.**"

Bei der Besprechung der Psychose war schon früher aufgefallen, daß A. W. bei vielen Einzelheiten im Zweifel war, ob sie sie **geträumt** oder noch in der Psychose erlebt hatte. Bald erklärt sie von dieser, bald von jener Szene, sie habe sie geträumt; sie ist offensichtlich nicht sicher. „Das Ganze war mir wie ein langer Traum. Das Traumbild ist nur lange nicht so lebhaft, ich fühle mich auch selbst im Traum schemenhafter. Einzelne Vorgänge waren lebhafter, andere wieder mehr traumähnlich." Bei einer anderen Gelegenheit äußerte sie genau das Gegenteil. Auf die Frage nach dem Unterschied vom Traum: „Das ist schwer zu sagen. Der Traum ist vielleicht klarer, zusammenhängender, das Ich handelnder als in diesen Zuständen." Dabei betont sie oft nachdrücklich, daß sie die große Mehrzahl der Vorgänge mit offenen Augen gesehen habe. „Ich war sicher wach, das weiß ich ganz genau." Wiederum war es ihr, als sich Fürstner zu ihr setzte, als ob alles Vergangene wie ein Traum war. „Wenn Fürstner fort war, war die Orientierung wieder geschwunden, es hielt nicht lange vor." Oder: „Wie Dr. A. raus ging, sah ich die Gestalten; wenn er mit mir sprach, waren sie verschwunden; wenn ich keinen Schutz mehr hatte, ging es los; ich bat, er möchte um Himmelswillen bleiben." „Wenn mein Vater mich in dem damaligen Zustand besucht haben würde, meine ich aber doch, ich würde ihn erkannt haben."

Über das Gefühlsleben in den ersten Psychosen, das in der von der scherzhaft überlegenen Stimmung der Abfassungszeit durchsetzten Selbstschilderung nur ungenügend zum Ausdruck kommt, nachträglich zuverlässige Auskunft zu erhalten, schien aussichtslos. Doch ließ sich aus manchen Zwischenbemerkungen der Kranken so viel entnehmen, daß Furcht, Grauen, Unheimlichkeit, besonders auch Todesangst, daneben angstvolle Spannung, mitunter auch ratlose Neugierde: was mag jetzt kommen? — die Stimmungsfarbe überwiegend bestimmten. 1912 hat sie sich einmal so geäußert: „Ich war stets voll Mißtrauen, war mir immer unklar, was mit mir jetzt geschehen werde; ich wartete immer ab, was kommt jetzt über dich? Ich war immer in der Defensive."

c) Die Familie.

Über die mütterliche Familie (Abb. 2) von Antonie Wolf, die in manchen Zweigen sich durch Reichtum an Nachkommen auszeichnet, sind wir teils durch die eigenen Angaben der Kranken, teils durch Notizen in Krankengeschichten und Akten, die mit der bereitwilligen Unterstützung des Bruders der Patientin soweit als irgend möglich persönlich nachgeprüft wurden, verhältnismäßig gut unterrichtet. Hier gelang es, wenigstens durch 3 Generationen nicht nur die eigentlichen Psychosen, sondern auch die abnormen Persönlichkeiten einigermaßen zu erfassen. Viel schwieriger war die Aufklärung der väterlichen Abkunft (Abb. 3). Der Großvater väterlicherseits war mindestens 3 mal verheiratet (nach anderen Angaben 4 mal), er zeugte Kinder mit allen Frauen, die zum Teil Kinder aus früheren Ehen einbrachten. Über die auf solche Weise entstandene große Geschwisterreihe klare Zuordnungsverhältnisse zu schaffen, gelang uns nicht. Immerhin konnten wir die eigentlichen Psychosen feststellen und zum Teil aufklären. Die Tradition ist in beiden Zweigen wie in den meisten bürgerlichen Familien, besonders aber in solchen, die aus ländlichen Gegenden

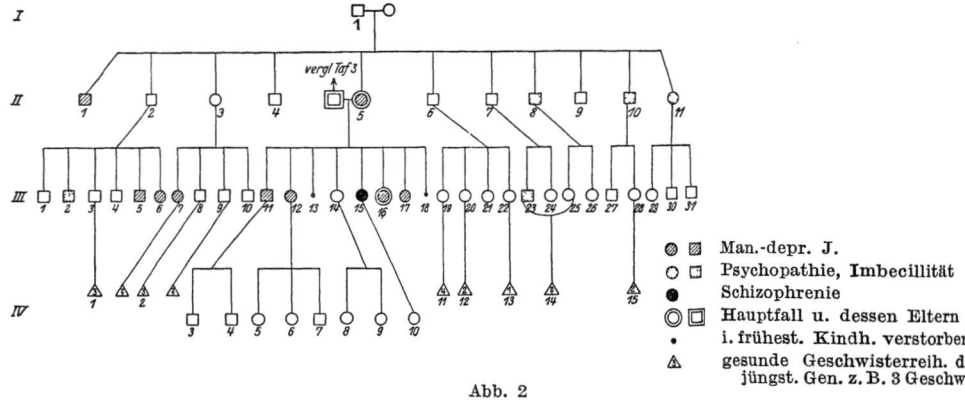

Abb. 2

in die Großstadt übersiedeln, sehr gering. Die beiden jüdischen Familien stammen ursprünglich aus der Pfalz. Der Großvater mütterlicherseits heiratete in ein württembergisches Dorf, seine Kinder kehrten zum großen Teil in die pfälzische Heimat zurück. Beide Großväter waren Winzer, Bauern und zugleich Handelsleute in Kleinstädten oder auf dem Lande; weitaus der größte Teil der Söhne und Enkel sind Kaufleute in der Stadt, die weiblichen Nachkommen an solche verheiratet.

Der Großvater mütterlicherseits (I 1) war nach verschiedenen Berichten völlig gesund, „mit 85 Jahren noch heiter". Auch seine Frau wird mehrfach als völlig gesund bezeugt, sie starb 47 Jahre alt im Wochenbett, nach der Geburt des 11. Kindes. Über die Geschwister und Vorfahren der Großeltern wissen wir nichts.

Von den Kindern des Paares heißt es, sie hätten alle etwas zu Schwere des Gemüts geneigt. Der älteste Sohn (II 1) beging mit 20 Jahren Selbstmord, wahrscheinlich in einer krankhaften Verstimmung. Einzelheiten sind nicht überliefert. Auf ihn folgt der gesunde Hirsch Bär (II 2), der eine Kusine, wahrscheinlich Vatersschwestertochter, ehelichte, deren Schwester einmal ohne nähere Angaben als „hysterisch" bezeichnet wird. Aus dieser Ehe gingen 6 Kinder hervor; die beiden jüngsten waren an periodischen Psychosen erkrankt, während zwei ältere Brüder (III 1 u. 4) zwar als gesund bezeichnet wurden, aber im beginnenden Mannesalter an körperlichen Krankheiten starben. Ein Sohn, Junggeselle (III 2), wenig intelligent, betreibt eine ererbte kleine Fabrik, gilt aber nicht als vollwertig, ohne daß er als krank zu bezeichnen ist. Der 4. Sohn (III 4) war unglücklich und kinderlos verheiratet.

Über (III 5 und III 6) Jakob und Auguste Bär liegen Krankengeschichten vor:

Aus der Krankengeschichte der Anstalt Pf., wo Jakob Bär (III 5, Abb. 2) in den Jahren 1880/87 8 mal aufgenommen wurde, ist über die Jugend des Kranken nur wenig zu entnehmen: daß er im 8. Lebensjahre einmal einen Sturz auf den Kopf erlitten hat, daß er in der Schule nicht so begabt war wie die Brüder, daß er aber sonst munter und fröhlich gewesen sei. Aus eigenem Antrieb habe er eine Reise nach Amerika unternommen und sei dort im September 1879 seelisch erkrankt und in Chikago und Neuyork unter ständiger Aufsicht im Hospital behandelt worden. Am 14. IV. 1880 traf er in der Heimat ein, bereits 5 Tage später wies den 21 jährigen der Arzt in die Anstalt ein, da er sich in hohem Grade der Onanie hingebe (schon im 8. Lebensjahr habe er gern an seinem Glied gespielt), ganz „stumpfsinnig" und trotzig sei, einen düsteren, oft ins Starre übergehenden Blick habe und auf Fragen nur schüchtern und verlegen antworte.

B. war bei der Aufnahme gut genährt und körperlich gesund. Haltung und Gang waren schlaff, er saß interesselos und untätig umher und mußte zu allen Verrichtungen angehalten werden, wobei er auch mitunter widerspenstig wurde. Er verlangte nichts, war zu keiner Beschäftigung zu bringen, antwortete nicht auf Fragen. Auf Ermahnungen zeigte er ein blödes Lächeln. Sobald er sich unbemerkt glaubte, hatte er die Hand an den Genitalien. Dabei waren Appetit und Schlaf ungestört. Einmal war er unsauber mit Urin. Dieser Zustand dauerte, unterbrochen von kurzen Erregungen, in denen er zerriß und aggressiv wurde, etwa bis Oktober 1880. Einmal ist inzwischen bemerkt, daß B. über die Zurückhaltung queruliere und schimpfe und an Gerichte schreibe. Anfang November beginnt er sich zu unterhalten, verlangt Beschäftigung, macht Spaziergänge und hält sich anständig und ordentlich. Er macht Zukunftspläne, korrespondiert „und hat vollständig das Bewußtsein, daß er krank gewesen war". Seine Intelligenz erweist sich als ungestört, aus seinen Äußerungen geht hervor, daß er ein tüchtiger Geschäftsmann ist, „der aber jetzt für nichts mehr Sinn hat als fürs Geldverdienen; fast alle gemütlichen Regungen sind ihm fremd".

Von Januar bis August 1881 arbeitete er fleißig und geordnet in einem Geschäft, dann lief er plötzlich fort, wurde von der Polizei aufgegriffen, leistete Widerstand und wurde am 13. VIII. 1881 wieder in die Anstalt gebracht. Er war von vornherein wieder völlig ablehnend, aber erregter als bei der ersten Aufnahme. Er schlief nachts schlecht, lungerte tagsüber umher, ruinierte und zerriß, was er in die Hand bekam. Dabei blieb er völlig verschlossen und finster im Ausdruck. Die Erregung steigerte sich Ende Oktober; er lärmte Tag und Nacht, führte Selbstgespräche, aus denen auf Sinnestäuschungen geschlossen wird. Er bleibt bis Februar 1882 ganz untraitabel, unzugänglich und verwirrt. Schlaf und Appetit sind schlecht, wieder ist bemerkt, daß er stark onaniert. Nachdem Beruhigung eingetreten ist, spricht L. im April mit den Mitkranken „heiter, ja zeitweise nur allzu heiter und mischt sich in alle Angelegenheiten". Am 5. V. 1882 wird er gebessert entlassen.

Ein Jahr hat er sich dann wieder in einer Stelle ordentlich gehalten. Der Anstaltsaufenthalt von Mai bis September 1883 zeigte völlig den gleichen Verlauf wie die Psychose im Jahr zuvor. Zunächst interesseloses, mürrisch-ablehnendes Verhalten, nach einigen Tagen zunehmende Erregung: impulsives Losschlagen auf andere Kranke, Zerstören, Lärmen. Dann wird er vorübergehend etwas ruhiger, aber bleibt völlig verschlossen und lächelt verschmitzt, wenn er eindringliche Fragen schließlich mit ja oder nein beantwortet. Im Juli erreicht die Erregung den höchsten Grad, er spricht ständig, stößt unverständliche Worte und Silben hervor und agiert lebhaft mit den Händen. Dann trat der Umschlag schnell ein, und er ist bei der Entlassung ruhig und geordnet.

Im Juli 1884 wird er in der schwersten Erregung aufgenommen. Das Bild ist das gleiche wie früher, er zieht sich vielfach nackt aus und zerreißt alles. Doch wird hier erstmals bemerkt, daß er stets „in heiterster Stimmung" sei; den Fragenden sieht er höhnisch lachend an und zuckt die Achseln. Bis Oktober ist er meist isoliert, dann folgt eine Phase harmlos-vergnügter Untätigkeit, in der er zu Lumpereien geneigt ist, höchst nachlässig und salopp umherlungert, sich farbige Bänder ins Knopfloch stopft und auf einem Spaziergang ein Telegramm aufgibt mit dem Wortlaut:

„Kaufmann Föhr Juwelier Stuttgart
Anzeige an betreffender Stelle, wann Diadem sehr bald fertig dorten. Hoheit Berthold."

„Die Kinderei machte ihm eine unbändige Freude." Ende des Jahres 1884 ist notiert, daß L. nicht selten mitten auf der Straße Antwort gebe wie: „Nein, das tue ich nicht, so etwas lasse ich mir nicht gefallen." Bei Fragen danach antwortet er ausweichend oder erklärt, er habe mit sich selbst gesprochen.

Von Januar bis Dezember 1885 lebte er zu Hause. Dann folgt ein Erregungszustand von 2 monatlicher Dauer. Die Beschreibung deckt sich mit den früheren, an einer Stelle heißt es: L. laufe umher, „oft wird er in einer Art Zwangsbewegungen angetroffen, er hinkt, gestikuliert lebhaft, schreit auf einmal laut auf, dann läuft er lachend auf und ab, geht wieder eine Weile ruhig und beginnt dann den ganzen Tanz von vorne wieder". Am 29. III. 1886 wird er „bedeutend gebessert" entlassen.

Bei der Aufnahme im August 1886 dauert die erregte Phase etwa 1½ Monate, im Oktober liest er und ist viel für sich. Er bleibt geordnet, aber etwas gedrückter Stimmung bis zur Entlassung Ende Januar 1886.

Zu Hause war er „nur zu ganz leichten, mechanischen Arbeiten verwendbar". Anfang Juli 1886 wurde er traurig, einsilbig und verwirrt. So schien er auch bei der Aufnahme: ruhig, willig, jedoch gedrückt und kurz angebunden. Nach wenigen Stunden beginnt bereits die schwerste Erregung, die aber diesmal nur 2 Tage andauert. Ende September wird er ruhig, still, freundlich und heiter entlassen.

Nach 3 Tagen fand er sich freiwillig in gedrückter Stimmung wieder ein, es sei zu nicht nicht gegangen, weil seine Angehörigen zu viel Anforderungen an ihn gestellt hätten. Nach einigen Tagen wird er verwirrt und erregt und droht mit Tätlichkeiten. Der Zustand ist dann während 1½ Monaten wechselnd: bald führt er erregte Selbstgespräche und ist nicht zu fixieren, bald erscheint er heiter und unterhält sich vernünftig, raucht und spielt, bald ist er moros und einsilbig. Dann folgt eine leicht depressive Phase, in der er von der Überwachungsabteilung wegverlegt zu werden bittet, was dann auch gewährt wird. Er verkehrt unauffällig mit den anderen Patienten, bis man ihn Anfang Dezember 1887 eines Morgens erhängt am Bettpfosten fand.

Die Krankengeschichte, die als Krankheitsbezeichnung „Verrücktheit" trägt, enthält keine Angaben über ausführliche Befragungen in den freien Zeiten, auch über einen geistigen Rückgang, Symptome, die auf Zerfall usw. schließen lassen, ist sonst nichts bemerkt. Was über sein Benehmen zu Hause in den freien Zwischenzeiten notiert ist, haben wir angeführt. —

In der Krankengeschichte seiner Schwester Auguste Bär (III 6) ist vermerkt, daß eine Schwester der Mutter, welch letztere eine Kusine des Vaters war, hysterisch gewesen sei, die Mutter selbst wird als aufgeregt und nervös bezeichnet, ohne daß diese Angaben näher erläutert sind. Von einer spinalen Kinderlähmung her besteht bei der Kranken selbst eine Paraparese beider Beine. Sie besuchte deshalb nicht regelmäßig die Schule, sondern wurde zu Hause unterrichtet, hatte stets eine Pflegerin. In einem Bruchstück „Kindheitserinnerungen", das sich bei der Heidelberger Krankengeschichte befindet, schildert sie die ängstliche Fürsorge der Eltern und ihre Einsamkeit. Das Lernen sei ihr zunächst schwer gefallen, später wuchs das Interesse und sie hatte Freude am Unterricht. Sie wird als friedfertig, gutmütig, wohltätig bezeichnet.

Im Anschluß an einen Influenzaanfall im Winter 1891/92 wird von Schlaflosigkeit und Kopfschmerzen berichtet, sie war deshalb kurz in Behandlung in einem Privatsanatorium. Seit einer Wiederholung der Influenza im folgenden Winter „bestand eine rasch und unmotiviert wechselnde Stimmung". Die Erregung wuchs im Frühjahr 1894, es stellten sich Sinnestäuschungen ein, sie verweigerte die Nahrung und fand am 6. IV. 1894 im 23. Lebensjahr Aufnahme in der Anstalt W., aus deren Krankenblatt die anamnestischen Angaben zum Teil entnommen sind.

Dort war sie in den ersten $1^1/_2$ Monaten „vollständig unorientiert und verwirrt", in gehobener Stimmung, sprach alles mögliche ohne erkennbaren Zusammenhang wirr durcheinander. Sie ist dauernd isoliert und wird mit der Sonde ernährt. „Aus ihrem Verhalten geht deutlich hervor, daß sie lebhaft halluziniert." Einzelheiten sind nicht berichtet. Erst am 15. VI. 1894 ist sie „rasch beruhigt" und klarer, spricht viel, ist abnorm heiter und ißt selbst. Am 4. VII. wird notiert: „Ist vollständig einsichtig, hat an die Zeit der stärkeren Aufregung eine bis in die Einzelheiten gehende Erinnerung, ist noch etwas exaltiert und ruhelos, ist aber nach Angabe der Angehörigen von Jugend auf so gewesen." Am 25. IX. 1894 wird sie als genesen beurlaubt.

Bis zum Sommer 1897 war sie dann gesund, konsultierte damals wegen einer typischen Depression den Direktor der Anstalt. Gegen Herbst wurde sie wieder heiter. An Weihnachten 1897 äußerte sie einige Male, daß sie viele Stimmen höre, ohne daß sonst etwas an ihr aufgefallen sein soll. Am 11. I. 1898 wurde sie in Würzburg, wo sie sich zur Behandlung ihrer Gehstörung befand, plötzlich erregt, mußte heimgeholt werden, aß kaum mehr und schlief nicht.

In die Anstalt verbracht, erkannte sie die Personen dort wieder, war aber kaum zu fixieren. Sie „klagt über Stimmen, die ihr keine Ruhe lassen, die Stimmung ist offenbar je nach dem Inhalt ihrer Sinnestäuschungen eine wechselnde, bald gedrückt, bald gehoben". Der Zustand ist offenbar ähnlich wie bei der ersten Aufnahme, dauert aber nur etwa 14 Tage: wie früher macht sie Schwierigkeit bei der Nahrungsaufnahme, war diesmal öfters unreinlich. Am 25. I. halluziniert sie, wie sie selbst angibt, weniger, die Stimmung ist eher eine gedrückte, dabei „ziemlich ruhelos". Noch am 25. II. hört sie bei äußerlich geordnetem Verhalten lebhaft die Stimme ihres Bruders, der ihr bald dieses, bald jenes auftrage ... Hier bricht das Krankenblatt ab.

In der Folgezeit war sie wegen Schlaf- und Appetitlosigkeit 2mal in einem offenen Sanatorium, so Herbst 1907 7 Wochen lang. Damals kehrte sie aufgeregt zurück, klagte über Augenbeschwerden, war dann sehr lustig, fidel und unterhaltsam. Plötzlich sprach sie von einem Hirnschlag, schwätzte sehr viel, und wurde schließlich wegen ihrer Lebhaftigkeit am 13. XII. 1907 in die Heidelberger Klinik gebracht.

Sie machte hier einen völlig geordneten und ruhigen Eindruck, war zugänglich, freundlich und nicht zurückhaltend. Sie klagte über große Unruhe. Als sie die Gründe auseinandersetzen will, kommt sie vom Hundertsten ins Tausendste, erwähnt unendliche, belanglose Einzelheiten. Sonst machte sie eher einen gehemmten Eindruck, sprach leise und ruhig. Sie gab an, sie höre befreundete, nicht sehr deutliche Stimmen, die das aussprechen, was sie eben denken wolle, noch bevor sie es fertiggedacht habe. Wenn sie sich die Ohren zuhalte, werde es deutlicher.

Nach einigen Tagen ist sie viel ruhiger. Sie faßt ihre Lage korrekt auf, sieht in allem etwas schwarz: macht sich unnötige Geldsorgen, fürchtet, der Bruder habe bei seiner Ehescheidung seiner Frau unrecht getan usf. Sie spricht sich gerne aus, redet über die Zukunft, erzählt, daß sie so sehr am Alten hänge, sie könne sich nur schwer in eine neue Umgebung finden. Auch Personen, die sie sonst schätze, könne sie zuzeiten, wegen dieser oder jener Eigentümlichkeit, nicht ausstehen.

Sie ist sehr empfindlich, der Gedanke körperlicher Untersuchung macht sie ängstlich, die große Visite versetzt sie in Unruhe: „Wenn viele im Zimmer sind, da verwirren sich meine Gedanken, da kann ich überhaupt kaum mehr reden."

Bis 1. XI. 1908 blieb die Kranke in der Klinik. Über das Verhalten in dieser Zeit enthält das Krankenblatt keine Einzelheiten. Zusammenfassend heißt es: „Das ganze Jahr über dauernd schwankend. Bald etwas laut gereizt, quengelnd, ironisch, dann wieder still gehemmt, mit sich und der Welt unzufrieden. Die Schwankungen nehmen niemals stärkere Grade an. Keine Komplikationen."

8 Tage nach der Entlassung kam sie wieder in die Klinik. Sie war gedrückt, schlief schlecht, glaubte, sie könne draußen nicht allein durchkommen, werde mit dem Leben nicht fertig. Sie blieb bis Ende Februar 1909. Eine Krankengeschichte wurde nicht geführt. Im Juni 1909 bedankt sie sich in einem Briefe herzlich beim Arzt: „Das ruhige Landleben tut mir gut, und ich fühle mich wohl, es geht besser hier, als ich gedacht habe."

Sie lebte dann fast 10 Jahre in der Freiheit, offenbar niemals völlig ausgeglichen in ihrem Wesen. Wenigstens ist das in der Krankengeschichte der Anstalt W., wo sie im August 1917 46jährig aufgenommen werden mußte, angedeutet. Sie war plötzlich unruhig, schlaflos und erregt geworden, sang, schrie und sprach unausgesetzt, zusammenhanglos und verwirrt. Bei der Aufnahme war sie bald euphorisch, bald reizbar, zeigte Rede- und Bewegungsdrang. Ideenflucht und Gehörstäuschungen sind ohne präzisere Angaben notiert. Dieser Zustand dauerte etwa einen Monat, vielfach unterbrochen von „melancholischen" Anwandlungen, in denen sie zeitweise weinte und als „sehr traurig" bezeichnet wird. Dann überwiegt bei äußerlich geordnetem Verhalten ein gereiztes querulierendes Benehmen, sie ist anspruchsvoll, drängt aus der Anstalt fort, und besonders zur Zeit der Menstruation erregt und schlaflos. Immerhin konnte sie zuletzt monatelang mit einer Privatpflegerin in einem Landhaus leben. Seit der Entlassung im März 1918 lebt sie wieder mit ihren beiden Dienstboten zu Hause. Im Oktober 1922 berichtet sie selbst: „Ich kann gegenwärtig mit meinem Befinden zufrieden sein, fühle mich aber nie ganz sicher und den Erfordernissen des Lebens nicht gewachsen. Seit 1918 haben sich keine besonderen nervösen Störungen mehr gezeigt, obwohl ich nie ganz frei und wohl mich befinde." —

Henriette, die 3. Tochter des Ehepaares Bär (II 3), heiratete einen Vetter, wahrscheinlich den Bruder der Frau des Hirsch Bär, sie hat 3 gesunde Söhne (III 8—10), während eine Tochter (III 7) an periodischen Verstimmungen gelitten haben soll, ohne daß sie anstaltsbedürftig wurde. Ihre und ihrer Geschwister Nachkommen, deren Zahl zum Teil nicht genau zu ermitteln war, sollen gesund sein. Es folgt Jakob Bär (II 4), ein Uhrmacher, Junggeselle mit allerlei Sonderbarkeiten, ein gutmütiger, geselliger Mensch, der einmal schwer erkrankt gewesen sein soll. Welcherart das „Nervenleiden" war, konnten wir nicht klarstellen, in einer Anstalt war er nicht. Im höheren Alter wurde J. B. schwachsinnig, er verwechselte Tag und Nacht, vernachlässigte sich und starb schließlich im Greisenblödsinn, war aber nie im Krankenhaus. Seine nächstjüngere Schwester Karoline Bär verehelichte Wolf (II 5) ist die Mutter unserer Kranken. Ihre Lebensgeschichte soll im Zusammenhang mit den Berichten über die Kinder weiter unten mitgeteilt werden.

Der folgende Bruder, Emil Bär (II 6), wird als der gesündeste in der Geschwisterreihe bezeichnet. Er war im geistig aus seinem Stande hervorragender, tüchtiger Kaufmann, der Gründer einer noch bestehenden Fabrik. Er war bis zuletzt rüstig und starb im 91. Lebensjahre. Auch seine 4 Töchter (III 19—22) sind niemals seelisch erkrankt; zwei waren an hochangesehene Ärzte verheiratet, davon ist die jüngere eine hochintelligente, feinsinnige Frau. III 19, 20 und 22 haben zum Teil schon erwachsene Nachkommen, die gleichfalls sämtlich psychisch intakt sind bis auf ein jetzt etwa 20jähriges Töchterchen von III 19, welches körperlich und geistig zurückgeblieben sein soll.

Manasse Bär (II 7) erreichte ebenfalls ein hohes Alter und war ein Durchschnittsmensch ohne Auffälligkeiten; sein ältester Sohn (III 23) war geistig „minderwertig", offenbar ein psychopathischer Imbeciller, er starb früh. Außerdem hatte er eine gesunde Tochter (III 24), die ledig blieb.

Wilhelm Bär (II 8) war zwar nie eigentlich krank, aber offenbar von Haus aus abnorm veranlagt. Er wollte ursprünglich Rabbiner werden, erwies sich aber dazu als zu willensschwach und energielos; vollends war er als Kaufmann unfähig, die Familie mußte ihm immer wieder beispringen. Von seinen beiden gesunden Töchtern blieb die jüngere ledig (III 26), die ältere (III 25) heiratete den minderwertigen Vetter Josef (III 23), die Kinder aus dieser Ehe (IV 14) sollen bis jetzt gesund sein.

Sigmund Bär (II 9) lebte ständig im Ausland, vielleicht im Zusammenhang mit einer Strafverfolgung. Näheres war darüber nicht in Erfahrung zu bringen. In der Familie heißt es, er habe sich sittlich vergangen; nerven- oder geisteskrank soll er nicht gewesen sein. Er war im Ausland verheiratet, wahrscheinlich kinderlos.

| Der folgende Bruder Max Bär (II 10) soll mit Wilhelm (II 8) Ähnlichkeit gehabt haben: wenig tüchtig, ohne Initiative, er brachte es nicht zu viel. Sein ältester Sohn ging nach Amerika (III 17), die Tochter (III 24) ist gesund und lebt in glücklicher Ehe, aus der bis jetzt nur gesunde Kinder hervorgingen, die etwa im 3. Lebensjahrzehnt stehen.

Die jüngste der Geschwister endlich, Röschen (II 11) verheiratete U., war schwachsinnig. Sie wurde in der Familie nie für voll genommen, abgegrenzte Psychosen sind anscheinend nicht vorgekommen, doch galt sie nicht als normal. Von ihren Kindern (III 29—31) starb ein Sohn sehr früh, die beiden anderen sind gesund, haben aber keine Nachkommen.

Die Nachforschungen in der väterlichen Familie (Abb. 3) sind außer durch die Ehen des Großvaters auch dadurch erschwert, daß die Familie wenig seßhaft war und stark zersprengt ist. Dieser Großvater Salomon Wolf (I 1) war ein besonders fähiger und tüchtiger Mensch, er hat sich unter anderm um den Weinbau seines Heimatortes durch seine ungewöhnliche Tatkraft große Verdienste erworben, die auch anerkannt wurden. Die Großmutter A. W.'s von Vaters Seite soll im höheren Alter an Gemütsverstimmungen gelitten haben, ohne daß über deren Art Näheres bekannt wäre; sie lebte bis zu ihrem Tode in der Familie. Aus dieser Ehe ging außer A. W.'s Vater (II 1) noch eine Schwester (II 2) hervor, Sarah Wolf, verehelichte M. Unter ihren Kindern befinden sich 3 abnorme Persönlichkeiten. Der Sohn (III 4) beging etwa 40 Jahre alt Selbstmord, angeblich weil er mit seinem Schicksal nicht zufrieden war. Er galt als „schwerblütig". Ein weiterer Sohn (III 5) war ein schwer erziehbarer, schwachsinniger Psychopath, er wurde von dem wenig verständigen Vater schlecht behandelt, nach Amerika verschickt und ist dort verschollen. Eine Tochter (III 7) erkrankte etwa im 20. Lebensjahr, nachdem sie schon als Kind durch manche abnorme Züge aufgefallen war. Sie lebte zunächst mit einer Ge-

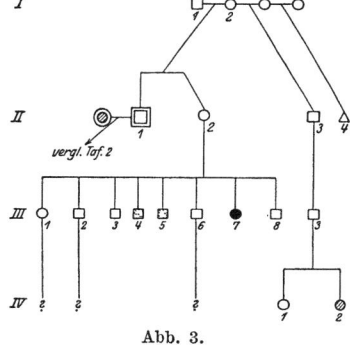

Abb. 3.

sellschafterin in der Familie, später mit dieser allein und starb schließlich nach einem mehrjährigen Aufenthalt in einem Berliner Sanatorium. Genaueres war nicht zu ermitteln. Doch ist es nach Einzelheiten, die uns von ihrem Benehmen berichtet werden, recht wahrscheinlich, daß es sich um eine schleichende schizophrene Erkrankung gehandelt hat. —

Aus den anderen Ehen Salomon Wolfs haben wir zufällig von einem Fall Kenntnis, der zur Vervollständigung hier angeführt sei. Ein Stiefbruder des Vaters von A. W. (II 3), der selbst gesund war, hatte einen ebenfalls völlig gesunden und unauffälligen Sohn; dessen Tochter Mina Wolf [IV 2[1])], war mehrfach Patientin in der Heidelberger Klinik, lange Zeit in anderen Anstalten, auch gegenwärtig lebt sie in einer Schweizer Anstalt. Ihre Erkrankung gehört sicher dem manisch-depressiven Formenkreis an; schon im Alter von 12 Jahren trat die erste typische Depression auf, später wurden neben typischen flotten Manien und einwandfreien Depressionen eigenartige Mischzustände und auch tobsüchtige Erregungen beobachtet. Doch trat jedesmal wieder eine vollständige Heilung ein. Der Fall ähnelt in vielen Einzelheiten dem der (nicht mit ihr verwandten) Mutter von Antonie Wolf, deren Krankheitsgeschichte weiter unten mit geteilt ist. Auf Einzelheiten einzugehen, verbietet die notwendige Begrenzung. Nachdem der Grad der Verwandtschaft mit unserer Patientin A. W. irgendwelche Rückschlüsse nicht erlauben dürfte, hat unter erbwissenschaftlichem Gesichtspunkt der Fall nur ein Interesse: er zeigt, daß auch in der väterlichen Familie eine atypische zirkuläre Psychose vorhanden ist. Die einzige noch lebende Schwester dieser Kranken ist gesund und frei von Anomalien.

*

Antonie Wolfs Vater (II 1, Abb. 3) wird als ein außerordentlich gleichmäßiger, arbeitsamer Mensch geschildert, der Frau und Kinder zärtlich liebte und trotz der Fülle

---

[1]) Versuchsperson 4 bei Aschaffenburg: Experimentelle Studien über Assoziationen. S. 305. Dort irrtümlich als Geschwisterkind von Antonie Wolf bezeichnet.

der Schicksalsschläge (geistige Störungen der Frau und vieler Kinder) sich immer wieder
aufzurichten wußte, obwohl ihn alles tief ergriff und ihn lebhafteste Anteilnahme bewegte.
Er gründete in der Großstadt eine hochangesehene Firma, die noch besteht, war ein energischer,
umsichtiger Kaufmann. Aus den zahlreichen Briefen an die Ärzte von seiner Hand, die
sich bei den Akten und Krankengeschichten befinden, spricht neben einer überaus pflicht-
treuen Fürsorge für die erkrankten Familienmitglieder eine unerschöpfliche Gatten- und
Vaterliebe und taktvolles Verständnis und Dankbarkeit bei allen ärztlichen Maßnahmen.
Sein Verkehr mit den Ärzten in Illenau, wo sich seine Frau jahrelang befand, ist durch den

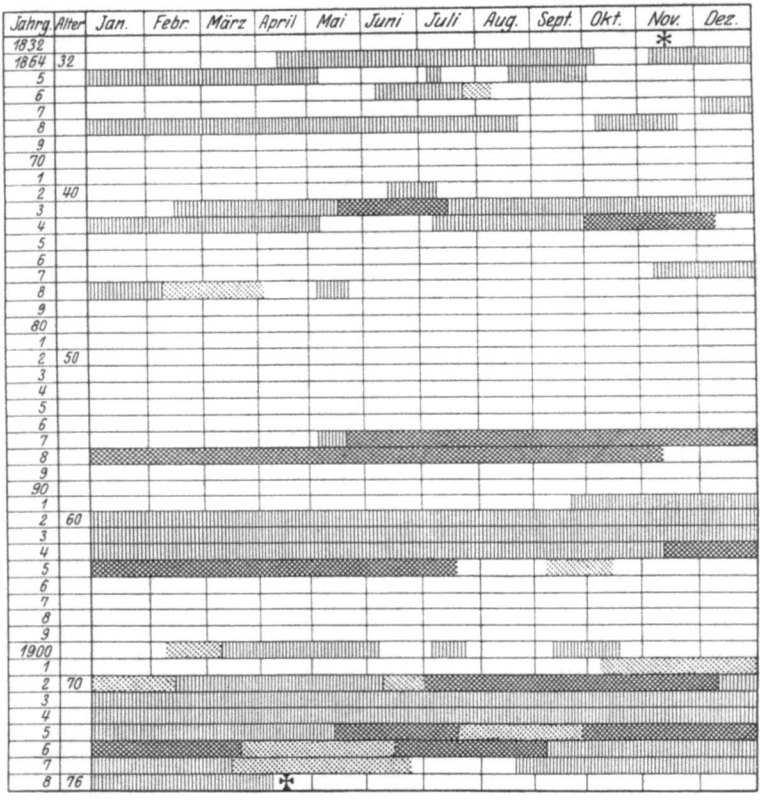

Abb. 4. Karoline Wolf.

Ton vertrauensvoller Erkenntlichkeit musterhaft. Er starb in hohem Alter, geistig bis
zuletzt ungeschwächt.

Seine Ehefrau Karoline Wolf geb. Bär (II 5, Abb. 2), die Mutter unserer Patientin,
die fünfte in der Geschwisterreihe Bär, bedarf ausführlicher Darstellung (vgl. die Übersicht Abb. 4):

Über die Kindheit und frühe Jugend ist so gut wie nichts bekannt. Bei der ersten
Aufnahme in Illenau gab die damals 33jährige Kranke dem Arzt eine Darstellung ihrer
Jugend, die aus einer deutlich depressiven Einstellung kam und kaum Verwertbares enthält.
Sie erzählte von kleinen Zwistigkeiten mit Geschwistern, an denen sie allein schuld gewesen
sei usf. Einen ersten Verstimmungszustand, der eintrat, als man ihr einen Mann als Bräutigam
zuführte, zu dem sie keine Liebe empfand, schildert sie aber durchaus charakteristisch,
er ist auch durch Angaben eines Bruders und des späteren Ehemannes bestätigt und dürfte
zeitlich wohl vor das 20. Lebensjahr fallen. Sie sei damals „mehr erschrocken", wenn

sie der Bräutigam besuchte; nach den Einkäufen für die Ausstattung habe sie nächtliche Angst und Reue befallen. Sie war unlustig zur Arbeit, lag viel im Bett. Nachdem das Verlöbnis rückgängig gemacht worden war, trat eine kurze Besserung ein, doch blieb sie noch längere Zeit ($^1/_2$ Jahr nach Angabe des Ehegatten) schlaflos, dachte daran, in fremde Dienste zu gehen, um unter strenger Aufsicht zu arbeiten, und war zeitweise lebensmüde.

Bei der Verlobung mit W. (1855) machte sie einen völlig gesunden Eindruck und blieb auch in den ersten 10 Jahren der Ehe nach Angaben des Mannes gleichmäßig und normal. Die Ehe war eine „durchaus glückliche", die Frau von Charakter „äußerst gut, religiös und brav in jeder Beziehung, menschenfreundlich, leutselig; ich hatte sie vor der Krankheit nie anders als heiter, sehr munter, aufgeweckt und lebensfroh gesehen, tätig, eine brave gute Mutter und Erzieherin unserer Kinder" (Aufzeichnungen des Mannes für die Illenauer Ärzte 1865). Die Kranke selbst erzählte zu jener Zeit, sie habe seit der ersten Schwermut nie mehr ihre rechte Selbständigkeit wieder bekommen und sich deshalb mit besonderer Wärme an eine Schwägerin angeschlossen und habe dieser in allem gefolgt. Auch habe sie einzelne Tage gehabt, an denen sie sich nicht gerne gekleidet habe, unschlüssig und mit sich selbst unzufrieden gewesen sei, während sie an anderen mit sich und dem, was sie getan habe, sehr zufrieden war. Die intime Freundschaft mit der Schwägerin wird auch objektiv bestätigt. Als diese im April 1864 nach einer Geburt an Wochenbettfieber starb, wobei die Kranke sie bis zuletzt aufopfernd gepflegt hatte, machte sie sich völlig ungerechtfertigte Vorwürfe, daß sie durch Zuziehung weiterer Ärzte den schlimmen Ausgang hätte verhindern können und war untröstlich. Bald wurde ihre eigene Krankheit Gegenstand ihrer Selbstbeschuldigungen: sie habe sich absichtlich hängen lassen, sie hätte sich starkmachen müssen, sie sei der Krankheit nicht mit aller Energie entgegengetreten usf. Nach einigen Wochen traten diese Ideen zurück, sie fühlte sich einige Tage frei und wohl, dann traten sie mit wechselndem Inhalt wieder stärker hervor, manchmal anscheinend von keinen realen Anlässen ausgelöst. Nach einer Frühgeburt im Oktober 1864 war sie 4 Wochen „heiter und gesund wie vorher". Dann kam eine neue Verschlimmerung mit nächtlicher Unruhe, die sie aber noch immer zu beherrschen vermochte; sie äußerte, sie hätte laut aufschreien, sich den Kopf an der Wand zerschellen mögen. Tagsüber machte sie sich alle möglichen Skrupel, konnte nicht ruhigsitzen, nicht essen. Sie hatte einen großen Drang zum Schnupfen, dem sie nicht widerstehen konnte. Sie glaubte sich der Hausarbeit nicht mehr gewachsen, immer wieder tauchte der Gedanke auf, das Unglück in der Familie der Schwägerin verschuldet zu haben. Zeitweise war sie völlig verzweifelt, wurde an ihren religiösen Anschauungen irre, was sie wiederum tief bekümmerte. Dazu kamen allerlei unbestimmte körperliche Klagen: wenn die melancholischen Anfälle herannahten, müsse sie häufig leer schlucken, sie fühle einen Druck auf dem Kopf, auf der Brust, oder auch ein Gefühl der Leere und Gefühllosigkeit im ganzen Körper, schlechten Geschmack im Munde, Verstopfung usw. Als sie mit ruhiger düsterer Miene in großer Ausführlichkeit diese Beschwerden dem Arzte geschildert hatte, bat sie zuletzt dringend um offene Antwort, ob sie überhaupt noch Hoffnung haben könne; sie könne es nicht glauben. Und selbst wenn es vorübergehend wieder besser werde, so könne die Krankheit doch wiederkommen und dann — —

In der Anstalt, wohin sie im April 1865 erstmals verbracht wurde, scheint sich der Zustand sehr bald gehoben zu haben. Schon Anfang Mai arbeitete sie auf dem Felde mit. Im Juli trat, soviel aus den Mitteilungen an die Angehörigen zu entnehmen ist, ein Rückfall von kurzer Dauer ein, ebenso Ende August; während sich die zweite Verstimmung allmählich hob, holte sie der Mann anfangs Oktober 1865 nach Hause. Dort besserte sich der Zustand zusehends, sie machte Niederkunft, Wochenbett und Wiedereintritt der Menstruation ohne psychische Störungen durch; erst mit Beginn des Sommers 1866 traten wieder Verstimmungszustände wechselnd mit Tagen einer absichtlich und erzwungen anmutenden Heiterkeit auf. Sie ließ sich heimlich eine größere Anzahl der ihr verschriebenen Belladonnapulver anfertigen und nahm sie auf einmal. Als die schweren Vergiftungssymptome geschwunden waren, wurde sie Ende Juli 1866 zum zweiten Male in die Anstalt verbracht. Die unmittelbar im Anschluß an den Selbstmordversuch einsetzende Aufhellung des Gemütes hielt dort an. Die Klagen über schwere Träume, Druckgefühl am Kopf, Klingeln in den Ohren traten mehr und mehr zurück, sie nahm an Gewicht zu, sah blühend aus und wurde frei mit dem „glücklichen Gefühl der Gesundheit" Mitte September 1866 entlassen. Im April 1867 berichtet der Ehemann W., daß sie noch in schweren Träumen die Zeit der Krankheit nacherlebe, daß sie aber sonst heiter und vergnügt und tätig wie früher sei.

Im Juli 1867 gebar sie wiederum ohne Komplikationen eine gesunde Tochter, erst Ende des Jahres zeigten sich neuerdings Symptome der Schwermut in milder Form. Sie soll bis dahin teilnehmend und arbeitsfähig gewesen sein wie lange nicht mehr. Dann traten die gleichen Beschwerden wie früher hervor, sie betonte immer wieder die eigene Schuld an ihrer Erkrankung, gönnte sich das Essen nicht und wurde anfangs Januar 1868 erneut in die Anstalt aufgenommen. Im April und Mai 1868 sind ausführliche, tägliche Aufzeichnungen über den damals vielfach wechselnden Zustand gemacht worden: im Vordergrund stehen weitschweifige, sich immer wiederholende Klagen über Druckgefühl im Kopf, im Hals, Frösteln im Rücken und das Gefühl der Leere in der Herzgegend unter der linken Brust. Verzweiflung wechselt mit Klagen über Abstumpfung des Gefühlslebens, nach schweren Träumen erwacht sie schweißgebadet. Am 25. IV. 1868 ist darüber notiert: Gestern abend sei es wieder schwer über sie gekommen. Wie eben der Gedanke komme, Gott verzeihe nicht, werde es wieder schwerer. Daher . . . die schweren Träume . . . Es sei etwas Schreckliches, wie sie da im Traum in der Verzweiflung gewesen . . . Die Angst in dem Traum, in der Verzweiflung, sie könne nicht weiterleben, sei auf den höchst n Punkt gesteigert. Sie weine, schreie im Traum, glaube aber nicht, daß sie laut werde . . . Mehrfach wird sie von „unerwarteten Gedanken", über die sie sich wundere, wo sie herkämen, gequält, sie fürchtet völlig „durcheinander" zu werden und hält sich deshalb nachts mit Gewalt wach. Die Sprache müsse sie aus der „Vertiefung" unter der linken Brustwarze herausholen, wo es völlig leer und hohl sei . . . Sie bittet den Arzt, ihr dort einen Schröpfkopf anzusetzen, damit sie dort die Liebe und Wärme wieder fühle. Ihr Blick ist düster und starr, die Stimmung besonders vormittags gedrückt, die Stimme krächzend und traurig; die Selbstvorwürfe, das Jammern, die Verzweiflung über die Unheilbarkeit der Erkrankung werden ähnlich wie früher geschildert. Dauernd ist sie verstopft und appetitlos. Gegen Ende August hat sie noch ähnliche, aber doch erheblich geringere Beschwerden, sieht oft blühend aus, wird dicker, klagt immer noch morgens über schwere „die Krankheit ihr vorstellende Träume". In welchem Zustand sie Mitte September 1868 entlassen wurde, ist nicht berichtet; 3 Wochen später (Anfang Oktober 1868) wurde sie wieder aufgenommen und blieb noch bis Ende November des gleichen Jahres in der Anstalt. Über diese Zeit sind keine Aufzeichnungen vorhanden. Vom Dezember 1868 liegt ein dankbarer, zufriedener Brief der Kranken an die Ärzte vor, worin sie beglückt von der wiedergewonnenen Gesundheit berichtet, und auch noch im Februar des folgenden Jahres schreibt der Mann von ihrem ausgezeichneten Befinden.

Bis zum Sommer 1872 scheint K. W. gesund gewesen zu sein. Als ihr aber damals ein eben geborenes Kind an Pertussis starb, konsultierte sie die Illenauer Ärzte, klagte über trübe Gedanken, Gefühlsmangel und Selbstvorwürfe. Im Februar 1873 kam sie wieder in die Anstalt und blieb mit einer kurzen Unterbrechung bis zum Mai 1874 dort. Über diese Zeit sind nur wenige Notizen vorhanden, die die gleichen oder ähnliche depressive Beschwerden beschreiben, wie sie bei den vorausgehenden Phasen berichtet sind. Die „Leere unter der linken Brust" und die anderen an den Körper lokalisierten Beschwerden kehren wieder, es werden dementsprechend therapeutische Maßnahmen angewendet, daneben bringt sie eine Fülle von subjektiven Hemmungsklagen vor. Wichtig ist noch ein Brief der Patientin vom Mai 1873, worin sie mit flüchtiger Schrift, die deutlich die Erregung verrät, die Ärzte um Entfernung aus der Anstalt und Verbringung in ein Gefängnis bittet: sie sei nicht krank, sondern die größte Verbrecherin der Welt und sei in einsamer, lebenslänglicher Kerkerstrafe unterzubringen . . . Über eine weitere Internierung vom Oktober 1874 bis Juli 1878 sind die Mitteilungen noch spärlicher; aus Briefen des Mannes und Auskünften an ihn ist zu entnehmen, daß die Erkrankung schon 3 Monate vor der Verbringung nach Illenau bestand, und daß der Anlaß dazu ein Selbstmordversuch mit Morphiumlösung war. Danach stellten sich Schreiparoxysmen ein. Diese wiederholten sich. „Das Gefühl der Leere auf der linken Brust treibe ihr das Schreien heraus . . . Schreit auf einmal auf: „Jetzt kommt die Macht . . . da werden sie sehen, was dann vorgeht." Der Versündigungswahn beherrschte sie wieder, die Welt gehe ihrer Sünden wegen unter. Sie verweigert Fleisch zu essen, weil sie sich auf den Weltuntergang vorbereiten müsse, da müsse sie „alle ihre Kinder und ihre Familie, uns alle aufessen". Sie bewegt den Rumpf ängstlich vor- und rückwärts, stöhnt, tanzt anhaltend und so heftig im Zimmer herum, daß sie erbrechen muß. Einmal ist notiert, sie höre Stimmen vom Himmel herab (November 1874). Im März 1875 findet sie der Ehemann bei einem Besuch zufrieden und glücklich. Verwertbare Nachrichten sind erst wieder von Ende 1877 und 1878 vorhanden. Sie hält in dieser Zeit zunächst noch an ihren Wahn-vorstellungen fest, ist gereizt, unruhig, für die Gesellschaft ungeeignet und zeigt Neigung zum Zerstören. Allmählich gewinnt sie im Februar 1878 Interesse für die Umwelt. Vor-übergehend wird die Erregung als heiter gefärbt bezeichnet. Im Mai ist die Stimmung gedrückt und düster. Anfang Juni teilt K. W. selbst in einem Brief dem Manne mit, daß „die Besserung eingetreten ist" . . . „das letzte halbe Jahr war mehr als schwer, ich hatte gar nicht den Mut, Dir zu schreiben, daß meine Gefühle wieder natürlicher sind, aus Angst, es könnte wieder umschlagen . . ." Sie habe sich die Briefe der Angehörigen aus den 3 Jahren geben lassen und sie mit Interesse gelesen. Sie macht Vorschläge für die Hauswirtschaft, „es geht noch nicht recht mit dem Schreiben, es greift mich noch alles an . . ."

Fast 9 Jahre, bis in ihr 55. Lebensjahr, war K. W. danach in der Familie. Aus der Korrespondenz geht hervor, daß die Familie 1884 in einer Sommerfrische in der Nähe der Anstalt war und die Kranke sich von den dortigen Ärzten behandeln ließ. Trotz zeitweise ungestörten Wohlbefindens nahm sie die ganze Zeit Morphiuminjektionen, an die sie sich gewöhnt hatte. Leichte, zeitweise auftretende Verstimmungen sollen dadurch in kurzer Zeit zu Hause behoben worden sein. Im übrigen soll sie nach dem Bericht des Mannes munter, vergnügt und sehr glücklich gewesen sein, auch noch bei der Verlobung der 3. Tochter, die der Aufnahme im Mai 1888 unmittelbar voraufging. Vor der Internierung bot sie zu Hause ein vom behandelnden Arzt (Dr. Friedmann, Mannheim) ausführlich beschriebenes Bild einer typischen Depression mit mäßig starker Hemmung und Versündigungswahn. Plötzlich begann sie nachts mit Pathos von ihren Sünden zu sprechen, und als sie in I. an-kam, war sie in „hochgradiger Erregung mit negativem (feindseligen) Charakter auf der Grundlage von Selbstvorwürfen", eine Mischung „von Selbstverachtung, Galgenhumor und Sarkasmus . . . bis zur Blasphemie und Verleugnung aller Pietät . . . reflektorisches, wildes Schreien in Heultönen, Grimassieren des Gesichts . . . Gottrufe und schrilles, höhnendes Lachen. Bewußtsein in den ersten 8 Tagen tief gestört . . . dämmerte nur vor sich hin . . . erwiderte kaum den Gruß, nannte sich Teufel und Satanas, kümmerte sich um gar nichts als um ihre Morphiuminjektionen und ihren Schnupftabak". Als sie etwas freier wurde, äußerte sie „trockenen Auges mit pathetischer Stimme oder schreiend, die Erde werde sich spalten, alles werde untergehen, sie hätte alles retten können, ihretwegen sei ein Neubau in der Anstalt nicht zustande gekommen, sie sei das 5000jährige Atom, das einst mit Gott bei Erschaffung der Welt um das Licht gerungen, es bestehe nichts mehr, alle seien nur Schatten des Bösen, und das Böse sei sie". — In salopper Kleidung, völlig rücksichtslos, lief sie auf dem Korridor umher, zerrupfte Blumenstöcke, kniff und stieß die Vorübergehenden oder insultierte sie sonst. Brutal schimpfte sie, als ihr das Morphium entzogen wurde, und begann dann maßlos Bier zu trinken! Als Durchfälle auftraten, ließ sie alles unter sich gehen, wo sie ging und stand, und widersetzte sich allen Versuchen, sie reinzuhalten. Auf alle Gegenvorstellungen: sie sei ja doch der Teufel! Zeitweise „dämmert sie indolent vor sich hin, achtet auf niemand, bis plötzlich die „diabolischen Anreize wieder auftreten". Sie lacht zynisch, wenn ihr Grüße von den Angehörigen bestellt werden, ist frivol und non-chalant, mit einer Art Galgenhumor. Sie machte ernsthafte Selbstmordversuche, beschmutzt (noch im Oktober) das Zimmer und erklärt, das seien die anderen Kranken gewesen. Gegen Ende des Jahres 1887 spricht sie von Stimmen, von denen sie geplagt werde, die sie hinaus-rufen und verfluchen.

In dieser Zeit wird die Periode unregelmäßig und schwächer. Zeitweise brachte sie völlig verwirrte Äußerungen vor, „zusammengewürfelt zu einem wirklichen Ideenchaos". Dazu kamen einförmige, immer wiederholte Bewegungen, die Stimmung wird einmal als gutmütige Heiterkeit bezeichnet. Doch bittet sie immer wieder um den Tod, sonst bekommen die Geister unter ihrem Zimmer keine Ruhe, es werde auf der Welt nichts mehr wachsen; sie höre Quellen und Meere durch das Zimmer rauschen. Mitte Februar 1888 ist die motorische Er-regung geringer. Der Zustand blieb im übrigen unverändert bis zu Beginn des Winters 1888/89; damals durchblätterte sie illustrierte Bücher, sie geradezu verschlingend, hatte für nichts anderes Interesse und war nur mit Mühe nachmittags zu kleinen Spaziergängen zu bewegen. Als Beispiel der Form ihres unverändert zäh festgehaltenen Versündigungs-wahns sei folgender Eintrag angeführt: . . . vor einigen Tagen wäre es noch Zeit gewesen, daß sie alles hätte gutmachen können. Der Geist sei ihr nachts ans Bett getreten, so daß sie gesagt habe: ich will dir ein Zeichen geben; da sei der Wind durch ihr Zimmer gefahren ... sie aber habe, statt weiterzufragen, nur geschnupft, auf diese Frechheit sei jetzt alles zerstört; aus ihr hätte der Messias werden können, sie sei Teufel geworden ...

K. W. blieb diesmal im ganzen 8 Jahre in der Anstalt. Über das Verhalten in den Jahren 1888—1890 bestehen keine Aufzeichnungen. Im November 1890 erkundigte sie sich bei dem besuchenden Ehemann interessiert und eingehend nach allen Vorkommnissen in der Familie. Ende 1891 wird über Klagen über innere Unruhe und Schlaflosigkeit berichtet. Der Zustand wird als ein chronischer bezeichnet (Diagnose: „chronische Melancholie"), die Todeswünsche bleiben die gleichen, 1893 mit der Variante, sie könne nicht sterben, sei zum ewigen Leben verdammt. Erst Ende 1894 tritt wieder eine zynisch-heiter gefärbte Erregung ein, sie ist verwirrt und unrein, verkennt die Ärzte, „hört Stimmen aus dem Bett", monologisiert in Fragmenten, Zitaten usf. und schimpft. Sie verlangt ständig zu essen und zu trinken, zerreißt, entblößt sich und schmiert. Im Mai 1895 schreibt sie an den Mann und verlangt nach Hause, die Entlassung erfolgte anfangs September 1895, gebessert. Zu Hause ist sie zunächst noch sehr lebhaft und gesprächig, kritisierte und schimpfte viel. Daran scheint sich wiederum eine langdauernde depressive Phase angeschlossen zu haben. Sie nahm zwar nach den Berichten des Mannes an den Vorgängen in der Familie Anteil, lag aber viel im Bett, erhielt dauernd Morphiuminjektionen, und die Spirituosen mußten vor ihr verschlossen gehalten werden. Vorübergehend kam es auch zu gereizten Erregungen, unter denen die Familie sehr litt.

Ein solcher Zustand mit ausgesprochen manischem Einschlag, in dem sie Einkäufe machte, Geschenke verteilte, Unbekannte ansprach und sich mit den Buben auf der Straße mit Schneeballen warf, führte sie im Februar 1900 in die Heidelberger Klinik. Hier war sie ungefähr einen Monat in hochgradiger motorischer Erregung, führte ideenflüchtige, erotisch gefärbte Reden und wurde im Dauerbad behandelt. Daran schloß sich eine resignierte Verstimmung, in der sie alles bereute und sich wegen ihres Verhaltens entschuldigte, ohne daß Wahnideen hervortraten. Allmählich lebte sie im Frühjahr auf, fand bei Aussprache Erleichterung, hatte Sinn für das Komische, wurde einsichtsvoll, bescheiden und wohlwollend zu den anderen Kranken. Als sie aber im Juni 1900 entlassen werden sollte, suchte sie die Heimkehr mit Vorwänden hinauszuschieben und konnte sich zu nichts entschließen.

Sie blieb auch zu Hause „mehr ruhig, wie normal", bis im Oktober 1901 als 69jährige ein ausgesprochen manischer Aufregungszustand mit Gereiztheit ihre Wiederverbringung nach Illenau notwendig machte. Hier blieb sie jetzt bis zu ihrem Tode im April 1908. Ohne freie Intervalle wechselten manische mit melancholischen Zuständen ab. Bis Februar 1902 war sie vorwiegend heiter erregt, dann folgte eine Depression bis Juni 1902; sie wurde abgelöst von einer schweren manischen Tobsucht, die bis Dezember 1902 dauerte. Es schloß sich eine lange vorwiegend depressiv gefärbte Zeit an, die bis Mai 1905 währte. Aber schon von Februar 1903 ab sind kurzdauernde Zustände heiterer Aufgeräumtheit eingesprengt, die aber über die schwermütige Grundstimmung niemals auf längere Zeit die Oberhand gewinnen. Es folgte die letzte Phase schwerer Erregung von 16 monatlicher Dauer bis September 1906, an die sich eine Depression anschloß, welche im März 1907 einer Periode hypomanisch gefärbten, relativen Wohlbefindens wich. Dann begann im August 1907 eine leichte melancholische Phase, die bis zum Tode währte.

In den melancholischen Zuständen treten die früheren grotesken, nihilistischen Wahnideen nicht mehr hervor, und auch zu motorischen Entladungen kommt es nicht mehr, die jetzt völlig auf die manischen Zeiten beschränkt sind. Sie ist still und gehemmt und klagt über die bekannten meist am Körper lokalisierten Beschwerden. Mitunter ist sie nörglerisch und gereizt und hat, wie einmal ausdrücklich bemerkt ist, in der tiefen Verstimmung keine Einsicht für das Krankhafte ihrer manischen Phasen, die sie für Zeiten völliger Gesundheit erklärt. Oft ist sie auch in der Depression Scherzen nicht abgeneigt. Vor dem Umschlag kann sie zeitweise sehr unterhaltend und lebhaft sein, ohne von ihren Klagen abzulassen: „Kann mit scheinbarem Interesse ja Wärme von irgendwelchen künstlerischen Leistungen sprechen, wobei ihr scheinbar die Erinnerungen leicht zu Gebote stehen, kommt aber in hoffnungsloses Jammern, wenn man auf ihren derzeitigen Zustand zu sprechen kommt ... doch wird ein tiefgehender Affekt dabei immer vermißt. ‚Nein, ich hab' mich schwer versündigt, ich sollte wohl tot sein', sagt sie und nimmt gemächlich eine Prise aus ihrer Schnupftabaksdose" (13. V. 1905).

Der Wechsel der Phasen erfolgt meist übergangslos, oft von einem Tag auf den anderen. Sie wird sehr redselig, unterhält die anderen Patienten, überschreitet alsbald die Grenzen, äußert plumpe Anzüglichkeiten, wird zu den Ärzten derb erotisch. Ihre Koketterie steht in seltsamem Gegensatz zu ihrer Unreinlichkeit. Gleichzeitig nämlich beginnt sie zu zerreißen und wird unsauber: sie schmiert alles möglichst durcheinander, wäscht eine Wunde mit Urin, salbt sich die Fingernägel mit Honig usf. Es besteht ein unstillbarer Beschäftigungsund Rededrang, sie reimt, singt, schimpft und spricht oft deutlich ideenflüchtig, mitunter auch völlig inkohärent und verwirrt. Bei der Krankengeschichte befinden sich zwei sehr flüchtig geschriebene Briefe aus manischer Zeit, die kaum leserlich und zum Teil offenbar im Dialekt verfaßt sind. Blumen, die ihr zur Goldenen Hochzeit gebracht werden, zerzupft und verschenkt sie oder wirft sie zum Fenster hinaus. Als ihr der Tod des Mannes mitgeteilt wird, bleibt sie gleichgültig und erklärt dem Personal, einer der Ärzte sei ihr Mann. Auch in den erregten Phasen sind die eigenartigen motorischen Entäußerungen von früher nicht mehr hervorgetreten, insbesondere sind keinerlei rhythmische Stereotypien usw. bemerkt. Ebenso fehlen Angaben über Sinnestäuschungen. — Von Februar 1907 ab besteht, unabhängig von dem psychischen Zustand, Inkontinenz für Stuhl und Urin. Sie starb an einer Pneumonie, die Sektion wurde nicht gestattet.

Karoline Wolf hat 8 Kindern das Leben geschenkt. Siegfried Wolf, der älteste Sohn (III 11 Abb. 2), auf den ein großer Teil der Angaben über die Familie zurückgeht, leidet an nicht sehr ausgesprochenen, aber doch unverkennbaren Stimmungsschwankungen, die in weiter Kurve zu verlaufen scheinen und vorwiegend nach der depressiven Seite sich deutlich ausprägen. S. W., der die väterliche Firma übernommen hat, ist dann kleinmütig, es fehlt ihm an Unternehmungsgeist, im Geschäft ist er ängstlich und schwarzseherisch. Mit einem sehr aktiven Sozius gerät er dann vielfach in Konflikte, dieser behauptet, W. habe durch seine Zaghaftigkeit in solchen Zeiten im Geschäft schon großen Schaden verursacht. Deutlich abgegrenzte hypomanische Phasen sind nicht nachgewiesen. In psychiatrischer Behandlung war W. nie, wohl aber sucht er vielfach wegen körperlicher Beschwerden Ärzte auf und befolgt sehr gewissenhaft ihre Ratschläge. Gegenwärtig beherrscht den etwa 65jährigen eine vielleicht nicht völlig unbegründete Besorgnis wegen einer Arteriosklerose. — Die liebevolle Fürsorge für die schwerkranken Schwestern hat Siegfried ganz in der Art seines Vaters weitergeführt. Er ist ein „behäbiger", liebenswürdiger Herr, mit sorgfältiger Eleganz gekleidet, kunstsinnig, interessiert; im ganzen aber doch etwas zurückhaltend, trotz aller Auskunftsbereitschaft. Er hatte 2 Söhne, von denen der älteste, ein sehr begabter 23 Jähriger im Weltkrieg fiel. Der jüngere, jetzt gleichfalls Mitte 20, ist gesund und unauffällig, in der kleinen, rundlichen Statur dem Vater sehr ähnlich (IV 3 u. 4).

Über Veranlagung, Kindheit und Jugend der nächsten Schwester Anna verheiratete Gutkind (III 12) ist so gut wie nichts bekannt. Sie soll durchschnittlich begabt und völlig gesund gewesen sein. Die Schwester Eugenie bezeichnet sie einmal als peinlich gewissenhafte, strebsame Natur von liebevollem Gemüt.

Die erste Psychose brach im 43. Lebensjahr wenige Tage nach dem Tode des Ehemanns aus. Dieser war nach wiederholten Schlaganfällen gelähmt, Frau G. pflegte ihn 5 Wochen ununterbrochen, angeblich fast ohne zu schlafen. Ihre Ruhe und Gefaßtheit nach dem Tode machte einen gezwungenen und unnatürlichen Eindruck. Als nach der Beerdigung neue Sorgen und Schwierigkeiten an sie herantraten, wurde sie mehr und mehr erregt, sprach sehr viel, zerriß ihre Kleider und wurde am 3. XII. 1900 in die Anstalt Frankfurt verbracht.

Bei der Aufnahme war sie in hochgradiger Erregung, kam ins Dauerbad und wurde dann isoliert. Sie sprach sehr viel von religiösen Dingen, war widerstrebend und zerstörungssüchtig. Sie lachte, warf alles durcheinander, schlug beständig das Wasser aus dem Bad usf. Sie machte den Eindruck völliger Verwirrtheit, war nicht zu fixieren, grimassierte, unterbrach ihre Reden, in den sie sehr häufig das gleiche wiederholte, mit Pfeifen und Zischen. Vielfach sprach sie nur französisch. Auf die Frage, wie es ihr gehe, antwortete sie einmal: „Ich bin tot." Ende des Monats Dezember wurde sie etwas ruhiger und erwies sich bei einem

Gespräch mit dem Arzt als zeitlich ungenau, aber doch immerhin einigermaßen orientiert; sie wußte ungefähr, wie lange sie in der Anstalt war, gab den Todestag des Mannes richtig an, und daß sie „durch die vielen Kondolationen" krank geworden sei. Sie sei jetzt in Berlin, in einer Anstalt oder im Schloß selbst. Als ihr das bestritten wurde, erklärte sie, sie sei in Achern (Illenau), wo ihre Mutter gewesen sei. Auf die direkte Frage, ob sie krank sei: „O nein, ich bin eben recht gesund." Den Arzt redet sie zunächst mit einem falschen Namen an, nennt ihn später den Direktor der Anstalt. Einmal auf die Frage, weshalb sie in Berlin zu sein glaube: „Sie verwirren mich hier nicht." Es folgt dann ein Zustand von 1 monatiger Dauer, in dem sie „häufig ganz verwirrt, ideenflüchtig, völlig zusammenhanglos

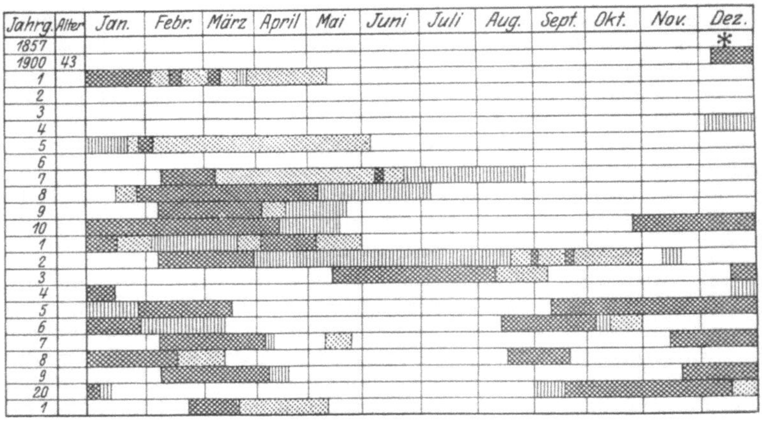

Abb. 5. Anna Gutkind.

sprechend, dann wieder maniakalisch heiter und witzelnd" ist. Die ruhigeren Zeiten gewinnen dann das Übergewicht, sie ist noch manisch, aber orientiert. Mit dem Arzt erlaubt sie sich allerlei recht eindeutige, obszöne Scherze. Sie erklärt, sie sei wohl verwirrt, aber nicht krank gewesen, sie könne sich an alles erinnern. Doch stellt sich heraus, daß sie an die ersten Tage der Erkrankung nur unvollständige Erinnerung hat. Noch einmal trat ein vorübergehender Verwirrtheitszustand ein, in dem sie isoliert werden mußte. Dann ist von Mitte März an zunehmende Klarheit und Krankheitseinsicht notiert. Sie ist ruhig, gleichmäßig, etwas still und ermüdbar und meidet Verkehr. Sie berichtete, sie habe anfangs gemeint in Illenau zu sein. „Es sei mir alles entschwunden, ich habe mich in meine Jugendzeit versetzt geglaubt." Direktor Hergt (Illenau) habe sie vor sich gesehen, die Wärterinnen für Teufelinnen und den Arzt für Kaiser Alexander von Rußland gehalten. „Ich habe mir immer selbst die Frage gestellt und auch wieder Antwort gegeben, ich habe gemeint, es wären Jahrhunderte vergangen, ich wußte nicht mehr, daß ich überhaupt noch in der Welt war." ... Zuletzt ist sie völlig ruhig und geordnet, kümmert sich um ihre Familienangelegenheiten, zeigt dauernd Gewichtszunahme.

Am 5. V. 1901 wurde sie geheilt entlassen.

Bis zur Wiederaufnahme im Januar 1905 hat Frau G. offenbar ständig leicht geschwankt, sie war bald heiter, bald gedrückt[1]). Bald schrieb sie viel und machte Besuche, dann klagte sie über Kopfweh, war empfindlich gegen Geräusche usw. Der Sohn gab damals an, sie sei am reizbarsten, wenn sie heiter war, viel Witze machte, wobei es sie aber unangenehm berührt habe, wenn andere sprachen oder lachten. Der Umschwung erfolgte jedesmal verhältnismäßig plötzlich. Nach einer 8 wöchigen Depression begann sie plötzlich zahlreiche Schriftstücke zu verfassen, sprach sehr viel, war schlaflos, zertrat im Zorn ihren Schmuck, zerschlug eine Spiegelscheibe und ließ sich dann ohne Sträuben in die Anstalt bringen. Hier anfangs sehr laut, späterhin wechselndes Verhalten: „bald mehr stuporös, bald leicht manisch" zeitweise gereizt, „neckt gerne". Sie gibt schnippische Antworten mit deutlich ideenflüch-

---

[1]) Die schematische Übersicht Abb. 5 ist lückenhaft dadurch, daß über das Verhalten in den Zeiten zwischen den Anstaltsaufnahmen oft präzise Angaben fehlen.

tigem Einschlag, die zweimal als „maniriert" bezeichnet werden. Noch im April „erotisch, ideenflüchtig, ungeniert". Anfang Juni 1905 gebessert entlassen.

Bis zum Februar 1907 halten sich die dauernd bestehenden Stimmungsausschläge in mäßigen Grenzen: es wechseln depressive Zeiten von etwa 3 wöchiger Dauer, in denen sie still im Bett liegt und kaum ein Wort spricht, mit längerdauernden Phasen starken Betätigungsdrangs: sie steht dann morgens um 3 Uhr auf, telephoniert ständig, macht Bestellungen usw. Zuletzt kam wieder eine stärkere Erregung, zusammenhangloses, ständiges Reden, Schreien, Singen, dazwischen stundenweise völlige Klarheit, Reflexionen über die Krankheit usf. Als sie Prof. Sioli am 19. II. 1907 zu Hause abholte, begrüßte sie ihn mit allerlei Witzen, las unterwegs laut die Firmenschilder vor, und betrat die Anstalt mit den Worten: „Seid mir gegrüßt, ihr heiligen Hallen — ich bin ganz glücklich!" Die schwere motorische Erregung dauerte diesmal etwa 14 Tage. Sie war nicht zu fixieren, unterbrach ihre ständigen Selbstgespräche nur durch lautes Lachen. Sie zerstört viel Wäsche, eine Unmenge Geschirr, schlägt den Kopf an die Wand, reißt sich Haare büschelweise aus. Auf die Mitteilung (am 5. III.), ihr Sohn wolle sie besuchen: „Sohn, Lohn, Thron, Mohn, Kohn, von, adelig bin ich nicht, aber meine teure, bildhübsche Frau Mama ... Besuch, Lug, Trug, meschugge, Goethe und Schiller, Herr Dr., geben Sie mir einen Kuß, Stuß, Schmus ..." Noch im Mai bestand, allerdings bei relativer äußerer Ruhe, deutliche Ideenflucht in ihren Reden und die Neigung zu plumpen Scherzen. Vorübergehend wurde sie im Juni wieder so erregt, daß sie im Dauerbad gehalten werden mußte. Dann schloß sich eine leichte Depression an, sie war ernst und zurückhaltend, zeigte ein „reserviertes, würdevolles Benehmen" und wurde so am 29. VIII. 1907 entlassen.

Bei den folgenden Aufnahmen: Januar bis Juli 1908, Februar bis Mai 1909, Januar bis Mai 1910 setzt jedesmal unvermittelt oder wenige Tage nach der Aufnahme die schwere Erregung ein, in der sie völlig verwirrt vor sich hinredet, lacht, zerstört, um sich schlägt. Einige Wochen vor der Entlassung tritt dann eine leichte Depression ein, in welcher sie nach Hause zurückkehrt. 1909 ist bemerkt, sie habe wenig Erinnerung an den Erregungszustand und spreche ungern davon. Januar 1910 äußert sie kurz vor dem Ausbruch der Manie über die depressive Zeit: „Ich hatte ein großes Veränderungsgefühl, war so gereizt, so kleinlich. Meine Seele war gar nicht in mir. Ich wußte, wie unrecht es war, konnte es aber nicht ändern. Schon seit 8 Wochen hatte ich Zwiegespräche mit meiner Seele, meine Seele war außer mir. Es war ein köstliches Gefühl der Ruhe ..." In der Erregung äußert sie später einmal: „Ich will diese Flüsterstimmen nicht mehr hören."

Bereits im Oktober 1910 mußte sie wegen zweier Selbstmordversuche wieder aufgenommen werden. Anfangs hochgradigste motorische Erregung und Aggressivität bis Januar 1911, dann leichte Depression bis April, dabei äußerlich völlig geordnet; plötzlicher Wechsel der Stimmung und wiederum Erregung, aber von kurzer Dauer, so daß Frau G. schon im Mai 1911 entlassen werden konnte.

1912 war Frau G. von Februar bis Mai und dann von August bis Dezember in der Anstalt; ihre Äußerungen in der Erregung haben einen ausgesprochen obszönen, manchmal einen geradezu koprolalischen Charakter. Zwischen den beiden Anstaltsaufenthalten lag sie zu Hause dauernd im Bett und sagte selbst, sie habe nicht die Energie, aufzustehen. Ablenkbarkeit und Ideenflucht treten in der Erregung jedesmal deutlich hervor. Bei der Entlassung im Dezember 1912 trat in der Anstalt ein Umschlag nach der traurigen Seite nicht ein. Sie war „normal heiter", freundlich und geordnet.

Im Mai 1913 begann wieder eine Erregung, die fast ununterbrochen bis August dauerte, eine weitere Aufnahme erfolgte im Dezember des gleichen Jahres, im Februar 1914 wurde sie bereits wieder entlassen. Vor der folgenden Aufnahme im Januar 1915 ist eine 6 wöchige Depression vermerkt, in der Erregung war sie wieder ausgesprochen koprolalisch, wusch sich die Füße im Nachttopf und verunreinigte das Zimmer mit Kot. Mitte März 1915 war sie schon ruhig und kam Ende April nach Hause. September 1915 bis März 1916, August bis November 1916, Februar bis Mai 1917, November 1917 bis April 1918, Februar bis Mai 1919, November 1919 bis Januar 1920 kommt die Kranke jedesmal, von einem Arzt der Anstalt abgeholt, in schweren manisch gefärbten, völlig den früheren gleichenden Erregungszuständen und verläßt die Anstalt in leichter Verstimmung; über die Zwischenzeiten ist nichts bekannt. Bei der Verbringung im September 1920 erzählt sie unterwegs noch relativ geordnet, daß sie lange Zeit depressiv gewesen sei, und begründet ihr Verhalten zu Hause einigermaßen einleuchtend; als sie die Abteilung betritt, wird sie plötzlich sehr ausgelassen, duzt den Arzt. Alsbald starker Bewegungsdrang, „manchmal etwas Theatralisches", „ideenflüchtig bis zur Inkohärenz". Nach Eintritt der Beruhigung Anfang Januar 1921 erzählte sie völlig einsichtig, zum Teil amüsiert, vom Beginn der letzten Phase: sie hatte das Gefühl, daß sie bald sterben werde, wundere sich, daß sie noch lebe, wenn sie aufwache. Dann habe sie begonnen, Einkäufe zu machen, sei statt in die Synagoge in die Rathausküche gegangen; dann schildert sie ihre große Betriebsamkeit, die sie aber nicht für durchaus krankhaft hält ... Bei der Entlassung Anfang Februar 1921 ist ihr „prüdes und gekünstelt distinguiertes Wesen" erwähnt. Bereits nach 2½ Wochen wurde sie wieder in gereizter Erregung aufgenommen. Nach etwa 4 Wochen motorisch ruhig, aber noch heiter. Im Mai 1921 konnte sie entlassen werden. Im Urin wurde bei der letzten Aufnahme Zucker festgestellt; sonst ist nirgends etwas Pathologisches auf körperlichem Gebiet erwähnt. — Bei der Krankengeschichte befinden sich eine Reihe vorzüglicher Momentaufnahmen aus den Psychosen 1905 und 1910. Das Exaltierte, Theatralische dieser Zustände, die lebhafte Mimik und Gestik, das Rüde, Rücksichtslose kommt auf ihnen deutlich zum Ausdruck, während eine Photographie aus der ruhigen Zeit die rundliche, gesetzte Statur einer Dame zeigt, deren Ähnlichkeit mit der Schwester Antonie nicht übersehen werden kann.

Auch in einzelnen, den Frankfurter Krankengeschichten beiliegenden Schriftstücken finden sich manische Witzeleien, ideenflüchtiges Aneinanderreihen und einzelne, in denen ein Zusammenhang überhaupt nicht erkennbar ist, vielfach unleserlich, doch anscheinend in Satzbau und Wortbildung geordnet. Ein Brief ohne Datum beginnt geordnet, aber schon im zweiten Satz werden die Schriftzüge größer, es folgen Wortspielereien, die zweite Seite enthält klangassoziativ aneinandergereihte Worte, die dritte eine „Klexographie", auf der vierten befinden sich obszöne Andeutungen.

In den Jahren 1903 und 1904 hat Frau G. einen längeren, Direktor S i o l i gewidmeten (auf dessen Veranlassung verfaßten?) Aufsatz: „S e e l e n s t ö r u n g e n, A u s t r ü b e n T a g e n" geschrieben. Sie schildert in äußerlich völlig geordneter Form, in einer über 12 Seiten sehr gleichmäßigen Schrift, die Erkrankungen in der Familie, charakterisiert in etwas rührseligweitschweifiger Art Eltern und Geschwister. „Alles das hat meine Natur ertragen müssen. Oftmals beugte ich mich schwer unter diesen Verhängnissen, immer noch konnte ich mit dem innigen Glauben zu dem Höchsten, Einzigen Trost und Ruhe finden." Sie erzählt, wie dann ihr Mann nach 20 jähriger glücklicher Ehe 1895 den ersten Schlaganfall erlitt, schildert ausführlich seinen Krankheitsverlauf, die aufreibende Pflege, das Ende. „Empor aus allen Schmerzen winde ich mich, meiner teuren Familie zu, da such' ich Trost, der ich doch eine Stütze sein will ... ich bin unheimlich gefaßt ... in Ergebung will ich das Schwere tragen ..." Daran schließt sich die folgende

Selbstschilderung des Beginns der ersten Psychose.

„Der 30. November 1900, unser zwanzigjähriger Hochzeitstag. Viele Menschen habe ich in den Tagen gesprochen, an diesem Tag habe mir eine Verwandte bestellt, der ich unter gewissen Bedingungen die Verzeihung meines lieben Mannes versprochen. Meine Erregung, da sie mir ihren Verführer nicht nennt, wächst ins Maßlose, ich bin im Begriff, sie zu erwürgen; ein Vetter, den ich zum Zeugen gewählt, hielt mich zurück, da erkenne ich, was ich tun wollte, lasse ab, kehre ihr den Rücken, nie mehr will ich sie sehen. Zerknirscht reuevoll schluchzt sie, kein Mitleid, kein Widerhall in meiner Brust. Noch spreche ich nachher mit einem Geschäftsangehörigen, dem vor einigen Wochen die Frau gestorben, das erregt meine traurigsten Gefühle. Mit einem Male trifft es mich wie mit kaltem Schlag, kraftlos sinken mir die Arme, ich muß in mein Zimmer, man kleidet mich aus und bringt mich zu Bett. Kalter Frost schüttelt meine Glieder, nachdem das Bett erwärmt, Feuer im Ofen, befällt mich heftiger Hunger. Eine Verwandte, deren Stimme mir angenehm war, mochte ich gern zur Gesellschaft leiden. Dann wollt' ich gern allein sein, da heftige Kopfschmerzen mich quälten, zu schlafen versuchen. Ich schlief im Zimmer meines Sohnes, unser gewohntes Schlafzimmer war noch nicht in Ordnung gebracht. Rings um mich her betrachtete ich die Bilder, die eigentlich nur ganz kindliche bunte Öldrucke waren. In der Erregung jedoch bringe ich alles in Beziehung zu mir und meinem verwitweten Zustand. Da, qualvoll setzt es ein, fühl' ich meine Verlassenheit, keine lieben Arme mehr, in die ich mich flüchten kann, kein tröstendes Wort aus seinem Munde, vorbei, vorbei. — Schauer umfangen mich, hämmernd geht das erregte Blut an meinen Schläfen, weiß nicht, ob ich nach dem Arzt verlangt, ob er von selbst gekommen. Ängstlich fasse ich seine Hand, bitte ihn, mich in der Nacht nicht zu verlassen. Mein Bewußtsein schwindet. Wie ich erwachte, sitzt meine Schwester an meinem Bett, das ärgert mich, ich fange an, bös zu werden, reiße ihr die Schürze ab, kratze sie, auch den weißen Kragen mit der Brosche reiße ich ihr herunter. Es ärgert mich, daß sie dasitzt wie ein Klotz, mir nicht antwortet. Dann höre ich Stimmen, prophetisch klingen sie mir, alles soll aufbewahrt werden, was ich höre, aber schneller, immer schneller jagen Worte und Gedanken, schon muß ein Stenograph herbei, mit dem verbind' ich mich durch Telephon, er schreibt alles nieder, was ich spreche. Höher wogen die erregten Sinne, die Schwester ist auf einmal nicht mehr da, statt ihrer ein dunkel gekleidetes Mädchen. Sie setzt sich auf mein Bett, ich frage sie, wer sie sei, auch Dr. Rosenbaum ist zugegen, da sag' ich: nicht wahr, Sie sind das Mädchen von Dr. R.? Sie bittet mich, aufzustehen, mich anzukleiden, wohin? Ich gebe selbst die Antwort, ja zu Professor Edinger, „dem will ich all meine Träume erzählen". (Eines Bildes muß ich noch erwähnen, um den Lauf meines Wahnsinns zu erklären. Es ward mir während der Krankheit meines lieben Mannes von meiner Schwester geschickt. Machte einen tiefen Eindruck auf mein Gemüt; das kam so. Ich sah es nicht gern, daß meine Schwester, die bei mir zu Besuch war, nach Darmstadt fuhr, sie nahm eine unserer Töchter mit. Brachte mir von dort die im Darmstädter Schloß gemalte Madonna mit dem Jesuskinde und Johannes mit; sie sagte, weil die Madonna sie im Ausdruck sowie in der Haltung der Hände an mich erinnerte. Ich fand das Bild sehr schön und wollte mir's gerne rahmen lassen. Dieses Bild hatte mich auch in den Phantasien verfolgt, was durfte ich als Jüdin mich so in Maria und das Jesuskind vertiefen. Wie aber auch von dem Bilde kommen, umsonst sucht ich's, ich wollt es einer Freundin, die an einen Pfarrer verheiratet ist, schenken, da dünkte mir der rechte Platz. Zu spät, zu spät, jetzt fängt der Bilderspuk von neuem an.) . . .

18. Dezember 1904. Soll ich weiterschreiben, fast fühle ich mich versucht, es zu unterlassen; denn wer weiß, ob sie Ihnen, werter Herr Direktor, wert sind, gelesen zu werden, auch fürchte ich mich, all die aufregenden Augenblicke erzählend wiederzugeben; denn schrecklich war, was ich gelitten. Jeder Minute Verlauf ist während dieses schrecklichen Wahnsinns mir gegenwärtig bis zu dem einen Tag erster Erkrankung zwischen Samstag und Sonntag sowie der ersten Nacht und dem ersten Tag in ihrer Anstalt, ich denke, es war am 1. Dezember 1900. Wahrscheinlich gab man mir stark betäubende Mittel, so daß ich gleich einer Toten schlief. Zuerst verblieb ich in meiner Zelle, etwa 2.—3. Dezember, angetan mit grobem Hemd und bunter Nachtjacke. Unmöglich kann ich das selbst sein, was soll ich da? Noch dringt kein Laut von der Außenwelt an mein Ohr, ein hilfloses Kind steh' ich und staune, was soll ich da? Ein Trugbild, ich bin ein verwunschenes Königskind, bald kommen Fürsten und Edle, mich zu retten. Eine Wahnidee erfaßte mich, ich höre Töne, in schwungvollen Linien erstehen die Gestalten Wagnerscher Muse meinen Augen und Sinnen. Wehe, auch meinen Gefühlen! Bezaubert lauschen alle den hohen Klängen, in Schmerzen winde ich mich, doch von diesen Qualen erlöst, findet Elsa Lohengrin wieder. Dann wieder faßt mich ein heiterer Zauber, ich bin mit meinem Gatten in München, König Ludwig, für den ich als Mädchen geschwärmt, sieht mich, er begreift, ich bin die längst Gesuchte. Des Königs Tod, ich erlebe ihn wieder, da fahre ich auf einem dunklen See, ringsum brennen kleine, irrende Lichtchen, ich tauche die Hand in das Wasser, befreie des Königs Seele, die noch im See geruht. — Ich will vor ihm fliehen, doch umsonst, wohin ich auch eile, er weiß mich zu erreichen, die Musik, die uns beide so begeistert vereinigt. Wieder erstehen alle Gestalten, wieder muß ich am eignen Leibe alle erdichteten Schmerzen erdulden. Ein Augenblicksbild folgt dem anderen, der Gipfel aller Grausamkeiten bleibt mir noch vorbehalten. Bis jetzt haben Menschenlaute keinen Einfluß auf mich gehabt, alles ist Phantasiegebilde. Da, mit einemmal, es scheint, ich hatte den sehnlichst erflehten Schlaf gefunden, wache ich auf, nicht mehr ein Scheinwesen, wieder ich selbst, aber welch trauriges Ich. Zusammengeschrumpft bis zum winzigsten Menschenkind. Glühende Hitze umgibt mich, was ist mit mir, wo kann ich sein, alles mir fremd, das ist doch kein Zimmer, da ist ja kein Bett, unerträglich wirkt die Hitze auf mich, ausgetrocknet ist das Hirn, keines Lallens fähig die Stimme. Es ist klar, ich bin dem Scheintod entronnen. Seltsam, ich erinnere mich, ich liege im offenen Sarg, im verschneiten Hof. Das ist ein Haus, wie nahe ich es geraten, es ist ein Totenhaus, darin soll ich ausgestellt werden. Schon kommt der ersten einer, es ist Weigert, er soll Hand an mich legen, mir den Schädel zersägen, da entdeckt er noch Leben

in mir, und er weigert sich, seines Amtes zu walten. Vielleicht traf mich das Wort „weigern", oder ich weigerte mich, Nahrung anzunehmen, Mensch und Laut war mir ach so fern! Es ist klar, man hat mich als erfrorene Leiche hier herein gebracht, unter mir ist ein hohler Gang, dahinein hat man den Sarg des Gatten geschoben, ich bin bestellt, seine Leiche zu hüten, was ist mit mir, ich bin in einen Brutofen gestellt, damit sie zu neuem Dasein erwacht. Vom unmündigen Kinde bin ich rasch wieder das Weib. Das Weib? Wie, aber wo sind meine Eheringe hingekommen, meines edelsten Rechtes sehe ich mich beraubt. Von neuem kommen trugvolle Einbildungen heran, schrecklichen Visionen zu vergleichen. Ich trete an die Türe, was ist das, sie ist von Eisen, keine Klinke zu sehen, ich bin allein und verlassen. Meine Rechte, ich will mein Recht, eingesperrt bin ich, aber warum? bin ich eine Verbrecherin? Mein Toben und Schreien nützt nichts, keine Rettung, wieder umwallen mich glühende Flammen, da hindurch, da sehe ich zum ersten Male einen Menschen, leider unbekannte Gesichtszüge, durch den glühenden Flammenschleier wollen sie mich reißen, mich, eine arme Irre. Die Irre, das bin ich nicht, das ist Anna L., ein wunderschönes Kindchen, das vor 30 Jahren in Illenau krank war, das mir meine liebe Mutter zur Zeit, als ich sie in Illenau besuchte, einstmals von ihrem Zimmer aus im Garten gezeigt. Ich hatte damals so inniges Mitleid mit dem schönen, hochgebildeten Mädchen, für das sich, wie man erzählte, ein junger Arzt interessierte. Der junge Arzt sind mit einem Male Sie, vergebens Ihr Bemühen, mich den Flammen zu entreißen. Ein kühlender Luftzug dringt durch die geöffneten Fenster, ermattet sinke ich auf die Lagerstatt. So ist es denn klar, wo ich bin, ich bin in Illenau in der Irrenanstalt. Es ist gut, daß ich da bin mit meinen verwundeten Sinnen, wohl mir, ich bin in guter Hut." —

Seit einem Jahr etwa macht Frau Gutkind ihre Krankheitszustände, die noch immer eintreten, unter offenbar sehr geschickter ärztlicher Leitung zu Hause durch. Ob sich in der Form der Phasen etwas geändert hat, wissen wir nicht.

Vor Ausbruch der ersten Psychose hat Frau G. 3 Kinder geboren, die noch leben, der jüngste Sohn (IV 7) ist nahe an 40 Jahre alt. Die beiden Töchter (IV 5 und 6) leben in glücklichen Ehen und sind ebenso wie der Bruder, der gleichfalls verheiratet ist, vollkommen gleichmäßig und gesund. Die Nachkommen dieser Generation sind noch nicht erwachsen.

Das folgende Kind der Geschwisterreihe Wolf (III 13) starb klein an einer Kinderkrankheit, ebenso das jüngste (III 18).

Rosalie verehelichte Freudenberg (III 14) war ein sehr gewissenhafter, feinsinniger und stiller Mensch. Sie scheint sich nach den Schilderungen durch ihre ganze Art, vor allem ihr musterhaft braves und sanftes Wesen, von den Geschwistern unterschieden zu haben. Sie war nie nervös oder irgendwie schwankend in ihrem Verhalten, nie in psychiatrischer Behandlung. Sie starb etwa als Fünfzigerin an einer körperlichen Krankheit. Ihre beiden Töchter (IV 8 und 9) sind beide berufstätige Mädchen, etwa 30 Jahre alt, beide bisher gesund und unauffällig.

Über ihre nächstjüngere Schwester Lina verheiratete Goldberg (III 15) sind wir durch jahrzehntelange Krankenberichte unterrichtet.

In der Jugend sollen vorübergehend flüchtige Ödeme des Gesichts aufgetreten sein, die sich auch zu Beginn der Psychose wiederholten. Sie soll sich spät entwickelt haben, wird als empfindlich, fein, aber etwas verschlossen bezeichnet. Zum Mann habe sie keine große Liebe gehabt, sie wollte aber verheiratet sein.

Nach dem Bericht der Schwester Anna war Lina bis zum 15. Jahr „gesund, heiter, von sanfter Herzensgüte, äußerst lernbegierig. Nach der Verheiratung 1887 während der Schwangerschaft manchmal leicht verstimmt; nach der Geburt eines Töchterchens 1888 wechselnden Stimmungen unterworfen". Seitdem machte sie sich nach Angabe des Mannes krankhafte Selbstvorwürfe: sie sei herzlos, lieblos, hätte den denkbar schlechtesten Charakter usf. Daneben wurde Apathie, Interesselosigkeit, selbst für die nächsten Angehörigen, bemerkt. Ein 4 monatiger Badeaufenthalt brachte keine Besserung, heimgekehrt, wurde sie noch verstimmter und kam am 2. XII. 1888, etwa 25 jährig, in eine Privatanstalt bei Berlin. Sie war bei der Aufnahme orientiert, sprach leise und langsam, unter Seufzen brachte sie ihre Selbstanschuldigungen vor, sie verdiene den Tod, man solle Erbarmen mit ihr haben, sie umbringen. Sie schien zunächst tief deprimiert und ängstlich, gleichgültig gegen die neue Umgebung. Schlaf und Appetit waren schlecht. Sie selbst hielt sich für gesund. Sehr bald werden Sinnestäuschungen erwähnt, und es scheint, daß ihre Ängstlichkeit davon beeinflußt wird: sie hört, wie die Mutter weint, wie sie gefesselt, geschlagen wird, und will sie auch gesehen haben. Ein Selbstmordversuch gibt ihr wieder Anlaß, um den Tod zu bitten; sonst spricht sie nur widerwillig und antwortet ausweichend. Ende Februar 1889 verlangte sie einmal nach dem Mann, sie könne sich nicht denken, daß er ihrer noch gedächte. Im März steht sie auf, fühlt sich aber noch sehr schwach, noch immer deprimiert. Ganz allmählich wurde sie etwas freier, beschäftigt sich mit leichten Handarbeiten, der Appetit bessert sich, doch ist sie leicht verletzt und fragt plötzlich: „Meine Schwester ist wohl schon tot?" Mitte Mai tritt nachts eine plötzliche Erregung auf, sie rennt im Zimmer umher, schreit, glaubt die Angehörigen zu sehen. 2 Tage später ähnlicher Angstzustand, sie hält Arzt und Wärterin für Schwester und Mutter, spricht sie mit du an, blickt sich zuweilen „verzückt mit verdrehten Augen" um und lispelt vor sich hin. Sie beruhigt sich bald wieder, gibt aber über die Erregungen keine Auskunft. Sie bringt die früheren Selbstanklagen vor, äußert aber im Juni mehrmals, es komme ihr alles so komisch vor und verletze sie alles. Jede, selbst die harmloseste Frage verletze sie. Entgegen den Versprechungen, die sie bei Besuchen dem Manne macht, verfällt sie immer wieder in Willenlosigkeit, sitzt still und unbeschäftigt umher und bleibt abweisend. Sie spricht einmal davon, daß sie von Stimmen, die durch das Telephon kämen, belästigt werde. Im Juli beginnt sie sehr erotische Briefe an den Mann zu schreiben, ist aber nach dessen Besuchen jedesmal sehr gereizt. Dauernd Schwierigkeiten bei der Nahrungsaufnahme. Sie wird eher noch unzugänglicher, ballt die Fäuste, wenn sie angeredet wird. Sie lächelt oft grundlos, blickt verzückt um sich, lispelt oder hält die Ohren zu. Sie schließt sich an keine Mitkranke an, antwortet wohl ab und zu flüsternd auf Fragen, meist wendet sie sich trotzig ab.

Gegen Ende des Jahres 1889 kommt es zu vorübergehenden Erregungszuständen, in denen sie zornig Geschirr zerschlägt und handgreiflich wird. Während sich Appetit und Schlaf bessern, wird sie mehr und mehr verschlossen und bringt nur bei Besuchen des Mannes Entlassungswünsche vor. Im März 1890 beginnt eine schwere Erregung, in der sie lacht und kreischt, dabei sich den Tod wünscht und „allerlei unsinnige, alberne Fragen" stellt. Sie schlägt und wirft um sich, was sie erreichen kann. Am 1. VII. 1890 versuchte sie, sich zu strangulieren; als sie daran verhindert wurde: „Ach ja, es ist ja verboten!" Sie wird gefräßig; Zustände einsilbiger Verschlossenheit wechseln mit ängstlicher Erregung, in denen sie schimpft, spuckt und Fensterscheiben zerschlägt. Im Mai 1891 beginnt eine mutazistische Periode, in der sie sich aber fleißig mit Handarbeit und Lektüre beschäftigt. Diese wird im September von einer „maniakalischen" Erregung abgelöst, in der sie schamlos zum Geschlechtsverkehr einlädt, lärmt und deklamiert. Nach dem Besuch des Mannes verstärktes Toben und Schreien. Sie wird isoliert und beginnt unrein zu werden. 1892 wird sie immer unzugänglicher, meist zur Zeit der Periode treten tobsüchtige Erregungszustände ohne eindeutige Stimmungsfarbe auf. Ab und zu beschäftigt sie sich etwas; meist liegt sie ruhig im Bett; sie scheint zu masturbieren, ist vielfach unsauber. Gegen Ende des Jahres wird eine beträchtliche Zunahme des Körpergewichts festgestellt. In zusammengekauerter Haltung sitzt sie untätig umher, meist vergnügter Stimmung, oder springt im Garten herum und lacht. Im November 1893 wird sie „absolut zerfahren" bezeichnet, „gibt auf die einfachsten Fragen die unpassendsten Antworten, die sich mit dem Inhalt der ersteren nicht in den geringsten Zusammenhang bringen lassen". Sie fängt an, ihre Kleider zu zerreißen. „Ohne Interesse für irgendeinen Angehörigen ... Ein Gespräch oder irgendwelche Beschäftigung ist ganz unmöglich." Kurz darauf ist berichtet: „Patientin hat noch einen melancholischen Zug im Gesicht, ist aber stets heiter, wird fett, ißt und schläft vorzüglich ... brütet vor sich hin oder liegt in einer Sofaecke mit angezogenen Extremitäten; auf eindringliche Fragen nach ihrem Befinden antwortet sie: „schwarzes Papier". Trotzdem singt sie mit einer anderen Kranken zweistimmig in geordneter Weise. Spricht man sie aber an, so nennt sie einige Abstrakta. Sie sammelt alles mögliche im Garten, lächelt blöde und drischt plötzlich auf Mitkranke los. 1897 kommt es vielfach zu impulsiven Ausfällen gegen das Personal, sonst bleibt sie unverändert. In den beiden folgenden Jahren ist sie verhältnismäßig ruhig, aber völlig stumpf. 1900 nimmt die Zerstörungslust zu, die

Kranke bekommt feste Handschuhe, die Stimmung bleibt heiter gleichmütig, auch bei Besuchen völlig teilnahmslos. Sie beantwortet fast alle Fragen mit „ich weiß nicht". Ende 1901 und Anfang 1902 war sie zu leichter Hausarbeit zu verwenden, gab auch auf einfache Fragen gelegentlich treffende, kurze Antworten; Näheres ist nicht angegeben. Vorübergehend zerriß und zerzupfte sie alles, was sie in die Hände bekam.

1904 ist berichtet, daß die äußeren Formen ziemlich erhalten sind, daß sie gern nachspricht, was der Arzt sagt, und Sachen zu verstecken liebt. Immerhin ist sie trotz völliger Stumpfheit und Apathie noch sauber. Bald zerreißt sie auch die Fausthandschuhe, zerkratzt die Wände und wird schließlich 1909 auch unsauber mit dem Essen und den Ausscheidungen, während der psychische Zustand sich in keiner Weise ändert. Sie vegetiert vergnügt und wunschlos dahin. Mitunter werden unverständliche Selbstgespräche vermerkt. Im Garten tritt sie mit niemand in Beziehung, döst vor sich hin, spricht oft wochenlang nichts. Sie muß bei allen Verrichtungen abgewartet werden, wegen der Neigung zum Zerreißen und Verstecken ständig unter Aufsicht sein. 1913 liegt sie viel unter der Decke und führt unverständliche Selbstgespräche, oder sie läuft nackt umher und schmiert mit Kot und Urin. Sie sucht sich die Haare auszureißen, sammelt Steine und steckt sie in Nase und Ohren, wirft plötzlich die Schuhe über den Gartenzaun und stößt ab und zu unzusammenhängende Worte aus. Dabei heiterer Stimmung, singt und pfeift.

1916 zessieren die Menses, danach vorübergehend zugänglicher und reinlicher. Sie spielt gelegentlich noch richtig Klavier, kann nachmittags in Gesellschaft sein, äußert aber nur „Gefasel". Mehrfach wird übelriechende Hautausdünstung erwähnt. Etwa Mitte 1917 wieder zunehmend erregter, wird sie in Holzwolle isoliert, ist nachts laut und erregt. Anfang 1918 vorübergehend im Wachsaal, wo sie aber wieder zu zerreißen begann. Es bleibt bei der Isolierung in Holzwolle, „in der sie sich sehr behaglich fühlt; sitzt bis zum Halse darin, kräht vor Vergnügen, wenn der Abend kommt und sie neue bekommt". Bei den Nachmittagspaziergängen muß sie dauernd unter Aufsicht sein, weil sie alles zerstört; sie legt sich im Garten auf den Rasen und stößt und schlägt, wenn man sie daran hindern will. Bei einem Besuch der Schwester im Frühjahr 1920 nannte sie sie beim Vornamen, zeigte aber „darüber hinaus keine Regungen". Im allgemeinen wird häufig ihre freundliche Heiterkeit hervorgehoben, die nur von gelegentlichen Zornausbrüchen unterbrochen wird. Durch das Liegen in der Holzwolle tritt ein Ekzem auf, wegen des Kratzens und der Unsauberkeit werden weitere Beschränkungsmittel angewandt. Im Dezember 1921 ist sie schlechter, scheint benommen und magert ab. Am seelischen Verhalten ändert sich bis zum Tode am 19. XII. 1921 nichts.

Lina Goldbergs einzige Tochter (IV 10) lebt als selbständige kaufmännische Angestellte, sie soll in ihrem Beruf sehr tüchtig und fähig und durchaus gleichmäßig und gesund sein; sie steht im Anfang des 4. Lebensjahrzehntes.

In der Geschwisterreihe Wolf folgt dann unsere Kranke Antonie (III 16) und endlich E u g e n i e (III 17), über die eine Heidelberger Krankengeschichte vorliegt.

Sie wird in der Aufnahmenotiz als gut begabt, tüchtig im Haushalt bezeichnet: „Starkes Pflichtgefühl, immer still und einfach, etwas gedrückt auch durch das viele Unglück in der Familie." Sie selbst hat nach der ersten Aufnahme in die Klinik einiges über ihre Kindheit schriftlich niedergelegt, was trotz der deutlich depressiven Färbung nicht uninteressant ist: „In der Schule war ich schon immer schrecklich verträumt und eine schlechte Schülerin. Als ich dann noch ein Jahr im Institut war, gab ich mir auch zuerst viel Mühe, weil ich mich vor den fremden Mädchen schämte, allein fiel dann wieder in meine Faulheit zurück." Durch Krankheit von Schwester und Mutter, die Abwesenheit der Schwester Antonie in Berlin „kam es, daß die Haushaltung in meine Hände gelangte. Als sie (Antonie) von dort nach Hause kam, war ich so eifersüchtig und pedantisch, daß ich absolut meinte, alles am besten selbst zu besorgen ... Die Mutter kam in die Anstalt, dann die Schwester (Lina) in Berlin, endlich auch Antonie, und übte ihre Krankheit auch auf mich schrecklich aus, so daß ich Papa, um mich zu zerstreuen, bat, noch Stunden zu nehmen, und mußte ich mich mit aller Gewalt aufraffen; von den Stunden blieb nichts an mir hängen ... Da ich mir wirklich, was ich konnte, redlich Mühe gab, so wurde ich stets kolossal gelobt, und trug auch eine große Meinung von mir . . . dazu bei, alle darin zu bestärken, und war ich auf meinen Ordnungssinn sehr stolz; das muß ich aber sagen, daß ich oft nur deshalb arbeitete, um meine Verstimmung niederzukämpfen . . .'' Es folgen allerlei Selbstvorwürfe wegen des Verhaltens zu Angehörigen; dann fährt sie fort: „Ich sah mein Leben nur von Pflichten und dem steten Wechsel von Krankheit und Gesundheit bei den Meinen erfüllt; die Freude kam nie aus dem Herzen und mußte das Theater mir dieselbe bringen.'' Dann folgt die Beschreibung der allmählich einsetzenden Energielosigkeit, Furcht vor Erkrankung, Schlaflosigkeit, Selbstmordabsicht.

Zur Vorgeschichte der Erkrankung ist in der Anamnese erwähnt, sie sei seit längerer Zeit überanstrengt, habe sich übermäßig viel zugemutet. Etwa 14 Tage vor der Aufnahme zunehmende Depression, die sie aber sorgfältig kachierte, bis sie einen verzweifelten Brief voller Selbstanklagen schrieb. Seit 8 Tagen schlaflos, zuletzt ängstlich und unruhig.

Als man das 27jährige blasse und magere Mädchen am 15. II. 1895 in die Heidelberger Klinik brachte, war sie stark gehemmt, arm an Bewegungen, brütete mit stierem Blick still vor sich hin. Sie sprach nur wenig mit leiser Stimme. Sie äußerte Selbstvorwürfe, sie mache den Vater unglücklich, sie sei an der Krankheit der Schwester schuld, das Unglück werde noch größer werden, sie werde so häßlich werden, daß sie der Arzt nicht mehr ansehen werde. Sie gab weiterhin wenig Auskunft, schien tief deprimiert, dissimulierte sichtlich. Bis gegen Ende April blieb sie gleich wortkarg, unzugänglich für die Ärzte. Nur ab und zu blitzt das schwere Krankheitsgefühl durch, sie ist verzagt, hält sich für unheilbar, ist ohne Zuversicht, zeigt dabei ständig die Neigung, sich selbst zu verkleinern. Auch bei einer Aussprache zu jener Zeit die gleichen Inhalte: bei ihr liege alles im Charakter, es sei keine Krankheit, sie setzt sich mit den stärksten Worten herunter. Anfang Mai hat sie sich ein Opiumfläschchen verschafft und ausgetrunken, gleichzeitig gestanden, daß sie 4 Thermometer zerschlagen und das Quecksilber, endlich eine zerbrochene Hutnadel in Stücken geschluckt hat. Sie begründet diese Selbstmordversuche mit ihrer Unfähigkeit und Überflüssigkeit in der Familie usw. Anfang Juli erscheint sie offener, freier und ungehemmter, sie arbeitet fleißig bei den Anstaltshandarbeiten mit und ist nach Meinung des Vaters annähernd wie früher.

Nach der Entlassung am 22. VI. 1895 machte sie zu Hause einen recht guten Eindruck, schien leistungsfähiger als vor der Erkrankung, ganz ruhig und besonnen. Am 26. VI. trank sie ½ Arzneifläschchen Kirschgeist, in dem sie die Köpfe von 8 Paketen Phosphorstreichhölzern gelöst hatte. Es trat Erbrechen und Durchfall auf, sie gestand ihre Tat, auch daß sie in der Anstalt noch alles mögliche in selbstmörderischer Absicht verschluckt hatte. Es trat Ikterus auf, sie machte noch einen Versuch, durchs Fenster zu springen, wurde deliriös und kam am 3. VII. 1895 wieder in die Klinik, wo sie verwirrt war, paraphasisch sprach und mehr und mehr benommen wurde. Am folgenden Tage verfiel sie in ein Koma und starb. Die Sektion ergab die deutlichen Symptome einer Phosphorvergiftung.

2. Zur Phänomenologie der Psychose A. W.s; ihre Beziehungen zur Persönlichkeit.

Läßt man die Selbstschilderung Antonie Wolfs in ihrer naiven Frische und Lebendigkeit auf sich wirken, so erhält man vor allem aus der Darstellung der ersten erlebnisreichen Psychose (S. 33—41) eine unmittelbare Anschauung der oneiroiden Erlebnisform.

Der heitere Stimmungsuntergrund, das Glücksgefühl, alle affektiven Elemente manischer Art fehlen. Um so deutlicher treten die kennzeichnenden Merkmale hervor: auf der einen Seite die Unabgeschlossenheit, Ruhelosigkeit, Erfüllungsunsicherheit der Aktseite des Erlebens und andererseits der Drang zur szenischen Gestaltung des Gegenständlichen.

Wir müssen versuchen, über den letzteren zu vertieften Einsichten zu gelangen; denn das Schwergewicht des Erlebens liegt in diesem zweiten Falle auf der Gegenstandseite, und die Darstellung des Selbstberichts ist ganz auf das

Was gerichtet, nur an wenigen Stellen auf das Wie. Panoramaartig folgt Szene
auf Szene, jede einzelne ein Ganzes, dessen Teile dem Sinn des Ganzen eingeordnet sind. Reales, Illusionäres, Halluziniertes schließt zu szenischen Einheiten
untrennbar zusammen, eine Scheidung und Rückführung der einzelnen Bestand-
stücke des Bildes ist meist unmöglich. Untereinander aber sind diese Situationen
anscheinend völlig unverbunden, die eine weiß nichts von der andern. Es ist
also nicht so, daß irgendeine Einstellung, eine bestimmte Tendenz der Phantasie die Richtung wiese, auch nicht etwa bloß die unbestimmte Einstellung,
frei weiterzuphantasieren, ist der Faden, an dem sich die Bilder aufreihen. Und
doch scheint es nicht einfach der Zufall zu sein, der sie auftauchen läßt.

Antonie W. gibt eine ganze Anzahl von Beispielen, wie jeweilig die Szene
an einen äußeren Eindruck anknüpfte. Wenn sie auch aus laienhafter Erklärungs-
sucht manches nachträglich aufeinander bezogen hat, so ist doch in vielen Fällen
die Einbeziehung und Verwertung der realen Umgebung eindeutig gegeben.
Es ist zunächst einmal belanglos, ob, wie A. W. meint, der reale Eindruck zu der
„Phantasie" anregte, so daß sie von ihm aus inhaltlich ihren Ausgang genommen
hätte. Aber auch dieser Zusammenhang ist aus manchen Schilderungen wahrscheinlich zu machen.

Wir führen nur einige Beispiele an: Die Wagenfahrt durch den Schnee
versetzt sie nach Sibirien; der Krankensaal wird zur Gräberstadt, zur Morgue,
zum Gefängnis mit Streckbetten und anderen Folterwerkzeugen; die Anstalt
zum Tower, sie sieht die Themse und die Lichter durch die Gitter; die steifen
Bewegungen einer Kranken macht sie zum Wachsfigurenkabinett, den Parkett-
boden zu Eisflächen und Gletscher; in kriegerischen Szenen werden die Heizungs-
öffnungen zu Kanonenröhren, die runden Gitter zu Geschützmündungen; das
Knistern des Roßhaarkissens wird zum Telephongespräch; die Wärterin, die
einen Tisch trägt, versetzt sie in eine Meßbude, ein rauchender Schlot in die Zeit
der Judenverbrennungen; die fettige Zunge läßt sie zur Kaulquappe werden usw.

Man wird einwenden, daß hier nichts weiter vorliege, als daß die Kranke
diesen Vorgängen jene Sinndeutungen gäbe, während sie sie tatsächlich als
gegenständliche Gegebenheiten nicht anders erfasse als in ruhigen Zeiten. Wir
glauben nicht, daß diese Annahme den phänomenologischen Tatbestand richtig
wiedergibt. Über die sinnmäßige Bedeutung der Vorkommnisse ist sie sich,
wie wir weiter unten zeigen werden, meist gar nicht ganz klar. Sinnlich-
eindrucksvoll und mitreißend-deutlich ist die anschauliche
Gegenständlichkeit der Situationen, die offensichtlich häufig um eine
reale Wahrnehmung aus der Phantasie ankrystallieren. Eine Mitkranke ruft
z. B. das Wort Gethsemane in Verbindung mit anderen heiligen Dingen. A. W.
weiß eigentlich nicht, was das ist; aber der Raum wird ihr zum Gebetssaal, die
Vorhänge sind mit heiligen Zeichen durchwirkt, sie sieht Zeichen an den Wänden,
den Kopf des Heilands mit der Dornenkrone, die Gestalt eines Prälaten mit
rotem Mantel usw. Wir erinnern an den Aufbau ähnlicher szenischer Ganzheiten
aus der Schlauchfütterung, dem Irrigator, den eigenen Drehbewegungen und verweisen auf die vorher zitierten Beispiele.

Es handelt sich also um eine durch den psychotischen Zustand geschaffene
Bereitschaft, Teile der wahrgenommenen Realität zur Ganzheit einer Szene zu
gestalten, die selbst aus der Realität herausfällt.

Welcherart sind diese Ganzheiten? Es ist hier vor allem auf den Umstand hinzuweisen, daß in ihnen ganz überwiegend Erinnerungen verwertet werden, die, von realen Vorkommnissen geweckt, szenische Gestalt erlangen. Diese Erinnerungen sind demnach in besonderer Weise greifbar und bereitliegend. Wogegen die Realität in ihrer Wirkung herabgesetzt und in den Dienst des phantastisch-erinnerungsmäßigen Gestaltungsdrangs gestellt erscheint. Zu einem solchen Herabschrauben der Realität zum Material, mit dem frei geschaltet wird, disponieren unter normalen Verhältnissen drei Voraussetzungen: entweder verlockt die gegenständliche Unschärfe und Unsicherheit, etwa in der Dämmerung, zu dieser Art freier Verarbeitung; oder eine bestimmte beherrschende affektive Einstellung, z. B. Angst; oder endlich der objektivierende Akt selbst ist quantitativ herabgesetzt und dann auch qualitativ modifiziert, wie z. B. in der Ermüdung und im Traum.

Nur mit den letzten Vorkommnissen läßt sich das Erleben unserer Kranken vergleichen, die, wie sich aus dem Wiedererkennen der in der Psychose gesehenen Personen ergibt, eine durchaus klare und deutliche Wirklichkeit wahrnahm, bei der irgend eine vorherrschende Gefühlslage fehlt, und die trotzdem sich zeitweise von der Wirklichkeit völlig loszulösen vermag. Was sie aber von ihr aufnimmt, sind nicht nur verbindungslose Bruchstücke, wie das wohl in der Ermüdung erlebt wird, sondern an sie heftet sich der Drang zur szenischen Gestalt. Stückhaft, unverbundenes Nebeneinander sind nur die geschlossenen Szenen, die zu keiner höheren Ganzheit zusammenfließen.

Dabei ist noch bemerkenswert: wie durch den ganzen Bericht hindurch die halluzinatorischen und illusionären Elemente, die die Situation vervollständigen, allmählich mehr und mehr zurücktreten und zuletzt, bei der zweiten Aufnahme, nur noch spielerische Verkennungen der Wirklichkeit beschrieben sind, so schwankt auch schon in der ersten Psychose der Umfang dessen, was von der Wirklichkeit in das Phantasiebild mit einbezogen wird: bald nähert sich die wahnhafte Szenerie der tatsächlichen Umgebung (Streckbetten, Gräberstadt, Schaustellung auf einem Bett, einem Tisch im Gerichtssaal), bald entfernt sie sich völlig von ihr: auf dem Schiff, im Eis, in Kloaken, auf Gletschern usw. Alle Sinnesdaten schließen sich zu der geschlossenen Situation zusammen, vielfach überwiegt aber das Optische, von hier gehen auch weitaus die meisten Anregungen zu neuen Szenen aus. Akoasmen und wahnhaft gedeutete Gehörswahrnehmungen realer Art scheinen die meisten Szenen zu begleiten, ab und zu treten sie in den Vordergrund: Telephonieren (Knirschen des Roßhaars), Gespräch mit Bismarck im Bad. Auch vom Geruchs- und Geschmackssinn wurden anscheinend einzelne Phantasien angeregt (Leichen, Affenhaus, Kaulquappe).

Läßt sich diese Folge von Szenen, in denen Erinnerungen, Phantasie und Wirklichkeit bunt durcheinander wirbeln, und die weder sinnmäßig aufeinander bezogen noch durch ein einheitliches Gefühl verbunden scheinen, noch inhaltlich irgendwie ordnen oder wenigstens deutlicher charakterisieren? Bei näherem Zusehen ergibt sich allerdings, daß auch inhaltlich, wie formal, gewisse durchgehende Linien aufweisbar sind. Zunächst einmal haftet den meisten Situationen etwas „Romanhaftes", Sensationelles, Außergewöhnliches an, sie führen meist an die Grenze dessen, was überhaupt erfahren werden kann: Sintflut, Lebendigbegraben, Erstarren zu Eis, Gefängnis, Schiffbruch, Krieg, Weltuntergang,

Auferstehung, Judenverbrennung, Himmel und Hölle, Entblößung in Hurengesellschaft, Beischlaf mit dem Bruder, Begegnung mit Fürsten, Verbrechern, Größen der Geschichte — kurzum eine Erlebnisreihe, die sich dauernd in der extremen Sphäre dessen bewegt, was man in einem besonderen Sinne „phantastisch" nennt[1]. Daß die verschiedensten akuten Psychosen ihren Schauplatz besonders beim ersten Beginn in diesem Grenzlande haben, ist ja allgemein bekannt und aus der plötzlichen Erschütterung des Realitätsbewußtseins beim Ausbruch der Geisteskrankheit auch verständlich. Darüber hinaus wird hier in einer berüchtigten Art „spannender", künstlerisch wenig hochstehender Unterhaltungsliteratur Sensation an Sensation gereiht. Auch in Engelkens Fall spielen viele Situationen in einem ähnlichen phantastischen Grenzgebiete (Wirken als Heiland, Auferstehung Verstorbener, im Bleikeller, Rückkehr Napoleons usw.), das trotz aller Phantastik irgendwie immer noch den Zusammenhang mit der Realität wahrt und dabei das vitale Gefühlsleben in besondere Erregung versetzt. Nur selten wird die Szene in eine völlig wirklichkeitsfremde Zone, etwa die des Märchens, verlegt, wo nur ein spielerisches, ästhetisches Interesse herrscht.

Nun schließt aber auch die Art und Weise, wie die Person der Kranken selbst in diese wechselnde Szenerien verwoben ist, aus, daß sie von ihnen etwa unbeteiligt unterhalten würde, wie das wohl in den späteren Psychosen A. W.s vorkam. Ihre Anteilnahme ist eine eigenartige Mischung wehrloser Passivität mit höchster, verantwortungsvollster Tätigkeit: sie ist einerseits völlig verlassen, allein auf der Welt, mit dem Tode bedroht, fühlt sich tief schuldig, sie wird verspottet, verschleppt, erniedrigt, betäubt, nachts auf die Straße gestoßen, ausgestellt, verdammt. Auf der andern Seite ist sie zu den wichtigsten Aufgaben ausersehen, was von ihr verlangt wird, sind Opfer für die Angehörigen, für die ganze Welt; immer wieder muß sie helfen, befreien, retten, sie weiß Auswege, besitzt besondere Kräfte, hat die wichtigste Rolle, steht den Führern zur Seite usw.

Die sich daraus ergebende Gesamthaltung einer ohnmächtigen Kraftanstrengung findet ihren deutlichsten Ausdruck in dem immer wiederkehrenden Erlebnis des nicht erreichten Wendepunktes. Dieser in Träumen oft ganz ähnlich erlebte und den Beobachtern wohlbekannte Ablauf sei durch einige charakteristische Beispiele illustriert: „Ich hatte immer das Gefühl, als hätte ich es noch anders machen können, und nun hatte ich es doch nicht getan ..." „Mir war die Frist gegeben, die Sünden zu bereuen, versäumte den richtigen Augenblick ..." „Ich glaubte, es brenne, und man legt es mir zur Last, weil ich es nicht gleich gemeldet hatte ..." „Riesen ... drängten zu mir als ihrer Mutter, konnten mich aber nicht finden, ich war für ihr Auge zu klein ..." „Aber immer fehlte das erlösende Wort." „Dann wieder war mir, als wolle ein Bekannter eine Strickleiter anlegen, um mich zu retten ... aber ich hatte keine Energie." „Ich war im Turm, aber noch viel höher baumelte F. an einer Spitze, ich konnte ihn nicht retten." „Der Großvater einer Freundin war da, wollte mich auslösen, aber ... die Betten wurden immer wieder so verschoben, ich war nicht zu retten." „Ich wußte alle geheimen Wege ... dann war alles mit Gips überzogen ... man wollte mich retten, aber ich wurde von Gips über-

---

[1] Kraepelin (Psychiatrie Bd. 3, 8. Aufl., S. 1281) teilt solche Inhalte in großer Zahl bei der Schilderung der „deliriösen" Form der Depressionszustände mit.

schüttet." „Im obersten Himmel ... waren alle meine Verwandten und Freunde, ich konnte aber nicht dahin gelangen."

Die eigenartige Zwiespältigkeit der eigenen Stellung in den wahnhaften Situationen, ferner ihre oben beschriebene Fragmentation, endlich Äußerungen wie diese: „Ich mühte mich ständig, mir klar zu machen, was um mich herum sei" usw. (S. 40): das alles weist auf die kennzeichnende Aktstörung in der oneiroiden Erlebnisform hin, die wir an dem Falle des ersten Kapitels aufzeigen konnten. Zwar werden hier die gegenständlichen Gegebenheiten als Gegenstände scheinbar mit größerer Deutlichkeit und Vollständigkeit erfaßt, aber ihre B e d e u t u n g, Sinn und Ziel bleibt wie dort unsicher, unabgeschlossen, ohne Lösung und Ruhepunkt: so reißt die Spannung nicht ab, Aufgaben, Kampf, Verantwortungen, Opfer, Zweifel und Rätsel halten den Erlebnisablauf wie im Falle E n g e l k e n s in der Schwebe. Daraus ergibt sich auch hier eine Einheitlichkeit, die bei der Lektüre der Selbstschilderung unmittelbar fühlbar wird, wenn auch die Darstellungsform mit ihren hypomanischen Einschlägen und ihrer vorwiegenden Interessiertheit für das Gegenständliche sie nicht so eindrucksvoll hervortreten läßt wie bei der ersten Kranken. Unzweifelhaft ist es auch in dieser Beziehung gerechtfertigt, die beiden Fälle, die sich wirkungsvoll ergänzen und gleichsam die Endpunkte einer Reihe von Möglichkeiten bilden, zusammenzustellen.

Die Erlebnisse passiven Preisgegebenseins verdienen aus zwei Gründen noch eine Erwähnung: hier ist die Kranke nicht mehr Mittelpunkt, in ihrer Rolle wird sie aber von den heftigsten Affekten hin und her geworfen, immer wieder beschämt, zur Sache (Faß, Tonne, Kot) erniedrigt, ihr Geheimstes preisgegeben. Diese Erlebnisse sind vielleicht das Gegenbild jener Situationen höchsten Glückgefühls, die bei E n g e l k e n s Kranker deutlich den G r u n d t o n d e r S t i m m u n g der ganzen Erlebnisform mitbestimmen. Ferner zeigen die Szenen ohnmächtiger Preisgabe auch, wie andersartig sich das e r o t i s c h e E l e m e n t bei A. W. in der Psychose manifestiert: während im Falle E n g e l k e n s die auf X. gerichtete Liebesleidenschaft das ganze Erleben durchglüht und in alles einströmt, sind hier die vielfach eingestreuten Episoden sexueller Schaustellung triebhafte Ausbrüche, die keine Verschmelzung mit der geistigen Gesamthaltung eingehen. Die Fäden, welche zu ihnen von den Heimlichkeiten mit dem Nachbarssohn in der Kindheit und später zu der vorübergehend getriebenen Onanie führen, sind ohne weiteres deutlich. Aber diese ganze Sexualität ist trotz der Befriedigung geheimer Triebe nicht lustvoll, vielmehr schon im Augenblick des Erlebens — nicht nur in der Rückschau — tief beschämend.

So fehlt trotz einzelner „witziger" Einschläge in der oneiroiden Psychose (Reimereien, Napoleon im Nachtstuhl, Schiedsrichter — Schiesdrichter, Bleisoldaten usw.) (von denen es offen bleiben muß, wieweit sie Korrekturen aus der manischen Abfassungszeit des Berichts darstellen) in der Stimmungsfarbe die eigentlich manische Komponente. Andererseits gehört der ungeheure Einfallsreichtum und seine Anregbarkeit durch äußere Umstände zweifellos dem psychomotorischen Ablauf nach dem Bilde der Manie an.

Über die D a u e r d e r e i n z e l n e n S z e n e n läßt sich natürlich kein Urteil abgeben, doch scheint nach der Schilderung, daß zeitweise die „Jagd", die Schnelligkeit der wechselnden Bilder („ich glaubte alles wie in einem Kaleidoskop zu sehen, furchtbar rasch wechselnd, so daß schon im Besinnen mir alles zu entschwinden drohte") besonders gesteigert war, während manche Situationen mehr im einzelnen ausgesponnen werden und wahrscheinlich von längerer Dauer waren, andere endlich immer wiederkehrten (Tonne u. a.). Auf jeden Fall setzt aber mit dem Ende der oneiroiden Psychose, nach der Beschreibung A. W.s und nach dem objektiven Bericht eine sichere hypomanische Phase ein, so daß die Kranke von ihrem Laienstandpunkt sehr begreiflich von dem Ende der „Depression" spricht. Wir stellen diese Frage bis zur Betrachtung des Gesamtverlaufs vorläufig zurück.

Ganz besonders aufschlußreich ist A. W.s Selbstschilderung für die Frage des Bewußtseinszustandes in der Psychose. Nach einer vorausgegangenen Depression setzt, wie bei dem Fall des ersten Kapitels, plötzlich das phantastische Erleben ein. Es endet vorläufig ebenso plötzlich bei einer ärztlichen Visite: „Jetzt muß ich, scheint es, erwacht sein. Prof. F. frug mich . . . es sei mir, als ob ich 14 Tage im Starrkrampf gelegen habe . . . Das erste, was ich eigentlich sprach, war, daß ich die Wärterin beim Namen rief, ich erkannte jede Person wieder, die ich einmal in der Zeit kennengelernt hatte." Zusammengehalten mit der trotz des Reichtums der ständig rasch wechselnden Geschehnisse vorzüglich erhaltenen Erinnerung an die psychotischen Erlebnisse, macht diese Angabe die Annahme einer besonderen Klarheit des Bewußtseins notwendig. Trotzdem muß das Bewußtsein irgendwie auch qualitativ verändert gewesen sein, denn nirgends finden wir die charakteristische Angabe über eine Doppelorientierung in völliger Klarheit. Im übrigen sprechen neben der soeben zitierten Beschreibung des Endes der oneiroiden Psychose viele Bemerkungen dafür, daß die Rückkehr in die klare Wirklichkeit jedesmal mit einer Art „Umschaltung" vor sich ging, wobei die phantastische Welt versank.

Hier interessieren nun auch die von A. W. spontan immer wieder betonten Beziehungen der psychotischen Erlebnisse zum Traum. Wie weitgehende Analogien, zum mindesten für ihr Laienurteil, bestehen, zeigt ein Exemplar der Selbstschilderung, zu dem sie nachträglich Randnotizen mit Bleistift gemacht hat (die, soweit belangvoll, auch oben Aufnahme fanden). Bei einer ganzen Anzahl der Erlebnisse der ersten Psychose, vor allem bei vielen nachgetragenen und solchen der späteren Klinikaufenthalte, machte sie die Anmerkung „nur geträumt" oder „wahrscheinlich ein Traum" oder „unsicher, ob geträumt oder wirklich gesehen"[1]. Dem entsprechen A. W.s Äußerungen in den allgemeinen Bemerkungen, vor allem aber auch die ganze Darstellung der Phantasmen des 2. und 3. Klinikaufenthaltes: eine der damaligen wahnhaften Episoden leitet sie geradezu mit den Worten ein: „Einmal träumte ich von Dr. Sch. . . ." Einige Sätze weiter heißt es dann: „In der Nacht, scheint's durch die Kleider beengt, hatte ich furchtbare Halluzinationen . . ." Sie läßt aber dann keinen Zweifel, daß sie auch tagsüber an den Ideen, die aus dem im Traum Erlebten entsprangen, festhielt.

Es ist ferner überaus eindrucksvoll, wie anscheinend ohne erkennbare phänomenologische Grenze (auch direktes Fragen nach einer solchen war erfolglos)

---

[1] Es ist nicht anzunehmen, daß A. W. diese Zusätze etwa gemacht hätte, um die Bedeutung der Vorgänge vor dem Leser herabzumindern, da sie ja „nur geträumt" seien. Zu diesem Zwecke bedient sie sich ausschließlich des Mittels, Einflüsse der Umgebung für das verantwortlich zu machen, was sie nicht als Ausfluß ihres eigenen Innern anerkennen möchte.

in den späteren Psychosen an die Stelle der oneiroiden Erlebnisform weit ausgesponnene Tagträumereien treten, für die wohl vor allem der Satz unserer Kranken gilt, daß sie nur den Anfang — nie das Ende in der Hand habe. Im 2. und 3. Teil des Selbstberichtes finden wir alle Übergänge von Phantasien mit vollem Wahncharakter (Gretchen in der Zelle), aus denen heraus sie handelt („ich war fest überzeugt, daß er mindestens schwer krank sei, frug auch eine Wärterin danach"), bis zu Spielereien mit Ähnlichkeiten (Frau Prof. Th., die Schwester usw.). Einmal werden Inhalte aus der ersten Psychose übernommen und fortgeführt („Dr. Sch. habe mich verführt ... Das hatte seine Entstehung darin, ich hatte das erstemal geglaubt, er liege bei mir im Bette"); an vielen anderen Stellen hat man den Eindruck, daß es sich nur um das Ausspinnen poetischer Vergleiche handelt. A. W. gibt das selbst mit den Worten wieder, daß „Wirklichkeit und Krankheit nur durch schmale, kaum wahrnehmbare Grenzen getrennt sind. Wie man ja oft nicht weiß, wo Traum und Wirklichkeit anfangen und aufhören, da sie oft innig miteinander verschmelzen, und man oft nicht mehr weiß, selbst in gesunden Tagen, was wirklich Erlebtes, was Phantasie ist."

Dazu kommen eine Anzahl Einzelmomente, welche A. W. selbst spontan mit Vorgängen in Traum und Schlaf gesunder Zeit vergleicht: Das Größerwerden von Räumen und Personen, Fliegen und Schweben, von dem sie uns angab, daß sie es schon als Kind im Traume gehabt habe, und das jetzt noch bestehe, allerdings im Laufe der Zeit den Charakter geändert habe: ehedem ängstliches Verfolgtwerden, jetzt ruhiges, sanftes Gleiten. Daneben einige motorische Phänomene: das Hineindrehen in den Schlaf durch Einwickeln in die Decken, das einschläfernde Hin- und Herwerfen des Kopfes[1]).

Wenn wir diesen Ähnlichkeiten mit dem Traumleben unserer Kranken hier im einzelnen nachgehen, so widerspräche durchaus unserer Meinung, wenn man daraus auf die Absicht einer Relativierung der oneiroiden Erlebnisform durch „Übergänge" schließen würde. Eine Vergegenwärtigung der Phänomene kann aber solcher Vergleiche nicht völlig entbehren, und wenn es uns auch bekannt ist, daß der Laie alle Zustände, denen er irgendwie fremdartig gegenübersteht, gern mit dem Traum vergleicht und sie damit erledigt, so scheinen uns die Analogien in unserem Falle für die Erkenntnis des schwer aufklärbaren Bewußtseinszustandes nicht ganz wertlos.

Darüber hinaus befinden wir uns mit diesen Vergleichen bereits auf der Suche nach einer Erklärung, warum wohl im Falle der Antonie Wolf die erste Psychose diese Erlebnisform annimmt. Ehe wir hier weiter vorzudringen wagen, ist es notwendig, auf das objektive Verhalten in der Psychose und auf ihre Stellung im Gesamtverlauf der krankhaften Phasen kurz einzugehen.

Leider läßt uns die Krankengeschichte über wichtige Einzelheiten des Verhaltens während der ersten Erkrankung im unklaren. Sieht man von den aus Schwankungen der Schulleistungen erschlossenen Verstimmungen im Kindes-

---

[1]) Über dieses Phänomen bei Kindern vgl. Vorkastner: Über Nyktostereotypismen. Allg. Zeitschr. f. Psychiatrie u. psych.-gerichtl. Med. Bd. 74. 1918. — Stier: Über das nächtliche Kopfschütteln der Kinder. Vortrag i. d. Berl. Ges. f. Psychiatrie u. Nervenkrankh., ref. Zentralbl. f. d. ges. Neurol. u. Psychiatrie Bd. 32, S. 60; dort auch Diskussion.

alter als zweifelhaft ab, so geht der akuten Erkrankung ein langsam zunehmender Depressionszustand voraus, in dem plötzlich, ohne Stimmungsumschwung, eine verwirrte, ängstliche Erregung einsetzte, die nach der Verbringung in die Klinik in einen stuporartigen Zustand übergeht, in dem sie nur auf kurze Zeit zu fixieren und augenscheinlich völlig mit wahnhaften Erlebnissen erfüllt ist, die zum Teil in rasendem Tempo abrollen, wie aus vereinzelten Äußerungen zu entnehmen ist. Daraus entwickelte sich, ohne daß wir wissen, wann und auf welche Art, eine heitere Erregung. Ein halbes Jahr später wiederholte sich der gleiche Ablauf: Verstimmung, kurzdauernde verwirrte Erregung, Stupor, allmählicher Übergang in Manie. Doch dauerte diesmal das stuporartige Verhalten, das zuerst in wenigen Wochen vorüberging, über ein halbes Jahr. Der Erlebnisreichtum fehlt, die Kranke ist, wie in späteren stuporösen Phasen, leer und gehemmt. Nach kurzem hypomanischen Zwischenstadium folgte eine dritte Phase ablehnender Verschlossenheit, in dem sie Sinnestäuschungen ausdrücklich verneinte, was aber dem Beobachter wenig wahrscheinlich erscheint. Als sie nach 3 Monaten etwas freier wurde, sprach sie von rasch vorüberschwebenden Dingen, die sie sehe, daneben äußerte sie typische depressive Wahnideen. Es folgte eine Hypomanie von halbjähriger Dauer, in der der Selbstbericht niedergeschrieben ist. Aus einer anschließenden Depression versinkt die Kranke noch einmal in die stuporartige Ablehnung, über einzelne halluzinatorische Erscheinungen in dieser Zeit hat sie berichtet; alles hatte bereits einen viel blasseren, wirklichkeitsfremderen Charakter, körperliche Mißempfindungen traten in den Vordergrund und wurden im Sinne der melancholischen Stimmung gedeutet. Im weiteren typisch zirkulären Verlauf der Psychose findet sich, abgesehen von dem stuporartigen Verhalten in schweren Depressionen, für unsere Betrachtung nichts Bemerkenswertes mehr.

Es ist also allem Anschein nach der traumähnliche Zustand hier nicht wie bei Engelken in die manische, sondern in die depressive Phase eingeschlossen. Nur der Ablauf der inneren Erlebnisse vollzieht sich in manischem Tempo; exakt müßte man demnach von einem Mischzustand, einem manischen Stupor sprechen, dem aber die manische Grundstimmung fehlt. Hier verdient auch erwähnt zu werden, daß in die wirklichkeitsnahen, d. h. nach dem Zustand des Bewußtseins weniger gestörten Szenen, die peinlichen Erlebnisse passiven Preigegebenseins fallen, während auf der Höhe des Delirs die Kranke, wie sie auch selbst erwähnt, in wichtiger Rolle zu handeln glaubt und an hervorragender Stelle tätig ist. Dabei liegt sie objektiv völlig versunken stuporös da — ganz wie wir es wiederum sonst nur aus dem Traum kennen.

Eine Bestätigung der Annahme, daß die oneiroide Erlebnisform hier zu den melancholischen Phasen in Beziehung steht, finden wir endlich noch in A. W.s Angaben über die Lebhaftigkeit ihres optischen Vorstellungslebens, die noch heute zu Beginn der Depressionen hervortritt. Die Schilderung, die sie uns ganz spontan davon gab, ist zusammen mit dem Bericht über die spielerischen Phantastereien des Kindes in der Selbstschilderung für die Auffassung unseres Einzelfalles wie für die seelische Dynamik manisch-depressiver Zustände überhaupt von Interesse. Wir finden eine ungewöhnliche optische Phantasiebegabung, mit der A. W. als Kind in Tagträumereien sich Märchen und ähnliches lebendig werden ließ; wir hören von ihrer Neigung, sich Erinnertes zu vergegenwärtigen, mit Ähnlichkeiten zu spielen, Geräusche umzudeuten, kurzum aus Gesehenem und Gehörtem zu sehen und zu hören, was in der Richtung der jeweiligen inneren Situation liegt; aber doch nicht so, daß diese Vorstellungswelt jedesmal völlig zu ihrer willensmäßig freien Verfügung steht, sondern sich ihr bald versagt, bald ihr entgleitet; dazu kommt schließlich noch ein von jeher überaus lebhaftes Traumleben im Schlaf. Blickt man jetzt auf die oneiroide Psychose, die in sich allmählich abschwächender Form noch in einigen folgenden Depressionszuständen wiederkehrt, so wird man die Annahme wagen können, daß in dieser Psychose eine Anlage besonderer Art sich auswirke.

Wir haben bei anderer Gelegenheit auf gewisse Beobachtungen hingewiesen, durch die es sich wahrscheinlich machen läßt, daß sich in Depressionszuständen mitunter Charaktereigentümlichkeiten enthüllen, die man in gesunden Zeiten hinter der Maske des in sein Milieu eingefügten Kulturmenschen nicht vermuten konnte[1]). Mag es sich dabei um weiter nichts handeln, als um eine Bestätigung der Binsenweisheit verstehender Psychologie, daß im Schmerz und Unglück sich der echte Kern einer Persönlichkeit offenbaren muß, weil die Masken fallen, oder mag die veränderte Verteilung der seelischen „Kräfte" tatsächlich die Qualität des Charakters bloßlegen: auf alle Fälle ist diese Tatsache für die klinische Auffassung einiger strittiger Varianten des manisch-depressiven Irreseins, insbesondere der periodischen paranoiden Psychosen und der periodischen Zwangsvorstellungen aufschlußreich. Auch der uferlosen Ausdehnung des Begriffs der Mischzustände ließe sich von einer solchen Betrachtungsweise aus vielleicht entgegentreten.

Wir möchten nicht entscheiden, ob das Hervortreten der lebhaften Vorstellungsbegabung in der beginnenden Depression bei A. W. mit diesen Beobachtungen gleichzusetzen ist. Aber man wird künftighin auf ähnliche Vorkommnisse zu achten haben, wird insbesondere die halluzinierenden Zirkulären auf ihre Vorstellungsbegabung prüfen müssen, um so vielleicht aus der individuellen Anlage das Verständnis für atypische Psychosen zur finden[2]).

Faßt man dementsprechend im Falle A. W.s das oneiroide Zustandsbild als einen Depressionszustand auf, in dem sich eine starke Vorstellungsbegabung in besonderer Weise auswirkt, so bleibt es doch unklar, warum gerade dieser erste oder die ersten drei Depressionszustände die ungewöhnliche Form angenommen haben. Zumal die Vorstellungslebhaftigkeit unverändert fortbesteht und die Depressionszustände äußerlich auch später oft als Stupor imponieren. Wollen

---

[1]) Bemerkungen zur psychiatrischen Charakterkunde. Zeitschr. f. d. ges. Neurol. u. Psychiatrie. Bd. 89. S. 68.

[2]) Ob eine starke optische Vorstellungsbegabung, wie sie bei A. W. vorliegt, etwas mit dem zu tun hat, was Jaensch und seine Schüler Eidetiker nennen, muß offen bleiben, ebenso wie erst sorgfältige Nachprüfungen sicherstellen können, ob die Phänomene, welche Urbantschitsch bei Psychopathen beschrieb (Über subjektive optische Anschauungsbilder. Wien 1907), mit den sog. Anschauungsbildern, die Jaensch bei Jugendlichen nachwies, identisch sind. Walter Jaensch hat nach meinem kurzen Bericht über das oneiroide Zustandsbild auf der Wanderversammlung südwestdeutscher Neurologen in Baden-Baden 1922 mit Vorbehalt die Vermutung ausgesprochen, ob es nicht zu den medikamentös beeinflußbaren eidetischen Erscheinungen seines T = Typus gehöre (Über psychophysische Konstitutionstypen. Münch. med. Wochenschr. Bd. 69, S. 964. 1922). Entsprechende Prüfungen mit Kaliumphosphat und Calcium konnten aus äußeren Gründen bei A. W. bisher nicht vorgenommen werden.

wir dafür nicht die jugendliche Altersstufe schlechthin verantwortlich machen, was ja nicht viel mehr bedeutet als die Einführung einer neuen Unbekannten, so bleibt nur noch die Möglichkeit, in der Charakteranlage nach Momenten zu fahnden, die aus dem manisch-depressiven Formenkreis hinausweisen.

Durchmustern wir die Gesamtpersönlichkeit unter dem Gesichtspunkt, wie weit sie sich mit dem cycloiden Typus deckt, und ob aus abweichenden Zügen die Entwicklung der oneiroiden Psychose begreiflich zu machen sei, so ist die Ausbeute klein, wenn auch nicht so gering wie im ersten Falle. Die Grundstruktur des Charakters ist sehr ähnlich wie dort: auch hier ein ausgesprochen leichtreagibles Temperament, ohne Oberflächlichkeit („Stehaufmännel"), eine heitere Lebensgrundstimmung, die aber dem Ernst keineswegs verschlossen ist, ein Überwiegen der affektiven Seite gegenüber dem Willen („Das Herz lacht [sic!] mir heute noch mit dem Verstande davon", in solch prachtvoll eindringlicher Art hat A. W. mehrfach ihre Gefühlsabhängigkeit betont); endlich hat auch sie jenes glückliche Naturell, eine Ausdrucksbegabung, die in Briefen, Gedichten und in der Aussprache das lebhaft bewegte Innere adäquat nach außen zu geben vermag. Dazu gehört auch das ungehemmte Abreagieren des Zornes durch zerstörende Handlungen.

Hier im Gebiet der Ausdrucksmotorik finden sich aber auch manche Abweichungen vom Typus, die nicht übersehen werden dürfen, wenn sie auch nur vorwiegend auf der Höhe der Erkrankungen sichtbar werden: die Vorliebe für verschiedene rhythmische Bewegungsfolgen, choreiforme und hysteriforme Unruhesymptome, die mitunter bis zu hysterischen Anfällen gesteigert sind, excessive Selbstquälereien in den depressiven Zuständen (Haarausreißen, Anschlagen des Kopfes usf.).

Qualitativ finden wir trotz allen Verzerrungen, durch die cyclische Erkrankung deutlich durchschimmernd, den Schwerpunkt auf der Seite der Selbsthingabe: eine reaktive Leidenschaftlichkeit und Begeisterungsfähigkeit, die sich in den manischen Zeiten zur Unvernünftigkeit, Sprunghaftigkeit, Sorglosigkeit steigert. Wiederum beobachten wir wie im ersten Falle die Vertiefung des Charakters durch die depressiven Erkrankungen. Auf der Selbsterhaltungsseite steht hier — und das ist eine deutliche Abweichung von der Kranken Engelkens — nicht die Tendenz zur Klärung und zum Offenbarwerden: vielmehr Ehrgeiz, „Ranggefühl", Anerkennungstrieb brechen von Zeit zu Zeit durch, sind fast in allen Dokumenten etwas fühlbar und muten in krankhafter Steigerung (Reizbarkeit in den Übergangszeiten) manchmal recht fremdartig an. An dieser Stelle müssen auch die vorübergehend auftretenden Zwangsantriebe erwähnt werden, die zweimal in der Selbstschilderung angedeutet sind (S. 31, 49).

Ausschlaggebend aber bestimmen zweifellos die „cycloiden" Züge das Charakterbild: wenn sie von Vereinsamung und Verschlossenheit spricht, fehlt es ihr nur an einem entsprechenden Widerhall für ihre Überschwänglichkeiten; ihre Träumereien sind, späterhin jedenfalls, außerordentlich realitätsnah, nie dienen sie ihr zum Zwecke des Abschlusses von der realen Umwelt; im Gegenteil, stets bleibt sie im höchsten Maße anpassungsfähig (vgl. ihr Verhalten auf den Reisen!). Wo sie prinzipienstark und konsequent erscheint, steht allemal ein starkes Gefühl dahinter.

Es läßt sich unter diagnostischen Gesichtspunkten nicht bestreiten, daß neben den grundlegenden cycloiden Charakterzügen einige Faktoren nach-

weisbar sind, die als Merkmale des „hysterischen Charakters" aufgefaßt werden
können: eine lebhafte Phantasie und Vorstellungsbegabung, eine von der Persönlichkeit fast abgespaltene, heftig sinnliche Sexualität, Ehrgeiz und Geltungs-
verlangen, endlich die hysteriforme Motorik. So taucht auch hier die Frage auf,
die wir einer ausführlichen Besprechung vorbehalten, ob nicht die oneiroide
Psychose aus einer Mischung der cyclischen mit dieser ihr sonst fremden
„hysterischen" Anlage entstehe, im weiteren diagnostischen Rahmen das gleiche
Problem, das wir oben unter vorwiegender Betonung der Vorstellungsbegabung
psychopathologisch erörterten.

Wonach wir aber in A. W.s Persönlichkeit vergebens suchen, das sind
schizoide oder schizophrene Züge. Von der Kindheit bis ins 6. Lebensjahrzehnt
bleibt die cycloide Grundlage ohne Bruch gewahrt. Und doch scheint die Heredität gerade nach dieser Richtung zu weisen.

3. Fragen der Heredität.

Die große Zahl manifester Erkrankungen unter den nächsten Verwandten
unserer Patientin, der Überblick über zwei probandenreiche Generationen der
mütterlichen Familie, endlich der Nachweis der Möglichkeit einer Belastung auch
von Vaters Seite her machen es uns zur Aufgabe, nach dem Vorgang von Berze[1]),
Kahn[2]) und Hoffmann[3]) in den Erblichkeitsbeziehungen eine Ursache für die
atypische Psychose A. W.s zu suchen.

Blicken wir zunächst auf die Geschwisterreihe Wolf, so könnte man die
Erkrankungen nach ihrer Art und Schwere in aufsteigender Linie folgendermaßen
gruppieren: An die gesunde Schwester Rosalie (III 14, Abb. 2), die offenbar
nichts Psychopathisches zeigte, schließt sich der älteste Bruder Siegfried
(III 11) an, dessen Stimmungsschwankungen von ganz milder Art in lang-
gezogenen Kurven verlaufen. Ihm dürfte Eugenie (III 17) am nächsten stehen,
die sich als 27jährige in einer ganz allmählich einsetzenden, unkomplizierten
melancholischen Erkrankung das Leben nahm. Dann folgt Antonie, die mit
24 Jahren in die traumähnlichen Verwirrtsheitszustände verfiel, an die sich ein
ununterbrochener zirkulärer Verlauf mit Überwiegen der manischen Phasen
anschloß. Um ein Grad schwerer scheint die Erkrankung der Anna Gutkind
(III 12), die im 43. Lebensjahr an einer zweifellos auch dem zirkulären Formenkreis zugehörigen Psychose erkrankte, gleichfalls mit Verwirrtheitszuständen, die
wohl zum Teil der oneiroiden Erlebnisform nahestehen. Auf diesen Fall soll
alsbald näher eingegangen werden. Endlich folgt Lina Goldberg (III 15), die
Mitte der 20er an einer chronischen Psychose erkrankte, die anfangs vielleicht
einige melancholische Züge aufwies, aber dann in ungebrochener Linie, ohne auch
nur eine Andeutung von phasischem Verlauf, zu einem charakteristischen,
stumpfen Endzustand führte, in dem die Kranke jahrzehntelang vegetierte:
sicher der Schizophrenie zugehörig. So sind in den fünf Geschwistern, wenn
man so will, die meisten wichtigen Formen aus den beiden großen Gruppen der
funktionellen Psychosen vertreten; es fehlen aber, das ist nicht minder wichtig

---

[1]) Die hereditären Beziehungen der Dementia praecox. Leipzig und Wien 1910.
[2]) Erbbiologisch-klinische Betrachtungen und Versuche. Zeitschr. f. d. ges. Neurol.
u. Psychiatrie Bd. 61, S. 264. 1920.
[3]) Die Nachkommenschaft bei endogenen Psychosen usw. Berlin 1921.

und beachtenswert, die paranoiden Psychosen und die schubweise verlaufenden Schizophrenien.

Nimmt man eine solche Ordnung der Geschwister vor, so liegt der Schluß nahe, daß es sich bei der Erkrankung Antonie Wolfs und ihrer Schwester Anna um Mischungen aus den beiden in reiner Form an den Enden der Reihe vorhandenen Anlagen handle[1]). Diese Vermutung wäre zu stützen durch den Nachweis dieser Anlagen in den beiden elterlichen Familien. Es sei aber hier auch von vornherein die andere, ebenso berechtigte Gruppierung erwähnt, welche in einer Geschwisterreihe von vier zirkulären Kranken, neben einer Gesunden, eine Schizophrenie eingesprengt findet und unter Ablehnung der Annahme von Mischformen einfach fragt, woher dieses Einsprengsel stamme. Welche von den beiden Fragestellungen den Tatsachen besser gerecht wird, kann sich erst nach ihrer Beantwortung völlig ergeben. Indem wir uns vor jeder Verallgemeinerung hüten ebenso wie vor der Anwendung einer mehr oder weniger hypothetischen Hereditätsmathematik, sind wir uns überdies noch klar, daß irgendwelche gesicherten Ergebnisse auf dem schwierigen und bisher meist mit unzureichenden Mitteln erforschten Gebiet der mehrartigen Belastung[2]) nicht zu erwarten sind. Man kann sich angesichts eines Einzelfalles nur in Vermutungen ergehen und vielleicht Richtlinien für künftige Aufgaben auf diesem Gebiete entnehmen, etwa in dem Sinne, wie es in der Minkowskischen[3]) Arbeit aus Bleulers Klinik geschehen ist.

Werfen wir noch einmal einen Blick auf die beiden Psychosen, die als gemischte in Betracht kommen, so bedarf die Erkrankung der Anna Gutkind noch einer kurzen Vergleichung mit unserem Hauptfalle. Allerdings sind wir hier weder über die Persönlichkeit noch über das Krankheitsbild annähernd so gut unterrichtet wie dort. Trotzdem der Beginn in ein erheblich höheres Alter fällt (43. Lebensjahr), ist gerade die erste Psychose der ersten schweren Erkrankung A. W.s am ähnlichsten: der über einen Monat dauernde Verwirrtheitszustand, der die anscheinend als Reaktion auf den Tod des Mannes ausbrechende Psychose einleitet und wovon ein Bruchteil des subjektiven Erlebens in der Selbstschilderung wiedergegeben ist, gleicht von der subjektiven Seite her zweifellos weitgehend dem oneiroiden Zustand Antoniens: „phantastischer" Charakter der wechselnden Szenerien, die aus Realem, Illusionen und Halluzinationen zusammenschießen, das schnelle Ablauftempo, die stärkste innere Teilnahme der Erlebenden, ihre in Extremen schwankenden Gefühle; einzelne Stellen schienen wörtlich aus den Darstellungen der Kranken Engelkens oder der Schwester entlehnt. Auch hier findet sich eine Art Erwachen aus der wahnhaften Desorientiertheit mit wohlerhaltener Erinnerung. Das objektive Symptomenbild war allerdings ein völlig entgegengesetztes, eine schwere Erregung, eher dem des

---

[1]) So naheliegend eine solche Annahme zu sein scheint, so ist sie in ihren Grundlagen auch auf dem viel übersichtlicheren Gebiet zoologischer und botanischer Vererbungslehre noch durchaus strittig. Vgl. Meisenheimer: Äußere Erscheinungsform und Vererbung. Vortrag auf d. 87. Naturforscher-Vers. Leipzig 1922. Die Umschau Jg. 26. S. 653.

[2]) Zur Kritik der Arbeiten Kahns und vor allem Hoffmanns kann im einzelnen auf Wilmanns: Die Schizophrenie, Zeitschr. f. d. ges. Neurol. u. Psychiatrie Bd. 78, S. 325, verwiesen werden. Ferner auf das Referat von Seelert: Monatsschr. f. Psychiatrie u. Neurol. Bd. 53, S. 67. 1923.

[3]) Minkowska, F. u. E. Minkowski: Famille B. et Famille F. Ann. méd.-psychol., Juli/August 1920.

Falles im ersten Kapitel vergleichbar. Sind nun, so lautet die nächste Frage, die späteren, im objektiven Bild vielfach ähnlichen Erregungszustände gleichfalls als Zustände oneiroider Erlebnisform aufzufassen? Unser Material reicht leider nicht aus, hier bestimmt zu entscheiden. Vieles spricht dafür: Hinweise auf Halluzinationen („Flüsterstimmen"), das völlig ungeordnete äußere Verhalten, die Unzugänglichkeit, die Theatralik; anderes dagegen: die Ablenkbarkeit, die Neigung zu ad hoc vorgebrachten obszönen Witzen; endlich sind Verkennungen und Desorientiertheit wie beim ersten Aufenthalt nicht mehr notiert; auch die Erinnerung scheint nicht erhalten zu sein.

Muß diese Frage auch in der Schwebe gelassen werden, so steht es doch fest. daß es sich bei Anna Gutkind ebenfalls um eine zirkuläre Erkrankung mit sicheren manischen und depressiven Phasen handelt, die mit einem oneiroiden Zustand beginnt. — Es wäre reizvoll, auch die Abweichungen der Symptomatologie der echten zirkulären Phasen von denen Antoniens aus individuellen, charakterologischen Momenten abzuleiten, die stellenweise recht deutlich zutage treten; wir verzichten darauf, weil das Material, das uns über Anna G. zur Verfügung steht, quantitativ und qualitativ nicht ausreicht, und wir sie nicht persönlich kennen. Es sei nur darauf hingewiesen, welche dankbare und interessante klinisch-psychopathologische Aufgabe gerade die Beobachtung und Aufklärung derartiger feinerer Unterschiede bei im groben und diagnostisch gleichartigen Geschwisterpsychosen darstellt.

Unter den mütterlichen Vorfahren verdient in erster Linie die Mutter, Karoline W., besondere Aufmerksamkeit. Auch hier handelt es sich um eine Psychose, die diagnostisch sicher dem manisch-depressiven Irresein angehört, aber auch bei ihr finden sich atypische Zustandsbilder. Diese treten aber nicht gleich zu Anfang mit der ersten Psychose auf, sondern nach zahlreichen durchaus typischen Depressionszuständen, die etwa im 20. Lebensjahr beginnen und in unregelmäßigen Abständen sich wiederholen — dazwischen war sie völlig gesund, manchmal vielleicht etwas hypomanisch —, ändert sich im 46. Lebensjahr das Symptomenbild: die melancholischen Wahnideen, ihrer inhaltlichen Richtung nach unverändert, werden mehr und mehr grotesk verzerrt: die Welt gehe ihrer Sünden wegen unter, sie müsse ihre Kinder und die Familie aufessen usf. Daneben tritt eine starke, ausdrucksmäßig nicht adäquate, motorische Erregung auf, vielleicht mit Angst verbunden. Dieses Zustandsbild wiederholt sich nach 9 jährigem gesundem Intervall in gesteigerter Form. Voraus geht eine kurze typische Depression, aus der sich ohne scharfe Grenze die eigenartige, von dem Beobachter plastisch beschriebene Erregung entwickelte, in der die nihilistischen Wahnideen in phantastischen Abwandlungen mit einem satanischen Sarkasmus vorgebracht werden (siehe S. 63). Ihr Bewußtsein wird mehrfach als getrübt und dämmerig bezeichnet. Sinnestäuschungen werden ebenso wie im ersten Verwirrtheitszustand erwähnt. Doch bleibt, was an Inhalten mitgeteilt ist, alles im Rahmen des bizarren Versündigungswahns. Auch als äußerliche Beruhigung eingetreten ist, hält sie an diesen Ideen noch jahrelang fest.

Von da an ist Karoline W. wohl nie mehr völlig frei gewesen, sie schwankt zwischen manischen und depressiven Zuständen hin und her, in die auch schwere Erregungszustände eingesprengt sind, die aber späterhin, besonders in den letzten 8 Lebensjahren, stets in die manischen Phasen fallen und ein entsprechendes Bild zeigen. Auch die Melancholien sind wieder typisch, wenn auch in allen Phasen

Züge hervortreten, die wir aus dem Wegfall der Hemmungen infolge der Senilität erklären können. Aus der Krankengeschichte ergibt sich mit Bestimmtheit, daß die ungewöhnlichen Erkrankungsformen sich vorwiegend um den Zeitpunkt des Klimakteriums gruppieren.

Wir haben hier also in der Familie Wolf eine dritte atypische, manisch-melancholische Psychose vor uns. Eine gewisse Ähnlichkeit mit der Tochter Anna G. bestünde, wenn wir annehmen, was aber sehr unwahrscheinlich ist — weder die objektive Anamnese noch die Selbstschilderung spricht dafür —, daß diese schon vor der ersten Klinikaufnahme an zirkulären Schwankungen gelitten hätte.

Es ist nach der Beschreibung nicht anzunehmen, daß die Verwirrtheits-zustände der Mutter Wolf der oneiroiden Erlebnisform zuzurechnen sind, trotzdem von Bewußtseinstrübung gesprochen ist. Es fehlt vor allem die scharfe Begrenzung des Zustandes sowohl objektiv als auch inhaltlich, wir wissen nichts von Szenenwechsel, Phantastik, Verkennungen usw. Auch die Stimmung entspricht nicht dem, was wir als kennzeichnend herausstellen konnten. So bleibt neben der inadäquaten Motorik nur die Bewußtseinsveränderung. Das Problem, das auch schon bei der Tochter Anna G. auftauchte, ob solche Zustände nicht zu denen der oneiroiden Erlebnisform irgendwie in Beziehung zu setzen sind, wird man an weiterem Material aufnehmen müssen.

Von den zahlreichen Geschwistern der Mutter war nur der älteste Bruder mit großer Wahrscheinlichkeit gleichfalls zirkulär. Auf die anderen Anomalien nicht zirkulären Gepräges dieser Generation soll im Zusammenhang weiter unten eingegangen werden. Dagegen finden sich unter ihren Nachkommen 3 Fälle cyclischer Erkrankungen, von denen der eine (III 7) sehr leicht und offenbar typisch verlief. Die beiden anderen, Jakob und Auguste Bär (III 5 u. 6), stammen aus einer Ehe zwischen Vetter und Cousine, bei ihnen hat sich also das schädliche Anlagemoment vielleicht summiert. Um so interessanter ist es, das Verlaufs- und Symptomenbild der beiden Geschwister untereinander und mit denen der Geschwister Wolf zu vergleichen.

Bei Jakob B. überblicken wir den verhältnismäßig kurzen Zeitraum von 7 Jahren auf Grund einer lückenhaften Krankengeschichte. In dieser Zeit hat er, offenbar von Haus aus wenig begabt, eine Reihe kurzdauernder Erregungs-zustände durchgemacht, die im einzelnen oft an eine in Schüben verlaufende katatone Form der Schizophrenie denken lassen. Immerhin sind dazwischen auch echt manische und depressive Zustände kenntlich gemacht. Und wenn es auch bei einem Intervall heißt, er sei nur noch zu mechanischen Arbeiten zu gebrauchen gewesen — vielleicht befand er sich damals in einer leichten Depression —, so wird er doch vorher und später in freien Zeiten als einsichtig und unauffällig bezeichnet. Vielleicht ist die sicher vorhandene, dem Grad nach aber nicht näher charakterisierte Minderbegabung für manches, was als blöde oder stumpf an ihm aufgefaßt wurde, verantwortlich zu machen. Angesichts der kurzen Zeit-spanne und der Dürftigkeit der Unterlagen muß hier alles offen bleiben. Hat es sich aber um eine zirkuläre Erkrankung gehandelt, so war es wiederum eine solche mit eigenartigen Verwirrtheitszuständen, die in ihrer äußeren Symptomatologie am ehesten etwa an die späteren erregten Zeiten der Anna Gutkind gemahnen.

Die Erkrankung seiner Schwester Auguste B. gehört dem manisch-depressiven Formenkreis an. Vom Erkrankungsbeginn, wieder etwa im 20. Lebens-jahre, ziehen sich kürzere und längere, vorwiegend depressive Wellen über das ganze Leben bis heute, wo sie über 50 Jahre alt ist. Gleich am Anfang aber steht wieder ein halluzinatorischer Verwirrtheitszustand mit Desorientierung, in dem sie in gehobener Stimmung alles mögliche ohne erkennbaren Zusammenhang spricht. Sie beruhigt sich rasch, ist völlig einsichtig und „hat an die Zeit der stärkeren Aufregung eine bis in die Einzelheiten gehende Erinnerung". Leider ist von dem, was sie damals erlebte, nichts mitgeteilt. 3 Jahre später wiederholte sich dieser Zustand in kürzerer und milderer Form. Akustische Sinnestäuschungen, die sie aber nicht als real auffaßt, kehren in späteren Depressionszuständen noch wieder; sie erinnern an die blassen Visionen Antonie Wolfs in der 2. und 3. Depression. Erst im 46. Lebensjahr (Klimakterium??) tritt ein neuer Verwirrtheitszustand von vierwöchiger Dauer mit Akoasmen und hochgradiger motorischer und sprachmotorischer Erregung auf. Auch in diesem Fall läßt sich aus Mangel an Unterlagen nicht entscheiden, ob die ersten oder alle drei Verwirrtheitszustände unter die oneiroide Erlebnisform fallen.

Nachdem wir somit im Bereich der mütterlichen Familie 5 atypische zirkuläre Psychosen mit bewußtseinsgetrübten Verwirrtheitszuständen finden (diese treten, das sei hier noch bemerkt, entweder im jugendlichen Alter oder in zeitlicher Nähe des Beginns der Menopause auf), haben wir uns erneut die Frage nach einem andersartigen Erbeinschlag, und zwar innerhalb der Familie Bär vorzulegen. Der Versuchung, die beiden abwegigen Charaktere der zweiten Generation Wilhelm und Max (III 8 u. 10) als Beweis einer anderen, z. B. schizoiden Erbanlage heranzuziehen, ist nicht schwer zu widerstehen. Ganz abgesehen davon, daß die von ihnen vorhandene kurze Charakteristik gar nicht ausschließt, daß es sich um konstitutionell depressive, ängstliche Menschen gehandelt hat, die nur in ihrem besonderen kaufmännischen Milieu nicht vorwärtskamen, widerstrebt es uns, die erfolgversprechende Einführung charakterologischer Momente in die psychiatrische Erblichkeitsforschung dadurch zu diskreditieren, daß man, wie z. B. Hoffmann sich auf Kretschmer berufend tut, fast alle Psychopathien auch noch auf die Seite der Schizophrenie schiebt, nur einer gewaltsamen Vereinfachung zuliebe, die alle Problematik des Tatsächlichen lahmlegt. Wir konnten von den in der Familie Bär nachgewiesenen Psychopathen und Imbezillen (II 8, 10, 11, III 2, 23) nichts in Erfahrung bringen, was dafür spräche, daß sich hinter ihrer Anomalie genotypisch irgend etwas der Schizophrenie Verwandtes verberge. Die Form der Psychopathien an sich wird aber auch nicht so geschildert, daß der Schluß gerechtfertigt wäre, deren Eigenart gäbe den atypischen zirkulären Psychosen ihre spezifische Färbung. Die Psychopathien untereinander weisen keine deutliche Familienähnlichkeit auf.

Wir kommen somit nach Durchsicht des mütterlichen Stammbaums zu einem Wahrscheinlichkeitsergebnis, das sich für die zweite der oben gestellten Fragen entscheidet: ganz ähnlich wie in Minkowskis Familie F... handelt es sich auch hier wohl um eine in der Familie Bär vorhandene Erbanlage zu einer besonderen Variante des manisch-depressiven Irreseins: Mit der zirkulären Anlage zusammen wird in manchen Fällen die Neigung zu Verwirrtheitszuständen mit Bewußtseinstrübungen vererbt. Eine Kombination mit Schizophrenie oder eine pathoplastische Färbung der Phasen durch schizoide Erbeinschläge ist wenig wahrscheinlich. Der vereinzelte Fall (III 15) der Lina Goldberg ist vielleicht bei Durchforschung der väterlichen Familie aufzuklären.

Zuvor aber seien noch einige allgemeine Hinweise gegeben, die sich bei Betrachtung des Stammbaums Bär, abgesehen von unserer Fragestellung, aufdrängen: Es ist vielleicht kein Zufall, daß die zirkulären Psychosen sich nur bei den ersten 5 Geschwistern der 2. Generation und deren Nachkommen finden, während die abnormen Charaktere mit einer Ausnahme (III 2) auf die jüngeren Geschwister beschränkt sind; eine Scheidung, die sich in der Geschwisterreihe unseres Hauptfalles in der 3. Generation nicht findet. — Auffallend ist ferner, daß die jüngste Generation völlig psychosenfrei ist, obwohl fast alle ihre Glieder jenseits des 30. Lebensjahres stehen und somit über das Alter der größten Gefährdung hinüber sind. Andererseits will das wenig besagen im Hinblick auf die starke Verminderung der Kinderzahl, wie sie erfahrungsgemäß bei der Verpflanzung vom Lande in die Stadt die Regel ist. — Endlich gibt es zu denken, daß aus der Ehe zwischen Cousine und Vetter (II 2) relativ weniger kranke Individuen hervorgehen als aus der der Eltern unseres Hauptfalles. Das ist doch nur so zu deuten, daß auch von der Seite des Vaters A. W.s ein Belastungszuwachs beigesteuert wurde.

Um so bedauerlicher ist es, daß über die väterliche Familie nur so wenig in Erfahrung zu bringen war. Wir müssen uns mit der Feststellung begnügen, daß die leibliche Schwester (II 2, Abb. 3) des Vaters einer Tochter das Leben schenkte (Flora M. III 7), die sicher an einer Schizophrenie erkrankte und in der Anstalt starb. Zwar ist nicht auszuschließen, daß Flora M. auch noch von seiten ihres Vaters belastet war, nachdem dieser, der Ehemann von II 2, als zum mindesten undurchschnittlich geschildert wird. Aber immerhin erscheint die Aufklärung des vereinzelten Schizophreniefalles in der Familie Bär mit Hilfe dieser Cousine väterlicherseits möglich. Die zirkuläre Erkrankung der Enkelin des Stiefbruders des Vaters muß außer Betracht bleiben, nachdem wir ihre Herkunft in weiblicher Linie weder bei Eltern noch bei Großeltern kennen.

Daß das Resultat unserer Hereditätsuntersuchung so wenig eindeutig und schlagend ist, hängt sicher auch damit zusammen, daß die Generationen relativ so kinderreich sind; man braucht ja nur etwa am Stammbaum Bär einen Teil der 11 Geschwister 2. Generation wegzustreichen, die etwa zufällig früh gestorben sein könnten, um sofort erheblich einfachere Verhältnisse und Erleichterungen hypothetischer Kombinatorik zu erhalten. Gerade deshalb hielten wir die ausführlichen Mitteilungen der Hereditätsverhältnisse A. W.s trotz vieler Lücken für notwendig, weil hier an einer probandenreichen Familie die Schwierigkeiten der Erbforschung in der Psychiatrie überhaupt lebendig vor Augen stehen.

Drittes Kapitel.

1. Forels Fall.

Als Mania acuta hat Forel[1]) 1901 Krankengeschichte und Selbstschilderung einer Patientin veröffentlicht, deren Psychose zwar zweifellos dem oneiroiden Zustandsbild entspricht, aber auch geeignet ist, unseren Problemkreis zu erweitern und das bisher Gewonnene zu ergänzen. Wir geben zunächst einen

---

[1]) Selbstbiographie eines Falles von Mania acuta. Arch. f. Psychiatrie u. Nervenkrankh. Bd. 34, S. 2.

kurzen Auszug aus der Forelschen Mitteilung, vervollständigen sie durch eine zusammenhängende Darstellung eines Teils der psychotischen Erlebnisse von der Hand der ehemaligen Kranken und berichten endlich über das Ergebnis einer persönlichen Nachuntersuchung im November 1921.

Frl. L. S. ist über ihre Abstammung sehr gut unterrichtet, und man muß deshalb ihre Angabe als durchaus zuverlässig ansehen. Die wenigen Anomalien in der näheren Verwandtschaft ergeben aber kaum eine verwertbare Ausbeute zur Frage der Heredität. Ein Onkel väterlicherseits war dem Alkohol ergeben, ohne aber asozial zu werden. Ferner hat sie in Erfahrung gebracht, daß eine Urgroßmutter mütterlicherseits im Alter etwas schwermütig gewesen sein soll. Einer ihrer Söhne beging Selbstmord. Ein weiterer Sohn jener Urgroßmutter nahm eine Frau aus belasteter Familie, drei Kinder dieses Paares sind geistig erkrankt, zwei davon an chronischen Psychosen. Zu diesen seinerzeit bereits mitgeteilten Fällen ist seitdem kein neuer hinzugekommen.

L. S. wurde 1856[1]) als erstes Kind einer trotz der Ungleichheit der Charaktere der Eltern sehr glücklichen Ehe geboren, nach ihr eine zweite Tochter, die stets gesund blieb, als Frau eines Pfarrers in der französischen Schweiz an einer körperlichen Erkrankung gestorben ist und zwei fast erwachsene gesunde Kinder hinterließ. Der Vater der Kranken war ein ungewöhnlicher Mensch; von Beruf Beamter, war er doch seiner Neigung nach ganz Poet. Er war ein Mensch von lebhafter Phantasie, hat auch mitunter angedeutet, daß er in der Jugend phantastische Gesichte gehabt habe. Er hat ein Epos, geistliche Lieder und auch mundartliche, volkstümliche Gedichte verfaßt, wovon er aber offenbar nicht viel Aufhebens machte. Vor allem war er ein Liebhaber schöner Bücher, ein guter Kunde der Antiquare, seine sehr wohlerhaltene Bibliothek, die auch viele Theologica enthält, besteht zum Teil heute noch. Dabei war er grundgütig und überaus verträglich, obwohl die Mutter wenig Verständnis für seine Bücherkäufe hatte und darüber schalt. Sie verkörperte das strenge Prinzip, war pflichttreu, praktisch, ein Verstandesmensch. Sie selbst, so meint L. S., sei völlig nach dem Vater geartet.

Als Kind hatte sie wie er eine blühende Phantasie, die sie im Spiel und allerlei Träumereien betätigte. Sie bevorzugte beim gemeinsamen Spiel darstellendes Spielen mit verteilten Rollen, im Rahmen derer man improvisieren durfte. Gern beschäftigte sie sich mit sich selbst und hing ihren Gedanken nach, die sie sich lebhaft ausmalen konnte. Wenn sie sich aber in irgend etwas zu sehr vertiefte, war sie erregt und abgespannt. Dabei war sie sehr begabt, begeistert für die Schule, überaus eifrig und ehrgeizig. Nur das Rechnen machte ihr Schwierigkeiten. Mit besonderem Eifer nahm sie Unterricht im Zeichnen, wozu sie ein unverkennbares Talent besitzt. Sie schwärmte für alles Hohe und Schöne, für Lehrerinnen und Freundinnen. Von der Mädchenzeit an führt sie ein Tagebuch, das allerdings jetzt nur noch als eine sachliche Chronik dient. Im ganzen war sie in der Jugend mehr den stillen Freuden des Daseins zugeneigt, Vergnügungen, Gesellschaften beunruhigten sie und „regten sie auf". Diese Überempfindlichkeit macht sie auch für einen Verstimmungszustand verantwortlich, der nach dem Konfirmandenunterricht, in dem sie überaus fleißig war — sie schwärmte für

---

[1]) Die Daten wurden von Forel seinerzeit aus Gründen der Diskretion abgeändert, welche jetzt nicht mehr in Betracht kommen.

den Pfarrer —, auftrat und nach ihrer eigenen Angabe nur einige Wochen, nach
denen der Angehörigen 2 Jahre gewährt haben soll. Damals quälten sie ethische
Skrupel, sie überschätzte ihre Fehler, hatte Anwandlungen von Freudlosigkeit
und Schwermut. Ein Aufenthaltswechsel beendete diese Episode. Nach einer
Reise nach Italien im 21. Lebensjahr trieb sie mit großem Eifer Sprachstudien
und machte auch ein Fachexamen. Doch fühlte sie sich nach einer Zeit angestrengter, geistiger Arbeit mit 23 Jahren wieder gemütlich recht angegriffen, und
es kam ihr die Vorahnung, daß sie „gegen Geisteskrankheit nicht sehr widerstandsfähig sei", weil sie kurz hintereinander von denselben Dingen einen total
verschiedenen Eindruck hatte, sie in ganz verschiedenem Lichte sah.

Es stellten sich von da an allerlei nervöse Beschwerden unbestimmter Art
ein, Mißempfindungen an verschiedenen Körperteilen, besonders auch zur Zeit
der Menstruation und Schlafstörungen. Landaufenthalte, Ferien in einem Seebad
brachten vorübergehend Erleichterung. Drei Jahre vor dem Ausbruch der Erkrankung war die 29jährige in warmer Sympathie für einen erheblich jüngeren
Schüler entflammt, der plötzlich in eine akute geistige Störung verfiel. Das
erschütterte sie überaus heftig, sie warf sich vor, an seiner Erkrankung schuld
zu sein, machte aber den Schmerz und den inneren Kampf ganz mit sich selbst ab.
In jener Zeit entsagungsvoller Verliebtheit bricht bei L. S. zu ihrem eignen Erstaunen die poetische Begabung des Vaters durch. Fast unwillkürlich
wird ihr Denken und Fühlen zum Lied, sie wird von werdenden Versen verfolgt,
und das Dichten bringt ihr Erleichterung. Mit Strenge kämpfte sie gegen ihre
Neigung zu dem Schüler an, voll Ernst und Eifer warf sie sich auf ihre Arbeit.
Gleichzeitig führte sie schriftlich lange religiöse Diskussionen mit einer Freundin. —
Etwa ein Vierteljahr vor Ausbruch der Psychose zeigte sich eine Schwellung am
Hals, die mit Jod behandelt wurde. Gleichzeitig fühlte sie sich abgeschlagen,
müde, entschlußunfähig und war überaus empfindlich. Wider Willen drängten
sich ihr Gedankenfolgen auf; sie litt an Kopfweh und Sensationen auf der Brust.
Ein Erholungsaufenthalt hatte wenig Erfolg, die Arbeit wurde ihr zur Last, „oft
schien es mir, als ob mein Bewußtsein ins Schwanken geriete". Obwohl sie eine
Katastrophe vorausahnte, hoffte sie, daß der Zustand wie ähnliche früher vorbei-
gehen werde.

Nach diesen Vorboten setzte die eigentliche Psychose ganz akut ein. Am
20. XII. 1888 — wir schildern zunächst den objektiven Verlauf — fing sie plötzlich
an, eine halbe Stunde zu lachen, zu jauchzen, dann weinte sie, tanzte, gestikulierte,
redete in fremden Sprachen und sagte beständig: „Es ist wunderbar, alle Märchen
sind wahr." Am folgenden Tag verlangte sie weiß angezogen zu werden, wünschte
die letzte Ölung, sie sei Maria, sprach von bösen Mächten; Singen, Jauchzen,
Stöhnen wechselte ständig. In starker psychomotorischer Erregung, ununterbrochen in verschiedenen Sprachen redend, meist religiöse Inhalte, kam sie am
21. XII. 1888 in die Anstalt. Diese schwere Erregung dauerte mit wenigen kurzen
Unterbrechungen bis Juli 1889. Im Januar war sie einige Tage zeitweise ruhig,
hatte aber „Wahnideen religiösen Inhalts" und glaubte, man habe ihr die Aufregung gemacht durch Elektrisieren. Im übrigen ist sie dauernd „schön maniakalisch", reimt, singt, tanzt, weint viel, äußert religiöse, literarische und historische
Ideen, klassische Zitate; dabei war sie trotz aller Erregung gutmütig und nie bösartig. In der zweiten Hälfte des Juli wurde sie vorübergehend etwas ruhiger und

reinlicher, war aber noch sehr erotisch, so daß sie zeitweise die Ärzte nicht besuchten; im August begann die Erregung von neuem, Badbehandlung wurde wieder notwendig. Erst Anfang September nahmen die motorischen Symptome dauernd ab, sie war ruhig und klar, verlangte heim, war aber noch nicht recht einsichtig. Sie weinte viel aus Heimweh, blieb aber im ganzen noch maniakalisch. Zeitweise sprach sie noch viel, schien verwirrt, sang und lachte. Ende Oktober 1889 traten zum erstenmal die Menses ein, doch war sie noch immer auffallend gesprächig und lebhaft in Unterhaltung und Benehmen. Mehrfach ist ihre nunmehr völlige Krankheitseinsicht bemerkt. Bei dem ersten Besuch der Schwester Ende November fand sie diese heiterer wie früher, das Aussehen unverändert, nur den Blick „hier und da etwas steifer". Sie begann sich zu beschäftigen, ging viel spazieren, klagte noch über lebhafte Träume, Kopfschmerz und Mitte Dezember über viele Ideen, die sich ihr aufdrängten. Zu dieser Zeit fiel auch ihre Zerstreutheit in der Unterhaltung auf. Am 10. II. 1890 wurde sie geheilt entlassen.

Von dem außerordentlichen Erlebensreichtum dieser etwa $^3/_4$ Jahre dauernden Psychose geben die Tabellen der Publikation Forels (welche wiederum nur einen Bruchteil der ursprünglichen Niederschrift enthalten) ein Bild, in denen nacheinander Halluzinationen, Illusionen und Wahnideen aufgezählt, aufeinander bezogen und nach Ort und Zeit, soweit möglich, bestimmt sind. Wir versuchen hier die wichtigsten formalen Züge zusammenzufassen.

Am Tage vor dem Hereinbrechen der Erregung erschienen ihr die Puppengesichtchen in einem Spielwarengeschäft von „einer fast belebten Schönheit" usw. Kurz darauf eine Dame, die sie in einem Laden traf, von „ganz verklärtem Aussehen". Als der Ausbruch kam, merkte sie wohl eine Veränderung, die ihr aber außer ihr zu liegen schien, „als ob z. B. die letzte Zeit angebrochen wäre". Als sie in die Anstalt gebracht wurde, erkannte sie für einen Augenblick die Fassade des Hauses und merkte, wohin sie komme.

Dann aber wechselte in kaum unterbrochener Reihe die Fülle meist äußerst qualvoller Situationen, in denen sie selbst geängstigt, gedemütigt, verfolgt wird, überall Fallstricke und Unrecht vermutet, Revolution, Flucht, Gefangenschaft, Verschleppung, Seuchen, Verbrechen, Theaterbrand, Zusammenprall von Gestirnen, Überschwemmung, Fegefeuer, Verspottung und Erblindung des Vaters: das sind einige Schlagworte, mit denen die dauernde Spannung, die oft aufs höchste gesteigerte, angstvolle Katastrophenstimmung gekennzeichnet werden mag. Dabei ist sie selbst an den meisten Situationen lebhaft beteiligt, agiert in einer ganzen Anzahl von Szenen „pantomimisch" an bestimmter Stelle, oft im Mittelpunkt: ein Edelfräulein im Morgenland, die Tochter Alfred Eschers in der Karawane, eine gefeierte Tänzerin usw. Ständig empfängt und gibt sie Zeichen, verständigt sich mit gewaltsam von ihr ferngehaltenen Freunden, die sie vor Katastrophen retten, warnen, beschützen muß. Das Ganze ist ihr eine „Kette von Prüfungen", immer kehrt die Idee wieder, daß ihr große Pflichten und Obliegenheiten auferlegt seien. Der schreckhaft-qualvolle Charakter der Erlebnisse wich erst später solchen friedlicherer, ja erfreulicher Natur.

Alles aber bewegt sich in der Sphäre des Außerordentlichen und Ungewöhnlichen, in Schlössern, Palästen, in Klöstern und Grüften, im Goethehaus; in den Kranken, Pflegerinnen und Ärzten erkannte sie Heilige, Dichter, Adlige, das

Essen hatte manchmal rituelle Bedeutung, kleine Faden- und Papierreste waren geheimnisvolle Zeichen usw.

Wie dabei die realen Eindrücke, insbesondere auch die Verlegungen von einer Abteilung auf die andere, als Anreger der wahnhaften Vorgänge wirkten, die wiederum aus den mannigfaltigsten Reminiszenzen von früher Erlebtem, Gehörtem und Gelesenem sich aufbauten, das ist aus der Forelschen Mitteilung im einzelnen zu entnehmen.

Neben der „wilden Jagd der Wahnideen, Illusionen und Halluzinationen" beschreibt L. S. endlich eine anscheinend davon unabhängige (oder vielmehr nach ihrer neuerlichen Angabe vorübergehend vorherrschende) „Gedankenjagd": eine quälende, ununterbrochene Kette nicht scharf ausgeprägter Ideen, Einfall an Einfall, in einem gewissen Zusammenhang von Glied zu Glied, nicht ganz ohne System, oft in rastloser Folge, wobei gewisse Begriffe Etappen darstellten, auf die sie immer wieder zurückkam: „um den Faden nicht zu verlieren oder doch einen gewissen Halt zu erfassen in der tollen, mir über den Kopf gewachsenen Gedankenfolge". Neben diesem Phänomen, dessen bekannte Schilderung ja vielfach zitiert wird, verfolgte sie zeitweise eine Reimsucht, eine Neigung zu Wortspielereien; einzelne Worte gebrauchte sie im entgegengesetzten Sinn und, wenn sie für die drängenden Ideen nicht das passende Wort fand, schuf sie sich selbst eins nach der Art der Kinder.

Über Orientierung und Bewußtseinszustand findet sich eine Anzahl wichtiger Bemerkungen: Blitzartig drang von Anfang an schon in die wahnhafte Situation zuweilen die Einsicht über den wahren Aufenthaltsort durch, ohne den krankhaften Ablauf zu stören. Vielfach war L. S. in völliger Ungewißheit, wo sie sich befand, „oder in einem Halbbewußtsein, neben welchem ganz andere Vorstellungen Platz hatten und die Wahnideen lustig gediehen". Die zeitliche Orientierung war von Neujahr bis Juli 1889, in der schwersten Tobsucht, völlig geschwunden, die Erinnerungen an Reales aus jener Zeit sind ganz vereinzelt, ja, sie zweifelt, ob sie überhaupt Erinnerungen aus dieser Zeit besitzt, hat das auch einmal dem Arzt gegenüber geäußert, glaubt aber andererseits doch, daß manche Wahnsituationen, deren sie sich wohl erinnert, in jene Zeit fallen. Sie bemühte sich beim Transport von einer Abteilung auf die andere sich zu orientieren, ohne daß es ihr gelang. Vom Juli an begann sie sich um das Datum zu kümmern, wunderte sich, daß die Zeit so rasch verflossen war. „Wie war das zugegangen? Es schien mir nur, ich hätte wie einen dumpfen Traum hinter mir." „Die Wahnideen der ersten Zeit sind teilweise in meiner Erinnerung so wirr und dunkel, daß ich mit dem besten Willen kein ganz genaues Bild davon hätte entwerfen können ... Mochten nicht viele jener Bilder Träume gewesen sein? Es kam mir wenigstens so vor." Aber noch im Spätherbst dauerte das Wahnerleben an, und sie berichtet, wie sie sich an einem alten Kalenderblatt orientieren mußte.

Erst in jener Zeit gewann sie auch durch Ärzte und Wärterinnen ein Bewußtsein ihres krankhaften Zustandes. Bis dahin fühlte sie sich weder krank („körperlich kräftiger als je", weniger empfindlich als zuvor) noch bemerkte sie Besserung oder Verschlimmerung ihres Zustandes, überhaupt irgendeine subjektive Veränderung.

Zu der Frage des Realitätscharakters des Erlebten äußert sich L. S.: „Ich war bei meinen Auslegungen meiner Sache gar nicht immer sicher, nicht steif und fest davon überzeugt; es waren mehr Vermutungen, die ich richtig hoffte, während ich oft wohl bemerkte, daß manches nicht zutraf . . . In diesem Fall ging ich etwa auf andere Deutungen über, die nachfolgenden machten die früheren vergessen. Es konnten auch mehrere gleichzeitig ineinandergreifen . . ." Und ferner: „Angrenzend an die eigentliche Wahnidee und doch bestimmt davon zu unterscheiden mochte im ganzen Verlauf meiner Krankheit jener häufig vorkommende Zustand sein, wo ich, halb von einer Inspiration getrieben, halb wissend und wollend, mir eine Rolle schuf, die ich spielend und deklamierend durchführte, in die ich mich einlebte, und der gemäß ich handelte, ohne mich geradezu identisch mit der dargestellten Person zu halten. Es gab da freilich viele Abstufungen von der Grenze der Wahnidee, vielleicht der Wahnidee selbst bis zur einfach gehobenen und erregten Stimmung bei . . . völliger Klarheit über mich und meine Umgebung." Sie vergleicht diese Betätigung mit ihrem phantasiereichen Spiel mit verteilten Rollen in der Kinderzeit.

Bei der Besprechung im November 1921 meinte L. S., daß auch in dem Wahnerleben selbst mitunter für einen Moment das Bewußtsein des nicht ganz Ernsthaften aufgeblitzt sei, ähnlich wie die vorübergehend vorhandene korrekte Orientierung, ohne daß dadurch die stark qualvolle Gemütsverfassung tangiert würde. „Ich hatte ab und zu das Bewußtsein, es sei Spiel dabei."

Die in Forels Publikation weggelassenen Beispiele — sie enthält z. B. nur 43 von 132 „Wahnideen" — aus der ursprünglichen Niederschrift der Verfasserin aufzufinden, ist uns nicht gelungen.

Die folgende kurze Darstellung der Psychose[1]) aus der Feder der Kranken fügt dem Bild zwar nicht viel Neues hinzu, sie schien uns aber bei dem großen Interesse des Falles doch mitteilenswert. Wir schalten sie hier ein, um den weiteren Verlauf dann im Zusammenhang mitzuteilen.

Selbstschilderung.

Von Anfang erinnere ich mich nur unbeschreiblicher Ängste und Qualen. Im Kopf war mir, als täten mir alle Haare weh oder als wäre Sand drin, ja ich meinte zu fühlen, wie jemand in der Ferne oder im Gemache über mir beständig meine Gedanken zu lesen suche durch eine geheimnisvolle Einrichtung. — Eine schreckhafte Vorstellung löste die andere ab. Dunkle Taten wurden geschmiedet, Schätze geraubt, Gebeine verborgen. Explosionen bedrohten Familienglieder und Freunde. Man suchte mich zu retten, aber ich war zu spät oder verlor die Meinigen in wilder Flucht. Aufruhr war ausgebrochen. Ich war in ein labyrinthähnliches Gebäude geraten, in dem ich Wand an Wand mit mir die feindlichen Horden toben hörte, die auf meinesgleichen fahndeten. Nächtelang, wie mir schien, horchte ich lautlos, wagte mich kaum zu bewegen oder suchte so leise als möglich den kalten Wänden entlang einen Ausweg, den ich nie fand. Den Zellensack hielt ich voll Sprengstoff, und erst große Müdigkeit konnte mich veranlassen, darauf zu ruhen. — Oder es verfolgte mich ein unheimlicher Bösewicht durch ein brennendes Theater, während ich immer Signorina! Signorina! rufen hörte. Schon waren die Mauern ganz warm, und ich erwartete mein Verderben. — Wieder drohte Überschwemmung — ich war in einem Turm —, Totenstille herrschte, das Wasser schien alles verschlungen zu haben und bald auch durch die Fugen der Türen und Fensterläden eindringen zu wollen. — Auch trommeln hörte ich öfters — (wahrscheinlich Fr. C.) in Schritt und Tritt defilierten auf der Straße Bewaffnete vorbei —, dann Szenen der Verwirrung, Vertreibung, Gefangennahme, Spießrutenlaufen vor einer hohnlachenden Menge — endlich saß ich mit vielen Gefährten in einem Keller, und wir erwarteten unser

---

[1]) Sie befand sich bei der uns freundlich überlassenen Originalkrankengeschichte des Burghölzli.

Urteil von dem Volkstribunal. — Glücklicherweise gestalteten sich die Dinge immer wieder erträglich, und nach und nach wurden die Phantasien milder. Meiner Freiheit sah ich mich wohl beraubt, aber augenscheinlich ward auch für mich gesorgt, und es mußten wohl Verbündete da sein, die mir im stillen halfen. — Erst schrieb ich meine Rettung aus den ärgsten Nöten der Heilsarmee zu, die mir zu Hilfe gekommen wäre; trugen doch alle dieselben sonderbaren Gewänder, auf denen, wie auch auf den Decken, ein H prangte! Meine Umgebung war mir rätselhaft. War ich etwa gestorben und befand mich unter den Seelen des Purgatorio? Der Unterschied zwischen Toten und Mitlebenden störte mich wenigstens nicht. In einem Saal, wo ich Kinder Italiens vermutete, suchte ich von Dante und Freiheit zu reden, eine hagere Person, die aufgeregt zankte, hielt ich für den Papst. Da war auch die heilige Katharina von Siena und St. Franziskus. Anna V. hielt ich für das Modell der sixtinischen Madonna oder für eine jener weitausschreitenden Horen, die den Wagen der „Aurora" begleiten. Aus dem regelmäßigen Erscheinen der Wärterinnen schloß ich, sie müßten die Stunden des Tages versinnbildlichen. Fr. Pfr. B. hielt ich für Pius IX., durch Irrtum hierhergeraten, oder für Ludwig Richter, der in einer Gemäldegalerie eingeschlossen und vergessen worden sei. Eine andere Greisin mit kurzem Haar hielt ich für den alten Bach, wieder eine mit Flechten um den Kopf für Freifrau von Bunsen oder Elisabeth Fry, I. H. für Pestalozzi, Mme. B. für Lavater, oder Mme. de Maintenon, und Louise de la Vallière; Frl. N. für Pascal und Chodowiecky. — Bald war ich im Großmünsterschulhaus, wo Examen und Konferenz war, bald auf einem Schiff zur See, bald auf einer Pilgerfahrt oder unter einer Karawane, bald in einer Fabrik, wo ich die Arbeiterinnen durch allerlei Vorstellungen unterhalten und bilden wollte. Überhaupt hielt ich Tanzen, Singen und Improvisieren für meine Aufgabe, der ich mich aus Dankbarkeit für meine verehrte Gönnerin zu widmen hätte, und zur Erheiterung meiner Umgebung. So stellte ich bald die Wellen des Meeres dar, bald das Treiben eines edlen Pferdes, bald war ich Myriam, oder eine Schwester der Sulamith, oder irgendeine Randfigur aus Ferd. Meyers Novellen, um die Hauptpersonen anzusingen und die Handlung weiter auszuspinnen. Auch Erinnerungen an Manzonis Promessi Sposi spielten herein, die ich noch am Tage meiner Erkrankung mit Schülerinnen gelesen. — Während ich sonst nie für die Bühne geschwärmt hatte, war mir nun die Ehre zuteil geworden, Mitglied der Comédie Française zu werden. — Ich lebte viele Heldinnen und spielte auf freie Weise Antigone, Iphigenie, Jeanne d'Arc usw. Es tat mir ordentlich wohl, mich so auszusprechen; störte man mich, so geriet ich in Zorn. — In die verschiedensten geschichtlichen Ereignisse war ich verflochten und ereiferte mich dafür: Altrömisches, Legenden der Heiligen, Aquileja, Venedig, Hugenottenverfolgungen, die französische Revolution, die Schlacht bei Zürich, der Deutsch-Französische Krieg. — Ich sympathisierte mit dem jungen Louis XIV., mit Louis XV., mit Louis XVI. und seiner Familie, deren Bildnisse ich oft in befreundetem Hause gesehen, wie auch für Napoleon I., seine Mutter Lätitia (Fr. Z.) und Josephine. Auch mit dem Hause Orleans war ich gut Freund. Die Herzogin Helene traf ich in einer Sennhütte am Rigi; sie war auf der Flucht mit ihren Kindern und suchte da Schutz vor dem Unwetter. In den Kartoffelklößchen des Mittagsmahls (Deckelbad) glaubte ich kleine Wachsbilder zu sehen, die sie verfertigt und mir als Erkennungszeichen hätte zukommen lassen. — Auch mit der preußischen Dynastie hatte ich viel zu schaffen. Bald befand ich mich in ihren Schlössern, bald auf Festungen, machte da allerhand Entdeckungen und wurde dafür mit einer Vorleserstelle beim gestrengen Alten Fritz belohnt mit der Aussicht, in eine Familiengruft in Potsdam beigesetzt zu werden. Schon war das Maß zum Sarkophag genommen, und die Bank im Zellenhof war das Modell dazu. Durch einen vornehmen alten Züricher, einen Freund von Chamisso, wäre ich empfohlen worden. Auch mit dem Reichstag war ich sehr beschäftigt. Ich sollte da mit lauter Stimme Bismarck ersetzen, wenn er sich etwa verspäten sollte usw. — Meine Schwester wäre ausersehen, vor den Herrschaften lebende Bilder aufführen zu helfen nach Chamisso und Thumann, und die gute schöne Königin Luise und Kaiser Wilhelm wären auch wieder dabei. Vater und Mutter sollten Hermann und Dorothea spielen. Auch aus den Zürcher Novellen war was in Vorbereitung. Schade nur, daß die Vorstellung nie losging. Kaiser Wilhelm II. vermutete ich auf der Durchreise anwesend, wollte ihm huldigen und ihn bitten, Krieg zu vermeiden und Grausamkeiten, wie sie Fritz Reutter in seiner Festungszeit erlebte. Unser Haus war ein Privatabsteigequartier des Monarchen. Sehr am Herzen lag mir, landwirtschaftliche Beziehungen zwischen der Schweiz und Mecklenburg anzubahnen. Auch die Waffen zu führen, war ich bereit und übte mich eifrig daraufhin. Nach Berlin eingeladen, freute ich mich sehr, dahin zu kommen. — Den König von Bayern glaubte ich ebenfalls in der Anstalt und meinte ihn mehrmals zu entdecken; die Königinmutter wäre da, um ihn selbst zu pflegen. Verschiedene Gefährtinnen, worunter z. B. Elise Sch., sah ich dafür an, auch die Kaiserin Friedrich glaubte ich zu bemerken. Ihr Mann hätte durch ein Legat meinen Freunden in der französischen Schweiz ihr altes Pfarrhaus, das sie verlassen mußten, zurückgegeben. Überhaupt spielten Erbschaften und Gütersteigerungen eine große Rolle bei mir. Regula W. hielt ich bald für König Friedrich Wilhelm IV., bald für meinen Zeichenprofessor. Leonie hielt ich für Fanny Hensel-Mendelssohn. Die ganze Familie Mendelssohn beschäftigte mich lebhaft. Für ein Glied derselben sah ich zeitweise Herrn Dr. Fr. an. Übrigens vertrat er eine ganze Reihe von Persönlichkeiten, so den jungen Goethe, Herbert Bismarck, einen Rothschild, einen russischen Prinzen, ja sogar den Propheten Mohammed, welcher das Grabmal seiner Mutter besuchte. Dieses vermutete ich in einer der Zellen. Herrn Direktor sah ich für Moses an, oder Michelangelo, oder Benvenuto Cellini, oder einen Piloten aus Venedig. Gern meinte ich, im Vatikan zu sein, mit irgendeiner schweizerischen Gesandtschaft. Oder ich wähnte mich in einem Kloster, wie Einsiedeln, St. Gallen oder Fahr, das ich durch besondere Gunst bewohnen und mit Fresken neu ausschmücken dürfe. Dann war ich wieder Begleiterin von Dombauleuten und bezeichnete mit Brosamen u. dgl. den Grundriß von Pfeilern usw., auch sollte ich allerlei Entwürfe für Bildhauer machen. Im Zellenhof sah ich die Stätte des ehemaligen Paradieses, jetzt eine Missionsstation unter deutschem Schutz (Marie F. war Eingeborene von da) — oder eine Schanze, mit Spuren stattgefundener Beschießung — oder einen Kirchhof. Gar zu gerne hätt' ich gewußt, was jenseits der Mauer sei, und beobachtete alles so genau ich konnte. Da gab's auch allerlei Raritäten zu sammeln, die ich Unterrichteten zur Prüfung wollte vorlegen. — Aus meiner Kindheit trat mir vieles lebhaft vor die Seele, und ich meinte mehrere ehemalige Schulgefährten anwesend. Die Geschichte meiner Familie schmückte ich abenteuerlich aus und brachte sie besonders mit Goethe in Verbindung. Im Hause meiner Verwandten wären noch eine Menge Andenken an ihn vorhanden, die ich mich zu sammeln freute. Viel lose Streiche hätte ich da ausgeführt. In der äußersten Zelle gegen den Hügel glaubte ich im Goethehaus selbst zu sein, in der Wand verborgen Manuskripte. Meine Mutter wäre seine Freundin gewesen, die Großmutter „Gretchen". — In den Gebäulichkeiten vermutete ich auch eine ehemalige Gießerei, die Verwandten von mir gehört hätte, oder eine solche in Versailles, da zur Renaissancezeit herrliche Kunstwerke geschaffen worden seien. — Bei meinem Treiben beherrschte mich ein gewisser Rhythmus, dem ich unabänderlich folgen mußte; im Hause mehr als draußen. — Noch eine Menge anderer Ideen gingen mir durch den Kopf. Wenig mag des Erlebten, Gelesenen, Gedachten sein, das nicht irgendwie in diesen meinen Phantasien auftauchte.

*

Noch in der Anstalt folgte auf die akute Psychose eine Phase von Kleinmut und Ängstlichkeit, die L. S. charakteristisch beschrieben hat. Sie war schwach, matt, appetitlos, voller Zweifel und Unsicherheit, ohne rechte Freude und ohne Glaubenszuversicht. Daheim war sie zunächst noch wenig leistungsfähig, leicht reizbar und von Kopfschmerzen und Schlafstörungen heimgesucht. Sie ließ sich ab und zu von Forel beraten, lebte recht vorsichtig, hütete sich vor allen Aufregungen und erholte sich so von Jahr zu Jahr mehr. Alljährlich gönnte sie sich einen ausreichenden Erholungsaufenthalt, sie betätigte sich in der Hauswirtschaft, in der sozialen Fürsorge, unterrichtete und bildete sich in Sprachen fort. Mit der Zeit nahm sie wieder an allen geistigen Bestrebungen ihrer Heimatstadt lebhaften Anteil; insbesondere für religiöses Leben hatte sie nach wie vor ein warmes Interesse und pflegte geselligen Verkehr, vorwiegend mit gleichgesinnten Mitgliedern der Gemeinde und Geistlichen. Die geliebte Zeichenkunst hat sie noch lange Jahre eifrig gepflegt; sie besitzt eine große Sammlung von Skizzenbüchern, in denen eine Fülle sorgfältiger Landschaften und Porträts, die sich ausnahmslos streng an das natürliche Vorbild anschließen — frei nach der Phantasie hat sie nie gezeichnet — aus ihrem ganzen Leben aufbewahrt sind. Die Ausstellungen der Kunsthalle besucht sie jetzt noch regelmäßig.

Seit etwa 1900 hat sie keine ärztliche Hilfe mehr in Anspruch.genommen. Sie fühlt sich seitdem dem kleinen Kreis ihrer Pflichten vollkommen gewachsen. Als die Eltern an körperlichen Erkrankungen nacheinander gestorben waren, führte sie den Haushalt weiter, widmete sich nach wie vor sozialer Hilfstätigkeit und pflegte mit besonderer Vertiefung religiöses Leben. Hier fand sie auch Trost in der Trauer um den Verlust der Angehörigen, irgendwelche krankhaften Gemütsstörungen sind weder im Anschluß an die Todesfälle noch auch spontan aufgetreten; L. S. erklärt mit aller Bestimmtheit, daß sie seit der Genesung von der Psychose ein ganz gleichmäßiger und glücklicher Mensch geblieben sei; weder jahreszeitliche Schwankungen noch Störungen zur Zeit des Klimateriums haben sich bemerkbar gemacht.

Irgendwelche Beziehungen zum anderen Geschlecht, die sie tiefer erschütterten, werden verneint, wohl aber habe sie über viele Jahre eine verzichtende Zuneigung zu einem verheirateten Prediger gehegt, ohne daß diese Liebesregung ihr Gleichgewicht zu erschüttern vermochte.

Durch ihr sorgfältiges Vermeiden aller Schädlichkeiten und Gemütserregungen, durch eine regelmäßige Lebensweise, tägliche Spaziergänge usw. glaubt L. S., sich vor nervösen Erkrankungen bewahrt zu haben. Besonders legte sie Wert darauf, zwischen körperlicher und geistiger Arbeit das rechte Maß zu halten. Niemals hat sie irgendwelche besonderen Heilmethoden oder Kuren angewendet, doch trug ihre ganze Lebensführung stets den Stempel maßvoller Vernünftigkeit.

Als wir uns durch Forels freundliche Vermittlung an sie wandten, antwortete sie sofort mit großer Bereitwilligkeit: Für das wissenschaftliche Interesse, das man an ihrem Ergehen auf Grund der Publikation haben mußte, zeigte sie Verständnis, sie berichtete über ihren Tageslauf, ihre Lage und machte sofort einige (belanglose) Ergänzungen zu ihrer Selbstschilderung. Beim Besuch der 65jährigen (Nov. 21) trafen wir eine körperlich wohlerhaltene, freundliche Dame, die allein mit einer Magd die elterliche Wohnung in einem alten Hause nahe dem Zentrum der Stadt innehat. Sie hat die rundlichen Formen alternder Frauen, das Gesicht ist durchfurcht, aber nicht verkniffen, auch in Gesten und Sprechweise macht sie einen freien, zwanglosen Eindruck; sie hat im Wesen kaum Altjüngferliches, erinnert in ihrem Milieu eher an eine vereinsamte Matrone. Dabei fiel der Besuch in einen besonders kritischen Zeitpunkt. Denn sie stand unmittelbar vor der Aufgabe, den elterlichen Haushalt aufzulösen, den bisherigen Wohnsitz zu verlassen und, um sich dem Hauswesen der verstorbenen Schwester zu widmen, in die französische Schweiz überzusiedeln. Sie machte kein Hehl daraus, wie schwer ihr dieser Ortswechsel fiele, wie hart ihr das Verlassen ihres Bekanntenkreises ankomme, und wie ungern sie sich von den Erinnerungen an die Eltern, zumal an den Vater, trenne. Mit der Katalogisierung und Auflösung seiner Bücherei sei sie schon seit Jahren beschäftigt, nur ungern stoße sie jetzt die Bücher im großen an einen Händler ab, bisher habe sie immer versucht, sie einzeln an kundige Liebhaber zu verkaufen.

Im Gespräch war sie offen, frei und natürlich, überaus sachlich, auf Vermeidung von Mißverständnissen sehr bedacht, wobei sie von vornherein darauf

hinweis, daß ihr Gedächtnis seit 2—3 Jahren nicht mehr die frühere Zuverlässig-
keit habe, woran sie erstmals das beginnende Altern bemerke. Sie charakterisierte
Vater, Mutter und Schwester (welch letztere ein mehr nach der mütterlichen Seite
gearteter praktischer Durchschnittsmensch gewesen sei) sehr plastisch bis in
Einzelzüge; über die weitere Verwandtschaft wußte sie zwar allerlei Details, die
aber zu einer verwertbaren Charakterisierung der Persönlichkeiten auch nach
L. S.'s eigner Meinung nicht recht ausreichten.

Von der poetisch-phantastischen Begabung ihrer Kinderzeit sei ihr noch
so viel geblieben, daß sie bei Gelegenheiten nach dem Vorbild des Vaters einige
Verse zu schmieden imstande sei, was ihr sehr leicht falle. Sie habe übrigens nie
zu phantastischen Lügen oder Selbsttäuschungen geneigt; Unwahrhaftigkeiten
habe sie sich nur aus Ehrgeiz in der Schule zuschulden kommen lassen. Ihre
Begeisterungsfähigkeit habe zwar sehr abgenommen, sie sei überhaupt viel steter
und ausgeglichener wie früher geworden; aber mit jungen Menschen vermöge sie
noch immer mitzufühlen und verstehe sich besonders gut mit den Kindern der
Schwester. Ein besonders lebhaftes Vorstellungsvermögen habe sie nie besessen,
sie konnte immer nur nach der Natur zeichnen, nie zu Hause aus dem Kopf
Gesehenes reproduzieren. Ebenso seien ihre Träume niemals sehr bilderreich
oder deutlich gewesen; der Traumtypus habe sich nach der Psychose nicht
geändert. Sie habe sich in jungen Jahren immer gewünscht, einmal wie der Vater
Visionen zu erleben.

Ihre Religiosität leitet sie unmittelbar von dem vertrauensvollen Glauben
der Kindheit her; die Art, wie sie davon spricht, ist bescheiden, herzlich, ohne
Selbstgerechtigkeit und Enge, obwohl sie offenbar einem besonders frommen
Zirkel im Rahmen der Landeskirche angehört.

Die Verstimmungszustände vor der großen Psychose glaubt sie ganz in erster
Linie aus den Folgen jedesmaliger Überbeanspruchung herleiten zu können; doch
weist sie den Einwand nicht durchaus von sich, daß diese erhöhte Tätigkeit und
Lebhaftigkeit innerer Anteilnahme wiederum Ausdruck einer endogenen Periodizität gewesen sei. Immerhin ließen sich sicher abgegrenzte, einander ablösende
Phasen von größerer Empfänglichkeit und Lebhaftigkeit einerseits, und Ermüdbarkeit und Schwerfälligkeit andererseits nicht herausstellen. Nach ihrer eignen
Darstellung bestand die Bereitschaft, durch ein „Zuviel" abgespannt und nervös
zu werden, immer.

Bei der Ausführlichkeit der Selbstschilderung konnte nicht erwartet werden,
daß L. S. nach so langer Zeit noch irgend etwas neues Tatsächliches über die
Psychose beibringen würde. Die Einzelheiten sind ihr, sobald man sie nach
irgend etwas fragt, noch in sehr klarer Erinnerung, sogar noch vielfach die Namen
der Mitkranken. Nicht ohne einen gewissen Stolz bestätigt sie, daß eine Art
Pflichtbewußtsein sie auch in der höchsten Erregung nicht verlassen habe,
sie habe stets ein Verantwortungsgefühl gehabt, sich gehütet, unrecht zu tun, und
sich vor allem auch in acht genommen, daß sie sich nicht in einen der Ärzte verliebte, was besonders bei ihrer Neigung für den Direktor stets eine Gefahr gewesen sei.

Das einzig Verbindende der vielfach wechselnden Szenerien, deren Erweckung
sie vorwiegend auf äußere Anknüpfungen beziehen zu können meint, sei das
überaus Beunruhigende, Ängstliche, Wichtige, Bedeutungsvolle der meisten

Situationen gewesen; sonst habe ein Übergang, ein verbindender Gedanke nicht bestanden, wie auch das vorige beim Auftauchen des nächsten Bildes sofort vergessen war. Sie meinte auch, als sie das Pferd, die Welle, das Edelfräulein „spielte", niemals das Bewußtsein ihrer eigenen Person völlig verloren zu haben. Andererseits äußerte sie noch ihre Verwunderung, wie vieles, was sie in der Psychose tat, ihren sonstigen Neigungen so fern lag, wie z. B. das Tanzen, der Katholizismus u. a., während umgekehrt die Dinge, die sie kurz zuvor noch so intensiv erfüllten, völlig zurückgetreten waren.

Mitunter sei ihr plötzlich ein Wort in den Sinn gekommen, das gar nicht in logischem Zusammenhang mit dem gerade Gedachten stand; so sei sie auf den Gedanken einer Beeinflussung von fremder Seite oder von Freunden gekommen.

Wenn sie auch für das wissenschaftliche Interesse, das man ihrer Krankheitsepisode entgegenbringt, volles Verständnis hat und sorgfältig jede Frage korrekt zu beantworten bemüht ist, so gibt sie doch zu, daß sie sich kaum mehr mit den damaligen Erlebnissen beschäftigt hat, ohne daß es ihr etwa peinlich gewesen wäre, daran zu denken. Mit der wiederkehrenden Gesundheit habe sie ihre Kräfte der Arbeit zugewandt, und die Furcht vor einem Rezidiv sei allmählich völlig geschwunden. Wenn sie jetzt davon erzählt, tut sie es mit einer natürlichen, halb scherzhaften Unbefangenheit, angesichts derer man an einer restlos objektiven Stellungnahme nicht einen Moment zweifelt[1]).

2. Die schizophrenieähnlichen Symptome und die Bewußtseinsstörung.

Ein Rückblick auf die Symptomatologie des Verwirrtheitszustandes, deren grundsätzliche Übereinstimmung mit den beiden früheren Fällen keiner besonderen Beweisführung bedarf, ist uns ein willkommener Anlaß, die Beziehungen unseres Zustandsbildes zur schizophrenen Symptomatik zu erörtern. Wir gehen von den objektiven Besonderheiten der oneiroiden Psychose L. S.s gegenüber dem Fall des 2. Kapitels aus. Hier springt zunächst schon der Unterschied im äußeren motorischen Verhalten gegenüber A. Wolf in die Augen; wir besitzen zwar bedauerlicherweise in beiden Fällen keine sorgfältigen Einzelschilderungen des Motoriums, die besonders im Falle L. S. im höchsten Maße aufschlußreich sein könnten. Aber es ist doch bemerkenswert, daß ein außerordentlich ähnliches subjektives Erleben in dem einen Falle mit fast dauernder stuporöser Regungslosigkeit, im anderen Falle mit lebhaftesten motorischen Entäußerungen einhergeht. Die Gründe dieser Verschiedenheit bleiben uns verschlossen, auch wenn wir der Ausdrucksveranlagung der ursprünglichen Persönlichkeit nachgehen: denn gerade A. W. hat im Vergleich mit L. S., die sich als unpraktisch, gesellig ungewandt, scheu, von unausgesprochenen Regungen vielfach erfüllt schildert, wiederum die niedrigere Ausdrucksschwelle, das „glücklichere" Naturell.

Die Eigenart der motorischen Betätigung unserer Patientin, die wir allerdings vorwiegend aus ihren eignen Berichten erschließen, war aber sicher nicht weniger schizophrenieähnlich als der Stupor A. W.s. Das Tanzen, Abschreiten der Parkett-

---

[1]) Anmerkung bei der Korrektur: L. S. ist im Herbst 1922 ziemlich plötzlich an Magencarcinom gestorben, ohne daß psychisch Abnormes in ihrem Verhalten bemerkt wurde.

böden, Vorwärts- und Rückwärtsgehen an den Wänden, Liegen auf dem Zellenboden neben der Matratze, Sammeln von Fetzchen, Reisern, Grasbüscheln, Beschmieren der Wände, die zahlreichen rhythmischen Entäußerungen, insbesondere auch sprachlicher Art, haben in ihrer Unverständlichkeit und scheinbaren Zusammenhangslosigkeit von außen gesehen sehr wahrscheinlich einen Eindruck gemacht, der die Annahme einer Schizophrenie heute nicht weniger nahelegte als das negativistische Verhalten der anderen Kranken.

Wir sprechen hier, das sei noch einmal betont, nur von der Symptomatik des akuten Bildes und sehen vorläufig einmal völlig davon ab, wie der Fall im Hinblick auf ursprüngliche Persönlichkeit, Verlauf und Ausgang einzureihen sein möge. Dazu soll erst im folgenden Kapitel, an der Hand eines weiteren Beispiels, Stellung genommen werden. Die künstliche Isolierung der Einzelsymptome zum Zwecke der Prüfung ihrer diagnostischen Wertigkeit scheint uns vorübergehend der Verständigung dienlich.

Sie ist hier um so mehr gerechtfertigt, als Bleuler, der ja erstmals den systematischen Versuch, das Schizophreniegebiet psychologisch zu vereinheitlichen, durchgeführt hat, an zwei Stellen seiner „Schizophrenien" die Beschreibungen L. S.'s als Musterbeispiele schizophrener Phänomene zitiert[1]). In dem ersten Beispiel handelt es sich um die Darstellung der Gedankenjagd (s. o. S. 92), bei welcher B. das Zurückkommen auf frühere Ideen besonders charakteristisch erscheint. Damit übereinstimmend heißt es in dem Abschnitt über Differentialdiagnose: „Kehren die Kranken beständig auf frühere Ideen zurück ... so handelt es sich in der Regel nicht um Manie"; allerdings mit der bemerkenswerten Einschaltung: „ohne daß ein Interesse dies Verhalten erklärte". L. S. aber sagt uns, daß diese Begriffe Etappen in der Gedankenjagd bildeten, „und ich sprach dann sozusagen in einem Losungswort den Begriff, bei dem die rastlosen Gedanken gerade angekommen waren, rasch aus ... um den Faden nicht zu verlieren oder doch einen gewissen Halt zu erfassen in der tollen ... Gedankenfolge".

Daß es sich hier um eine nachträgliche Scheinmotivierung handelt, kann wohl ausgeschlossen werden. Die Frage, ob es sich bei L. S. nicht vielleicht um ein der Ideenflucht zugehöriges Phänomen gehandelt hat, scheint uns danach noch keineswegs sicher entschieden. Die Wortspiele, Reime und kuriosen Zusammenstellungen von Wörtern, die sie im gleichen Zusammenhang anführt, scheinen uns gleichfalls nicht derart, daß eine „Lockerung der gewöhnlichen Begriffe" und eine „Fälschung der logischen Funktionen" (Bleuler) daran ohne weiteres aufgezeigt werden könnte. L. S. sagt selbst von ihren „wunderlichen Assoziationen", daß „immerhin ein gewisser Zusammenhang von Glied zu Glied" vorhanden war, „und es war soweit System darin, daß ich ja immer Licht- und Schattenseite der Dinge, Menschen, Taten, Aussprüche, die mir einfielen, unterscheiden mußte".

Wir möchten uns keineswegs mit aller Bestimmtheit auf den dem Bleulerschen entgegengesetzten Standpunkt stellen, obwohl auch das zweite, von ihm angezogene Beispiel von Sinnvertauschung und Sprachneubildung: „räudig" für „wacker, schneidig" (Klangassoziation, Gegensinn!) und „Wuttas" für Tauben („wie oft die kleinen Kinder es tun") nicht ohne weiteres aus dem Bereich manischer Scherze herausfällt. — Aber es läßt sich an diesen Beispielen demonstrieren, daß

---

[1]) Dementia praecox oder Gruppe der Schizophrenien, S. 26 u. 123. Leipzig 1911.

für die erschöpfende Kenntnis eines psychopathologischen Phänomens und seine
klinische Zuordnung auch die Betrachtung „von innen" allein ebensowenig ausreicht wie die bloße Registrierung von außen. So aufschlußreich und wichtig es
war, daß jener Weg zur Vereinigung des Mosaiks der „katatonen" Symptome
von Bleuler systematisch durchschritten wurde, so führt er doch notwendig
klinisch in eine Sackgasse, wenn man kein anderes Kriterium hat als mangelnde
Einheitlichkeit, fehlende Logik, Bizarrerie, Inkohärenz, „Assoziationsspaltung",
„intrapsychische Ataxie": alles letztlich nur Umschreibungen der Unverständlichkeit (Jaspers). Denn gerade Bleulers Bestreben, die große Tat
seiner Monographie war es, eine ganze Anzahl von bis dahin als primär, nicht
weiter rückführbar geltender Einzelsymptome verständlich abgeleitet, die sinn-
vollen Zusammenhänge in dem scheinbar Sinnlosen (Negativismus, Stereotypen,
Sperrung usw.) aufgezeigt zu haben. Wir sind mit den Bemühungen, im Schizo-
phreniebereich bisher Unverständliches zu verstehen — wenn auch vielleicht
nur im Sinne des „Als-ob-Verstehens" (Jaspers) —, noch keineswegs am Ende
des Möglichen. Über vielem liegt noch Dunkel, das irgendwie geradezu zu verständlicher Auflösung lockt — Storchs Analogien aus dem Erleben und Denken
der Primitiven[1]) sind die neueste, wichtige Etappe auf diesem Forschungsgebiet.
Aber es leuchtet ein, daß man die differentialdiagnostische Abgrenzung nicht
dadurch erleichtert, daß man das wesentliche Merkmal dieser Abgrenzung, nämlich
die Unverständlichkeit, bei vielen wichtigen Symptomen beseitigt, indem man
sie verstehen lehrt. In dieser Richtung arbeitet die Züricher Schule noch
heute [vgl. Kläsi[2])]; aus diesem Zwiespalt erklärt sich das, was an Bleulers
Werk uneinheitlich und angreifbar erscheint.

Auf unseren Einzelfall angewandt bedeutet das: Es gilt den „Gedankenfluß"
der Schizophrenen als Phänomen in seiner Besonderheit zu kennzeichnen und ihn
von der Ideenflucht nicht nur durch eine verschwommene Kennzeichnung des
Grades seiner Sinnhaftigkeit abzugrenzen. Die Richtung, in der eine solche
Charakterisierung zu geschehen hat, ist durch die anderen schizophrenen Ablaufs-
störungen gegeben, die ja gleichfalls Parallelen in der manisch-depressiven Gruppe
haben: Wernickes Hypermetamorphose, die Bleuler selbst mit Sommers
Nennen und Abtasten und den Echosymptomen zusammenordnet, einerseits —
und andererseits Sperrung, Gedankenentzug und Negativismus. Es ist hier nicht
der Ort, dieser psychopathologischen Einzelfrage nachzugehen, die auch durch
eine psychologisch besser als die Liepmannsche fundierte Untersuchung der
Ideenflucht und der Hemmung unter Heranziehung ähnlicher Ermüdungs-
symptome[3]) und von Vorkommnissen bei Imbezillen [Plaskuda[4])] und der
Encephalitis lethargica [Steiner[5])] zu ergänzen wäre. Auf diesem Weg scheint
uns eine diagnostisch verwertbare Kennzeichnung der Symptome erreichbar.

---

[1]) Das archaisch-primitive Erleben usw. H. 32 dieser Monographien. Berlin 1922.
[2]) Über die Bedeutung und Entstehung der Stereotypien. Beihefte zur Monatsschr.
f. Psychiatrie u. Neurol. Heft 15. Berlin 1922.
[3]) Vgl. Isserlin: Psychologische Einleitung im Handb. d. Psychiatrie S. 182, Anm.
Leipzig 1913.
[4]) Über Stereotypien und sonstige katatone Erscheinungen bei Idioten. Zeitschr. f. d.
ges. Neurol. u. Psychiatrie Bd. 4, S. 399.
[5]) Encephalitische und katatonische Motilitätsstörungen. Zeitschr. f. d. ges. Neurol.
u. Psychiatrie Bd. 78, S. 553.

Ganz Ähnliches gilt von den spielerischen Sinnverschiebungen und Wortneubildungen, die Bleuler aus Forels Fall zitiert: wir kennen auf der einen Seite den manischen Spieltrieb, auf der anderen die Analogien schizophrener Symptome mit dem kindlichen Spiel[1]); eine Gegenüberstellung und psychologische Durcharbeitung der beiden Phänomene an einem größeren Material müßte aufschlußreich werden und deutliche Unterscheidungsmerkmale ergeben.

Auf die subjektiven Vorgänge in der oneiroiden Psychose, wie sie sich uns bis jetzt darbietet, zurückblickend, erinnern wir uns, daß sie, wie früher schon angedeutet, eine ganze Anzahl Symptome aufweist, die wir bei Schizophrenen zu finden gewohnt sind. Um nur noch einmal die eindrucksvollsten zu nennen: das Bewußtsein der eigenen Abhängigkeit vom Einfluß Fremder und andere „magische" Beziehungen, Personenverkennungen, wahnhafte Bewußtheiten und illusionär-halluzinatorische Wahnerlebnisse im Sinne des Bedeutungs- usw. Wahns, ambivalente Gefühlsregungen und Stellungnahmen, Symbolisierungen, „kosmisches" Erleben, „autistische" Versunkenheit und Absperrung der Wirklichkeit.

So sicher demnach eine beträchtliche Anzahl wichtiger Requisiten aus der Psychopathologie der Schizophrenie in der oneiroiden Erlebnisform enthalten sind, so bestimmt kann man sagen, daß das Zusammenspiel dieser Symptome in unseren Fällen ein durchaus schizophreniefremdes ist. Versucht man es näher zu charakterisieren, so sieht man sich unvermeidlich auf den schwierigen und vieldeutigen Begriff der Bewußtseinstrübung angewiesen, den Bleuler wegen seiner Unklarheit kategorisch ablehnt. Und es wäre zweifellos zum Zwecke einer begriffsscharfen Erfassung psychopathologischer Erscheinungen erwünscht, den Terminus „Bewußtsein" in diesem Zusammenhang zu vermeiden, wie auch Gruhle[2]) vorschlägt. Aber gerade das Beispiel Bleulers, der unter dem Namen der Dämmerzustände und Benommenheit in einer kaum weniger mißverständlichen Weise die Gruppe von Phänomenen unterbringen muß, um die es sich hier dreht, hält uns davon ab, der Nomenklatur zuliebe an Wirklichkeiten vorbeizusehen. Die begrifflichen Schwierigkeiten und die Bedeutung für das Verständnis der oneiroiden Erlebnisform erfordert eine etwas weiter ausholende Erörterung des Problems; eine solche müßte aber den Rahmen dieser Arbeit sprengen, wollte sie sich zu sehr ins Prinzipielle verlieren.

Exkurs über Bewußtseinsstörungen.

Das Bereich dessen, was man in der Psychiatrie Bewußtseinsstörungen nennt, kann weder durch eine bestimmte Definition des Bewußtseinsbegriffes noch durch die Heraushebung eines Merkmals oder einer Symptomgruppe eindeutig und vollkommen erfaßt werden[3]).

---

[1]) Vgl. die Mitteilung des Verf.: Über Spiel, Scherz, Ironie und Humor in der Schizophrenie. Zeitschr. f. d. ges. Neurol. u. Psychiatrie Bd. 69, S. 332.

[2]) Psychologie des Abnormen im: Handb. d. vergl. Psychol. S. 96. München 1922.

[3]) Medow (Arch. f. Psychiatrie u. Nervenkrankh. Bd. 67, S. 373) z. B. definiert eingangs das Bewußtsein als Fähigkeit der Selbstwahrnehmung, beurteilt die Störungen des Bewußtseins dann aber, ohne auf die Definition zurückzugreifen, nach den objektiven Symptomen (Auffassungs-, Aufmerksamkeits- und Merkfähigkeitsstörung), auf deren Fehlen in manchen Fällen von Bewußtseinsstörung schon Jaspers hinweist. Auch die anderen objektiven Zeichen: Abkehr von der Außenwelt, Desorientierung, Zusammenhanglosigkeit

Die bildlichen Ausdrucksweisen von der Helligkeit, dem Blickpunkte und Blickfeld sind brauchbare Hinweise auf das, was gemeint ist, umgreifen jedoch die pathologische Wirklichkeit nur unvollkommen. Das gleiche gilt von den Darstellungen, die von Vorkommnissen im Normalen ihren Ausgang nehmen, z. B. von den Bewußtseinsstufen Westphals (S. Fischer: Arch. f. Psychiatrie u. Nervenkrankh. Bd. 65, S. 637), dem periodischen Schwanken der Aufmerksamkeit Wundts, dem Traum (Jaspers S. 93 ff.). Das ganze Gebiet wird vielmehr erst eingerahmt und abgegrenzt, wenn man sich die beiden Zustandsbilder vergegenwärtigt, welche als äußerste Exponenten die Möglichkeiten verkörpern, die innerhalb dieser Grenzen meist vermischt in Erscheinung treten:

1. Als ersten die Benommenheit, die nach dem Worte Jaspers' „zwischen Bewußtsein und Bewußtlosigkeit" liegt. „Es wird nichts Neues, sondern es werden nur wenige seelische Vorgänge erlebt ... Spärliche Assoziationen treten auf, Denkakte gelingen nicht mehr ... Spricht man mit den Kranken, so ist ihre Aufmerksamkeit schwer zu erregen und schwer festzustellen, sie sind schwer besinnlich, sehr ermüdbar, erweisen sich in reinen Fällen als orientiert. Es besteht Neigung zu traumlosem Einschlafen bzw. zu den als Koma und Sopor benannten Zuständen von Unerweckbarkeit" (Jaspers S. 93). Diese Schilderung ist in mehrfacher Hinsicht ergänzungsbedürftig. Einmal scheint uns gerade hier ein Hinweis auf die „Verminderung der Aktsynthesen", die „niedere Aktstufe" in Jaspers' Sinne am Platz. Gerade die Benommenheit zeigt dieses funktionale Verhalten in reiner Form. Von einem anderen Standpunkt aus gesehen stellt sich dieses Fehlen der synthetischen Funktionen[1]) als eine „Zerstückelung", ein Vorherrschen der reinen Und-Verbindungen dar, als eine Folge des Wegfalls der zu Komplexen höherer Ordnung führenden Prinzipien, der „Gestaltcharaktere". Bei Wertheimer[2]) findet sich dazu die Äußerung: „Nur selten, nur unter bestimmten charakteristischen Bedingungen, nur in sehr geringen Grenzen und vielleicht überhaupt nur in Annäherung liegt Und-Summenhaftigkeit wirklich vor. Nur selten: z. B. manchmal beim Schnupfen; im Zustand vollendeter Torheit; an charakteristischer Stelle innerhalb stockender Denkverläufe; unter Versuchsumständen, die durch Einstellung auf „Stückkonstatierung", auf „Gestaltszerfall", auf Verflachung der Eindrücke hinwirken. Der „Umfang des Bewußtseins" ist für Stückhaftes außerordentlich gering; er ist dem Grade

---

innerhalb des getrübten Zustandes, finden sich nur in einem Teil der Bilder, am weitesten reicht noch etwa eine Kennzeichnung des bewußtseingestörten Zustandes als einer vorübergehenden Unterbrechung der Kontinuität des seelischen Ablaufs. Solche sehr allgemein gefaßten Merkmale aber leiden an dem Mangel an Prägnanz und Eindeutigkeit. Das gilt auch von der Bumkeschen Charakterisierung: „Alle Änderungen des Bewußtseins lassen sich als eine Veränderung in der Rangordnung der gleichzeitig bzw. unmittelbar nacheinander bewußten Inhalte verstehen" (Diagnose der Geisteskrankheiten S. 354). Dabei bleibt unklar, ob die Störung der Rangordnung innerhalb mancher Bewußtseinstrübungen gemeint ist oder die Veränderung beim Eintritt des Ausnahmezustandes. Von beiden Möglichkeiten gibt es Ausnahmen (hysterischer Dämmerzustand — Bewußtseinstrübung im Affekt).

[1]) Hinweise auf dieses Charakteristicum der Benommenheit finden sich bei Pick u. a. in der Arbeit: Beitrag zur Pathologie des Denkverlaufs beim Korsakow. Zeitschr. f. d. ges. Neurol. u. Psychiatrie Bd. 28, S. 372.

[2]) Untersuchungen zur Lehre von der Gestalt. I. Prinzipielle Bemerkungen. Psychol. Forschung Bd. 1, S. 47.

der Gestaltetheit funktional verbunden"[1]). Wir halten die Einführung des Begriffs der „Gestalt" in die Betrachtung der Bewußtseinsstörungen überhaupt und besonders an dieser Stelle für fruchtbar und notwendig, weil durch den Wegfall des gestaltenden Prinzips auch noch weitere Symptome der „Benommenheit" erfaßt werden, die in der Jaspersschen Schilderung fehlen: wir erinnern an die richtungslose Abgelenktheit, an das passive Preisgegebensein an zufällige Sinneseindrücke, wobei entweder eine einzelne belanglose Wahrnehmung sich ständig oder immer wieder aufdrängt, oder der Benommene geradezu hyperästhetisch von Gegenstand zu Gegenstand zwangsmäßig ordnungslos schweift. Dieses an die Hypermetamorphose Wernickes grenzende und mit ihr wohl auch verwandte Verhalten hat Medow zur Aufstellung seines „reproduktiv-hyperluciden" Typus der Bewußtseinsstörung Anlaß gegeben. Analog dieser Gegebenheitsweise der Gegenstandsseite zeigt der Benommene neben der Verlangsamung und Erschwerung des Gedankenablaufs bis zur Perseveration mitunter geradezu eine Erleichterung, überfließende Fülle ungestalteter Assoziationen äußerlicher Art, ohne daß es zu Ganzheitsbildungen kommt. Bumke zitiert in diesem Zusammenhang eine Patientin Kraepelins, die von einer „wahren Hunnenschlacht des Geistes" spricht.

Auffassungserschwerung und Ablenkbarkeit, Perseveration und „Ideenflucht"[2]), Merkunfähigkeit und störende Erinnerungsfülle gehören offenbar in diesen Zuständen irgendwie zusammen, das Fehlen der Gestaltcharaktere, der Momente, die zur Bildung von Ganzheiten im Sinne Wertheimers gehören, gibt diesem ersten Grenzfall getrübten Bewußtseins das Gepräge. Wir sprechen von ihm künftig als von dem „zerfallenden Bewußtsein", da die Bezeichnung Benommenheit zu sehr auf das objektive Verhalten hinweist und dadurch mißverständlich werden kann.

2. Am andern Ende der Reihe steht das, was wir mit Jaspers „verändertes Bewußtsein" nennen (es entspricht ungefähr dem Typus des „eingeengten Bewußtseins" bei Bumke). Der Zustand ist in vieler Hinsicht ein Gegenbild des vorigen: ein Ausschnitt des Seelischen, mehr oder weniger scharf abgegrenzt, wird mit besonderer Eindringlichkeit und Deutlichkeit erfaßt und verarbeitet. Die Auswahl erfolgt „nach psychologischen Gesichtspunkten" (Bumke), diese schalten frei mit der Wirklichkeit, von der nur das, was sich sinnvoll einordnet, aufgefaßt und verarbeitet wird. Es herrscht die innere Situation, ihre Tendenzen werden ohne Rücksicht auf die reale Gegenständlichkeit verwirklicht. Man denke etwa an psychogene Ausnahmezustände, hysterische Dämmerzustände und Situationspsychosen.

Fanden wir dort ein Zuwenig an gestaltenden Kräften, so hier vielleicht ein Zuviel. Läßt sich das zerfallende Bewußtsein von Zuständen der Ermüdung in der Norm herleiten, so steht das veränderte Bewußtsein zu solchen stärkster Konzentration in Beziehung. Doch bedarf es wohl keiner Erwähnung, daß der Unterschied nicht etwa quantitativer Art ist. Auch hier ist die Auffassung der Gegenständlichkeit aufs schwerste beeinträchtigt, aber nicht weil sie stückhaft

---

[1]) Vom Verf. gesperrt.
[2]) Auf die Zusammengehörigkeit von Perseveration und Ablenkbarkeit hat bereits Heilbronner hingewiesen: Über Haftenbleiben und Stereotypie. Monatsschr. f. Psychiatrie u. Neurol. Bd. 18, S. 351. 1905.

zerfällt, sondern weil sie unillusioniert, in besonderer Weise „gestaltet" wird. Die Intensität der Zuwendung an die geschaffene Situation hat, von außen gesehen, hier die gleiche Wirkung wie dort die Schwäche der Zuwendung überhaupt: der Zustand erscheint fremdartig, losgelöst aus dem übrigen seelischen Zusammenhang (trotzdem er in sich Zusammenhang hat), die Erinnerung an ihn ist mehr oder weniger gestört. Doch muß man sich die Verschiedenheit der Ursachen der Amnesie gegenwärtig halten: beim zerfallenden Bewußtsein liegen sie innerhalb des Zustandes: Zusammenhangslosigkeit, Armut an gegenständlichen und zuständlichen Erlebnissen; beim veränderten aber außerhalb: fehlender Zusammenhang mit der Kontinuität des Gesamterlebens, verdrängende Tendenzen.

Damit ist zugleich noch einmal auf den fundamentalen Unterschied der beiden Formen gestörten Bewußtseins hingedeutet, die wir einander gegenübergestellt haben: beim zerfallenden Bewußtsein liegt eine Abänderung des funktionalen seelischen Ablaufs vor, die Akte und Aktverbindungen sind qualitativ abnorm (Gruhle), während im veränderten Bewußtsein sich nur Intensität und Richtung der Zuwendung ändert, ohne daß die Funktionen beeinträchtigt oder gestört sind.

Aufs neue erhebt sich damit die Frage, ob es überhaupt fruchtbar sein könne, zwei so verschiedenartige Verhaltensweisen durch eine Bezeichnung zusammenzufassen. Aber ein Blick auf die tatsächlichen Vorkommnisse zeigt uns, daß offensichtlich ein tiefbegründeter, gesetzmäßiger Zusammenhang besteht zwischen dem stückhaften Zerfall des seelischen Ablaufs und dem Aufbau einer Phantasiewelt aus diesen Bruchstücken. Diese psychologische Urerfahrung findet in den zahlreichen pathologischen Zustandsbildern ihre Bestätigung, welche zwischen den beiden Grenzformen des zerfallenden und veränderten Bewußtseins einzureihen sind. Sie enthalten in verschiedenartiger Verbindung die beiden Symptomgruppen, die jeder der beiden Grenzformen das Gepräge geben. Sie sind nicht nur einfache Addierungen der Symptome, aber es ist doch nichts in ihnen enthalten, was die beiden Exponenten nicht auch enthalten.

Jaspers hat die mannigfaltigen Zwischenformen mit dem Typus des „getrübten Bewußtseins" zu fassen versucht, diesem entspricht der Typus „traumhaftes Bewußtsein" bei Bumke, „dämmerige Trübung" bei Medow. Aber schon aus den Schilderungen der Autoren ist zu entnehmen, daß zu diesem mittleren Typus sehr Unterschiedliches gehört, und daß er an Prägnanz den beiden anderen erheblich nachsteht. Vor allem aber fügt er den beiden andern Typen nichts grundsätzliches Neues hinzu. Während zerfallendes und verändertes Bewußtsein aus normalen Verhaltensweisen ohne weiteres abgeleitet und vergegenwärtigt werden können, läßt sich über die verschiedenen Möglichkeiten der zwischen beiden liegenden krankhaften Zustände aus der Kenntnis des gesunden Seelenlebens nichts aussagen. So erscheint unsere Ordnung auf einer die zwei Grenzformen verbindenden Reihe dem Tatsächlichen näherzukommen.

Andererseits ist zuzugeben, daß sich aus den vorhandenen psychopathologischen Bezeichnungen eine fortschreitende Folge von Zuständen, die die beiden Reihenenden miteinander verbinden, nicht aufstellen läßt. Und zwar nicht, weil die Zwischenglieder fehlen, sondern wegen der Verschwommenheit der Terminologie. Während z. B. der Dämmerzustand nach der Definition

Kräpelins[1]) dem zerfallenden Bewußtsein sehr nahesteht („äußere wie innere Reize erzeugen nur noch schwache psychische Gebilde"), definiert ihn Jaspers, dem allgemeinen Sprachgebrauch wohl näherkommend, als einen Zustand „veränderten Bewußtseins". Man erkennt sofort, daß Kräpelin dabei vorwiegend an gewisse epileptische, Jaspers an hysterische Zustände denkt. Ähnlich, wenn auch nicht ganz so widerspruchsvoll, wird der Name Delirium, noch vieldeutiger die Bezeichnung Amentia verwandt.

So war die Heraushebung eines einzelnen, in seiner psychischen Erscheinungsform verhältnismäßig klar umgrenzten Zustandes, wie wir es bei der oneiroiden Erlebnisform versuchten, der gegebene Weg aus dem Gestrüpp der Vorkommnisse und Benennungen zu einem Überblick über die Gesamtheit der Bewußtseinsstörungen. Wir erkennen jetzt, wie die beiden bestimmenden Merkmale der oneiroiden Erlebnisform in einem größeren Zusammenhang aufzufassen sind: die Unabgeschlossenheit der Akterfüllungen als eine Sonderart der Zerstückelung des Erlebnisablaufs, der Drang zur szenischen Gestaltung als eine Auswirkung jener gestaltenden Tendenzen, die im veränderten Bewußtsein ausschlaggebend sind. Beides ist der Ausfluß jener seelischen Verfassung besonderer Art, für die wir die Bezeichnung Bewußtseinsstörung nicht entbehren können.

3. Mit den bisher besprochenen zwei Arten der Bewußtseinsstörung und der zwischen ihnen ausgespannten Reihe sind jedoch die hierhergehörigen Phänomene nicht erschöpft. Eine dritte kommt hinzu, die — für die Pathologie weniger bedeutungsvoll und deshalb von den Autoren meist nicht gesondert herausgehoben — bei einem vollständigen Überblick nicht entbehrt werden kann: die Bewußtseinsstörung im Affekt. Nur Jaspers spricht von der Konzentrationsstörung, der Schwerbesinnlichkeit und Urteilserschwerung in Zuständen heftiger Gemütsbewegung ängstlicher, melancholischer und auch manischer Art. „Das Bewußtsein ist ganz erfüllt von dem Affekt" (S. 54). Daß es sich hier nicht um einen Sonderfall eines der beiden bisher besprochenen Grundformen handelt, ergibt die phänomenologische Analyse. Alle starken Gefühlsregungen haben, wie Geiger[2]) zeigen konnte, die Tendenz, sich über den ganzen seelischen Querschnitt auszudehnen, sie färben nicht nur die Gegenstandsseite des Bewußtseins, sondern sie suchen sie zu verdrängen. Und auch das Ich versinkt unter Umständen in der überströmenden Fülle des Gefühls, das schließlich der einzige Inhalt des Bewußtseins bleibt. Das gilt sowohl von Zuständlichkeiten, die eng mit Körperempfindungen verknüpft sind, wie die Wollust, als auch von den höchsten geistigen Gefühlen, wie der religiösen Hingabe in der Ekstase. Während in den Zuständen gestörten Bewußtseins, die von den beiden Polen des zerfallenden und veränderten Bewußtseins umgrenzt werden, Ich und Gegenständlichkeit zwar zerstückelt oder in neuartiger Zuwendung, aber doch voneinander getrennt erlebt werden und getrennt erhalten bleiben, ist hier die Subjekt-Objektspaltung in Gefahr. Das Ich umfaßt die Welt im Gefühl, strömt über seine Grenzen, die Gegenständlichkeit verschmilzt mit ihm, oder beide versinken in dieser alles aufsaugenden Affektivität. So resultiert aus einem, von den früheren völlig verschiedenen, inneren Vorgang eine ganz ähnliche objektive Wirkung: gestörte Auffassung, mangelnder Zusammenhang mit dem Vorher und Nachher, Erinnerungs-

---

[1]) Psychiatrie 8. Aufl., Bd. 1, S. 237. Leipzig 1909.
[2]) Zeitschr. f. Ästhetik Bd. 6, S. 1.

losigkeit. Diese letztere ist ähnlich wie im ersten Fall zurückzuführen auf die Armut an gegenständlichem Erleben, das vom überflutenden Gefühl verdrängt wurde.

Steht somit nach der phänomenalen Gegebenheit die Sonderstellung der affektiven Bewußtseinsstörung gegenüber den beiden ersten Grundformen fest, so bleibt noch zu fragen, wie sie sich im tatsächlichen Vorkommen des seelischen Geschehens zu ihnen verhält. Allgemeines läßt sich dazu nur wenig sagen: sowohl in Ausnahmezuständen, die vorwiegend dem zerfallenen Bewußtsein angehören, wie ganz besonders in Zuständen veränderten Bewußtseins wird mitunter die dritte Grundform erlebt: wir erinnern an Zornausbrüche oder ekstatische Zustände in epileptischen Dämmerzuständen, an Glücksräusche in Gift- oder Fieberdelirien u. dgl. mehr. Die Anwendung des Begriffs auf dem psychopathologischen Gebiet, dem unsere Kasuistik angehört, werden wir uns alsbald zuwenden.

3. Bewußtseinsstörungen und Symptomatologie der „funktionellen" Psychosen.

Zwei Wege stehen nunmehr offen, das Problem der Bewußtseinsstörungen im Rahmen des manisch-depressiven Irreseins und der Schizophrenie in Angriff zu nehmen: wir werden zunächst ausgehend von den drei Grundformen des gestörten Bewußtseins ihr Vorkommen festzustellen und ihre Symptome mit denen der „funktionellen" Psychosen zu vergleichen haben; dann aber soll von bekannten Bildern im Verlauf dieser Psychosen, insbesondere der Schizophrenie, ausgegangen werden, die zu einer Prüfung unter dem Gesichtspunkt der Bewußtseinsstörung Anlaß geben. Diesen wird auch die oneiroide Erlebensform vergleichend gegenüber zu stellen sein. Aus Gründen einer natürlich fortschreitenden Darstellung behandeln wir zunächst die affektive Bewußtseinsstörung (a), danach das veränderte (b) und zuletzt das zerfallende (c) Bewußtsein.

a) Affektive Bewußtseinstrübungen werden wir in erster Linie beim manisch-depressiven Irresein erwarten. In der Tat gehören hierher wohl alle leichteren Beeinträchtigungen der Bewußtseinsklarheit bei Zirkulären; und es gibt zweifellos Zustände schwerster Angst, tiefer Melancholie und manischen Glückgefühls, die introspektiv so verlaufen, wie es oben schematisch skizziert wurde. Die schweren, raptusartigen Angstzustände entsprechen wohl meistens unserem Bilde. Schwieriger ist schon die Zuordnung der einfachen, tiefen Verstimmungen, wo meist eine Hemmung hinzutritt, die nicht mehr nur sekundär von dem Gefühlszustand hergeleitet werden kann. So dürfte in vielen Fällen der „Bewußtseinsleere" des schweren Depressiven ein Erfülltsein der Seele mit traurigen Gefühlen nicht entsprechen. Glücksräusche endlich jener Art sind in manischen Phasen sicher nicht häufig, der Beginn des oneiroiden Zustandes bei der Kranken Engelkens (s. S. 4) kommt vielleicht einer derartigen affektiven Bewußtseinstrübung nahe; aber im allgemeinen ist gerade bei den schwereren Bewußtseinsstörungen im Bereich der Manie der Beweis, daß der Affekt die beherrschende Rolle spielt, nur schwer zu führen. Wie auch Lange an seinem Material zeigen konnte, liegen die Verhältnisse meist nicht so einfach.

Im Rahmen der Schizophrenie finden wir sicher hierher gehörige Bilder unter den „ekstatischen Dämmerzuständen" (Bleuler). Hier gibt es gegenstandslose Gefühlsräusche, für deren Beschreibung dem Kranken der Ausdruck mangelt (vgl. die Selbstberichte bei Bleuler und Jaspers). Bleuler scheint diese Zustände ohne weiteres in Parallele zu ähnlichen Vorkommnissen bei Psychopathen zu setzen und deutet sie als wunscherfüllende Delirien. Wieweit trotz ähnlicher verständlicher Zusammenhänge phänomenologisch Unterschiede bestehen, könnte erst eine Untersuchung an einem größeren Material guter Selbstbeobachtungen ergeben.

Für uns aber ist es von Wichtigkeit, daß bei der affektiven Bewußtseinstrübung, einerlei welcher Ätiologie infolge der Aufhebung der Subjekt-Objektspaltung im Gefühl jene Erlebnisse der Ausbreitung des Ich, der Verschmelzung von Ich mit dem im Gefühl erfaßten Gegenstand, die Vereinigung von Ich und Kosmos, die Identifikationen und Projektionen des Ich zustande kommen, die man gerne als dem schizophrenen Erleben allein zugehörig bezeichnet. Storch[1]) hat das neuerdings wieder ohne weiteres angenommen, als er auf die Analogien mit dem archaisch-primitiven Seelenleben hinwies. Nachdem sich aber zeigen läßt, daß die Dynamik der affektiven Bewußtseinsstörung in jedem Falle Ichstörungen herbeiführen kann, wird man solche Vorkommnisse künftig nicht mehr als schizophren bezeichnen dürfen, sobald sie innerhalb eines Zustandes gestörter Bewußtseinsklarheit erlebt werden.

b) Zustände des veränderten Bewußtseins finden wir im Gebiet der klassischen manisch-depressiven Zustände selten. Die Einengung auf eine Gefühlslage bedingt keineswegs notwendig auch eine Einengung des Bewußtseins. Aber die Tendenz, die Gegenständlichkeit in der Richtung der Gemütslage zu gestalten, vermag bei Disponierten jene Mechanismen in Funktion treten zu lassen, die wir bei psychogen-hysterischen Erscheinungen voraussetzen müssen. Es entstehen dann jene Bilder, die als theatralische Übertreibungen und Verzerrungen der Affektpsychosen anmuten, in welchen sich in paradoxer Weise eine tiefe echte Verstimmung hinter dem demonstrativ-unechten Ausdruck verbirgt. Dabei kommt es zu Bewußtseinsstörungen, die dem hysteriform veränderten Bewußtsein entsprechen.

Häufig sind die Zustände Schizophrener, welche durch die ausschließliche, einseitige Hinwendung auf einen Ausschnitt des Gesamtbewußtseins gekennzeichnet sind, oder wo die Richtung der seelischen Einstellung von außen nach innen, von der bisherigen wirklichen auf eine neue krankhafte, gegenständliche Welt abgeändert wird. Dieses von Bleuler klassisch beschriebene Kardinalsymptom des Autismus hat bei ihm zu den Dämmerzuständen der Schizophrenen fließende Übergänge, auf die er wiederholt hinweist. Wird die Wirklichkeit umillusioniert und zum erheblichen Teil durch Halluzinationen ersetzt, so soll die Bezeichnung Dämmerzustand gelten. So entstehen durch das Fehlen einer scharfen Abgrenzung große Schwierigkeiten, welchen Bleuler entgehen zu können glaubt, wenn er den Begriff Bewußtseinsstörungen od. dgl. vermeidet. Dann wäre es aber nur konsequent, auch den Begriff Dämmerzustand fallen zu lassen, der für ihn nichts bedeutet als eine hochgradige autistische Absperrung der Realität im Sinne des beherrschenden Wahns. Zumal die Dämmerzustände der Schizophrenen bei Bleuler nicht einmal interkurrenter Art zu sein brauchen und die Wiederherstellung des früheren Zustandes nicht verlangt wird, sondern manche Patienten „überhaupt während des ganzen Lebens nicht mehr

---

[1]) a. a. O.

aus dem Dämmerzustand herauszukommen" scheinen. Statt der wünschenswerten Präzisierung kommt es also zu einer von unserem Standpunkte aus nicht zu rechtfertigenden Erweiterung des Begriffs der Bewußtseinsstörung, d. h. hier des Dämmerzustandes. Das scheint uns nicht fruchtbar. Wenn auch der kritische Beobachter überall Übergänge und graduelle Unterschiede sieht, so ist eine Scheidung und Ordnung im Begrifflichen ohne Gewaltsamkeit doch nicht zu umgehen. Wir werden weiter unten Gelegenheit haben, an einzelnen schizophrenen Bildern unsere Aufstellungen anzuwenden. An dieser Stelle nur soviel: Bleulers Dämmerzustandsbegriff verdankt seine Entstehung wahrscheinlich dem Eindruck, den jeder Kliniker, der viele akute Schizophreniefälle sieht, bestätigen wird, daß sich die frischen Schübe oft in einem „anderen" Zustand der seelischen Gesamtverfassung abspielen, der sich mit der autistischen Sonderwelt der chronischen Halluzinationen oder Paranoiden nicht vergleichen läßt, trotz der formalen und inhaltlichen Ähnlichkeit der Symptomatologie. Untersuchungen zu dieser Frage an einem entsprechenden Material fehlen aber noch.

Uns interessiert an dieser Stelle die Umkehrung der Fragestellung, inwieweit nämlich innerhalb des „veränderten Bewußtseins" nach unserer Kenntnis seiner psychologischen Struktur schizophrene oder schizophrenieähnliche Symptome zu erwarten seien. Daß eine solche gerichtete Hinwendung überhaupt mit dem Autismus verwandt ist, wurde bereits besprochen. Aber auch die Vorgänge innerhalb des Zustandes werden, sobald die Wirklichkeit ausgeschaltet ist, jenen „autistischen" Charakter im weiteren Sinne erhalten, daß sie eine Welt aus dem freien Wünschen und Wollen des von der Realität unabhängigen Ich aufbauen. So kommt es in der hysterischen Situationspsychose zu illusionären Verkennungen und Umdeutungen, Halluzinationen, Wahnerlebnissen aller Art, und magische Verbindungen und Wirkungen werden erlebt, weil die Phantasie rücksichtslos waltet, und jeder Gedanke Wirklichkeit zu werden vermag. Beachtet man noch, wie im Traum, der doch sicher auch zu den Zuständen „veränderten Bewußtseins" gehört (wenn auch, wie wir gleich sehen werden, mit einem gewissen Vorbehalt), Symbolisierung, Verdichtung, Verschiebung, Labilität der „Affektbesetzung" (Freud) usw. etwas ganz Gewöhnliches sind, so ergibt sich, daß wir hier einen sehr beträchtlichen Teil dessen, was man zur schizophrenen Symptomatik rechnet, in bewußtseinsgetrübten Zuständen erwarten dürfen, die mit Schizophrenie nichts zu tun haben.

c) Unter dem Gesichtspunkt des „zerfallenden Bewußtseins" sind zwei Zustände des manisch-depressiven Irreseins zu betrachten: die „Bewußtseinsleere" schwerster Depressionen kann mit Dösigkeitszuständen in der Erschöpfung verglichen werden, zumal wenn die Schlaflosigkeit bei diesen Psychosen mitberücksichtigt wird. Da diese in der hochgradigen Manie nicht weniger hartnäckig zu sein pflegt, liegt es nahe, die Dynamik mancher manischer Verwirrtheitszustände mit Bewußtseinstrübung nach der Art des zerfallenden Bewußtseins aufzufassen. Es träte dann hier Ideenflucht und Ablenkbarkeit als Symptome der Manie mit den ähnlichen Mechanismen in der Erschöpfung zusammen auf. Überblickt man die seltsamen Mischungen, welche gerade die Einzelsymptome der zirkulären Erscheinungsformen untereinander und mit Phänomenen aus ganz anderen seelischen Schichten eingehen, so kann man eine solche Deutung auf keinen Fall von vornherein ablehnen. Sache einer phänomenologischen Analyse wäre es, sie an geeigneten Einzelfällen zu erhärten. Die Verhältnisse in der oneiroiden Erlebnisform sprechen mit einiger Wahrscheinlichkeit für eine solche Deutung.

Daß Zustände zerfallenden Bewußtseins auch innerhalb der Schizophrenie vorkommen, ist wohl sicher. Was Bleuler als Benommenheit beschreibt, gehört größtenteils hierher: organische Zustände mit hochgradiger Verlangsamung des psychischen Ablaufs, Perseverationstendenz, apraktischen und ähnlichen Symptomen. In den eigentlichen Verwirrtheitszuständen, die Bleuler, wenn ihnen jede Einheitlichkeit mangelt, nicht mehr Dämmerzustände nennt, ist die Unterscheidung der primären schizophrenen Assoziationsstörung von der Fragmentation des Gedankenablaufs durch die Bewußtseinstrübung wohl kaum mehr möglich.

Und umgekehrt wird, was für uns vor allem belangvoll ist, das ungleiche seelische Ablauftempo, die Sprunghaftigkeit, Klebrigkeit und Stückhaftigkeit in Zuständen des zerfallenden Bewußtseins schizophrene „Kurzschlüsse", Sperrungen, Stereotypen, Gedankendrängen vortäuschen können. Ziehen wir auch hier noch den Traum heran, der dem zerfallenden Bewußtsein sicher noch näher steht als dem veränderten, mit seinen eben erwähnten Störungen der Beziehungen zwischen Akt, Gegenstand und Affektivität, so erscheint es uns nicht mehr verwunderlich, daß wir in Zuständen gestörten Bewußtseins Symptome finden, die den primären „Spaltungs"vorgängen in der Schizophrenie außerordentlich ähnlich sehen[1]).

Man wird dem Einwand zu begegnen haben, daß nach dem Vorausgehenden eigentlich das ganze symptomatologische Rüstzeug der Bleulerschen Schizophrenie in Bewußtseinstrübungen außerhalb der Schizophrenie vorkomme, wie das von den katatonen Symptomen schon bekannt und anerkannt ist[2]). Dieser Einwand schösse zweifellos über das Ziel hinaus. Denn die von uns aufgewiesene Ähnlichkeit und Verwechselbarkeit bedeutet nicht in jedem Falle Analogie, und unsere Kenntnis von der Phänomenologie der psychopathologischen Einzelsymptome ist meist noch weit entfernt davon, daß man solche Gleichsetzungen ohne Umschweife vornehmen könnte; unser Bestreben in den vorausgehenden Ausführungen war stets, diese Unvollkommenheiten nirgends zu verschleiern. Aber jener Einwand rührt an eine offene Wunde: wir vermögen heute trotz aller Bereicherung unseres Wissens durch und seit Bleulers Monographie nicht begrifflich klar zu fassen, was zu jenen auch sonst vorkommenden Symptomen hinzukommen muß, um die Atmosphäre des Schizophrenen zu erzeugen, die wir spüren, aber nicht begrifflich erfassen können. Denn wir teilen weder die Meinung Jungs, daß der wachende Träumer dem Schizophrenen gleiche, noch erscheinen uns die prälogisch denkenden und archaisch erlebenden Primitiven „verrückt", noch entsteht ein schizophrenes Bild, wenn die Gedanken in der

---

[1]) Damit stimmt gut überein, wenn Bumke (Diagnose der Geisteskranken, S. 130) das Verhalten vor dem Einschlafen zur Veranschaulichung der schizophrenen Denkstörung heranzieht. Diesen Vergleich hat C. Schneider neuerdings fortgeführt (Zeitschr. f. d. ges. Neurol. u. Psychiatrie Bd. 78, S. 252).

[2]) Vgl. Schneider, Über Wesen und Bedeutung katatoner Symptome. Zeitschr. f. d. ges. Neur. u. Psych. Bd. 22, S. 486.

Sphäre der Unentwickeltheit Schilders verharren. Was als letztes Ingredienz dazugehört, um dem Symptom und dem Gesamtbild das Gepräge des Schizophrenen zu geben, wissen wir nicht. Ein Teil dieser offenen Frage wäre vielleicht durch eine stärkere Berücksichtigung der Gesamtzustände, in denen die Symptome eingebettet sind, zu beantworten. —

Wir schlagen jetzt die umgekehrte Richtung ein und durchmustern die Symptombilder der schizophrenen Erkrankung, welche Anlaß zur Annahme einer Bewußtseinsstörung geben können, um die Berechtigung dieser Annahme zu prüfen und ihre Stellung zur oneiroiden Erlebensform zu klären. Anschließend werden manchmal entsprechende Vorkommnisse beim manisch-depressiven Irresein, bei dem die Verhältnisse einfacher liegen, zu betrachten sein.

Von vornherein bleiben die Fälle außer Betracht, bei denen die Geistesstörung durch eine infektiös-toxische körperliche Erkrankung mit symptomatischer Psychose ausgelöst, „provoziert" (Birnbaum) wurde. Daß es solche Auslösungen bei beiden Krankheitsgruppen gibt, ist ja allgemein anerkannt, die dabei auftretenden Beeinträchtigungen des Bewußtseins sind auf Rechnung der Begleitpsychose zu setzen und haben nichts mit der Schizophrenie oder der zirkulären Phase zu tun. Die Stellung der Bewußtseinsstörung bei symptomatischen Psychosen, insbesondere der Amentia, zu unserem Zustandsbild wird später noch eingehend zu erörtern sein.

Die Fehlerquelle, die sich aus der Einbeziehung solcher provozierter Psychosen ergibt, hat neuerdings wieder Medow[1]) nicht berücksichtigt: von seinen 7 Fällen sind 4 mit Wahrscheinlichkeit als solche Auslösungen aufzufassen, bei einem fünften bestanden meningitische Reizerscheinungen, die man trotz negativen Sektionsbefundes nicht ohne Umschweife als Symptome der Dementia praecox auffassen kann. So sind seine Aufstellungen wohl für die symptomatisch-organischen Psychosen von Wert, für die Schizophrenie haben sie nur eine sehr beschränkte Geltung. Es soll nicht bestritten werden, daß es bei akuten Katatonien Benommenheitszustände von organischem Charakter gibt, von denen vorher schon die Rede war. Das sind aber Seltenheiten; geht man von ihnen aus und wendet allein die üblichen psychologischen Leistungsprüfungen an, die nur für sie zureichend sein können, so wird man die Vielfältigkeit hierhergehöriger Vorkommnisse im Bereich der Schizophrenie schwerlich erfassen, oder man kommt zu einem Begriff der Bewußtseinstrübung, der unter den Händen zerfließt, einer Gefahr, der auch Medow nicht entgangen ist.

Die Ausscheidung der provozierenden Krankheitsursache ist um so notwendiger, als wir ja auch Fälle kennen, wo eine Schizophrenie z. B. in der Haft mit einem Ganser-Zustand oder einer hysterischen Situationspsychose beginnt. Verallgemeinerungen, die von ihnen ausgehen, ergäben ein ebenso schiefes Bild. Über das Verhältnis der oneiroiden Erlebensform zu den psychogenen Formen gestörten Bewußtseins wird später noch zu handeln sein.

Es bleiben dann, soviel wir sehen, noch fünf weitere Symptombilder akuter schizophrener Schübe, die zur Stellung der Bewußtseinsfrage Anlaß geben können.

1. An den Anfang sind wiederum die Zustände von Ekstase zu stellen, deren phänomenologische Eigenart durch die überragende Rolle des überströmenden,

---

[1]) Bewußtseinstrübungen bei Dementia praecox. Arch. f. Psychiatrie u. Nervenkrankh. Bd. 67, S. 373.

alles aufsaugenden Gefühls verhältnismäßig durchsichtig ist. Ihr Vorkommen in den beiden Gruppen der „funktionellen" Psychosen wurde oben ausreichend besprochen. Wir sind weit davon entfernt, alle Ichstörungen der Schizophrenen auf solche Ausnahmezustände zurückführen zu können, halten aber doch für möglich, daß die Phänomenologie dieses Gebietes auch von hier aus zu fördern sein wird.

2. Die von Bleuler als dominierend in den Vordergrund gestellte Bereitschaft zu einer reaktiven Abwendung von der Realität, dem wunscherfüllenden Wahnerleben zu, kann unter Umständen zum Einsetzen einer Bewußtseinsstörung nach dem psychogen-hysterischen Mechanismus führen. Innere Unsicherheit als Ausfluß jugendlichen Alters oder als Folge der Erschütterung durch schleichende Vorboten des Krankheitsprozesses, anlagemäßige Neigung zu Hysterismen können eine Einengung des Bewußtseins auf die machtvoll einsetzenden, krankhaften Vorgänge erzeugen. Es entsteht dann ein objektiv viel schwerer erscheinendes Krankheitsbild, als der tatsächlichen Wirksamkeit des Prozesses entspricht, woraus sich die bekannte günstige Prognose solcher Zustände ergibt. Hier ist man berechtigt, von einer Reaktion der Persönlichkeit auf die Psychose zu sprechen[1]). Treten außer der Bewußtseinsstörung nicht andere psychogene oder hysteriforme Symptome hervor, so dürfte der Beweis, daß es sich um eine reaktive Änderung des Bewußtseins handelt, oft nicht leicht zu führen sein. Die nachträgliche Befragung und die Berücksichtigung der Vorboten und der Gesamteinstellung zu Beginn der Psychose wird oft am ehesten zu einem klaren Ergebnis führen. Auf jeden Fall sollte man zu der Annahme einer solchen Kombination, des Auftretens eines dem Hauptprozeß fremden Krankheitsgeschehens, nicht zuerst, sondern zuletzt greifen, wenn alle anderen Erklärungsmöglichkeiten nicht mehr ausreichen. Es ist begreiflich, daß sie dem am nächsten liegt, der wie die Züricher Schule theoretisch die Schizophrenie in die Nähe der „Neurosen", der Hysterie usw. rückt, wie die organische Bewußtseinstrübung von den Forschern verallgemeinert wird, die wie Medow vorwiegend an den Hirnprozeß denken[2]).

3. Vermeiden sollte man vor allem, eine Bewußtseinsstörung dann anzunehmen, wenn die Ablenkung durch lebhafte halluzinatorische Erlebnisse eine gewisse Ratlosigkeit und vorübergehend den objektiven Eindruck der Verwirrtheit erzeugt. Gerade bei der Schizophrenie wissen wir, daß sich solche Halluzinosen, vor allem mit Überwiegen der akustischen und haptischen Sinnestäuschungen, bei völliger Bewußtseinsklarheit abspielen können, so sehr auch die Psyche von den irrealen Vorgängen beansprucht ist. Oft spielen sich solche Halluzinosen bei „doppelter Buchführung" ab (siehe unten, 5.), mitunter fehlt aber auch die dabei vorhandene scharfe Trennungslinie der Wirklichkeitsbereiche.

---

[1]) Nicht aber, wenn ein unbekannter, theoretisch geforderter, körperlicher Krankheitsprozeß sich in individuell bedingten Erscheinungsformen äußert. Spricht man auch hier von „Reaktion", so werden die Bezeichnungen pathogenetisch und pathoplastisch überflüssig, die das Gemeinte viel eindeutiger benennen. Vgl. die Polemik Langes (Zeitschr. f. d. ges. Neurol. u. Psychiatrie Bd. 80, S. 200) gegen die Vorschläge des Verf. (Zeitschr. f. d. ges. Neurol. u. Psychiatrie Bd. 76, S. 584).

[2]) Die sich beschränkende Ergänzung der beiden Betrachtungsweisen, die ja schon oft genug gefordert wurde, ist allerdings nicht so zu verstehen, daß der Hirnphysiologe ein bißchen pseudoexakte Psychologie beifügen, oder daß der Psychopathologe für seine Ergebnisse ein drüsen- oder hirnmythologisches Gerüst zurechtzimmern soll.

4. Auch die schizophrene Denkstörung, die oft schon im Beginn akuter Schübe sehr augenfällig hervortritt (ohne daß sich etwa schon Negativismus oder andere Willensanomalien nachweisen ließen), kann eine Bewußtseinsbeeinträchtigung vortäuschen. Sie erzeugt eine Verwirrtheit, bei der man sich vergeblich bemüht, eine anschauliche Vorstellung von dem Zustand des Bewußtseins zu erhalten. Da wir aber wissen, daß es sich hier um eine isolierte Störung des Denkablaufs handelt und oft aus beiläufigen Zwischenbemerkungen der Kranken die Klarheit des Bewußtseinszustandes sicherstellen läßt, scheint es uns nicht möglich, solche Zustände ohne weiteres mit der „Inkohärenz" bewußtseinsgestörter symptomatischer Psychosen zu identifizieren, wie das von Kleist und seinen Schülern geschieht. Die seinerzeit von Stransky erstmals nachdrücklich betonte Scheidung zwischen dieser Inkohärenz des „zerfallenden" Bewußtseins und der „intrapsychischen Ataxie" des Katatonikers ist grundsätzlich festzuhalten, so schwierig sie in manchen Fällen auch durchzuführen sein mag. Allerdings steht eine durchgreifende, psychopathologische Klärung des Problems noch aus. Soviel aber läßt sich, ohne ins Einzelne zu gehen, sagen: Die Anomalie des Denkablaufs in bewußtseinsgestörten Zuständen folgt einer einheitlichen, leichter erkennbaren und leichter aufzeigbaren Gesetzmäßigkeit als die schizophrene Denkstörung. Der ungleich geschlossenere seelische Gesamtzustand bewirkt überall die gleiche Funktionsstörung, während in der Schizophrenie die komplexbedingte inhaltliche Auswahl den Nachweis funktionaler Störungen vielfach durchkreuzt. — Einwandfrei wissen wir, daß bei dem entsprechenden zirkulären Zustandsbild, der hochgradigen Ideenflucht manischer Zustände, ein vielfach ähnliches Bild der Verwirrtheit ohne jede Beeinträchtigung der Bewußtseinsklarheit einhergehen kann.

5. Es bleibt noch das der Schizophrenie allein eigentümliche Phänomen der doppelten Orientierung [= doppelte Registrierung = doppelte Buchführung (Bleuler)], das äußerlich Bilder der Verwirrtheit erzeugt und der Abgrenzung von der oneiroiden Erlebnisform bedarf. Trotzdem die Unterschiede der beiden Phänomene leicht erkennbar sind, ist eine Durchführung des Vergleichs angebracht, weil sie das Verständnis unserer Erlebnisform weiter klärt. Das Symptom der doppelten Orientierung besteht nach Jaspers[1] entweder darin, „daß für den Kranken dieselben Vorgänge, Wahrnehmungsinhalte, eigene Handlungen usw. einen doppelten Sinn haben, oder, bei völligem Entrücktsein aus der gegenwärtigen Situation und real wahrgenommenen Welt, in der Fähigkeit, falls etwas Reales eindringlich an den Kranken herantritt, zu sofortigem, richtigen Erfassen der Situation ohne Aufgabe der psychotisch erlebten Welt". Es handelt sich demnach um einen Zustand besonderer Bewußtseinsklarheit, in dem die realen Zusammenhänge völlig gewahrt bleiben, obwohl sich in und neben ihnen ein Vorgang abspielt, der unter Umständen für den Erlebenden größeren Wirklichkeitswert besitzt als die Realität. Es liegt also weder eine Einengung, noch eine Zerstückelung des gegenständlichen Erlebens vor. Die Verlegung des Wertakzents führt hier nicht zu einer „Veränderung" der Zuwendungsart.

Demgegenüber gibt es in dem oneiroiden Zustand nur eine Realität: die der wahnhaften Situation, in welche Bruchstücke der Wirklichkeit eingeschmolzen

---

[1] Kausale und verständliche Zusammenhänge usw. Zeitschr. f. d. ges. Neurol. u. Psychiatrie Bd. 14, S. 158.

werden, ohne daß ihnen noch der Charakter des Realen, aus der anderen wirklichen Welt Stammenden, anhaftet. Sie gehen restlos in der psychotischen Situation auf. „Die doppelte Orientierung unterscheidet sich einmal vom Zweifel, der zwischen zwei Bedeutungen eines Vorganges hin und her schwankt: der Vorgang hat vielmehr beide Bedeutungen.“ In der oneiroiden Erlebensform sind Zweifel, „Vermutungen“, Unsicherheiten über die Bedeutung des Erlebten häufig, typische, fixe Wahnbewußtheit wird nur selten erreicht, niemals zusammen mit dem klaren Wissen über die reale Bedeutung eines Vorganges. „Die doppelte Orientierung unterscheidet sich ferner von dem Zusichkommen in den leichten Bewußtseinsstörungen mit traumhaften Erlebnissen. Dieses Zusichkommen wird wie eine Art Erwachen erlebt, es geht sofort mit voller Einsicht einher ...“ Wir sahen, wie eindrucksvolle Ereignisse, Ortswechsel, Auftauchen neuer Personen usw. in der oneiroiden Erlebnisform gerade zu solchem kurzdauerndem Erwachen Anlaß geben, worauf dann alsbald die traumartig-phantastische Welt sich wieder einstellt, auf die das im Zwischenzustand Erfahrene ohne Einfluß ist. Diese eigentümliche „Umschaltung“, die nicht im Willensbereich unserer Kranken liegt, zeigt am deutlichsten den Unterschied der beiden Erlebnisweisen. Eine Gegenüberstellung der Selbstschilderung des Dr. Mendel bei Jaspers mit den Angaben unserer Kranken könnte im einzelnen die phänomenologische Differenz aufweisen; sie braucht hier nicht durchgeführt zu werden.

Dementsprechend fehlt auch in unseren Fällen das Erlebnis der „versagenden Katastrophe“, mit dem das Erlebnis des „nicht erreichten Wendepunktes“ nicht gleichgesetzt werden kann: dort der Versuch einer aktiven Einwirkung auf die wahnhaft verkannte (zugleich aber richtig erfaßte) Realität, diese versagt; hier ein durch den besonderen, aufs äußerste angespannten Grenzcharakter der phantastischen Situation bedingtes Versagen der eigenen Kräfte des Erlebenden.

Wie verhält sich nun aber das eigenartige „Spielen in Rollen“ zur doppelten Orientierung? Hier sind doch offenbar beide Welten, die reale und die phantastische, nebeneinander gegeben. Nach Bleuler gibt es bei Schizophrenen „Zwischenstufen zwischen Wahn und bewußtem Phantasieren“. Er zitiert dazu jene Stelle aus dem Selbstbericht der Patientin Forels, rechnet dieses Verhalten aber keineswegs zur doppelten Orientierung. Tatsächlich sind die unterscheidenden Merkmale leicht anzugeben: wenn dem doppelt Orientierten die realen Vorgänge „wirklicher“ sind als die des Wahns, wird er diesen beiseite schieben oder unbeachtet lassen. Er wird nicht hinaustendieren in das Phantastische in jener, nicht weiter rückführbaren, spielerischen Weise „halb von einer Inspiration getrieben, halb wissend und wollend“. Diese Tendenz möchten wir als Ausfluß des veränderten Bewußtseinszustandes in der oneiroiden Erlebnisform sehen und mit dem „Hineinsteigern“ in psychogene Ausnahmezustände vergleichen.

Es ist zuzugeben, daß hier in manchem Einzelfall die Entscheidung schwerfallen kann, um was es sich handelt. Das darf uns aber nicht hindern, die phänomenologisch hier aufzeigbaren Grenzen zunächst einmal scharf zu ziehen.

4. Die Bewußtseinsstörung in der oneiroiden Erlebnisform.

Wir sind damit zur oneiroiden Erlebnisform zurückgekehrt und fragen, was unsere Aufstellungen über die Bewußtseinsstörungen für die Auffassung dieses Zustandes zu bedeuten haben. Er steht wie Delirien, Dämmerzustände usw.

zwischen zerfallendem und verändertem Bewußtsein, was nur heißen soll, daß er aus Ablaufsweisen beider Art irgendwie zusammengesetzt ist. Welche Anteile treten zusammen, und wie treten sie zusammen?

Die Dynamik des zerfallenden Bewußtseins, die wir hier vorfinden, äußert sich nicht in einer Zerstückelung des Gegenständlichen oder des Gedankenablaufs in kleinste Fragmente; sondern die vereinzelten Wahrnehmungen und die bruchstückartigen Einfälle setzen eine strömende Fülle von Erinnerungsmaterial in Bewegung. Dieser kaum bewältigte Reichtum an Gedächtnismaterial, der mitunter geradezu als unlustvoll, überwältigend, verwirrend, „ideenflüchtig" geschildert wird, ist zweifellos auch als ein Phänomen des zerfallenden Bewußtseins aufzufassen und entspricht der „Hunnenschlacht des Geistes" in der Benommenheit. Die Fragmentierung setzt sich an diesem Material an einer anderen Stelle durch: auf einer höheren Stufe gleichsam sind diese Einzelreminiszenzen, so geschlossen jede einzelne ist, miteinander unverbunden, die frühere weiß nichts von der folgenden und nichts von den vorhergehenden. Das Stückhafte tritt nicht nur in der eigentümlichen, im 1. Kapitel entwickelten Unabgeschlossenheit zutage, sondern auch in der Aufhebung der Merkfähigkeit von Szene zu Szene. Dabei ist es gleichgültig, ob es wirklich an der Fähigkeit oder an dem Fehlen der Einstellung nach rückwärts und vorwärts fehlt.

Die Ablaufsweise des veränderten Bewußtseins finden wir wieder in der freien Ausgestaltung dieser Einzelsituationen, unbekümmert um die Realität; vor allem aber in der Intensität der Zuwendung und Hingabe an die jeweilige Situation. Bei stärkster Anteilnahme stärkste Ichbehauptung, Drang nach geschlossener Erfüllung, der Zerstückelung zum Trotz: darin erkennen wir Zeichen, die dem veränderten Bewußtsein angehören, das in der Nachbarschaft der normalen Konzentration steht.

Verhaltungsweisen, die der affektiven Bewußtseinsstörung nahestehen, finden wir nur stellenweise: vielleicht im Glücksgefühl beim Beginn der Psychose des ersten Falles; in den Szenen der Selbsterniedrigung bei Antonie Wolf, z. B. wo sie als Haufen Kot vor der Türe liegt; bei L. S. gleichfalls zu Beginn der Psychose: das Spielen der Meereswelle und des feurigen jungen Pferdes. Hier liegen jedenfalls Ichstörungen vor, die ähnlichen Verhaltungsweisen in affektiver Trübung zu vergleichen sind.

Während sich über die Zerstückelung als ein nur negativ bestimmbares Kennzeichen kaum weiteres aussagen läßt, bedarf das, was wir Intensität der Zuwendung nannten, noch näherer Erörterung und Einordnung. Gerade durch die neuere Wahrnehmungspsychologie konnte ja gezeigt werden, wie ausschlaggebend wichtig für das Erfassen besonderer Gestalten Aufmerksamkeit und Einstellung sind (Wertheimer, Koffka). Die Art, wie die Gegenständlichkeit in der oneiroiden Erlebnisform erlebt wird, läßt sich nicht aus den Aufmerksamkeitsstufen[1]) der Norm ableiten. Die Einstellung und Zuwendungsweise läßt sich vielmehr nur charakterisieren, wenn man die besondere Ichzuständlichkeit, die Gefühlslage in Betracht zieht, in der das Erleben vor sich geht. Wir sahen,

---

[1]) S. Fischer (a. a. O.) hat versucht, das Problem der Bewußtseinsstörungen auf der Grundlage der bekannten Westphalschen Aufstellungen (Über Haupt- und Nebenaufgaben bei Reaktionsversuchen. Arch. f. d. ges. Psychologie Bd. 21) anzugehen, ohne zu etwas anderem als Umbenennungsvorschlägen gekommen zu sein.

wie die Kranke des 1. Kapitels die Unbestimmtheit und Unabgeschlossenheit der Akterfüllungen ein Schweben im „Gefühl" nannte. Mußten wir diese Bezeichnung auch ablehnen, so zeigte sich doch, daß gerade die Zerstückelung des Erlebens einen Zustand von Spannung erzeugt, der das Ich in einen Strom wechselnder, extremer Gemütslagen versetzt. Es handelt sich also nicht um ein bestimmtes, überwiegendes, aktuelles Gefühl, sondern die verschiedensten Gefühle sind von einem gespannten, unaufgelösten Charakter und reißen das Ich in den wechselnden Erlebnissen mit sich. Gerade dadurch, daß die Szenen immer wieder abbrechen, kommt es zu einer Einstellung auf Unerwartetes und Außergewöhnliches. In den Worten Antonie Wolfs: „Ich wurde ständig von einem Gefühl ins andere geworfen... Ständig war ich in Spannung und suchte einen Zusammenhang" (Selbstsch. S. 40), ist diese Einstellung treffend wiedergegeben. Durch diesen Gefühlsstrom wird das Gegenstandserleben, aus dem er zu entspringen scheint, an das Ich gekettet, und dieses wirft in einer Art Gegenbewegung sein ganzes Interesse, seine innerste Anteilnahme auf die Gegenstände. Es entsteht ein Mitgerissensein, das auf die Erfassung des Gegenständlichen keineswegs trübend wirkt. Man kann den Aktanteil vielleicht auch so beschreiben: Die von der Gegenstandsseite her geweckten Gefühlsregungen führen das aktuelle Ich an Grenzen, wo es sich aufs äußerste behauptet, das letzte aus sich an Kräften herausholen, sich aufs schärfste angegriffen fühlen muß. Diese Gefährdung führt zur intensivsten Zuwendung.

Damit ist bereits wieder auf die inhaltliche Besonderheit der Situationen Bezug genommen, die wir im zweiten Kapitel zu kennzeichnen versuchten. Es handelt sich also nicht um eine besondere Klarheit des Erfassungsaktes im Sinne eines weiten Überblicks und einer kritischen Sonderung der Einzelheiten der gegenständlichen Gegebenheiten. Die Inhalte, das Was, nicht das Wie ist die Hauptsache.

Und in dieser Verkettung der Inhalte mit dem aktuellen Ich, das in allem Wechsel immer erhalten bleibt, dürfte wohl auch eine der Ursachen der wohlerhaltenen Erinnerung zu suchen sein. Sie ist in einem Umfang vollständig und unbeeinträchtigt, daß man gerade deshalb sich immer wieder fragen wird, ob die Annahme einer Bewußtseinsstörung überhaupt gerechtfertigt sei. Offenbar entspringt dieser gefühlsmäßigen Einstellung des Ich auch die Tendenz zur Einprägung, deren Ergebnis uns in Erstaunen setzt. Um so mehr, als wir direkt daneben Zeitstrecken finden, für die keine Erinnerung besteht. Nach der Schilderung der Kranken Forels sind solche amnestischen Lücken sicher vorhanden, auch bei den anderen Fällen dürfen wir sie vermuten. Wir hätten also ein Nebeneinander von eindringlichstem, einprägsamstem Erleben und einem Zustand unbekannter Art, der in der Erinnerung nichts hinterläßt. So seltsam diese Verbindung anmutet, so ist sie doch an den Grenzen des Bewußtseins nicht unbekannt. Wir erinnern uns an die Zustände höchster Klarheit des Denkens oder Wahrnehmens in Augenblicken höchster Lebensgefahr, vor dem Eintreten eines Schocks u. dgl. Es ist bekannt, daß vor dem Einschlafen in schwerster Ermüdung einzelne Gegenstände, bestimmte Gedankengänge mit ungewöhnlicher Intensität, ja mit einer neu und fremd erscheinenden Klarheit erfaßt werden können (Jaspers). Diese Vorgänge haben in ihrer Mischung von passivem Mitgenommensein und aktivem Einsatz der Gesamtpersönlichkeit manches, was an die Gegebenheitsweise

in der oneiroiden Erlebensform erinnert. Trotzdem möchten wir diese wenig
geklärten Vorkommnisse keineswegs ohne weiteres mit ihr gleichsetzen. Immerhin
ist uns diese Parallele eine Stütze für die Annahme eines gestörten Bewußtseins.
Bildlich gesprochen scheint der Weg am Abgrund, den unsere Kranken im
oneiroiden Zustande gehen, und vor dem sie immer in Gefahr sind, in das Nichts
zu versinken, ihnen in besonders hellem Licht.

Aber handelt es sich, so wird man einwenden, nicht einfach um eine manische
Hypermnesie? Diesen Gesichtspunkt könnte man vor allen Dingen bei Antonie
Wolf geltend machen, die ihren Bericht in einer unverkennbar manisch gefärbten
Phase angefertigt hat; für die beiden anderen Fälle wäre er schon schwerer zu
vertreten. Mit anderen Worten: nicht in der Art des Erlebens, sondern in dem
Akt der Reproduktion wäre die Ursache der Erinnerungsklarheit zu suchen. Als
Kriterium hätte eine gewisse Reproduktionsfreudigkeit, ein Übermaß des Aus-
malens der Einzelheiten, vielleicht auch eine Neigung zu Selbsttäuschungen und
zum Hinzudichten zu gelten. Im ersten und dritten Fall finden wir davon nichts.
Und auch bei Antonie Wolf, die seit der Niederschrift noch oft in hypomanischen
und anderen Zuständen befragt worden ist, glauben wir durch den Vergleich dieser
verschiedenen Aussagen nachträgliche Ausschmückungen ausschließen zu können.
Was sie hinzutat, sind Randbemerkungen und Scherze, die sich als manische
Nebenprodukte ohne weiteres erkennen lassen. Daß die Reproduktionssicherheit
gerade in ihrer Schilderung von ihrer Stimmung bei der Abfassung etwas beeinflußt
ist, soll nicht bestritten werden. Ausschlaggebend aber ist wohl der Erfassungsakt
beim Erleben selbst.

Schließlich muß man sich vergegenwärtigen, auf welche Art beim veränderten
Bewußtsein die Amnesie zustande kommt. Es sind dazu vorwiegend Tendenzen
außerhalb des bewußtseinsgestörten Zustandes notwendig, die offenbar in den
vorliegenden Fällen nicht wirksam werden oder nicht vorhanden sind. Man darf
wohl annehmen, daß gerade der fragmentarische Charakter des Erlebens es so
vollständig dem verständlichen Zusammenhang des sonstigen seelischen Ablaufs
entfremdet, daß eine Verdrängung jeden Sinn verliert. Jedenfalls führt auch hier
wieder unsere Annahme, daß die oneiroide Erlebnisform eine bestimmt geartete
Vereinigung der beiden Formen der Bewußtseinsstörung ist, am ehesten zu einer
Erklärung der mnestischen Besonderheit.

Viertes Kapitel.

1. Klinkes Fall Martha Schmieder.

a) Lebensgeschichte und Krankheitsverlauf.

Die Selbstschilderung einer dem Falle Forels unter vielen Gesichtspunkten verwandten
Kranken hat Klinke[1]) 1890 unmittelbar nach der Niederschrift veröffentlicht. Wir haben
versucht, die Krankengeschichte zu vervollständigen, was uns durch bereitwillige Überlassung der Akten aus den Anstalten möglich war, und sind den Spuren der Patientin nach-
gegangen, die im Jahre 1910 als 65jährige gestorben ist, nachdem sie noch über 20 Jahre
gelebt hat, ohne psychiatrischer Behandlung zu bedürfen. Bei Vergleichung der Publikation
Klinkes mit der ursprünglichen Niederschrift des Selbstberichtes ergab sich, daß dort

---

[1]) Aus der Irrenanstalt Leubus. Jahrb. f. Psychiatrie. Bd. 9, S. 319.

größere Abschnitte weggelassen sind, die man nur ungern vermißt, weil sie die Form des Erlebens in der Psychose in vieler Hinsicht noch verdeutlichen, die erst durch die ungekürzte Darstellung in ihrer ganzen Vielfältigkeit sichtbar wird. Trotz mancher Breiten der Schilderung schien uns daher eine Wiedergabe des Manuskripts ohne die Reduktionen Klinkes im Rahmen dieser Arbeit gerechtfertigt, zumal die Aufzeichnungen, im unmittelbaren Anschluß an die Erkrankung gefertigt, von besonderer Frische und Lebendigkeit sind. Leider enthalten sie nichts über den Lebenslauf vor der Psychose; doch sind wir darüber durch eine sorgfältige, von Kahlbaums Hand aufgenommene Anamnese gut unterrichtet.

Martha Schmieder war das älteste Kind aus der ersten Ehe des Privatgelehrten Dr. phil. Wilh. Gottlob Schmieder. Die Mutter, die noch 2 weitere Kinder gebar, starb etwa 23 Jahre alt an Tuberkulose; in ihrer Familie „liegt eine gewisse religiöse Schwärmerei". Drei ihrer Schwestern, von denen die eine ebenfalls im mittleren Alter an Auszehrung starb, waren mit Geistlichen verheiratet. Dr. S. heiratete nach dem Tode der ersten Frau ihre jüngste Schwester, die ebenfalls 3 Kinder zur Welt brachte.

Der Vater, der etwa 76 Jahre alt wurde, muß ein sehr eigenartiger Mensch gewesen sein; er wurde bei Tanten erzogen, von denen er eine ein großes Vermögen erbte. Dadurch lebte die Familie anfangs in großer Wohlhabenheit, der Vater war Liebhaber von kostbaren Büchern, Naturalien und Instrumenten, eine „wahre Gelehrtennatur", dabei aber sehr unpraktisch. Planlos hat er das erhebliche Vermögen, wohl vorwiegend für seine Liebhabereien, aufgezehrt, so daß schließlich Konkurs angemeldet werden, und das Haus verkauft werden mußte. Eine Zeitlang unterhielt ein Schwager die Familie, später sorgten die Kinder, vor allem auch unsere Kranke, für den Vater, der zuletzt sehr leidend — „nervös, geistig schwach" — war. Über die Vorfahren des Vaters ist nichts bekannt.

Marthas beide Brüder wurden Seeleute und starben beide an Lungenleiden, einer von ihnen hat zwei anscheinend gesunde Töchter hinterlassen. Die Stiefgeschwister sind, soweit wir wissen, gleichfalls gesund geblieben, auch frei von Tuberkulose.

Auch Martha S. (geb. 1845) blieb körperlich stets gesund, obwohl sie als Kind skrofulöse Erscheinungen hatte. Sie war ein hochbegabtes Kind mit sehr guten Verstandesanlagen und mit reicher Phantasie, die als „ungeheuer rege" bezeichnet wird. „Wenn die 6 Kinder zusammen spielten, war M. immer die Fee oder mindestens eine Prinzessin." Mit 14 Jahren kam sie in eine herrenhutische Erziehungsanstalt, um ihre Gesundheit zu schützen, von wo sie etwas fromm nach Hause kam, doch wurde sie später wieder vollkommen freigeistig, ja tat sich etwas darauf zugute, nichts zu glauben. Sie war vor allem auch für Musik begabt und liebte besonders feine Handarbeiten; im übrigen beschäftigte sich gern mit Schreiben und Lesen, hatte eine „große Neigung zum Idealen", hat zeitweise philosophische Werke gelesen und trat in Korrespondenz mit Dichtern (Scheffel, über Ekkehard). Sie war stets bestrebt, jede Gelegenheit zu benutzen, wo sie etwas lernen konnte. Nach dem Tode der Mutter war sie zunächst viel in der Wirtschaft tätig, zu der Stiefmutter und den Brüdern bestanden sehr innige Beziehungen, mit dem Vater stand sie weniger gut. Sie war dann in verschiedenen Familien und Schulen als Musiklehrerin und Erzieherin, vorübergehend an Instituten im Ausland. Eine Zeitlang lebte sie auch bei Verwandten und war in mehreren Stellen als Oberin in Privatsanatorien für Nervenkranke, so auch etwa 2 Jahre in der Anstalt, in der sie später als Kranke Aufnahme fand. 2 Jahre vor der Erkrankung machte sie sich als Musiklehrerin selbständig und soll als solche sehr gesucht gewesen sein.

Von Charakter war sie „herzensgut, sehr gutmütig, streng wahrheitsliebend, aufrichtig, arbeitsfreudig, von tiefem Pflichtgefühl, gewissenhaft, sehr fleißig und tüchtig"; alles im Leben erfaßte sie mit großem Ernst; von jeher war sie heftig, leicht erregt, aber im Handumdrehen ruhig und gut. Dabei zeigte sie sich enorm unpraktisch, im Äußeren nicht für Sauberkeit begabt, „obwohl die Mutter äußerst sauber und praktisch war". Sie lebte sehr sparsam und anspruchslos und war im Verkehr mit anderen wechselnd: meist schloß sie sich nicht leicht an, war aber doch wieder gern mit anderen vergnügt. Von einem Verwandten wird sie als leicht lenksam bezeichnet, an anderer Stelle ist bemerkt, sie sei in ihren Willensäußerungen bestimmt, etwas eigensinnig und standhaft gewesen. Sie habe „ein hervorragendes Gefühl für Freiheit und Selbständigkeit" besessen und oft geäußert, „nur nicht wieder in Stellung" gehen. Von einer Seite wird sie als „zuletzt etwas eitel und hochmütig" bezeichnet.

Sie war körperlich sehr stark, vollsaftig, „ungeheuer hart" und widerstandsfähig, von gutem Appetit und sehr gutem Schlaf. Die Periode soll vor dem Eintritt der Erkrankung sehr schwach gewesen· sein.

Als Oberin der Anstalt G. knüpfte sie „unter ganz anständigen Umständen" ein Liebesverhältnis mit einem Inspektor an, der aber bald an Paralyse erkrankte. Zunächst ganz glücklich und heiter, wurde sie dann sehr betrübt, hielt bei dem Bräutigam aus, als dieser vorübergehend aus der Anstalt entlassen wurde, und gab viel Geld für ihn hin. Als die Verlobung von der Mutter des Bräutigams gelöst wurde (5—6 Jahre vor der Erkrankung), war sie sehr unglücklich; sie hat es nie verschmerzt, daß sie nichts mehr von ihm hörte.

Als selbständige Musiklehrerin hatte sie viel Verkehr. Etwa 1887 zog eine Cousine (Muttersschwestertochter) in die gleiche Stadt, die ein eifriges Mitglied der apostolischen Gemeinde war und sie dort einführte. Unter ihrem Einfluß wurde sie sehr religiös, ging viel in die Kirche und schloß sich der apostolischen Gemeinde an, der sie dann auch bis zum Tode treu blieb. Daß diese Bekehrung im 43. Lebensjahr unter besonderen, abnormen, äußeren Umständen vor sich ging, ist nicht bekannt. M. S. verkehrte zunächst sehr viel mit der Cousine, der damals auffiel, daß sie oft ganz unmotiviert ohne rechte Veranlassung böse war, „was sie hernach immer eingestand und dann um Verzeihung bat". Im März 1888 kam es zu einer heftigen Szene auf der Straße, wobei sie der Cousine vorwarf, daß sie sie schlecht beeinflusse usf. Nur mit Mühe war sie zu trösten. Die Erregungen aus geringfügigen Anlässen und schlechter Stimmung dauerten bald kürzer, bald länger, bis zu 2 Tagen. Auch über eine Wohnung, die ihr die Cousine gemietet hatte, war sie sehr unzufrieden; als diese sich als feucht erwies, kam es zu einem Prozeß mit dem Vermieter, der sich sehr lange hinauszog und sie wiederum sehr erregte.

Etwa von Weihnachten 1888 an soll sie unregelmäßig gelebt und nicht ausreichend gegessen haben. Als im Januar 1889 der Vater starb, scheint sie das mit natürlicher Anteilnahme aufgenommen zu haben, weinte aber nicht, wie sie überhaupt nie Tränen vergossen haben soll (? Angabe der Cousine). In den letzten Wochen vor der Psychose fürchtete sie, verhungern zu müssen, weil sie keine Schüler bekomme, deren sie aber reichlich hatte.

Am 26. II. 1889 traf sie die Cousine in der Kirche; sie sah sie starr an und lehnte eine Einladung zu ihr wie auch zu einer bekannten Dame mit der Begründung ab, man müsse nicht alle Vergnügungen mitmachen, sie habe etwas zu denken. 2 Tage später besuchte sie die Mutter des ehemaligen Verlobten und erfuhr, daß es ihm sehr schlecht ging. Sie fiel damals nur durch vereinzelte merkwürdige Äußerungen auf. Auch am folgenden Tage (1. III.) machte sie Besuche bei Bekannten, äußerte unter anderem, sie habe viele Nächte schlecht geschlafen, gelesen und geschrieben; sie ließ den Prediger der apostolischen Gemeinde zu sich bitten. Als dieser nicht kommen konnte und ihr am 2. III. einen Vertreter schickte, war sie ungehalten. Sie hieß ihn weggehen, er verstehe sie nicht, sprach von vielen bösen Menschen und „war sehr konfus". Sie erklärte, sie komme am morgigen Sonntag nicht in die Kirche, erschien dann tatsächlich als erste und setzte sich auf einen Platz, der ihr nicht zukam, von dem sie sich aber auf keine Weise vertreiben ließ. Plötzlich „wackelte sie hin und her und fiel dann um, schrie auf: Er ist tot, er ist tot!" Sie wurde hinausgeschafft, hingelegt, war sofort ruhig, ging wieder in die Kirche, wo sie sich dann still verhielt. Sie wurde nach Hause geführt, wo sie ruhig blieb.

Am folgenden Vormittag (4. III.) begann sie zu toben und zu schreien; man fand sie noch im Anzug vom Tage vorher, sie hatte alles im Zimmer durcheinandergeworfen; sie selbst lag mit weit aufgerissenen, hervorgetriebenen Augen und zerzaustem Haar auf der Erde und schlug eine Zeitlang mit den Armen um sich. Sie erkannte anscheinend niemand, ließ sich aber ruhig ausziehen und ins Bett legen. Gegen Mittag nahm sie etwas Wasser, schien aber auch den sie besuchenden Prediger nicht zu erkennen. Als er weg war, erklärte sie plötzlich „in gewisser, kurzer Heftigkeit" der Cousine: „Glaubst du, ich kenne euch nicht? Ich kenne euch alle, ich weiß auch alles, was ihr geredet habt, ich weiß auch, wie ich an der Erde gelegen habe, ich habe im Grabe gelegen die ganze Nacht; ich hätte noch liegen müssen, ich war noch nicht fertig!" Wie sie ins Bett gekommen sei, wisse sie nicht. Als man sie fragte, ob sie essen wolle, verneinte sie zuerst, verlangte dann ungeduldig, daß Suppe gekocht werde, die sie dann selbst aß. Von da ab sprach sie fast unaufhörlich, Religiöses, vom Bräutigam, Erinnerungsfragmente, sie schlug mit den Armen umher, machte Flugbewegungen, war bald böse, bald freundlich, in der Nacht mußte sie zeitweise gehalten werden. Auch am folgenden Morgen war sie noch agitiert, schimpfte sehr auf die Cousine, drängte aus dem Bett fort. Sie zeigte zeitweise furchtbares Zappeln, Zuckungen des ganzen Körpers, schlug sich auf Gesicht und Hände. Einmal äußerte sie: „Sie denken wohl, ich bin verrückt, Sie wollen mich fortschaffen." Das sei Verleumdung der Cousine, die von ihr sage, sie habe hysterische Krämpfe. „Das ist nicht wahr, ich bin ganz gesund . . . Siehst du, ich bin mit reinem Herzen zu dir gekommen, und du warst falsch, das hat mich auch angesteckt, nun bin ich auch falsch." Mehrfach äußerte sie Lebensüberdruß, sprach viel von einem verlegten Schlüssel. Mitunter lachte sie unnatürlich gellend. Mittags schlief sie einige Zeit, war dann beim Anziehen ruhig und schwach und erklärte sich bereit, zu dem Prediger zu fahren, unter welchem Vorwand man sie in die Anstalt brachte.

Bei der Aufnahme am 5. III. schien die Patientin zu wissen, wo sie sich befand, fragte nach einer ihr bekannten, dort tätigen Dame. Sie sprach dann ganz „konfus", sprang ideenflüchtig ab, ihre Äußerungen trugen einen vorwiegend religiösen Charakter, sie erwähnte häufig die Namen: Johannes der Täufer, Jesus, Elias, Lazarus. Sie erkannte Arzt und Personal, redete sie mit „du" an. Plötzlich sprang sie auf das Bett zu, in dem sie jemand liegen glaubte, warf die Kissen umher und schrie. Dann begann sie auf die Umstehenden loszuschlagen, legte sich auf den Boden, rollte sich umher, klatschte in die Hände und schrie laut in ängstlichem Ton.

Die schwere motorische Erregung hielt etwa bis gegen Ende des Monats März an. Die Krankengeschichte enthält nur ganz kurze tägliche Notizen, aus denen wir folgendes entnehmen: Vielfach wälzte sie sich oder rutschte auf dem Boden umher, oder sie lief herum, kniete, küßte die Wände. Sie fuhr mit den Händen in der Luft herum, machte Bewegungen, mit denen sie eine Bedeutung zu verbinden schien, zerzauste sich die Haare, zog sich aus, zerriß das Hemd, schlug die Wärterin. Auch in der feuchten Einwicklung wälzt sie sich umher. Zweimal ist berichtet, daß sie nachts „eingekotet und geschmiert" hat. Auch in der Packung war sie noch laut, sie sang sich zeitweise heiser, schwatzte ideenflüchtig, zusammenhanglos, lachte, gebrauchte „gemeine Redensarten, wie rotzen, kotzen usw.". Am 10. morgens äußerte sie, sie habe die ganze Nacht mit dem Antichrist gekämpft. Ihre Stimmung wird als wechselnd bezeichnet, „Bewußtsein bald freier, bald mehr getrübt". Am 15. war sie für Momente zu fixieren, wobei sich zeigte, daß sie wußte, wo sie war. Eine Woche später gelingt es schon, sie für einige Augenblicke länger zu fixieren. Am 27. äußerte sie selbst, daß sie müde sei. Die ganze Zeit nahm sie reichlich Nahrung zu sich, nur die Arzneien verweigerte sie, zum Teil mit der Begründung, man wolle sie vergiften.

Gegen Ende des Monats März ließ die Erregung allmählich nach; sie schlief in den Packungen, war stundenweise ruhig, sprach und sang aber noch viel. Sie verkannte den Arzt, gab ihm bald diesen, bald jenen Namen. In einer neuen Oberin entdeckte sie ihre jüngste Schülerin. Ihre Reden werden stets als konfus, einmal als „leicht ärgerlich" bezeichnet. Man konnte ihr gegen Mitte des Monats April wieder eine Bettstelle ins Zimmer setzen in der sie dann auch zunächst ruhig liegen blieb. Bei einem Besuch erkannte sie den Kreisphysikus und erinnerte sich hinterher an den Besuch. Sie sang mitunter, schlief viel und war freundlich. Bald stellte sich aber eine gewisse Unzufriedenheit ein. Sie will wieder wie früher Oberin werden, ist gereizt und aggressiv gegen die Wärterinnen; am 24. IV. ist sie wieder unruhig, reißt sich Haare aus, beißt sich in den Arm, kauert in der Ecke, läuft auch nachts viel im Zimmer umher. Häufig wird sie ungeduldig und ausfällig, verlangt ihre Entlassung. Gegen Ende des Monats spricht sie öfters von ihrer „Verwirrtheit". Am 4. V. — am Tage zuvor hatte sie beim Besuch ihres Pflegers mit diesem gesprochen — ist zum erstenmal wieder eine längere Äußerung von ihr berichtet: es wäre ihr so, als läge eine lange, schwere Zeit, wohl an die 3 Jahre, hinter ihr; sie würde dies auch für wirklich halten, wenn sie nicht den Morgenrock anhätte, den sie in der letzten Zeit getragen; wenn in der Tat eine so lange Zeit verflossen wäre, so hätte der Rock längst vermodert sein müssen; sie sei wie im Traum und sehr verwirrt gewesen, habe nicht gewußt, ob es Tag oder Nacht sei; gab dann zu, auch jetzt noch verwirrt zu sein, und erkennt die Personen noch nicht recht.

Am folgenden Tage äußerte sie auf die Frage des Arztes nach seinem Namen, sie getraue sich gar nicht, denselben zu sagen, sie sei noch verwirrt. Sie sitzt still und freundlich im Garten, wird aber leicht ärgerlich. So bleibt das Verhalten, bis M. Sch. am 14. V. 1889 in die Anstalt Leubus verbracht wurde; unterwegs war sie zuerst vergnügt, wollte nicht mit, als sie hörte, wohin es ging, war ärgerlich, aber nicht ungestüm.

Die Menstruation ist im März und April in einem Abstand von 5 Wochen aufgetreten. Die Furunculose, die sie sich in der Erregung zugezogen, ließ sie ohne Widerstreben behandeln. — Eine Diagnose enthält die Krankengeschichte nicht.

Bei der Aufnahme in L. erzählte die begleitende Wärterin, die Kranke habe in den letzten Tagen ab und zu ein Buch vorgenommen, sich sonst aber noch nicht beschäftigt. Dem sie aufnehmenden Arzt gab M. Sch. selbst ruhig Auskunft: Sie sei schon lange krank, wie lange, wisse sie selbst nicht anzugeben; sie sei sich nicht klar, könne sich in der Welt nicht zurechtfinden, es müsse doch alles anders geworden sein, sie verstehe die Menschen nicht mehr. Auch mit der Zeit wisse sie nicht Bescheid und beantwortete die Frage nach der Jahreszahl unsicher mit 1881. Als ihr das tatsächliche Datum gesagt wurde, meinte sie erstaunt, dann müsse sie schon 9 Jahre krank sein. Örtlich ist sie orientiert, fragt aber zweifelnd, ob noch andere Kranke in der Anstalt seien. Wann sie bei K a h l b a u m Oberin war, wußte sie nicht mehr anzugeben, dagegen nannte sie den Namen des Bräutigams richtig. — Ihr Aussehen war matt und erschöpft, die Antworten kamen tropfenweise auf mehrfache Fragen.

Auf der Abteilung war sie zunächst ganz ablehnend, klagte nur einsilbig über Angst und Kopfschmerz. Nach einigen Tagen gab sie an, sie höre Stimmen, Maschinen neben sich gehen, da müsse sie mitsprechen. Auf eindringliches Fragen über den Grund der Angst: „Ich wünschte auch, es würde einmal ein Ende gemacht mit der Angst — ich soll im Kopf geöffnet werden —, weil ich fühle, daß ich ins Leben zurückkommen könnte.“ Die Stimmen höre sie nur zeitweise, aber die Angst sei eine so große, daß sie sich nicht mehr zu helfen wisse. Gegen Ende des Monats ist notiert, daß sie mit den von ihr gehörten Stimmen von Verwandten und Bekannten mitsprechen müsse. Sie höre sich selbst sprechen, es ist ihr alles so eigentümlich, so komisch, sie weiß nicht, wie sie sich das alles erklären soll. Sie war im allgemeinen ruhig, gedrückt, lärmte wohl einmal in der Nacht, wurde aber immer unzugänglicher, während sie dauernd von den Sinnestäuschungen beherrscht war. Im Juni gab sie nur wenige kurze Antworten, bewegte aber fast ständig die Lippen, sich mit ihren Stimmen unterhaltend. Gegen Ende des Monats erschien sie zeitweise heiterer, lachte viel und wurde aggressiv gegen Mitkranke und Wärterinnen. Äußerte aber dazu selbst, sie könne es sich nicht erklären, es sei alles so sonderbar um sie, sie wisse sich keinen Rat, sie müsse die anderen prügeln, die ihre Gedanken und ihr geistiges Eigentum raubten. Sie hört sich selbst immerwährend mit anderen im Gespräch. Allmählich wurde sie freier und versuchte, sich zu beschäftigen. Sie ist aber noch ruhelos, will den anderen Kranken helfen, greift sie aber bei Gelegenheit noch an und schimpft, weil sie ihr die Gedanken abzögen. Anfang August wünscht sie mit ihren Gedanken allein zu sein, dann würde es besser werden und sie einen Ausweg finden. Krank sei sie nicht, am allerwenigsten geisteskrank, nur etwas nervös gewesen. Sie kann sich nicht recht erklären; am ungehaltensten ist sie über die Cousine, die sie hierher gebracht hat. Sie wünschte etwas schreiben zu dürfen und brachte nach mehreren Tagen endlich folgendes zu Papier: „Es handelt sich darum, zu konstatieren, daß endlich einmal festgestellt wird, wo der Geist als selbständig und denkberechtigt hingestellt wird, daß die lästigen Bande fallen, mit welchen Menschen fortwährend aneinandergekettet zu sein glauben, die gar keine Beziehung zueinander haben können, denn sie sind sich gegenseitig feind.“ Gegen Ende August schien sie ruhig und zufrieden, begann an Verwandte und Freundinnen zu schreiben und ließ sich mit dem Arzt in lange philosophische Deduktionen ein.

Bei einer ausführlichen Exploration am 23. VIII. 1889 gab sie unter anderm an: „Unter den Kranken herrscht eine besondere Angst, die denken alle, ich soll ihnen geistige Kräfte geben ... ich sollte ihre geistige Obermeisterin werden. Ich glaube, sie haben gehört von meinen religiösen Ansichten ... sie richten ihre Gedanken darauf, selig zu werden ... ich fühle es, daß sie immer Trost von mir haben wollen ... sie stellen sich vor mich hin und sehen mich an ... Ich höre das Wünschen von anderen, es wird immer stärker — als wenn sie singen, ich werde dadurch in Verbindung gebracht mit den anderen Kranken —, andererseits wollen sie ihre Angst los sein, und da kommen sie, und da quäle ich mich, ich bin in meinem Gedankengang gestört ... da hab' ich schon mehrfach losgeschlagen ... Das Wort Medium ist ein ganz furchtbares Wort — mir sind Vorwürfe gemacht worden wegen meiner Schülerinnen ... Ich hab' so das Gefühl, wenn ich was schreibe, als wenn mir's vorgesagt würde — ebenso beim Lesen, als wenn ein Mechanismus wäre. Beim Lautlesen höre ich nichts.

Sonst kommen sie 'ran (ich fühle es) und ziehen mir meine Gedanken förmlich heraus."
„Die anderen denken vielleicht alle gar nicht; sie betrachten alles als ein mechanisches
Werk, sie beschäftigen sich mit meinen Gedanken mehr als mit den ihrigen. Geräusche
tun mir gut... Direkte Fragen stellen sie wenig." Sie klagte über Nervenschwäche, sie
finde den Zusammenhang mit ihrer Krankheit nicht, habe so wenig Anknüpfungspunkte
an ihr häusliches Fortleben, zu Hause wäre sie schon längst gesund geworden...

Diese uneinsichtige Stellungnahme behielt sie zunächst noch bei, obwohl der Besuch
von Angehörigen und Freundinnen und die Versetzung in ein Einzelzimmer anfangs September
eine sichtliche Beruhigung eintreten ließ. Sie selbst gab zu, daß die Beängstigung etwas
nachgelassen habe, und nahm sich mit großem Eifer der Sorge für ihre Wohnung und Habe
an, deretwegen sie lange, „salbungsvolle" Briefe an Verwandte usw. schrieb, in denen sie
der Cousine schwere Vorwürfe machte, daß sie sie in die Anstalt gebracht habe. Beruhigende
Antworten und Besuche, die sie darauf empfing, wirkten weiter günstig auf ihr Befinden.
Daneben wurde Badbehandlung und Hypnotica weiter angewandt.

Am 30. IX. erzählte sie dem Arzt von der Zeit unmittelbar vor der Psychose: „Seit
2 Jahren bin ich Mitglied der apostolischen Gemeinde. Versiegelt bin ich noch nicht worden,
die einzelnen Mitglieder werden nämlich im Heiligen Geist versiegelt. Ich war ganz gottlos
geworden, da fand ich den Baron von Richthofen, den Reiseprediger der apostolischen
Gemeinde... Die Gemeinde war nicht schuld an der Krankheit. Ich mag wohl angegriffen
gewesen sein in der Zeit, dann starb der Vater plötzlich — mit der Kirche hing es vielleicht
auch etwas zusammen... ich machte mir Vorwürfe, ob ich immer freundlich gegen meinen
Vater gewesen wäre — dann wurde ich krank, schlief immerfort — hätte man mich schlafen
lassen, dann wäre ich draußen eher gesund geworden" Sie kann nicht einsehen, daß
sie geisteskrank war, glaubt, sie war nur nervös überreizt, vielleicht hypnotisiert: die
Halluzinationen bezeichnet sie als Visionen, die nur den auserwählten Mitgliedern der Gemeinde sichtbar werden.

Dieser „mystische" Zug bleibt auch noch bestehen, als sich dann im Laufe des November
eine „weitgehende Einsicht" einstellt. Sie sucht eine Ursache für ihre Krankheit in überirdischen Einflüssen und Beziehungen zur Geisterwelt. Sie liest, musiziert, geht allein oder
in Gesellschaft spazieren und verfaßte in dieser Zeit die Selbstschilderung. Als ihr frei-
gestellt wird, die Anstalt zu Weihnachten zu verlassen, sträubt sie sich gegen die Rückkehr
in die frühere Wohnung wegen der unangenehmen Erinnerungen an den Beginn der Krankheit. Mit der Cousine hat sie sich zwar ausgesöhnt. Aber die Furcht, in die Welt zurück-
zukehren, sich eine Existenz zu gründen, hält sie noch bis 22. II. 1890 in der Anstalt zurück.
Sie führt eine ausgedehnte Korrespondenz, singt mehrmals in Anstaltskonzerten, beschäftigt
sich mit Musik und Lektüre. „In ihrem Wesen hatte sie nach Eintritt in die Rekonvaleszenz
etwas äußerst Pedantisches... stark Altjüngferliches... und erging sich als eifriges Mitglied
der apostolischen Gemeinde gern in weitläufigen, religiösen Gesprächen und weltverbessernden
Problemen." Noch am Tage vor der Abreise äußerte sie: „Ach, wenn ich doch damals bei
Kahlbaum gestorben oder tot geblieben wäre, wie ich glaubte, schon gestorben zu sein.
Ich fürchte mich entsetzlich vor der Zukunft." Trotz Abratens kehrte sie nach G. zurück,
wohin sie vor allem die Gemeinde zu ziehen schien. In einem zusammenfassenden Bericht
der Anstalt wird die Erkrankung als eine akute Paranoia bezeichnet und über den Zustand zur Zeit der Entlassung bemerkt: „Bei der stark hervortretenden Unsicherheit und
Unschlüssigkeit im Handeln, der großen Zaghaftigkeit und Besorgnis vor der Zukunft und
namentlich bei der Scheu, ihre überstandene Geisteskrankheit offen als solche anzuerkennen,
dürfte die erlangte individuelle Genesung nur als eine solche mit einen gewissen Defekt
zu betrachten sein." —

Bis zum Jahre 1906 wohnte M. S. in ihrer bisherigen Wohnung in G. und lebte in
ihrem früheren Kreis. Ihre Freundin, die sie seinerzeit in die Anstalt begleitet hatte, berichtete uns auf eine Anfrage 1912, sie sei nach ihrer Krankheit wieder vollständig normal
gewesen. „Sie hatte sich in keiner Weise verändert, war etwas zurückhaltend, war aber
schon vor ihrer Krankheit so. In ihren Gewohnheiten wie in ihrer Kleidung war sie genau
wie vordem, akkurat und sauber. Unterricht hat sie ebenfalls noch ab und zu gegeben,
sie war weder menschenscheu noch ängstlich... in allen Dingen normal." 1906 verzog
sie in eine Vorstadt M. zu einem Mitglied der apostolischen Gemeinde, welches bei ihr als
Bedienungsfrau tätig war. Offenbar stammt von dieser folgende Auskunft, die uns durch

Vermittlung des Bürgermeisters erteilt wurde. Die Briefschreiberin berichtet, sie habe mehrere Jahre mit M. S. in einer Wohnung zusammen gewohnt und halte ihr Andenken heute noch heilig. „. . . daß nach unserer Ansicht das Frl. S. ganz gesund war, die hatte solch gute Ansichten wie selten ein Mensch in den Jahren, denn meistens haben doch die alten Damen solche Altjungfernschrullen . . . das war bei unserem Fräulein nicht der Fall. Sie hatte einen großen Bekanntenkreis in G., darunter adlige Damen . . . Sie hat zu mir einmal gesagt, daß sie in einem Sanatorium gewesen war, weil sie überarbeitet war, und da haben wir uns nichts Schlimmes dabei gedacht, weil doch nicht das geringste an ihr zu bemerken war. Frl. S. hat bis zu ihrem Tode Musikstunden gegeben, auch gehörte sie immer noch der apostolischen Gemeinde an." Von dieser Familie, mit der zusammen sie noch einmal die Wohnung wechselte, scheint M. S. sehr ausgenutzt worden zu sein. Nach Angabe eines Schwagers zog sie, um von ihr loszukommen, als 63jährige (im Juli 1908) in einen anderen Vorort Groß-B., wo sie aber das Pech hatte, in ein Haus zu kommen, in dem es infolge mangelhafter Abortanlage „furchtbar stank". Auch eine Nichte, die sie im gleichen Jahre besuchte, soll durch den Geruch unwohl geworden sein. Sie hat deshalb anscheinend noch einmal die Wohnung gewechselt. Über die letzte Zeit vor ihrem Tode hat uns eine Mitbewohnerin des Hauses, Frau H., eine frühere Oberin der Anstalt Heppenheim, folgendes mitgeteilt:

„. . . M. S. wohnte von Oktober 1909 bis zu ihrem plötzlichen Ableben, den 1. Juli 1910, hier im Hause. Es war bereits die 4. Wohnung, die sie im Jahr bezog. Sie mußte, da sie außer der Zeit ohne Kündigung auszog, doppelte Miete zahlen, worüber sie sich aufregte, da sie sich bei ihren geringen Mitteln viele Entbehrungen auferlegen mußte. Der Hauptgrund dieses Herumziehens war die Einbildung, es seien in jeder Wohnung üble, stinkige Gerüche vorhanden. Auch hierher brachte sie die Idee mit, räucherte jeden Tag mit Wacholderbeeren und überhäufte den Wirt täglich mit Vorwürfen wegen der angeblichen üblen Gerüche im Hause. So war sie abermals im Begriff, sich die 5. Wohnung zu suchen, fand aber trotz vielen Hinundherrennens doch keine passende. Auf Zureden kam sie endlich zur Einsicht, daß es hier, in der freien Natur und guten Luft, sich noch am besten wohnen ließe. Die Ärmste wurde durch ihr eigentümliches Wesen und Benehmen von ihrer Bedienung und ihren Glaubensgenossen gründlich ausgenutzt. Nicht allein, daß die ersteren großartige Geschenke erhielten, auch zum Kaffee und Essen wurden sie eingeladen. Für ihre religiöse Gemeinde besorgte sie die schriftlichen Arbeiten und benutzte dazu die halben Nächte, da sie den Tag mit Stundengeben verbrachte. Der Verdienst war hierfür sehr gering, und sie mußte auch noch den 10. Teil von ihrem Verdienst an die apostolische Gemeinde abgeben. Ihre Lebensführung war sehr unregelmäßig, ihr Mittagessen pflegte sie in einem Automat oder einer billigen Speisewirtschaft für 20 oder 30 Pf. einzunehmen. Sonntags brachte sie bei ihren Bekannten zu, darunter war eine Frau von L., deren Bekanntschaft sie früher bei K a h l b a u m gemacht, welche ihr viel Gutes zufügte. Daß sie selbst geistig gestört war, hat sie mir nicht gesagt, wohl aber, wie sie hörte, ich sei Oberin in Heppenheim a. d. B. gewesen, rückte sie damit heraus, sie sei Oberin bei K. gewesen. Ihre Funktion sei gewesen, die Aufsicht in einem Pavillon zu führen und den Damen Klavier vorzuspielen. Auch erzählte sie, daß sie sich dort mit einem Inspektor verlobt habe; derselbe sei leider gestorben, und sie wäre schwermütig darüber geworden. Dies alles kam mir wenig glaubwürdig vor. Mit ihren Schülerinnen war sie oft recht unzufrieden. Dieselben wollten von ihrer alten Methode nichts wissen, und dadurch wurden die Stunden weniger, der Verdienst geringer. — Die Winterabende brachte sie oft bei mir und meiner Schwester zu. Auch wir waren einige Male bei ihr in der Wohnung. Sie war dann äußerst liebenswürdig, konnte interessant erzählen . . . Leider sah man ihr nicht mehr an, daß sie im Leben viel geleistet. Ihre geringen Mittel erlaubten es nicht mehr, daß sie sich gut und hübsch kleiden konnte, auch war sie sehr korpulent geworden, was ihr das Gehen sehr erschwerte. In den letzten Monaten ihres Lebens klagte sie sehr über vielerlei körperliche Beschwerden; so auch behauptete sie, es käme alles nur von dem entsetzlichen Heuschnupfen her, den sie jedes Jahr bekomme. Von einem Arzte wollte sie nichts wissen, der könne ihr doch nicht helfen. Den letzten Abend vor ihrem Ableben war sie noch bei uns zum Abendessen, sie war die Heiterste von uns und freute sich auf die Ferien, wo sie mit uns einige Ausflüge machen wollte. Den anderen Morgen fand die Bedienung sie vor ihrem Bette liegend vor."

„... Die Damen, die früher mit Frl. S. verkehrten, haben bestätigt, daß dieselbe geistig nicht normal gewesen. Eine der Damen hat längere Zeit mit ihr in einem Hause gewohnt und ist jetzt noch sehr erbittert über Frl. S. Sie hat dieselbe mit den verkehrtesten Ratschlägen belästigt, hauptsächlich in Geldangelegenheiten. Wäre diese Dame darauf eingegangen, würde sie heute arm sein. Sehr oft soll Frl. S. launenhaft gewesen sein und in der Gesellschaft den Damen die heftigsten Auftritte gemacht haben. Da die Damen wußten, daß das arme Fäulein geistig nicht normal war, haben sie dieselbe gewähren lassen. Sie bei solchen Auftritten zu beruhigen zu suchen, wäre vergebliche Mühe gewesen. — Wie Frl. S. in G. wohnte, hatte sie viele Schülerinnen, allein durch ihre Heftigkeit und Unzufriedenheit bekam sie oftmals mit den Eltern der Schülerinnen Streit, wobei die Schülerinnen stets weniger wurden. In M. war sie zu ihrem Nachteil in die Hände einer Arbeiterfamilie geraten. Derselben hat sie die Goldstücke und Geschenke mit vollen Händen entgegengebracht. Auch hier noch im Hause kamen die Quälgeister, sie noch weiter auszunutzen. Frl. S. ist derart verschwenderisch mit ihrem Einkommen und Vermögen umgegangen, daß sie in letzter Zeit sich nicht mehr anständig und ihrem Stande gemäß kleiden konnte. Die 1½ Jahre, die sie bei uns im Hause wohnte, hat sie oft die verkehrtesten Dinge aufgeführt. So ließ sie im Sommer bei glühender Sonnenhitze ihre 3 Öfen heizen, die Ofenhitze sollte die Sonnenhitze vertreiben ...“

Martha Schmieders S c h w a g e r dagegen, Universitätsprofessor H. in Breslau, von dem auch zum Teil die anamnestischen Angaben stammen, bezeichnete sie in einem Brief (vom Januar 1913) nach seiner und der Familie Meinung als nach der Psychose v ö l l i g genesen — „wenn sie auch eifriges Mitglied jener Gemeinde blieb, wie es ihrer großen Gewissenhaftigkeit entsprach, die sie in keiner Weise einer Untreue fähig machte. Es ist einfach unwahr, daß sie launisch, reizbar und ausfallend geworden wäre. Was man ‚nervös‘ nennt, ist sie stets gewesen, sie konnte auch (schon in der Jugendzeit) heftig werden. Doch tat ihr das immer sofort wieder leid. Der Grundzug ihres Wesens war s t e t s Herzensgüte. Man darf sie als eine wahrhaft ‚edle Seele‘ bezeichnen. Von einer ‚Charakterveränderung‘ durch die Krankheit kann keine Rede sein.“ Prof. H. bestreitet den häufigen Wohnungswechsel ohne Kündigung, schildert die oben mitgeteilten Gründe ihrer Umzüge; daß sie ohne Kündigung eine Wohnung verließ, hält er für ausgeschlossen. Nach ihrem plötzlichen Tode durch einen Schlaganfall am 1. VII. 1910 habe bei der Ordnung des Nachlasses ihre Schwester Gelegenheit gehabt, wahrzunehmen, „welcher Beliebtheit und Hochschätzung sich M. bei den Hausgenossen und ihren Schülerinnen, sowohl den letzten wie allen früheren, erfreute. Auch kann man wohl nicht bei ihr von einem sozialen Rückgang sprechen; denn sie verkehrte bis zu ihrem Tode mit angesehenen Familien in G. Durch ihre Zugehörigkeit zur apostolischen Gemeinde war sie freilich auch genötigt, ‚schwesterlich‘ mit allem möglichen Volk zusammenzukommen. Ihre Einnahmen waren in der letzten Zeit allerdings sehr zurückgegangen, wie das ja bei einer alternden Musiklehrerin zu sein pflegt, doch hat sie immerhin noch ein kleines Kapital hinterlassen.“

Die Hausgenossin, Frau H., blieb nach einer nochmaligen Rückfrage bei ihrer Darstellung: M. S. habe täglich genörgelt, und es habe viel Geduld und Beredsamkeit gebraucht, um sie von ihrem Thema des schlechten Geruchs abzulenken. Ihre Aufregung darüber habe oft ans Krankhafte gegrenzt. „Später wurde sie zutraulicher im Verkehr mit uns und berührte auch dieses Thema nicht mehr so oft.“

b) Die Selbstschilderung.

Anfang Januar 1889 fühlte ich mich, infolge von äußerlichen Ursachen, die Ärger und Aufregungen mancherlei Art im Gefolge hatten, körperlich und geistig abgespannt bis zur Schlafmüdigkeit, ohne jedoch den wohltuenden Schlaf finden zu können. Dieser Zustand besserte sich aber, als sich die Verhältnisse ruhiger gestaltet hatten, in Kürze wieder, und die gewohnte geistige Frische und Freudigkeit kehrte wiederum zurück. Meine Unterrichtsstunden gab ich stets mit Interesse und kann auch keineswegs behaupten, daß sie mich jemals wesentlich angegriffen hätten, denn da meine Lebenslage es nicht ausschließlich erforderte, so ging ich auch nicht über ein bestimmtes Maß von Stunden hinaus, weshalb mir auch immer noch die erforderliche Zeit zur Erholung übrig blieb. Was die Ursache zu späterer Erkrankung gewesen sein könnte, ist mir, offen gestanden, nicht klar. Der plötzliche Tod meines Vaters am 8. Januar, bei dem ich nicht zugegen sein konnte, und den ich ganz unerwartet erfuhr, hatte mich ja sehr erschüttert; doch hatte ich, fest im christlichen Glauben stehend, den nachherigen Trost und Frieden bald wiedergefunden.

Seit September 1888, als Glied der apostolischen Gemeinde aufgenommen, fehlte es mir nie an Aussprache und Belehrung, da unsere Priester sich sehr der ihnen anvertrauten Seelen annehmen. Klar in Gedanken und Worten, einfach und natürlich in allen seinen Wegen und Handlungen faßt die apostolische Kirche das Christentum auf. Keine grundlose Angst, kein marterndes Sündenbewußtsein quälte jemals meinen Geist. Wußte ich doch, daß unser Herr Jesus Christus, der für uns gestorben ist, täglich mir meine Fehler vergab und sein Friede mir stets gewiß war. Anfang Februar fühlte ich mich besonders ruhig und glücklich, und da mein geistiges Glaubensleben mich stets heiter stimmte und zu allen irdischen Pflichten stärkte, so kann ich unmöglich annehmen, daß dies jemals ein Grund zu späteren geistigen Störungen gewesen ist; im Gegenteil ist es mir während der schweren Zeit meiner Krankheit stets ein kräftiger Trost gewesen.

Einige mir lebhaft in Erinnerung gebliebene, religiöse Träume und eine überirdische Erscheinung, welche ich des Nachts, einige Wochen vor meiner Erkrankung, gehabt hatte, haben mich weder im Augenblick erschreckt, noch haben sie nachhaltig gewirkt, denn ich war den darauffolgenden Tag stets heiter und frisch. Wunder gibt es nicht, so behauptet man. Es fragt sich jedoch, was man unter Wundern versteht, denn Wunder sind alle die geheimnisvollen Naturkräfte, die uns umgeben, deren Größe wir ahnen, aber die wir nie zu durchdringen vermögen. Wunderbar ist unser ganzer Organismus gebildet, und noch keiner menschlichen Weisheit ist es gelungen, den wahren Ursprung aller der hohen Geistes- und Seelenkräfte zu ermitteln, durch welche wir befähigt werden, bis zu einer gewissen Grenze hin die Höhen und Tiefen unseres Daseins zu durchdringen und sie mit der sie umgebenden Welt der Anschauung in Einklang zu bringen. Wo das Wissen aufhört, da fängt der Glaube an. Sagt doch selbst der Zweifler Hamlet zu Horatio: „Mehr Dinge gibt's im Himmel und auf Erden, als unsere Schulweisheit sich träumen läßt." — Was wäre auch wohl die Größe und Allmacht Gottes, wenn wir sie hier auf Erden schon zu erfassen vermöchten? Daß wir sie aber hin und wieder ahnen können, auch ohne zu begreifen, auf welche Weise sie uns übermittelt wird, das habe ich in meinem Leben schon mehr als einmal erfahren.

Um aber zu meiner Erkrankung bei Herrn Direktor Kahlbaum überzugehen, ist es erforderlich, daß ich erst eines Ereignisses Erwähnung tue, welches daheim in meiner Wohnung stattgefunden hat. Kurz vorher befand ich mich einige Tage in einem geistig überreizten, ja, ich kann eher sagen, übermüdeten Zustande. Eine Fülle von Gedanken drängte sich mir auf, die ich gern festgehalten hätte, aber nicht zu bewältigen vermochte. Ich las an einem der letzten Abende, welche ich noch zu Hause verbrachte, in der Bibel, und zwar das Kapitel von der Auferweckung des Lazarus. Ich vertiefte mich dermaßen in das Gelesene, daß die Gestalten sich geistig zu beleben schienen und mir zu lieben befreundeten Menschen wurden. In dem Bilde des Lazarus erblickte ich meinen schon seit Jahren schwer krank liegenden Bräutigam, dessen Charakter und Lebensschicksal mit diesem viel Ähnliches zu enthalten schien; seine Schwester, welche ihn mit aller Sorgfalt und Aufopferung pflegte und mit unermüdlicher Ausdauer stets aufs neue liebreich und geduldig sich seiner annahm, erschien mir als die biblische Martha, und ich fühlte mich diesen beiden so innig in Liebe und Teilnahme verbunden, daß ich den Charakter der Maria zu vertreten glaubte. Wenige Tage vorher war ich noch bei den Angehörigen gewesen (28. II.) und hatte leider vernommen, daß es dem Kranken sehr traurig ergehe, da er jetzt auch noch ums Augenlicht zu kommen scheine, obgleich der Arzt, der die Augen genau untersucht hatte, dieselben für vollständig gesund erklärte. Es mußte mithin wohl bei ihm eine mit der Geisteskrankheit zusammenhängende nervöse Erscheinung sein, die aber so gut wieder verschwinden konnte, wie sie plötzlich aufgetreten war.

Der lebhafte Wunsch, ihm helfen zu können, erfaßte mich plötzlich. Noch war es mir nicht gestattet worden, seit der Auflösung unserer Verlobung ihn persönlich sehen zu dürfen, und es lag mir auch fern, darauf zu dringen, da ich selbst weiß, wie vorsichtig solche Leidende behandelt werden müssen. Doch ich hatte ihn täglich in mein Gebet eingeschlossen und zu meiner großen Freude auch bei dem letzten Besuch bei seiner Schwester vernommen, daß auch er im festen Gottvertrauen stehe, was ihm seine Qualen bedeutend erleichterte. Mit der Schwester hatte ich bereits über den Segen der apostolischen Krankenheilungen gesprochen, die, wo oft die Ärzte ratlos standen, schon manchem schwer Leidenden, bei dem alle angewandten Mittel vergeblich schienen, plötzlich Hilfe gebracht haben. Wir gingen hierbei auch auf die Heilmethode des Herrn Pastors Blumenhardt in Boll über, von welcher ja schon vieles mitgeteilt worden ist. Da ich mich aber nicht eingehender hinein vertieft hatte, so lenkte ich davon ab, und nur das Verfahren unserer Gemeinde, welches mir biblisch erklärt worden war, und welches ich verstehen und glauben konnte, hob ich hervor. Ich hatte mich ernstlich in den Gedanken vertieft, und meine Absicht war, sobald als möglich mit unserem ersten Priester davon zu sprechen. Derselbe versprach auch, mich Sonnabend nach dem Abenddienste zu besuchen, wurde aber alsdann verhindert und schickte mir an seiner Stelle einen anderen Diener der Kirche zu (2. III.). Demselben gegenüber vermochte ich mich aber nicht in der Weise auszusprechen, so daß mich die Unterhaltung mehr ermüdete als stärkte. Schließlich kam die Rede auf einen Traum, welchen mein Bräutigam, als er noch als Beamter bei Herrn Direktor Kahlbaum tätig war, kurz vor seiner Erkrankung gehabt hatte, und weil derselbe interessant für uns beide und ihm sehr klar im Gedächtnis geblieben war, so hatte er ihn damals für mich aufgeschrieben. Ich hatte ihn während der letzten Tage wieder einmal gelesen und war der Meinung, daß derselbe hinsichtlich der Mitteilungen, welche ich dem Priester zu machen hatte, von einigem Wert sein könne. Er wünschte ihn auch zu sehen, und ich wollte ihn aus meinem Schreibtisch herausnehmen. Da war jedoch plötzlich und auf unerklärliche Weise der Schlüssel[1]) dazu verschwunden, den ich erst kurz vorher benutzt hatte, um verschiedenes darin zu ordnen. Alles Suchen war vergeblich, und wir mußten darauf verzichten, zu dem Gewünschten zu gelangen. Da unser Gespräch kein besonderes Resultat hatte, so verabschiedete sich der Priester, nachdem er sich vergeblich bemüht hatte, mir, die, um mich ihm verständlich zu machen, immer lebhafter und eindringlicher zu reden begann, freundlich zuzusprechen. Ich wurde sogar ärgerlich und erklärte ihm in gereiztem Tone, daß ich am nächsten Morgen nicht zur Kirche kommen wolle. Nachdem er gegangen war, sah ich wohl ein, daß ich unrecht gehandelt hatte, und fühlte schmerzlich, wie wenig würdig eines apostolischen Gemeindegliedes ich mich meinem Seelsorger gegenüber benommen habe.

Des Abends konnte ich nicht einschlafen, denn Gedanke um Gedanke drängte sich mir gewaltsam auf, so daß sich erst sehr spät in der Nacht der Schlaf einstellte. Zeitig am Morgen erwachte ich schon wieder. Da verfiel ich plötzlich in einen eigentümlichen Zustand. Ich wachte, hatte aber die Augen halb geschlossen und befand mich mit einem Male in einer Totengruft. Um mich her wurde es unheimlich dunkel, und Modergeruch drang mir entgegen. Ich glaubte den toten Lazarus zu sehen, doch keine Furcht befiel mich. Das Bild wurde immer deutlicher, und plötzlich stieg er vor mir auf, eingehüllt in lange weiße Grabtücher, und während ich die Erscheinung festzuhalten versuchte, wurde es wieder hell, und ich befand mich in meinem Bett. Da es Zeit zum Aufstehen war, und da ich, mich eines Besseren besinnend, die Kirche am Sonntag morgen um keinen Preis versäumen wollte, so kleidete ich mich schnell an. Eine eigentümliche Angst, mein ehemaliger Verlobter könne wirklich gestorben sein, erfaßte mich. Während des Gottesdienstes fühlte ich mich schon sehr beklommen, und als eben der Weihrauch geopfert wurde, rief ich mit einem Male ganz laut: „Er ist tot!" und fing dann an zu weinen, bis das Weinen in einige laute Schmerzensschreie überging. Man eilte mir sofort zu Hilfe und wollte mich in das Zimmer des Kirchendieners hinunterbringen, wogegen ich mich zuerst heftig wehrte, alsdann es aber geschehen ließ. Einige Damen aus der Gemeinde, welche mich begleitet hatten, waren freundlich bemüht, mir meine Kleider aufzumachen und mich auf ein Sofa zu legen. Ich erklärte jedoch, daß mir vollständig wohl sei, und blieb nicht lange liegen, sondern kehrte bald darauf wieder in die Kirche zurück. Dort wurde eben das Abendmahl ausgeteilt, und der Priester winkte mir, daß ich davon zurücktreten sollte. Ich setzte mich still auf eine Bank und wartete, bis der Gottesdienst zu Ende war. Meiner Cousine, die mich zu Tisch bei sich behalten wollte, gab ich eine abschlägige Antwort, da ich mich aus der Nähe der Menschen fortsehnte. Es wurde mir zum Schutz ein Diakon mitgegeben, der mich nach meiner Wohnung

---

[1]) Als ich mich in der Anstalt des Herrn Dr. Kahlbaum als Zellenkranke befand, erinnerte ich mich, eines Morgens beim Erwachen den bewußten Schlüssel, der mir oftmals als bedeutungsvolles Phantom vorgeschwebt hat, deutlich an einem Bande um meinen Hals gehängt wahrgenommen zu haben. Er wurde mir jedoch, so schien es mir, von der Oberin abgenommen.

begleiten sollte. Derselbe riet mir, mich möglichst ruhig zu verhalten und einige Zeit den Kirchenbesuch zu unterlassen. Man würde nach mir sehen, und ich sollte mich um nichts ängstigen.

Ich fühlte mich nun auch wirklich sehr angegriffen und war kaum imstande, mich mit meinem freundlichen Begleiter zu unterhalten, denn unterwegs war es die frische Luft, welche mich in eine Art Taumel versetzte, und in meiner Wohnung nahm die Müdigkeit so zu, daß ich beim Sprechen den Zusammenhang der Worte teilweise nicht mehr finden konnte, und sobald ich allein war, schloß ich alle Türen ab, ließ Essen und Trinken beiseite stehen und sank erschöpft in meinen Lehnsessel, um zu ruhen. Schlafen konnte ich nicht, obgleich die Augenlider mir vor Abspannung zufielen. Nach und nach fühlte ich mich wieder kräftiger und sah nun, halb mit geschlossenen, halb mit geöffneten Augen, wie sich das Zimmer plötzlich zu verändern begann. Die Wände erglänzten prächtig und zeigten immer veränderte Farben und Bilder. Vorhänge fielen alsdann dazwischen nieder und bezeichneten stets einen neuen, interessanten Raum. Verschiedene Kunstwerke, als Vasen, Münzen u. dgl., waren darin zu sehen, dann wiederum Statuen aus Marmor. In einer anderen Abteilung waren große Photographien unserer drei deutschen Kaiser auf einer Staffelei aufgestellt. Ich glaubte mich bereits der Welt entrückt, als wieder Finsternis eintrat und Grabgewölbe mit Modergeruch mich einschlossen. Da sah ich einzelne Sarkophage stehen, die sich nach und nach öffneten, und denen Tote entstiegen, teils in weißen, teils in schwarzen Gewändern. Die Persönlichkeiten erschienen mir als längst verstorbene Kaiser der Vorzeit oder berühmte Helden der Welt- und hervorragende Geister der Kirchengeschichte. Dann war es wieder die Gestalt meines totgewähnten Verlobten, welche vor meinem geistigen Auge auftauchte, und ich rief mit einer Stimme, deren Klang mein Ohr wie überirdisch berührte: „Mein lieber, lieber Lazarus, steh auf", welche Worte ich immer aufs neue wiederholte. Dabei fühlte ich, wie meine Tränen herunterflossen. Mit einem Male wurde es wieder heller, es öffnete sich die meinem Ruheplatz gegenüberliegende Tür, und mein Verlobter trat in seiner schönen stattlichen Gestalt, welche er ehedem in seiner Gesundheit besaß, dicht vor mich hin. Ich freute mich unbeschreiblich, ihn zu sehen, und beauftragte ihn gleichzeitig, meinen Schreibtisch zu öffnen und alle meine wichtigen Briefe zu sich zu nehmen. Obgleich ich mich erinnerte, daß der Schlüssel abhanden gekommen und trotz alles Suchens nicht wiederzufinden war, so gelang es doch seiner Hand, das Pult zu öffnen und das Gewünschte zu sich zu nehmen. Die mir so liebe Vision entschwand bald darauf, und ich träumte weiter. Immer neue Bilder zogen vorüber, und es schien mir, als löste sich der Körper aus seiner Hülle. Erst begann sich die Haut von den Händen abzustreifen, und dieselben wurden marmorweiß und durchsichtig. Ich sehnte mich nach völliger Befreiung von allem Irdischen, denn ich glaubte, die Wiederkunft des Herrn Jesu sei erfolgt, und der Kampf mit dem Antichristentum sollte beginnen. Draußen auf der Straße hörte ich Volksgewühl und aufgeregte Stimmen, dazwischen Läuten wie bei Feuerlärm, und ich zählte in Gedanken die biblischen Tageszeiten mit. Der heftige Streit um Mittag war vorüber, und die Mitternachtsstunde mit all ihrer geistigen Verfinsterung sollte bald hereinbrechen. Mir war oft angst, daß die plündernden und nach Blut gierigen Horden, die alle zu töten versuchten, welche noch ihren Glauben bekannten, mich erreichen möchten. Da, zu meinem Troste, erschien mir mein Zimmer und alles, was mich darinnen umgab, höher hinaufbewegt worden zu sein, und da das irdische Treiben nun nicht mehr zu mir hinandringen konnte, so fühlte ich mich geborgen. Meine Gedanken waren mit ganz anderen Dingen beschäftigt, denn ich lebte bereits in einer überirdischen Welt. Dabei litt ich aber noch vielerlei Angst und Pein. Bald glaubte ich, in einem engen Raum zu liegen, der sich über mir zu schließen drohte, und als ich mich aufrichten wollte, stieß ich mit dem Kopf heftig gegen etwas Hartes. Meine Glieder wurden wie von einer unsichtbaren Macht immer wieder gezogen und weiterbewegt, so daß mein Körper stets veränderte Stellungen einnahm. Bald glaubte ich, auf einem Kreuze festgebannt zu liegen, bald wieder auf einem weichen, gepolsterten Lager, wo sich auch meine Kleidungsstücke vom Körper zu lösen begannen und eine Perlenschnur, die ich am Halse befestigt hatte, mitten durch zerriß. Ich fühlte mich immer leichter, nur entschweben konnte ich nicht, was ich gern gewollt hätte.

Bald nahmen mich allerhand Erscheinungen wiederum in Anspruch. Köstliche Farben, in überirdischem Glanze strahlend, gaben mir einen Vorgeschmack vom himmlischen Lichte; dann befand ich mich wieder zwischen Totengrüften, und viele Gestalten traten daraus hervor und verschwanden wieder. Ich sah meinen kürzlich verstorbenen Vater, und fortwährend streckten sich hilfesuchende Hände nach mir aus, die ich teilnehmend erfaßte. Unter Bitte, Gebet und Fürbitte fühlte ich mich fortgetragen von Stufe zu Stufe, von Kraft zu Kraft. Es mußte bereits Nacht geworden sein, denn tiefe Finsternis und lautlose Stille umgaben mich nun. Plötzlich hörte ich, daß Schritte meiner Tür nahten und verschiedene Male versucht wurde, das Schloß zu erbrechen, was jedoch nicht gelang. Später schallten Fußtritte, aber, wie meine Phantasie es mir vorspiegelte, tief unter mir, so daß sie mich nicht erreichen konnten. Mit heftigem Geräusch wurde alsdann mein Schreibtisch geöffnet, alles Mobiliar heftig gegeneinander geworfen und, wie es mir scheinen wollte, geraubt und geplündert. Ich ließ alles ruhig geschehen, da meinem bereits abgeschiedenen Geiste der irdische Tand nicht mehr vonnöten schien. Eine Berechnung der Zeit hatte ich auch während dieser Augenblicke nicht, denn das Durchlebte erschien nach den Worten der Heiligen Schrift: „Bei Gott sind tausend Jahre wie ein Tag", ein für die irdische Welt vielleicht nach Monaten oder Jahren zu bemessendes Ereignis zu sein, welches ich, die ich schon von ewigen Gesetzen eine Ahnung zu haben glaubte, nach Stunden zählen zu können meinte.

Als der Morgen hereinbrach, und ich mit Angst gewahr wurde, daß ich mich doch noch auf der Erde befand, wünschte ich sehnlichst, errettet zu sein, ehe jemand mein Zimmer beträte. Ein schimmernder Lichtstreifen erschien an der Türe, welche sich nach Zion öffnete, der mir die Hoffnung, bald daselbst eingelassen zu werden, immer aufs neue vor das Auge zauberte. Ich sah einen breiten und einen schmalen Weg entstehen, worüber sich die Pforte von dem himmlischen Jerusalem wölbte. Auf dem Wege dahin sah ich viele Pilger teils mühelos wandeln, teils unter Beschwerden sich fortbewegend. Ich gehörte vor allem zu denjenigen, die, an der Erde liegend, nur mit der größten Anstrengung sich weiterzubewegen vermochten. Vor mir schienen auch einige meiner Priester in weißen Gewändern zu schreiten, die ich anflehte, daß sie mich mitnehmen möchten, aber sie waren selbst machtlos und hörten mich nicht. Der Schweiß trat mir auf die Stirne, denn ich hörte nun wirklich Menschenstimmen von unten. Man suchte nach mir. Trotz meinem Wunsche, unsichtbar bleiben zu dürfen, gelang es verschiedenen Personen, zu mir zu dringen; sie waren bald um mich bemüht, doch ich, feindliche Mächte in ihnen sehend, wehrte sie von mir ab. Fortwährend mich mit geistlichen Dingen beschäftigend, die teils der Bibel, teils dem Inhalt der in letzter Zeit gehörten Predigten entlehnt waren, sprach ich in für die Umstehenden meist unverständlichen Worten. Es war mir, als kämpfte ich gegen Michael und seine gefallenen Engel. Der Antichrist erschien mir als Drache, der besiegt werden müsse. Man griff auch mich an, und der eine Arm, den ich in dem Kampfe opfern zu müssen glaubte, wurde mir unter heftigem Schmerz herausgerissen. Plötzlich hörte ich draußen die Schritte meines lieben Bräutigams, von dem ich nun wußte, daß er vom Tode auferstanden war. Vor ihm öffneten sich alle Türschlösser von selbst, er trat herein, und ich rief voll Freude seinen Namen. Er kam dicht an mich heran, doch nicht fähig, mich aufzurichten, bat ich ihn nur nochmals, alles was mir gehöre an sich zu nehmen. Ich hörte, wie mit lautem Krach das Schloß meines Schreibtisches vor ihm aufsprang, und vernahm dann deutlich, wie er auch die in den unteren Schubfächern befindlichen Gegenstände besichtigte und ordnete. Da ich ihn in meiner Nähe wußte, war ich ruhig und glücklich.

Nachdem mich alle wieder verlassen hatten, stand meine Cousine neben mir und war nebst einer Dienerin bemüht, mich zu Bett zu bringen, wogegen ich mich aber heftig sträubte. Sehr verwundert war ich alsdann, daß meine Cousine es wagte, mir ein weißes Kleid, was von wie im Silberglanze schimmernder Seide gewebt war, und mit welchem himmlische Gewalten mich, nachdem die irdischen Gewänder abgefallen waren, überkleidet hatten, achtlos vom Arme zu streifen. Im Bett drückte ich das Gesicht tief ins Kissen und war unempfindlich für alles Zureden. Speise und Trank wehrte ich ab, denn ich wollte nicht ins Leben zurückgerufen sein. Einige Gemeindeglieder kamen mich besuchen, auch die Stimmen verschiedener Priester unserer Kirche hörte ich. Meine Cousine, die an einem Seitentischchen Kaffee für mich bereitete, nannte ich Martha; doch als späterhin die Schwester meines Verlobten, von dem ich nun wieder glaubte, daß er daheim auf seinem gewohnten Krankenbett läge, eintrat, kam auch sofort die Erinnerung zurück, daß diese meine liebe Schwester Martha für mich sei. Eigentümlicherweise dachte ich aber nicht daran, irgendeinen der Ankommenden zu begrüßen, geschweige denn mit ihnen zu sprechen. Ich fühlte mich als die vergeistigte Maria, die über Himmelsgedanken alles Irdische vergaß und die

Sorge dafür gern andern überließ. Gegen Abend brachte mir ein Diener der Kirche das
heilige Abendmahl, welches ich mich jedoch zu nehmen weigerte. Da ich das Wesen und
Verhalten meiner Cousine mir gegenüber sonderbar und wenig vertrauenerweckend fand,
so glaubte ich, es sei eine dämonische Idee, welche sie verfolge, infolge deren sie mir zu
schaden beabsichtige; ein Schriftstück von mir, welches sie dem Priester zur Einsicht übergeben sollte, hatte sie, so schien es mir, absichtlich mit einem andern vertauscht, um das
richtige für sich zu behalten und selbst ausbeuten zu können.

Während der Nacht blieb sie mit einer Diakonissin, welche sie sich zur Hilfe genommen
hatte, bei mir, auch schien es mir, als wenn noch ein Diener unserer Kirche zugegen gewesen
wäre. Mich beunruhigten die Menschen aber sehr, da sie mich fortwährend, laut mit ihnen
sprechend, in ernsten, religiösen Betrachtungen erging, und da ich mich ihnen so schwer
verständlich machen konnte, weil ich überzeugt war, daß sie mir in die Gebiete meines
Denkens nicht zu folgen vermochten, so bat ich immer, daß die Menschen mich verlassen
möchten, da mich das Sprechen ungemein anstrengte. Erst spät am Morgen sank ich völlig
erschöpft in die Kissen zurück und muß einige Stunden sehr fest und tief geschlafen haben.
Als ich erwachte, beugte sich eine liebe Schülerin über mein Bett, welche längere Zeit bei
mir blieb und mir mit herzlichen Worten ihre Fürsorge anbot und ihre Teilnahme versicherte;
sie wollte mich nicht verlassen, sondern mit mir gehen, wohin es auch sei. Ich freute mich
unbeschreiblich, sie zu sehen, doch als sie nochmals erklärte, sie wolle Vater und Mutter
verlassen und mich begleiten, da erläuterte ich ihr in freundlicher Weise, daß Gott ein solches
Opfer nicht von ihr verlange, daß sie nur getrost zurückbleiben und an mich denken solle.
Nach meiner festen Überzeugung ging mein Weg weit, weit von dieser Erde hinweg in himmlische Gefilde, aber ohne dabei den Tod sehen zu müssen. Daß man mich aufs neue zwingen
wollte, Nahrung zu mir zu nehmen, war meine größte Qual; nur mit Mühe gelang es zur
Mittagszeit, mich dazu zu bewegen, wenigstens etwas Fleischbrühe zu genießen. Bald darauf
verfiel ich wieder in Schlaf und glaubte, nun alles überwunden zu haben.

Da hörte ich, wie einige im Nebenzimmer anwesende Bekannte sich über meinen Zustand unterhielten und verschiedene Wahrnehmungen gemacht haben wollten, denen ich
nicht beipflichten konnte, und während mir vornehmlich die Stimme meiner Cousine hin-
durchklang, welche auch vom Unterbringen in eine Anstalt sprach, so richtete ich mich
plötzlich mit aller Energie auf und protestierte mit aller Entschiedenheit dagegen. Als
jedoch die Beteiligten zu mir hereintraten, mir herzlich die Hände reichten und mir die
feste Versicherung gaben, daß sie es nur gut und aufrichtig zu mir meinten, erblickte ich
unter denselben auch wieder meine liebe, junge Schülerin, welche am Morgen schon so
freundlich bei mir gestanden hatte. Meinen schmerzlichen, von Vorwurf nicht völlig freien
Blick verstehend, kniete sie laut weinend an meinem Bett nieder, mir wiederholt versprechend,
daß sie wirklich nichts gesagt, was auf eine derartige Krankheit Bezug haben könne, nur
daß ich ihr manchmal ein wenig müde und abgespannt erschienen sei. Im Gegenteil habe
sie noch hervorgehoben, daß sie sowohl als auch einige andere der Schülerinnen und verschiedene Personen unseres Bekanntenkreises die Wahrnehmung gemacht haben, daß mein
Klavierspiel in letzter Zeit ihnen schöner und seelenvoller als je erschienen, und
daß ich in meinen Ansprüchen hinsichtlich der Leistungen anderer oft sehr schwer zufrieden-
zustellen gewesen sei, was auch die Schülerinnen, namentlich sie selbst gar wohl empfunden
habe, weshalb ihr die Übungszeit zu Hause immer zu kurz erschienen und ihr Bestreben,
mir Freude zu machen, dadurch oft vereitelt worden sei.

Als mich nun alle verlassen hatten und ich nochmals eingeschlafen war, hörte ich,
sobald ich die Augen aufschlug, wieder geschäftige Stimmen; man redete mir zu, aufzustehen, und während man mich ankleidete, machte man mich darauf aufmerksam, das
schöne Wetter zu einer Spazierfahrt zu benutzen. Arglos bestieg ich mit einigen Bekannten
den Wagen und war anfänglich allerdings ein wenig verwundert, daß vor der Anstalt des
Herrn Doktor Kahlbaum gehalten wurde. Da ich mich aber nicht krank fühlte, sondern
mich dem festen Glauben hingab, daß wunderbare Kräfte über mich gekommen seien,
vermöge deren ich Krankenheilungen zu machen befähigt sei, weshalb man dort meiner
begehrte, so ließ ich mich, in dem Bewußtsein, eine Pflicht erfüllen zu müssen, willig in das
Zimmer der Oberin geleiten. Obgleich mir vor Müdigkeit fast die Augen zufielen, so suchte
ich mich doch gewaltsam zu beherrschen. Wir tranken miteinander Kaffee und wechselten
einige Worte über meine frühere Tätigkeit als Oberin, kamen nebenbei auch auf Musik

zu sprechen, und ich fühlte mich der Dame gegenüber vollständig als Kollegin. Viel Neues hatte ich seither erfahren und gelernt, und, in der Kraft des Glaubens stehend, hoffte ich viel Gutes und Nützliches wirken zu können. Es wollte mir scheinen, als ströme eine magnetische Kraft von mir aus, denn ich merkte, wie meine Kollegin, je länger sie mir gegenübersaß, von demselben schlaftrunkenen Zustande erfaßt wurde, mit dem ich kämpfte. Der Arzt trat bald darauf herein, den ich als meinen ehemaligen Verlobten anredete, der nun, nachdem Krankheit, Tod und Grab hinter ihm lag, sich auch wiederum in der Anstalt des Herrn Direktor Kahlbaum beschäftigen wolle. Er erklärte mir, daß ich im Irrtum sei, doch ich glaubte seinen Worten nicht, da ich der festen Überzeugung war, er wolle oder könne mich nur nicht wiedererkennen. Die Unterhaltung dauerte mir bereits viel zu lange, denn ich sehnte mich nach Arbeit und atmete erleichtert auf, als wir endlich alle auf den Korridor hinaustraten.

In dem Bewußtsein, hilfreiche Hand leisten zu können, schlug ich mit übermenschlicher Kraft gegen die Türen, hinter denen ich Kranke vermutete, und bei jedem Geräusch, bei jedem Schmerzensruf, den ich vernahm, stieß ich einen laut gellenden, langgedehnten Schrei aus. In den beiden mich begleitenden Personen nun auch wirklich nichts anderes als den Arzt und die Oberin erblickend, glaubte ich, wieder Spuren meines unglücklichen Bräutigams nachgehen zu müssen. In dem Zimmer, in welches man mich nun führte, sah ich gleich zwei Särge stehen, und schnell auf den einen zueilend, breitete ich liebevoll die Arme darüber aus, und mit dem zärtlichsten Tone, dessen ich nur fähig war, begann ich aufs neue zu rufen: „Mein lieber, lieber Lazarus, steh auf!" Dann ging ich zu dem anderen Sarge, in welchem ich seine Mutter vermutete, und versuchte auch diese mit Worten der Liebe aus ihrem Schlummer zu erwecken. Eine außerordentliche Biegsamkeit der Glieder stand mir bei alledem zu Gebote, und es erschien mir, als ob unter meinen Händen das Tote wirklich Leben gewönne. Mein Blick erweiterte sich mehr und mehr, und ich sah mich plötzlich in einer Arena, wo Hunderte von Zuschauern sich befanden, unter denen ich viele meiner Bekannten ansichtig wurde. Als ich auf einer Galerie, wo die Menge Kopf an Kopf gedrängt stand, mit einemmal das mir in so lieber Erinnerung gebliebene Gesicht des Herrn Baron von Richthofen erblickte, tat ich einen lauten Freudenausruf, und als ich, in rastlosem Eifer in meiner Besorgnis um die Toten fortfahrend, einmal so heftig gegen die Wand schlug, daß ich mir den Daumen verstauchte, hilfesuchend zu ihm aufblickte, sprang er plötzlich von der Galerie herunter, um meinen kranken Finger zu heilen. Ich rühmte nun laut die Kraft des Glaubens, mit welcher die Evangelisten unserer Kirche oft selbst die schwersten Leiden zu heilen vermöchten, und hörte zu meiner größten Freude, daß Herr Direktor Kahlbaum über dies Thema hinsichtlich der Behandlung Geisteskranker mit einigen der anwesenden Herren sprach und sich sichtlich dafür zu interessieren schien. Ich erklärte hierauf den Anwesenden, daß meine Hauptstärke mit meinem rechten Arme ausgehe, und daß mein vorzüglichster Lehrmeister in der Kunst des Krankenheilens Herr Direktor Z., bei welchem ich kurze Zeit als Oberin tätig war, gewesen sei. Viel Dank sei ich auch seinem jüngsten Sohne Rudolf schuldig, der mir, zum jungen Manne herangewachsen, plötzlich unter der versammelten Menge erschien. Mein linker Arm, so erklärte ich weiter, sei durch die Nähe des Herzens, welchem alle Liebe entströme, zu noch weit größeren Dingen befähigt. Die Liebe, welche alles überwindet, mußte, meiner Meinung nach, auch in die Gräber dringen und der innig flehende Ton der Stimme auch Tote auferwecken können. So sprach ich fort und fort, dazwischen immer wieder lebhaft gestikulierend.

Die Wände wurden nun unterhalb durchsichtig und köstliche Bilder, oft von hoher Bedeutung, zogen an meinem geistigen Auge vorüber. Plötzlich befand ich mich in Jerusalem, dicht neben einem Brunnen lagernd, zu welchem die Israeliten Wasser schöpfen kamen. Ich verlangte sehnlichst einen Becher von diesem heiligen Getränk, aber ich bat und flehte vergebens. An der gegenüberliegenden Seite erblickte ich zwei meiner Priester, welche, da ich mit Israel religiöse Gespräche führte, meinen Worten aufmerksam lauschten. Ich selbst glaubte mich in einer anderen Welt zu befinden, ohne durch den Tod gegangen zu sein. Ein Zustand gänzlicher Bewußtlosigkeit muß alsdann über mich gekommen sein, denn als ich nach langer Zeit wieder aufwachte, erschien mir der Raum, in welchem ich mich befand, als ein düsteres Gefängnis.

Dennoch träumte ich, auf dem Boden hingestreckt liegend, Träume von Himmelsfrieden und Himmelsseligkeit. An zwei kleinen vergitterten, wie Fenster aussehenden

Öffnungen erschienen mir abwechselnd liebe bekannte Gestalten. Ich wünschte, daß mich niemand stören möchte. Zu meiner Verwunderung trat Herr Direktor Kahlbaum in Begleitung des Herrn Kreisphysikus Dr. M. herein. Von dem Inhalt unseres Gesprächs weiß ich nur noch so viel anzugeben, daß ich erklärte, ein Kind geworden zu sein, und daß wir alle erst wieder zum Kinde werden müssen, weil in diesem Kindesalter die größte Weisheit verborgen läge. Als ich wieder allein war und viele lärmende Stimmen um mich vernahm, glaubte ich, der Antichrist sei gekommen und wolle mit seinen wilden Heerscharen die Kirche zerstören. Als endlich zwei Wärterinnen kamen und mir einen Becher Milch brachten, war es, als ob dieselben mir zuriefen: „Die Feinde sind alle fort, wir sind nur allein übriggeblieben, und das ist alles, was wir aus der Zerstörung für Sie gerettet haben." Ich wüßte nicht, daß ich jemals im Leben etwas mit größerer Dankbarkeit entgegengenommen hätte als jenen Becher mit Milch, der mich gleichzeitig wunderbar erquickte.

Wieder muß ich lange bewußtlos gelegen haben. Als ich einmal die Augen aufschlug, war es finstere Nacht. Da fiel mit einemmal von beträchtlicher Höhe herab mit donnerndem Getöse ein zentnerschwerer Stein auf meinen Kopf, der mir nicht nur einen furchtbaren körperlichen Schmerz, sondern auch einen grauenhaften Schreck verursachte. Eine Weile blieb ich wie betäubt, dann richtete ich mich angstvoll in die Höhe, und eine Stimme flüsterte mir zu: „Diese Nacht ist Maria Heimsuchung, da geschehen stets wunderbare Dinge." Ein Gefühl großer Beklommenheit bemächtigte sich meiner. Da lichtete sich plötzlich das Dunkel, und eine großartige Erscheinung zeigte sich mir. Ich sah, von Himmelsglanz verklärt, mit köstlichen Gewändern angetan, die Apostel Paulus, Petrus und Johannes beieinandersitzend. Ein köstliches, in allen Farben strahlendes Licht verlieh dem Bilde einen erhabenen Ausdruck. Als es verschwunden war, fühlte ich mich wieder in meinem dunklen Raume allein; nur durch einige Spalten des Fensters schimmerte es hell, und ich stellte mich dicht an die Scheibe, um die dahinterliegenden Herrlichkeiten zu erspähen. Als ich mich wieder umwendete, erblickte ich dicht neben mir eine wunderbare Gestalt. Es war ein junges Mädchen mit feinen, edlen Gesichtszügen, ein weißes Atlaskleid mit langer Schleppe und einen Myrtenkranz im Haar tragend. An der entgegengesetzten Seite des Zimmers erschien plötzlich ein geöffnetes Klavier, auf welches das junge Mädchen zuschritt und bald darauf ihre vergeistigten Hände auf die Tasten legte. Ich war ihr nachgeschlichen, und, dicht neben ihr stehend, ergriff mich ein namenloses Weh. Denn indem ich mich erinnerte, daß auch meine Hände, als sie auf so wunderbare Weise ihrer ersten Hülle entkleidet worden waren, bereits die Befähigung haben mußten, überirdische Töne aus dem Instrument zu locken, berührte mich alle irdische Unvollkommenheit so traurig, daß ich mir sehnlichst wünschte, nicht mehr zur Erde zurückkehren zu müssen. Die jugendliche Erscheinung in dem weißen Kleide war um einige Schritte zurückgetreten, so daß sie sich in der Mitte des Zimmers befand, und ich folgte ihr mit meinen Blicken. Sie neigte sich in tiefer Demut fast bis zur Erde und legte sich mit dem Gesicht platt auf den Boden, dann erhob sie sich abermals und sank dann auf die Knie nieder. Ich kniete, von Ehrfurcht und Andacht erfüllt, dicht hinter ihr nieder, so daß ich den Saum ihres Kleides berührte, und flehte für sie und für mich. Es währte eine geraume Zeit, ehe sie meinen Blicken völlig entschwand, und ich war verlassener denn je.

Verzweiflungsvoll untersuchte ich alle Türspalten, und eine behäbige Gestalt mit großem Schlüsselbund an der Seite und mächtiger Haube auf dem Kopfe saß plötzlich wie eine Gefangenwärterin vor mir. Die Person löste sich jedoch bald darauf in Luft und Nebel auf. Nun wurde meine Zelle zum schmutzigsten Aufenthaltsorte. Wasserpfützen standen überall auf der Diele und allerhand Unrat lag dazwischen umher. Ein einziges Sofa, das einen Ruhesitz geboten hätte, war vor Schmutz nicht zu benutzen. Von außen her tönte zeitweiliges Jammergeschrei, und ich, Kranke in der Nähe vermutend, denen ich Hilfe spenden sollte, wurde mir zum ersten Male meiner eigenen Schwäche bewußt. Herrn Direktor Kahlbaum anflehend, er solle es doch nun genug sein lassen, da ich doch nicht imstande sei, allen Kranken die bösen Geister auszutreiben, erschien ich mir wie jemand, der ohne seinen Willen in einen Beruf hineingekommen war, zu welchem seine Kräfte nicht ausreichen. Da hörte ich plötzlich meinen Namen rufen und erkannte die Stimme meines Verlobten, der angstvoll nach mir suchte. Ich blickte zufällig nach dem oberen Fenster, da sah ich ihn mühselig aufwärts schreiten, auf der Schulter ein schweres Kreuz tragend. Seufzend und stöhnend, dazwischen wieder einen herzzerreißenden Schrei ausstoßend, prallte er immer wieder zurück. Ich selbst, jeden einzelnen Schrei von ihm in markerschütternder Weise wiederholend, verfolgte ihn unausgesetzt mit Blicken der Liebe und Teilnahme, während ich auch mehrmals mit lauter Stimme seinen Namen rief. Endlich hatte er mich erblickt, und es gelang ihm auch nach vielen Mühsalen, seiner schweren Bürde entledigt, zu mir hinabzusteigen. Da jedoch in dem Schmutz und Schlamm, mit welchem der Boden meiner Zelle und auch der einzige Ruheplatz, das harte, lederne Sofa, vollständig bedeckt war, kein Aufenthalt für uns zu gewinnen war, so mußten wir uns, kaum vereint, nach kurzem freundlichen Gruße wieder trennen.

Während der übrigen Nachtzeit erinnerte ich mich aufs neue, daß Maria Heimsuchung sei. Ich rief nun alle meine Angehörigen, Freunde und Bekannten zusammen und machte sie durch fortgesetzte Belehrung darauf aufmerksam, daß sie sich den Augenblick wahrnehmen sollten, wo Gott ihnen Gelegenheit gäbe, seine Wunder zu erschauen und seine Liebe zu erfahren. Sie sollten eilen und kommen, ehe es zu spät sei. Sie fanden sich auch so zahlreich ein, daß meine Freude groß war. An den Wänden herum hatten sich alle gruppiert, teilweise sitzend, teilweise auf Betten ruhend. Ich selbst saß dicht vor dem Fenster, und als der Morgen zu dämmern begann, entfalteten sich wieder die wunderbarsten Bilder vor meinem Auge. So ernst, so tief bedeutungsvoll und heilig erschien mir der Zusammenhang des Ganzen, daß ich nur mit ehrfurchtsvoller Bewunderung die Erscheinungen, welche in so mannigfaltigen Symbolen daraus hervortraten, betrachten und verfolgen konnte. Viel Menschen, Verstorbene und Lebende, waren unter anderem, teils auf und ab wandelnd, teils auf Ruheplätzen, vereinzelt und auch in Gruppen, anwesend. Sie sahen meist bekümmert aus und schienen nach Frieden zu suchen. Zwischen Bäumen und Strauchwerk war in der Mitte ein Altar errichtet und in den Seiten schmale Tische, auf denen Abendmahlsgeräte standen. Engel von größerer und kleinerer Gestalt bildeten dazwischen liebliche, anmutige Gruppen, und zahllose weiße Tauben flogen von den Zweigen auf und nieder. Am Boden bewegten sich unter vielen Zickzackwindungen eine weiße und eine schwarze Schlange, zwischen welchen die kleinen Tauben sich furchtlos niederließen. Klare Quellen sprudelten an verschiedenen Stellen aus dem Rasen hervor und verliehen dem Gesamtbilde einen überaus anmutigen Charakter. Zu rechter Hand, auf einer Bank allein, hatte meine vor vielen Jahren verstorbene Mutter gesessen; dieselbe erhob sich mit einem Male ernst und schweigend. Ihr gegenüber, an einem der Tische, stand eine Jüdin, die ich einst, als ich bei Herrn Direktor Kahlbaum tätig war, unter meiner Aufsicht und Pflege hatte. Dieselbe trat mit meiner Mutter in schweigende Verbindung und war mehrmals bemüht, ihr von dem Brot und Wein zu reichen, was von jener aber nicht ergriffen wurde. Dann trat ein Priester vermittelnd dazwischen, doch auch seinen Bemühungen, eine Vereinigung zu erzielen, wollte es nicht gelingen. Ich wendete mich nun um und erblickte unter den Zuhörern an meiner Seite auch meine Geschwister, die meinen Worten aufmerksam lauschten. Ich erklärte ihnen die Bedeutung vieler dieser Erscheinungen und fühlte dabei, wie ich selbst immer wesenloser wurde und meine Gesichtszüge sich vergeistigten. Mich jugendlich und glücklich fühlend, vergaß ich die Erde mit ihrer Qual.

Um so schauervoller berührte mich alsdann das Erwachen am Morgen, als ich bei heller Tagesbeleuchtung in einem schmutzigen schwarzen Kleide vor der Tür meiner Zelle kniete. Ich schlug mit den Händen dagegen, daß es laut dröhnte, denn nun galt es, das Reich Juda wieder aufzurichten. Ich verkündigte den Juden, daß sie ihr herrliches Jerusalem wieder in Besitz nehmen dürften, sofern sie bereit wären, es einzunehmen, da die Wiederkunft Christi bereits erfolgt sei. Sie kamen auch herzu, entfernten sich aber immer wieder. Ich stritt nun unermüdlich. Wahrheit und Gerechtigkeit überall zu verbreiten war mein höchstes Bestreben. Einen Becher mit Milch und ein Stück Brot, welches ich in kleine Stücke zerbrach, die ich an verschiedenen Stellen der Diele verbarg, benutzte ich, um einige Aussprüche und Betrachtungen anschaulicher zu machen. Ich machte Ideenverbindungen mit Abendmahlsgebräuchen zu Luthers Zeiten und erklärte vieles, was ich aus unseren apostolischen Predigten wußte. Für jedes unrichtige und unklare Wort, was ich in meiner Unwissenheit aussprach, bat ich Gott um Verzeihung.

Als gegen Mittag man mich gewaltsam in kalte Umschläge zwang, erblickte ich in den kräftig hantierenden Wärterinnen Raubmörder, die es auf mein Leben abgesehen hatten. Am Abend glaubte ich mich in der Kirche zu befinden und sah, wie meine liebe Gemeinde und alle ihre Priester im strahlenden Himmelslichte sich erfreuen durften. Kronen mit

funkelnden Edelsteinen auf den Häuptern tragend bewegten sie sich auf luftigen Wegen
hin und her. Eine goldige Helle strahlte mir entgegen, so daß mir von dem Glanze fast die
Augen übergingen. Während ich mich sehnte, bei den Glücklichen zu sein, bemerkte ich,
daß sich neben mir auch noch vereinzelte Gestalten bewegten. Denen erklärte ich, daß
das Ende aller Dinge gekommen sei, daß wir nur noch vereinzelt auf der Erde zurückgeblieben
wären, und daß wir nun bei Erschaffung der Welt und den ersten Menschen wieder beginnen
müssen. Während ich noch so sprach, verschwanden die Himmelsbilder, und es breitete
sich eine tiefe Finsternis aus. Am Fußboden ringelten sich zahllose schwarze Schlangen,
so daß häufig, wenn ich zurücktrat, mein Fuß eine solche berührte. Bald wußte ich vor
Angst nicht mehr, wohin ich mich flüchten sollte. Die Menschen suchten aber Zuflucht
bei mir, obgleich ich ihnen nicht helfen konnte. Endlich nach vielen mühevollen Kämpfen
tat sich auch mir die Herrlichkeit Zions auf. Eine überirdische Macht verlieh meiner Stimme
plötzlich eine überirdische Kraft und Schönheit, so daß ich die ganze Zeit damit verbrachte,
den seligen Geistern allerhand Himmelsmelodien vorzusingen. Doch nicht lange währte
die Freude, so wurde ich wieder in dunkle Nacht zurückgeführt, wo die schweren Kämpfe
aufs neue begannen.

Ich fuhr weite Strecken hindurch auf der Eisenbahn, woselbst ich unaufhörlich sang.
Mit meinen Bekannten aus früherer und gegenwärtiger Zeit verbanden mich bestimmte
Lieder, von denen oft die anderen den Anfang und ich das Ende auswendig wußten oder
umgekehrt. Ich langte nun in dem Hofe einer sehr aristokratischen, mir bekannten Familie
an, mit denen ich tiefe religiöse Gespräche führte. Dort erblickte ich auch zum erstenmal
den verstorbenen Kaiser Friedrich, welcher mir während meiner Krankheit in kürzeren
oder längeren Pausen immer wieder erschienen ist. Er bildete sozusagen das Hauptelement
meines ganzen Seins; er war mein Beschützer, mein Verteidiger, wenn man mich verleumdete
oder angriff, mein Ratgeber in schwierigen Verhältnissen, mein freundlicher Tröster, mein
alles. Als ich das erstemal, mit dem Kaiser in interessanter Unterhaltung begriffen, gewahr
wurde, daß mein Gehirn die Fülle von Gedanken, welche sich ihm aufdrängten, nicht mehr
bewältigen konnte, flehte ich um Ruhe, die mir auch huldreich gewährt wurde. Nach längerer
Zeit, als Kaiser Friedrich wieder verschwunden war, glaubte ich, mein Ende sei gekommen,
da sich der Kehlkopf zusammenschnürte, so daß die Sprache mir abgeschnitten wurde,
und ich außerdem zu ersticken drohte. Wasser gab es nirgends, denn es waren seit der ereignis-
vollen Nacht vorher alle Brunnen versiegt, ja selbst das Meer war eingetrocknet. Außerdem
herrschte im Lande Hungersnot. Ich hörte, wie man bemüht war, Champagner als Getränk
zu erlangen, aber alles vergebens. Da hörte ich die Stimmen meiner zwei bereits verstorbenen
Brüder, und der jüngere, der mir zurief: „Ich will dein Benjamin sein", versprach mir,
wenn ich alles mutig aushalten wolle, mir hindurchzuhelfen. Den anderen Bruder nannte
ich Joseph; auch hielt ich dann später einen verstorbenen Onkel für den Joseph in Ägypten-
land, der uns die Kornspeicher erschließen werde.

Alle Beziehungen vom Alten zum Neuen Testament verfolgte ich die ersten Wochen
hindurch, streng im apostolischen Sinne, bis zur Wiederaufrichtung des neuen Jerusalem
im tausendjährigen Reiche. Jeder Tag brachte seine neuen Eindrücke und gewaltigen Erscheinungen. Ich vertiefte mich dabei mit solchem Interesse in die jüdische Religion, daß
ich bereits mit den Israeliten in althebräischer Sprache zu reden begann. Moses war der
Priester, mit dem ich fast die ganze Zeit hindurch, auch noch während der ersten Monate
meines Hierseins, fort und fort verkehrte. Bald suchte ich Hilfe bei ihm, bald ließ ich mir
die jüdischen Gesetze von ihm erklären. In wunderbaren Bildern erschienen mir eine Reihe
von Stiftshütten und der heilige Berg, auf welchem im Neuen Testament Petrus und Jakobus
verklärt wurden. Auch einen Teil der Zeit des Propheten Elias durchlebte ich. Das eine
Mal ließ während des beängstigenden Wassermangels und der überall herrschenden Dürre
und Trockenheit Gott das Meer erbrausen, daß seine Wellen die Mauern des Hauses um-
spülten. Ein anderes Mal fiel ein wohltuender Regen. Dabei erbebte die Erde, die Berge
bewegten sich, die Bäume schwankten gewaltig hin und her, und auf tanzenden Hügeln
und Leichensteinen kamen Verwandte und Freunde, sich gegenseitig mit den Händen
stützend, einher. Kaiser, mit weißen Gewändern bekleidet, blitzende Helme auf den Häuptern
tragend, durchzogen die Luft. Das Ganze erinnerte an morgenländische Pracht. Ein anderes
Mal sah ich den feurigen Wagen, welcher herankam, um den Elias abzuholen, und ich war
der Sohn Elieser, welcher zurückbleiben und geduldig abwarten mußte, was mit ihm ge-

schehen würde. Personen und Gestalten nahm ich überhaupt verschiedentlich an, je nach den obwaltenden Ereignissen, welche sich mir entgegenstellten.

Unbeschreibliche physische Qualen wurden mir auch auferlegt, die ich aber im festen Glauben, mit wahrem Heldenmute ertrug. Ich durchlebte im Geiste die sieben Plagen der Ägypter zu König Pharaos Zeit. Hunger und Durst bildete die geringste derselben. Hauptsächlich waren es Schlangen, welche sich fortwährend um meinen Körper ringelten, und welche, wenn ich sie kaum abgeschüttelt hatte, immer aufs neue an mich herankamen. Auf grausame Weise wurden mir auch das eine Mal vier Schlangen in den Körper getrieben, die mir die Eingeweide durchwühlten. Dann waren, was sich auch später noch oftmals wiederholte, meine Kleidungsstücke sowohl als mein ganzer Körper mit unzähligen Läusen bedeckt. Als diese Erscheinung vorüber war, wurde ich mit Regenwürmern gequält, die teils innerhalb des Körpers, namentlich in den beiden Oberarmen, teils außerhalb sich auf- und abwärts schlängelten. Einmal wurde mein ganzer Körper zur Schlange und arbeitete in entsetzlichen Windungen, namentlich des Halses und des Kopfes. Dann hatte ich einmal wieder den Kopf verkehrt angewachsen, und als diese Erscheinung vorüber war, den Körper verunstaltet. Ich war so verzweifelt darüber, daß ich zu wiederholten Malen mit dem Kopf gegen die Diele schlug. Den Körper versuchte ich durch Massage von Zeit zu Zeit immer wieder in seine frühere Verfassung zurückzubringen, was mir zuweilen auch gelang, dennoch verfolgte mich noch bis hierher der Gedanke, daß man ein anderes Wesen aus mir gemacht habe. Auch wurde mir vielfach nach dem Leben getrachtet. Ich erinnere mich in der ersten Zeit meiner Krankheit, daß diesen Sommer hundert Jahre seit der Französischen Revolution vergangen seien, und da ich eine mutige Bekennerin meines Glaubens war, so mußte ich nun eine Pariser Bluthochzeit im entsetzlichsten Sinne miterleben. Es wurden mir verschiedene Gliedmaßen abgeschnitten, wobei ich den Schmerz bis aufs durchdringendste empfand. Zuletzt hatte man mir noch den Hinterkopf in mehrere Teile zersägt, wobei ich deutlich fühlte, wie mir das Blut aus den klaffenden Wunden sickerte. Immer waren Kaiser und Könige meine Befehlshaber, Tyrannen oder Freunde.

Sehr schmerzlich berührte es mich oft, daß, während ich mit all den feindlichen Mächten oft bis zur Verzweiflung kämpfte, meine Angehörigen und Freunde sich in himmlischer Glückseligkeit erfreuen durften. Durch ein kleines Fenster erblickte ich oftmals ihr fröhliches Beisammensein. Das eine Mal waren sie alle in einem großen, prächtig ausgestatteten Saale, in welchem auf langen Tafeln schöne, von durchsichtigem Krystallglas geschliffene Schalen standen. Dann wiederum schwebten sie in den Lüften als selige Geister auf und nieder. Da ich kurz vor meiner Erkrankung mich mit dem Studium der Orgel zu beschäftigen begonnen hatte, so verlangte ich oft sehr danach, das Orgelspiel fortsetzen zu können. Ich erklärte zuweilen, daß ich die heilige Cäcilie sei. Dabei war mir an jeder Hand eine Operation gemacht worden, da, wie man mir gleichzeitig auseinandersetzte, die Orgelfinger anders gebraucht würden als die Klavierfinger. Sehr lange hatte ich daher die Täuschung, daß die Zahl meiner Finger nicht stimmen wollte, denn manchmal zählte ich an der einen Hand nur vier, an der andern sechs Finger, mitunter an beiden nur vier.

Musik war während der ganzen Zeit meine Hauptfreude. Meine Schülerinnen kamen öfters alle zusammen, vereinigt nach mir suchen, und, da man sie niemals zu mir lassen wollte, wandten sie sich das eine Mal an Kaiser Friedrich, der zufällig zugegen war und ihren Jammer hörte. Er gewährte ihnen auch freundlich Einlaß und ließ sich Proben von ihren Leistungen geben, worüber er sich auch lobend aussprach, indem er die jüngsten der Mädchen mit Zuckerwerk beschenkte. Mit den erwachsenen Schülerinnen führte ich im Geiste oft längere Gespräche über Unterrichtsmethode und bat sie dabei gleichzeitig, sich meiner jüngsten, die ich mir seit ihrem fünften Jahre herangebildet hatte, und deren außerordentliches Talent mich sehr interessierte, während meiner Abwesenheit anzunehmen. Auch meine zurückgelassenen Musikalien empfahl ich ihrem Schutze an. Meine lebhafte Phantasie berührte fast alle Gebiete, und immer standen mir zur Unterhaltung berühmte Künstler, Gelehrte, auch teilweise solche, mit denen ich während meines früheren oder späteren Lebens bekannt gewesen war, zur Seite. Ein jetzt berühmt gewordener Bildhauer, mit dem ich in meiner frühesten Jugendzeit im Kreis lieber Freunde viel heitere Stunden erlebt hatte, erschien mir sehr häufig, aber stets in der Eigenschaft als Maler. Als ich, meinen trostlosen Zustand fühlend, mit dem angstvollen Bewußtsein, daß die Menschen sich meiner bemächtigt hatten, ihn das erstemal zu Hilfe rief, bat ich ihn, daß er ein Bild von mir malen möchte, welches

allen, die mich lieb gehabt hatten, eine Erinnerung bleiben sollte. Öfters, in längeren oder
kürzeren Zwischenpausen, hat er auch wirklich daran gemalt, doch jedesmal, wenn er einen
Teil der Arbeit vollendet hatte, kam meine Cousine dazu und löschte das eben Gearbeitete weg.

Diese Cousine ist mir während der ganzen Zeit ein Gegenstand des Schreckens gewesen,
da sie fortgesetzt das zerstörende Prinzip für alle meine Freuden bildete. Ihr Anblick war
mir nach und nach so schreckhaft geworden, daß ich laut aufschrie, wenn sie in meinen
Weg trat. Späterhin, als meine Gedanken mehr Klarheit gewannen, wurde ich zeitweise
versöhnlich gegen sie gestimmt, doch vermochte ich diese Stimmung nicht festzuhalten,
denn ich betrachtete sie immer wieder als die Ursache aller meiner Leiden. Schließlich
erfaßte mich eine große Angst, daß sie, obgleich sie der Sache vollständig unkundig war,
während meiner Abwesenheit in meinen Musikunterricht eingreifen könne. Da stellten sich
jedoch alle meine Schülerinnen, dazu meine Brüder, Vettern und Cousinen energisch an
meine Seite, und unter verschiedenen Ausbrüchen großer Heiterkeit wurde für einen derartigen Fall ein Konzert geplant, in welchem meine Cousine unter Zischen und Trommeln
ein donnerndes Fiasko machen sollte.

Oftmals hatte ich es alsdann mit dieser lustigen Gesellschaft zu tun; unsere Unterhaltungen sprühten von Geist und Leben, von Witz und Humor. Dann mahnte ich, wenn
der Übermut zu toll überhand nahm, stets wieder an ernste Dinge, und wunderbarerweise
wurde uns allen der plötzliche Übergang nicht schwer. Das eine Mal erschienen meine Vettern,
Brüder und Schwager auf einer Landstraße und führten neben sich ein großes, mit Weinlaub
umkränztes Faß. Sie baten mich, daß ich mit ihnen gehen sollte, da es ihnen ohne mich zu
langweilig sei. Ein anderes Mal hatte der junge Künstler eine kostbare Wandmalerei in
dem Raume, wo ich verweilte, angefertigt. Eine Aufeinanderfolge von Bildern, von welchen
jedes einzelne ein Erlebnis aus meiner Jugend- und Kinderzeit darstellte, strahlte von hellem
Lichtglanz umflossen, mir entgegen. Ich begann nun die Bilder zu erklären, und wurde
immer beseelter, so daß ich mit einem Scharfblick und einer die tiefsten Vorgänge des
Menschenherzens erfassenden uud die feinsten Beziehungen der verschiedenen Familienverhältnisse und humoristischen Auffassung der einzelnen Situationen charakterisierenden
Beredsamkeit meine Zuhörer fesselte. In der Musik war es hauptsächlich Richard Wagner
und Sebastian Bach, den ich ausübend vertrat; mitunter komponierte ich auch selbst. Da
ich die wunderbare Stimmbegabung erhalten hatte, mit Angabe eines Tones auch mehrere
Partialtöne, ja ganze Akkordverbindungen erklingen zu lassen, so gestaltete sich in meinem
Brustkasten mit der Zeit ein ganzes Wagner-Orchester. Den Walkürenritt vermochte ich
mit großer Kraft und Begeisterung häufig zu singen, den Text sang ich meist in schwedischer
Sprache, wobei ich dann, in Bellmanns herrliche Dichtungen übergehend, die Elfen und
Luftgeister und die Meeresgötter heraufzuzaubern versuchte. Eines Abends, als ich wieder
einmal voller Begeisterung sang, erschien mir Kaiser Friedrich und versprach mir, sich für
mein musikalisches Streben zu interessieren. Einige Male waren auch verschiedene Kunst-
freunde erschienen, unter anderem auch unser königlicher Musikdirektor und Dirigent der
Singakademie. Wir führten dann gemeinschaftlich Oratorien auf. Mit letzterem bin ich
noch sehr oft in Verkehr getreten; bald vermutete ich ihn auf der Orgel und hörte andächtig
seinem Spiele zu, bald belauschte er meinen Gesang; öfter tauschten wir auch Ansichten
über musikalische Gedanken und Kompositionen aus, vornehmlich sprachen wir viel über
Bachsche Präludien und Fugen. Deutlich erinnere ich mich noch, daß ich einmal jene Arie:
„Zion strecket ihre Hände aus, und da ist niemand, der sie tröste", die ich wohl öfters gehört,
aber niemals selbst gesungen hatte, ihm vorsang und dann in den schönen Psalm überging, den wohl manche Komponisten, vornehmlich aber der alte Reinkens, so schön in Musik
gesetzt haben soll, und der mit den Worten anfängt: „An den Wasserflüssen Babylons
saßen sie und weinten, ihre Harfen hingen an den Weiden, und ihre Herzen bluteten, als
sie Jerusalems gedachten usw." Auch war es ein Dichter, mit welchem ich, als ich noch im
Elternhause lebte, eine Zeitlang in Korrespondenz stand, der mir in vielen Situationen
deutlich und lebensvoll entgegentrat. Besonders deutlich erinnere ich mich noch einer
Unterhaltung, während welcher er so köstliche Worte der Weisheit sprach, daß ich ihm wie
gebannt lauschte. Als er mir nebenbei verschiedene wertvolle Geschenke übermittelte,
welche mir von verschiedenen hohen Persönlichkeiten zugedacht worden seien, warf ich
dieselben achtlos in einen vor uns sich öffnenden Abgrund, in welchem das Rauschen eines
Wassers deutlich vernehmbar war.

Der verstorbene Kaiser Wilhelm und die Königin Luise erschienen mir häufig und sprachen mit mir. Das eine Mal kam mein verstorbener Vater und teilte mir mit, daß er im Totenreiche mit Kaiser Wilhelm und Kaiser Friedrich zusammengetroffen sei und von diesen ein wichtiges Dokument erhalten habe, worin alle die zukünftigen Schicksalsbestimmungen unserer Familie aufgezeichnet waren. Meiner war darin besonders erwähnt, und zu meinem persönlichen Schutze hatte mein Vater eigenhändig die Schlußbemerkung daruntergesetzt: „Das kann ich gewissenhaft vor Zeugen bestätigen, daß meine Tochter Martha stets die Wahrheit gesagt hat." Dies Protokoll war mein Trost und mein Schutz, und ich hörte das einmal ganz deutlich, wie es vor versammelter Behörde unserem jetzigen Kaiser Wilhelm laut vorgelesen wurde; der mir daraufhin auch seinen Schutz verhieß.

Ich glaubte mich oft verfolgt oder war selbst sehr ängstlich über Vorgänge, denen ich mich anpassen mußte, wobei ich oft gezwungen wurde, Dinge zu tun oder Worte zu sagen, die ich nicht wollte, weshalb ich mich oft vor Strafe fürchtete. Noch einige Male ist mir mein verstorbener Vater erschienen, doch stets in so hoheitsvoller Größe und Würde, daß ich meinen eigenen Unwert doppelt fühlte. Das eine Mal warnte er mich vor meiner Cousine und sprach sich gleichzeitig sehr unzufrieden darüber aus, daß ich ihr schon so bereitwillig verziehen habe. Ich müsse deshalb in den tiefsten Orkus hinabsteigen und alle damit verbundenen Qualen erst selbst durchlaufen. Geängstigt durch dieses Verlangen, fragte ich ihn, ob ich denn keine Erlösung finden solle, worauf er mir antwortete: „Ich werde Jairus' Töchterlein auferwecken zur rechten Zeit" Durch diese öfteren Begegnungen und viele seiner wunderbaren, einer höheren Welt entstammenden Worte und Belehrungen, die er mir angedeihen ließ, wurde ich zuletzt zu dem Glauben gebracht, mein Vater sei der liebe Gott. Diese Idee hat mich noch bis hierher verfolgt, und ich selbst hatte durch die Macht, welche deshalb auch mir gleichzeitig gegeben war, mich der Einbildung hingegeben, die Welt füge sich mir, und die Menschen kommen mir alle entgegen, weswegen ich auch größtenteils einen herrischen, gebietenden Ton anschlug und überall Gehorsam verlangte. Bevor jedoch jene Gedankenverwirrungen eintraten, war mein Geist fort und fort im Glaubenseifer für das apostolische Werk tätig. Die belebende Kraft desselben und den innigen Zusammenhang, welchen ich mit der Gemeinde hatte, unablässig empfindend, kämpfte ich mit einer an Unüberwindlichkeit grenzenden Stärke für meine Überzeugung.

Eines Abends, als ich mehr als je den Verkehr mit den kirchlichen Ämtern und vornehmlich die Segnungen der heiligen Eucharistie entbehrte und voll Verzweiflung ausrief: „Wir haben kein Öl, wir müssen verschmachten!" da stand plötzlich Kaiser Friedrich an meiner Seite, und als er mir eine Weile zugehört hatte, stellte er mannigfache Fragen an mich. Vorzugsweise aber interessierte er sich für das vierfache Amt, worüber ich ihm ganz genaue Auskunft geben mußte. Auf meine nachherige Frage, wie ich heiße, antwortete ich ihm, ich heiße Maria. Nachdem nun Kaiser Friedrich noch eine Weile mein Tun und Treiben beobachtet hatte, nahm er Abschied, indem er mir sagte: „Ich hoffe Sie wiederzusehen, vielleicht als Maria, möglicherweise auch als Martha." Wenige Stunden darauf erhielt ich ein zusammengefaltetes Blatt Papier, und als ich öffnete, fand ich darin die Worte: „Zwei Soprane sendet Ihnen als Geschenk Kaiser Friedrich." In meiner Freude versuchte ich auch sofort zu singen und entdeckte, daß mein Stimmvermögen plötzlich zu einer außerordentlichen Höhe befähigt sei. Daß ich so jäh und so plötzlich aus meinem Berufe herausgerissen worden war, daß ich alle meine Schülerinnen verlassen mußte, erfüllte den Kaiser oftmals mit großer Teilnahme, und er war mehrmals bemüht, Konzerte zu veranstalten, in welchen auch meine Schülerinnen mitwirken sollten. Immer schien es mir, als wolle Kaiser Friedrich meine Glaubensstärke prüfen; dabei war er so milde, so geduldig und nachsichtig gegen mich, wenn ich, wie es häufig vorkam, unbeholfen in meinem Benehmen ihm gegenüber war. Im Anfang, als ich noch von allen verlassen war und keine Ahnung hatte, was mit mir vorging, erschien mir auch ein junges Mädchen, die ich früher als Patientin in meiner Pflege hatte, und welche durch ihre Schönheit und durch ihren bezaubernd lieblichen Gesichtsausdruck während ihrer geistigen Krankheit mir noch lebhaft in Erinnerung geblieben war. Dieselbe zeigte nun große Teilnahme für mich und teilte mir schmerzerfüllt mit, daß alle jungen Mädchen, welche das Schicksal ereilte, in Irrenhäusern abgeschlossen zu werden, um ihr ganzes ferneres Leben betrogen seien; daß man ihnen ihren Brautkranz raube, und daß die Wärterinnen durch aufdringliches Beobachten und viel unbegründete Nachrede ihnen die Unschuld und alle Freudigkeit des Herzens nähmen, weshalb man nicht verschlossen und vorsichtig genug sein könne. Alle geistigen Gaben, so erklärte sie weiter, dürfe man deshalb auch nur in der tiefsten Einsamkeit pflegen und keine, selbst nicht die kleinste Geschicklichkeit preisgeben. So habe auch sie Beobachtungen mancherlei Art gemacht, auf welche Weise man seine Gesangsstimme am besten pflegen und vervollkommnen könne. Die Hauptsache wäre, daß man den Sitz der verschiedenen Stimmregister genau ermittele, wobei man dann durch einen Druck mit dem Finger die Stelle angeben könne, wo der betreffende Ton läge. Durch Nachhilfe mit den Fingern, die, Hals und Brustkasten als Resonanzboden ansehend, dieselben bearbeiteten wie die Saiten einer Zither, vermöge man einen vollständig sicheren, durchaus reinen Stimmansatz zu erzielen. Ich versuchte dies Verfahren, und es gelang mir mit großer Leichtigkeit. Späterhin entwickelte sich sogar Koloratur, und ich war erstaunt, was ich für Schwierigkeiten zu überwinden vermochte. Unter Gesang, ja sogar im Takte hantierend, verrichtete ich auch andere Beschäftigungen; so erinnere ich mich z. B. deutlich, daß ich mich viel mit Zeichnen und Modellieren beschäftigte. Das Zeichnen besorgte ich an den Fensterscheiben, und zum Modellieren benutzte ich, da es mir an Ton fehlte, nicht selten mein eigenes Gesicht, das ich oft sehr unsanft bearbeitete, um immer wieder schöne Physiognomien, die mir im Geist vorschwebten, daraus zu bilden. Da ich mit großer Schnelligkeit mein Gesicht immer wieder in eine andere Form ummodelte, so geriet ich dann plötzlich in Angst, daß es seine eigentliche Gestalt nicht mehr wiederfinden würde, und ich unterließ dann alle ferneren Versuche.

Herr Direktor Kahlbaum, welcher mir oftmals erschien und meist kopfschüttelnd bei meinen verschiedenen Kunstübungen stand, berief sich stets auf frühere Zeit und wußte, daß ich damals, als ich in seiner Anstalt am Unterricht im Modellieren teilnehmen durfte, mich nicht durch besonderes Talent ausgezeichnet hatte. Überhaupt stand er mir stets als Zweifler gegenüber, und dennoch interessierte ihn meine Festigkeit des Charakters, mit der ich fortgesetzt darauf beharrte, daß man in der Kraft und Erleuchtung des göttlichen Geistes alles, selbst das Schwierigste vollbringen könne. Deshalb, so bildete ich mir ein, würde ich auch nicht fortgelassen, und so oft auch treue Freunde kamen, die draußen vor den Fenstern standen und den festen Willen hatten, mich zu befreien, so wurde es ihnen doch stets unmöglich gemacht. Ob Herr Direktor Kahlbaum wirklich bei mir gewesen oder ob er mir nur in der Einbildung erschienen ist, darüber kann ich nichts Bestimmtes angeben. Wenn ich mich zuweilen recht beängstigt in meiner Abgeschlossenheit fühlte oder mich ungerecht und hart behandelt glaubte, dann rief ich oft laut nach ihm, aber immer vergeblich. Als Arzt hat er mir während der ersten Zeit nie gegenübergestanden; ich betrachtete ihn nur als Glaubensantipoden. Späterhin, als mein Bewußtsein klarer wurde, verkehrte ich oftmals in ärztlicher Hinsicht mit ihm; da ich ihn stets hoch verehrt habe, und seine Gelehrsamkeit auf dem Gebiete der Heilkunde auch überall Anerkennung gefunden hatte, so führte ich alsdann oftmals im Geiste lange Gespräche mit ihm und ließ mich gern von ihm belehren. Anfänglich verlangte ich nur immer nach Dr. Z., von dem ich allein überzeugt war, daß er mich heilen könne.

Zu meinen treuesten Teilnehmerinnen zählten meine Schülerinnen. Sie besuchten mich oft in Stunden der Angst und Qual und weinten um mich ihre Tränen. In meinen Visionen befand ich mich bald in der Kirche, wo ich vor Frost bebend auf den kalten Steinen mich mühselig fortschleppte und verzweiflungsvoll ausrief: „Wo ist denn meine Heimat, bringt mich doch nach Hause"; ein anderes Mal unternahm ich in Gesellschaft lieber Freunde Reisen nach Italien und der Schweiz, wobei wir in heiterster Weise miteinander verkehrten. Wieder ein anderes Mal war ich in meine Wohnung zurückgekehrt, woselbst ich einen eigentümlichen Vorgang erlebte. Es war dies eine Bluttransfusion, die mir vermittels Aderöffnung gemacht, und durch welche ich, verbunden mit lieben Verwandten und Freunden, meinen Tod finden sollte. Wir hatten uns gegenseitig die Hände gereicht, und indem wir eine geschlossene Kette bildeten, während das Blut ineinanderfloß und endlich ganz aus dem Körper herausströmte, starben wir sanft und schmerzlos. Der Zustand gänzlicher Bewußtlosigkeit muß lange angehalten haben, denn ich fühlte mich beim Erwachen vollständig verändert. Die Bluttransfusion ist dann noch oftmals wiederholt worden, doch nicht mehr mit lieben Freunden, sondern auch mit fremden Menschen, weshalb dann die beängstigende Vorstellung sich meiner bemächtigte, es seien andere Eigenschaften in mich übergegangen, ja ich mußte aufs neue Individualitäten in mich aufnehmen, die mir innerlich aufs empfindlichste widerstrebten. Die Angst des Verblutens habe ich während der ersten Zeit auch sehr häufig durchgemacht; meistens waren es Halsadern, die plötzlich aufsprangen. Einmal öffnete sich, während ich sang, die Ader am Herzen, und ich fiel, das Bewußtsein verlierend, einer Wärterin in die Arme. Auch an der Hüfte verblutete ich einige Male und verlangte dabei immer nach meinem Priester Moses, der über wunderbare Heilkräfte gebietend, mir Hilfe bringen konnte.

Der Gedanke, daß ich ein Kind sei, hat mich lange nicht verlassen. Sehr klein kam ich mir vor, und die Wärterinnen pflegten und behandelten mich auch wie ein Kind. Alle anderen Menschen erschienen mir riesengroß, namentlich waren die Köpfe von ganz ungewöhnlicher Dimension. Auch des allmählichen Heranwachsens wurde ich mir bewußt; lange Zeit stand ich in dem Alter von 14 Jahren still. Endlich erreichte ich auch mein 18. Jahr, in welchem Alter ich stehen blieb. Der Gedanke, daß ich gestorben und in einer mir völlig unverständlichen Welt wieder ins Leben zurückgerufen worden sei, verließ mich nicht. Daß ich wieder jung geworden sei, war ebenfalls meine feste Überzeugung. Die Empfindung, daß ich eine bedeutende magnetische Kraft aus meinem Körper ausströme und vornehmlich meine Hände damit begabt seien, gewann immer deutlicher bei mir Raum. Auch tote Gegenstände schienen davon berührt zu werden. Zuweilen machte ich Versuche, indem ich meine wollenen Strümpfe auszog und sie bis ans Ende der Zelle warf, und gewahrte dann nach längerer Zeit, daß sie wieder dicht neben mir lagen. Die Hände steckte ich oft unter die Matratze und beobachtete, wie sie sich allmählich nach oben zog, bis sie endlich eine ganz hohle, große Öffnung bildete. Am besten gelangen mir die Experimente bei meiner Wolldecke, dieselbe nahm unter dem Fluidum meiner Hände die sonderbarsten Gestalten an. Äußerlich machten die Hände den Eindruck, als seien sie von Öl durchfettet. Wenn ich mir mein grauleinenes Zellenkleid damit glättete, so wurde dasselbe blendend weiß und wie Seide so zart. Oftmals breitete sich auch ein silberner Glanz über dasselbe, so wie aus den Händen, sobald ich sie in die Luft hielt und etwas heftig bewegte, zahllose Silberfunken stoben.

Sobald der Abend hereinbrach, fanden sich zahllose Geister bei mir ein, teils mich zu bewachen, teils mir zu dienen. Sie ordneten oft meinen Anzug, während ich still ruhte, und flochten mir das Haar. Furcht kannte ich nicht, obgleich ich auch einmal bei Verbrechern eingeschlossen war, von welchen ich anfänglich glaubte, daß sie mir nach dem Leben trachteten. Doch in dem festen Glauben an Gottes Schutz machte ich alle mir gestellten Fallen zunichte, und so ließ man mich ungehindert meinen Weg gehen.

Oft hatte ich übermenschliche Kräfte und glaubte, ich sei ein spartanisches Weib, das lauter Heldensöhne erzogen habe; ein anderes Mal war ich mitten im Schlachtgewühl zugegen, als die Mauern von Troja gestürmt wurden, und ging dann als weinende Kassandra in die Einsamkeit zurück, woselbst mir Kaiser Friedrich begegnete und freundlich mit mir sprach. Er war es, der mich immer wieder mit Mut beseelte und ich zaghaft werden wollte. Meine glaubensfreudige Stellung zur apostolischen Kirche interessierte ihn ebenso lebhaft, wie es Herrn Direktor Kahlbaum interessierte, nur mit dem Unterschiede, daß ersterer immer tiefer in die Geheimnisse der Gotteskraft eindrang, während letzterer fortwährende Glaubensproben von mir verlangte, für die unsere menschliche Stärke nicht ausreichend war. Erst mußte ich tagelang Hunger und Durst aushalten, dann wurde mir Gift eingegeben, welches ich im Vertrauen, daß es mir nichts schaden würde, einnehmen mußte. Kranke heilen und Tote auferwecken war meine tägliche Beschäftigung. Eine sehr hohe Probe wurde mir einst dadurch gestellt, daß ich mit meinem toten Bräutigam in einen Sarg eingeschlossen wurde, woraus wir beide lebendig wieder hervorgehen sollten.

Eines Abends bemerkte ich, daß eines der Häuser von Direktor Kahlbaum in hellen Flammen stand. Man sendete mich alsdann während der Nacht in das brennende Gebäude, während man, um die Lage für mich noch gefahrvoller zu machen, unterhalb Dynamitpatronen gelegt hatte. Meine Aufgabe war nun, bevor die Bomben zerplatzten, mich trotz des brennenden Feuers aus dem Gebäude zu retten. Ich kämpfte mit Riesenkraft, indem ich so lange alle Hindernisse mutig besiegte, bis ich, auf einem bereits verkohlten Balken das Gleichgewicht verlierend, in die Tiefe stürzte und das Genick brach. Es waren jedoch gleich hilfsbereite Hände zugegen, die mich in kurzer Zeit wiederherstellten, so daß ich mein schweres Werk von neuem beginnen mußte. Durch einen erstickenden Qualm mich durcharbeitend, fühlte ich, wie meine Kleider bereits zu sengen begannen und auch die Gliedmaßen schon schmerzten. Endlich erfaßte die Glut den Kopf und versengte mir das

Haar. Gott um Errettung anflehend, vermochte ich endlich einen Ausgang zu erlangen. Als jedoch bald darauf das Haus zusammenstürzte, bedeckte auch mich ein Teil der Trümmer. Dennoch kam ich, als dieselben verkühlt waren, unversehrt wieder heraus. (Diese Verbrennungsangst habe ich noch vielmals durchlebt.) Mitunter war es, als wenn, während ich darauf ruhte, meine Matratze zu sengen anfinge, so daß ich oft mitten in der Nacht erschreckt aufsprang und mich auf die kalte Diele legte. Herr Direktor Kahlbaum gab sich jedoch mit allen diesen Proben noch nicht zufrieden. Ich sollte im Glauben bewirken, daß die Türen vor mir aufsprangen, und schließlich verlangte er, mich in die Lüfte entschweben zu sehen. Dies Wunder würde ihn alsdann zum Glauben bringen. Oft versuchte ich für mich die Kunst des Fliegens, und oftmals erschien es mir, als ob ich wirklich ein Stück an der Wand emporzuklimmen vermöchte. Ach, wie sehnlichst wünschte ich mir, daß Gott ein Wunder an mir tun und mich plötzlich der unheimlichen Welt, in welcher ich mich festgebannt glaubte, entrücken möchte! Ich erschien mir oft wie die aus dem Paradiese verbannte Peri und sang dann in verzweiflungsvoller Sehnsucht die ergreifenden Gesänge jener Unglückseligen.

Eines gewaltigen Kampfes erinnere ich mich auch noch mit großer Deutlichkeit. Es waren Ströme Wassers plötzlich gekommen, die hatten alles feste Land weggeschwemmt, so daß ich nur mit einigen lieben Freunden und Schülerinnen auf einem kleinen Felsblock festen Fuß fassen konnte. Da die Meereswogen mit solch ungeheurer Gewalt brandeten, so war auch dieser Stein in großer Gefahr, mit weggerissen zu werden. Doch ohne Bangen sammelte ich alle meine Schützlinge um mich her und sang ihnen Schlummerlieder. Jedes Hindernis, das sich vor meinen Lieben auftürmte, räumte ich mutig aus dem Wege. Da plötzlich erschien mir Kaiser Napoleon mit noch anderen kaiserlichen Herrschaften an seiner Seite. Da das Meer immer lauter tobte, so stimmte ich plötzlich wilde Gesänge an, die mich so mächtig begeisterten, daß ich kaum merkte, als Kaiser Napoleon mich anredete. Er sagte, er habe zuerst seine Gemahlin an diesem Platze vermutet, doch da ich ihm fremd sei, so wolle er meinen Namen wissen. Als ich ihm geantwortet hatte, sang ich mit lauter Stimme weiter. Endlich kam es über mich wie eine dämonische Gewalt. Ich beklagte mich dem Kaiser gegenüber mit ungestümer Heftigkeit, daß ich eine Cousine habe, eine schreckliche Cousine, deren Anblick schon das Blut in meinen Adern rollen machte — und fessellos, meine Worte nicht mehr abwägend — gab ich meiner Erbitterung Raum. Die Lieder, welche ich damals auf dem stürmenden Meere gesungen hatte, sollte ich später bei einer abermaligen Anwesenheit Napoleons wiederholen, es war mir aber nicht möglich, sie ein zweites Mal zu singen. —

Als ich das erstemal zum Bewußtsein meiner Krankheit kam, hielt mich nur die eine Hoffnung aufrecht, daß man mich, sobald als es mein Zustand erlaube, als Oberin beschäftigen würde. Mit einer wahren Begierde, selbständig zu sein und arbeiten zu dürfen, versuchte ich, den Wärterinnen die Schlüssel zu entreißen. Das Essen anzunehmen, worüber mir niemand Auskunft erteilte, ob ich es rechtmäßig dürfe, sträubte ich mich energisch, weshalb es mir stets unsanft eingezwungen wurde. Dann kam der Gedanke, es sei vergiftet. Doch endlich überwand der Glaube, und ich nahm das Gift mit Bewußtsein und aus Gehorsam geduldig ein. Späterhin glaubte ich, daß bei jeder Mahlzeit in der Anstalt ein gewisser Zweck verfolgt werde, und daß jeder Bissen eine besondere Bedeutung habe, die mir von Stimmen im betreffenden Augenblick vorgesprochen wurde. Kaiser Friedrich erschien mir nun öfter als je. Das eine Mal tröstete er mich mit dem Ausspruch: „Wir sind ja alle in Irrenhäusern gewesen." Als ich einmal von meiner Cousine erzählte und dabei bemerkte, daß ich meine Entrüstung gegen sie gar nicht überwinden könne, beruhigte er mich mit den Worten, daß nicht nur in allen Familien, sondern auch in den höchsten Herrscherhäusern derartige Verwandte seien, welche stets bemüht wären, Wermutstropfen in den vollen Lebensbecher ihrer Angehörigen zu mischen; dennoch müssen dieselben mit Freundlichkeit und Geduld überwunden werden wie so vieles Bittere und Unvollkommene in der Welt. Daß ich mitunter plattdeutsch sprach, auch schwedische Worte zuweilen zwischen deutsche mit einmengte, wollte dem Kaiser gar nicht gefallen. Er selbst gab mir dann Anleitung, ein reines, vollendetes Hochdeutsch zu sprechen, was mir zuweilen in Augenblicken besonderer Inspiration auch wirklich gelang. Auch Studien in der Tanzkunst mußte ich zuweilen unter des Kaisers Aufsicht machen, und da meine während der Krankheit überaus biegsamen Gelenke in nichts Schwierigkeit fanden, so gelang es mir, ein Menuett zur Zufriedenheit auszuführen, das ich auch zuweilen wiederholen mußte. Meine Gesangsübungen wurden gleichfalls sorgfältig überwacht, es wurde mir stets bedeutet, ich solle mit den mir anvertrauten Mitteln vorsichtig umgehen und die Geheimnisse meiner Kunst niemandem verraten. Auf mein öfteres Verlangen, wieder auf die Erde zurückkehren zu dürfen, erwiderte mir Kaiser Friedrich jedesmal: „Wünschen Sie sich nicht auf die Erde zurück, gehen Sie lieber bald in den Himmel."

Um mir die qualvollen Stunden in meiner Abgeschlossenheit zu erleichtern, belehrte mich unser guter Kaiser, wie ich mir über viel Angstvorstellungen hinweghelfen könne, indem ich kurze, knappe Gedanken fassen lerne und bei jedem Gegenstande nur Augenblicke verweile. So ungefähr, wie man Champagnerschaum nippt und Blumenduft einatmet. Nur keine Ideenverbindungen, keine schwerfälligen Gedankenketten, die in derartigen Zuständen nur zu nutzlosen Grübeleien führen. Diese gute Methode habe ich auch wirklich sehr oft, ja auch noch hier bis zu meiner Genesung fortgeführt und dadurch nicht nur die gewünschte Beruhigung gefunden, sondern auch viel interessante Momente erlebt, die mir unvergeßlich bleiben werden. Auch mit Herrn Direktor Kahlbaum verkehrte ich in meiner Phantasie alsdann vielfach in ärztlicher Hinsicht. Da ich ihn stets sehr verehrt hatte und wußte, daß er bedeutende Kenntnisse besaß, so war mir alles, was er mit mir besprach, sehr wertvoll. Er erschien mir gegenüber der durch Verfolgungen und Hungersnot geplagten Menschheit als ein gewaltiger Gebieter, der mit seinen mannigfachen Erfahrungen und seinem regen Forschergeist sich die Naturkräfte dienstbar zu machen verstand. Das apostolische Werk interessierte ihn sehr, doch er konnte es nicht glauben. Zuweilen erschien es mir, als wären mehrere unserer Gemeindeglieder in seiner Anstalt aufgenommen worden, um vor Verfolgungen sicher zu sein; ein reger Verkehr machte sich dann zuweilen geltend, denn jedes erklärte und jedes belehrte; mein armer Kopf wollte mir oft zerspringen, und zuweilen rief ich verzweifelt aus: „Wie kann man mit menschlichen Worten erklären, was nur im Geiste erfaßt werden kann!"

Hinsichtlich meiner Kirche war ich oft in großer Sorge, denn ich hatte dieselbe in verschiedenen Visionen, das eine Mal zerstört, das andere Mal mit schwarzen Vorhängen umkleidet, ein drittes Mal von der Gewalt des Wassers fortreißen lassen. Meine Priester sah ich im Geiste, wie der Mönch Ekkehard es getan, zwischen Felsklüften und über Steingeröll mühsam dahinschreiten. Ich selbst war von den Überfällen der Menschen, die Körper und Geist fortgesetzt in Fessel schlugen und auch physisch entsetzlich quälten (denn Wärterinnen und Ärzte erschienen mir stets als Peiniger), nach meiner Idee so entstellt worden, daß ich eines Morgens ganz verzweifelt ausrief: „Ich bin die aussätzige Mirjam!" Kaiser Friedrich war dann immer wieder mein Tröster. Er versicherte mir, daß er sich speziell der apostolischen Gemeinden wieder annehmen werde, und daß die nach aller Trübsal um so herrlicher emporblühen sollten. Sein Geist wäre es, der darin wieder erwachen würde. In Augenblicken großer Angst, auch wenn man mich ungerecht angriff, trat Kaiser Friedrich plötzlich mitten in die Versammlung und verteidigte mich; auch der verstorbene Kaiser Wilhelm ist zuweilen als mein Beschützer erschienen. Während der ganzen Zeit begleitete mich stets ein mir aus meiner Jugendzeit bekannter Rechtsanwalt, da es einen Prozeß zu führen galt, bei dem ich einen Beistand brauchte. Von Zeit zu Zeit wurden diese Verhandlungen abgehalten, und Kaiser Wilhelm II. gab dann stets die Entscheidung.

Das Görlitzer Musikfest erlebte ich in Gedanken mit. Da ich zu dieser Zeit noch sehr gut bei Stimme war und Triller sowie Koloraturen aller Art mir zu Gebote standen, so sang ich immer mit den Sängern zu gleicher Zeit. Auch entsinne ich mich, daß ich das Werk „Christophorus", welches ich kurz vor meiner Erkrankung noch mit einzuüben begonnen, mir selbständig komponiert hatte und es, da ich die Musikhalle dicht neben meiner Zelle wähnte, dem versammelten Publikum vorsang. Kaiser Wilhelm und Kaiserin Viktoria Augusta, welche dem Musikfest beigewohnt hatten, besuchten mich und sprachen sich lobend über meine Leistungen aus. Ich mußte ihnen am nächsten Morgen mit Orgelbegleitung die Fuge auf den Namen Bach vortragen, welche Sebastian Bach einst, als er bei Friedrich dem Großen musiziert, auf Wunsch des Königs komponiert hatte. Ich sang mit vieler Begeisterung und dichtete mir gleichzeitig einen Text dazu. Von den mitwirkenden Künstlern besuchten mich Frau Joachim und Fräulein Leisinger, welche letztere in ihrer gewohnten hinreißenden Liebenswürdigkeit Koloraturen mit mir sang. Das waren die Lichtpunkte, welche zuweilen meine unsäglichen Qualen vergessen machten. — —

Je bewußter ich mir wurde, um so mehr schwanden auch wieder die geistigen Fähigkeiten, und mit Tränen wurde ich endlich gewahr, daß aus der *Carlotta Patti*, welche ich während der Zeit meines Glanzes gewesen zu sein meinte, wiederum ein ganz gewöhnliches Menschenkind geworden war. Auch mein Gedächtnis verließ mich zuweilen, so daß ich mich oft auf die einfachsten Lieder oder Gedichte gar nicht besinnen konnte. Da mein Rufen um Errettung stets vergeblich geblieben war, so begann auch mein Glaube nach und nach zu wanken, und *Kaiser Friedrich* wurde in meinen Gedanken zu *Friedemann Bach.* In stummer Verzweiflung blickte ich ihn an, doch er hatte keinen Trost für mich, und auch ich vermochte ihm nichts zu sagen. In meiner lebhaften Phantasie entstand das Bild jener wilden, mit allen Heilkräutern und Naturkräften und Stimmen des Waldes, der Vögel, der Bienen und Schmetterlinge bekannten und vertrauten Zigeunerin *Towadei,* die *Friedemanns* krankes Herz zu heilen und im heftigen Kampfe ihm, ihr eignes Leben nicht achtend, mutig zur Seite zu stehen vermochte. Mit aller Gewalt suchte ich dem unheimlichen Bann zu entfliehen, doch die Zigeuner bemächtigten sich meiner, und mich mit ihren mannigfachen Künsten, Mnemonik, Hellseherei, Kräuterheilkunde, Sympathiekuren u. dgl. bekanntmachend, beängstigten sie mich oft unbeschreiblich. Obgleich gerade in der Zeit oft herrliche Bilder vor meinem Auge entstanden, und es mir zuweilen war, als sei ich in ein Zauberreich versetzt, so fühlte ich doch stets den Mangel an wahrer Befriedigung. Die Kranken, denen mein Glaube oft hohe Achtung eingeflößt hatte, betrachteten mich nun oft mit mißtrauischen Blicken, und ich wurde ebenso mißtrauisch gegen sie. Die Wärterinnen schienen mir stets anzudeuten, daß sie nun statt meiner in die apostolische Kirche gehen und den mir bestimmten Segen für sich erbitten wollten. Die Zeichen der Zigeuner, mit welchen ich mich zuweilen in einsamen Stunden beschäftigte, suchten sie mir abzulauschen, so daß sie zuletzt in alle meine Geheimnisse drangen und jede meiner Bewegungen so aufmerksam beobachteten und Bedeutungen aller Art beilegten, daß ich vor Angst nicht mehr wußte, wohin ich fliehen sollte, um endlich aus diesem Zwange erlöst zu sein. Auch schien es mir stets, als ob sie unausgesetzt Fragen an mich stellten, um in meine Familien- und Vermögensverhältnisse einzudringen. Die Fragen bestanden in einem rhythmischen, kurze und lange Silben enthaltenden Klopfen, woraus ich mir die Worte und Sätze leicht zusammenlesen konnte. Ich antwortete jedoch niemals darauf. Später glaubte ich sogar, man zöge mir meine Gedanken aus der Stirn und wüßte jeden Morgen genau, was ich während der Nacht geträumt hatte. Aus diesen Beängstigungen gingen zuletzt Stimmen[1]) hervor, welche, mit ironischem Geheul die Wände durchziehend, unsere apostolische Gemeinde höhnten. In wahrer Verzweiflung preßte ich oft die Stirne an die harte Mauer, damit ich nur nicht zum Antworten gezwungen wurde. Um meinen Glauben noch weiter zu prüfen, hatte man die Wände meiner Zelle vergiftet, denn ein feiner Staub von hellgrüner Farbe, welcher sich unaufhörlich loslöste, und welchen ich einzuatmen verurteilt war, brachte mich zu der festen Überzeugung, daß es Arsenik sei. Dieser Giftstaub, der zuweilen betäubend auf mich wirkte, hat mich lange Zeit beängstigt. Doch endlich, um zu beweisen, daß mein Glaube an Gottes Schutz noch nicht verschwunden sei, und ich auch den Tod keineswegs scheute, malte ich zuweilen mit den Fingern an den Wänden und bestrich mir mit dem vermeintlichen Gift die Stirn und das ganze Gesicht. Meinen Schwager bat ich einst um eine chemische Analyse, und dieser versicherte mir, daß kein Arsenik in meiner Zelle sei, nur Morphiumdüfte meine Sinne umnebelten, die aber keineswegs schädlich seien.

Ich verkehrte nun öfters mit Naturforschern, wobei mehrere Herren meiner Bekanntschaft zugegen waren. Wir sprachen über Tod und Unsterblichkeit, kamen aber über die natürlichen Erklärungen nicht hinaus. Die Erscheinungen wollten mir die Herren als optische Täuschungen beweisen: stellten meine Zelle, welche allein drei Glasfenster enthielt, als Laterna magica hin, wo Lichtreflexe mancherlei Art leicht Sinnestäuschungen hervorrufen könnten, und gaben mir Unterricht, wie man mit der hohlen Hand und auch durch andere Gegenstände, als Decken und Tücher usw., denen man eine fernrohrartige Form zu geben verstände, und sich dann platt auf den Boden legte, um hindurchzuschauen, auch schließlich Bilder hervorzuzaubern vermöchte. Ich versuchte dies auch häufig, und

---

[1]) Bei den ersten Stimmen, welche ich hörte, bildete ich mir ein, es sei draußen ein Telephon aufgestellt, welches namentlich mit der Stadt Breslau in Verbindung stehe; späterhin glaubte ich, es seien Geisterstimmen, die durch die Luft tönten.

als ich einst durch meine Friesdecke, die, mit einer steifen Ledereinfassung versehen, sich vorzüglich zu diesem Experimente eignete, die wunderschönsten Landschaftsbilder erblickte, kam wieder Kaiser Friedrich und sprach viel mit mir vom Himmel und seiner Pracht. „Das sind unsere Reisen auf Erden, die wir uns im Irrenhause vorzaubern können, als wenn wir sie genössen — aber gehen Sie nicht auf die Erde zurück, sondern von hier aus bald in den Himmel." Noch einige Male, aber nur auf Augenblicke, erschien mir noch der von mir so hochverehrte und geliebte Kaiser. Dann habe ich ihn weder im Wachen noch im Traum wiedergesehen, er hat auch nichts mehr zu mir gesprochen. Mein Unterscheidungsvermögen war zuletzt auch so undeutlich geworden, daß ich nicht mehr wußte, ob es Tag oder Nacht war. In den Physiognomien der Kranken sah ich alle Bekannten aus meiner Oberinnenzeit, und die bereits Verstorbenen kamen als auferstandene Schatten zurück, die mit den andern gleichzeitig gepflegt wurden. Auch sämtliche Patienten von Herrn Dr. Z., die ich in B. gesehen hatte, waren darunter vertreten. Das eigentümliche Schattenleben der Wiederauferstandenen, welche zu schwach waren, um selbständig zu essen, obgleich oft die Speisen vor ihnen standen, und empfindlicher Hunger und Durst sie quälte, wirkte auch auf mich lähmend ein. Ich bildete mir lange Zeit ein, ich könne weder Glas noch Teller halten. Als ich dies überwand und auch bereits die kleineren Mahlzeiten allein abhalten durfte, nahm ich oft, ehe die Wärterin hereinkam, einige Bissen und versteckte sie, wo ich irgendwo einen verborgenen Ritz fand, damit die ganz wesenlosen Schatten, welche mir zuweilen erschienen, und welche bittend ihre Arme nach mir ausstreckten, dieselben finden sollten. Auch war ich der Meinung, daß unter mir in einem Gewölbe arme, verhungernde Menschen lägen, und fragte oft die Wärterin, ob sie auch alle mit Speise und Trank versorgte. Der Gedanke, daß meine Geschwister, Verwandte und auch einige meiner Freundinnen und Schülerinnen sich mit mir in der Anstalt befänden, und daß sie oft furchtbar gequält wurden, verließ mich auch nicht. Bei jedem Schrei, den ich hörte, weinte ich schmerzliche Tränen.

Daß man mir all mein Hab und Gut geraubt hatte, und ich nichts mehr besaß als die vier kahlen Wände, in denen ich mich zur Zeit befand, davon war ich fest überzeugt. Die Matratze nebst Kopfkissen und Decke hielt ich auch nur für geliehen, und oftmals legte ich mich des Nachts vor Angst, daß man mich für unbescheiden halten könne, wenn ich sie benutze, auf die Diele hin. Daß das Kopfkissen von roter Farbe war, bereitete mir zuweilen die qualvollsten Augenblicke, denn ich war der Meinung, man wolle mich zur Demokratin machen. Wie oft habe ich Gott angefleht, er solle doch dem Kaiserhause meine Unschuld klarmachen, da ich es ja ruhig erdulden müsse, daß man mich zwinge, auf dem verräterischen Kissen zu liegen. Meine geistigen Qualen nahmen täglich überhand, da die Erscheinungen oft ausblieben. Hingegen brachten mannigfaltige Schrecknisse, die mir böse Geister bereiteten, mich häufig in Todesgefahr durch den nahen Einsturz des Hauses, Lebendigbegrabenwerden usw. Auch die innere Zerrissenheit und Haltlosigkeit, die mir durch immer wiederkehrende Zweifel und neu hinzutretende Angstgedanken bereitet wurden, mehrten sich. Der Tod erschien mir zuweilen als Ehrensache. Eines Nachts hatte ich wieder viel Vorstellungen und Visionen, und bei allen Kranken schien eine gemeinsame Bewegung zu herrschen. Es wollten sich immer zwei und zwei verbinden, um entweder für einen Kaiser oder sonst eine hohe Idee gemeinsam zu sterben. In langem weißen Gewande erschien mir der kürzlich verstorbene Kronprinz Rudolf und schien mir zu winken. Ich wollte für Kaiser Friedrich mein Leben lassen. Ich hätte zu diesem Zwecke gern ein Messer, am liebsten einen Dolch gehabt, denn jeder andere Tod erschien mir als unwürdig. Dennoch versuchte ich dann, da mir alle Mittel fehlten, die Adern am rechten Arm durchzubeißen, und da nur eine Wunde wurde, aber der Tod nicht eintrat, so versuchte ich andere Dinge. Endlich kam ich auf die Idee, mir mein Herzblut auszudrücken, und indem ich, mit beiden Daumen gewaltsam gegen die Stelle pressend, indem ich mit der scharfen Kante des Nagels einen Riß durch die Haut zu schneiden probierte, wurde es mir mit einem Male ganz schwarz vor den Augen, und ich sank, immer schwächer werdend, auf den Boden nieder. Nun glaubte ich bestimmt, daß mein Ende gekommen sei, und war sehr unglücklich, daß ich abermals erwachte.

Eines eigentümlichen Vorfalls aus der ersten Zeit meiner Krankheit erinnere ich mich dabei, wo ich, ohne es zu wollen, an einem Handtuch hängend, den Erstickungstod wirklich erduldete. Ich bin mir noch deutlich bewußt, wie ich alle aufeinanderfolgenden Qualen, bis die Betäubung eintrat, ruhig und standhaft ertrug. Auf welche Weise ich alsdann zum Leben zurückgekommen oder gebracht worden bin, ist mir völlig unklar geblieben.

Ein anderes Mal wollte ich aus Liebe zu unserem verstorbenen Kaiser Wilhelm in den Tod gehen. Man hatte mir für einige Tage ein Bett in meine Zelle gestellt, und ich war des Nachts, als alles still war, daruntergekrochen, indem ich eine scharf zugespitzte Sprungfeder, die ich aus dem Innern der Matratze zog, mir in das Herz stoßen wollte. Da jedoch die Feder immer wieder abprallte, so machte ich einen Versuch mit meinem linken Auge, welches ich mir blutig ritzte, desgleichen hatte ich mir die Nase damit verwundet. Am nächsten Morgen war ich so schwach, daß, als ich zusammengekauert in einer Ecke saß, ich meinen Körper zusammenschrumpfen fühlte, während der Hals sich kaum noch auf dem Rumpfe zu erhalten vermochte. So zerfiel ich innerlich zu einem Haufen Asche. Eine dumpfe Empfindung meines geistigen und körperlichen Elends hatte ich wohl, aber Gott vermochte ich nicht mehr zu erkennen. Alle die vergeblichen Bitten um Befreiung, das Ausweichen bei allen meinen gerechtfertigten Fragen nach meinem Eigentum und meiner Häuslichkeit hatte mich zuletzt auf die wunderlichsten Ideen gebracht. Ich glaubte zuweilen, ich sei in einen Harem verkauft, wo eine große Anzahl weiblicher Wesen sich um Rang und Schönheit stritten. Die meisten lebten, so bildete ich mir ein, nur von Mandeln und Rosinen, um so ätherisch als möglich zu werden. Jedes heftige Hantieren, jedes lebhafte Gespräch erschien mir wie Streit und Zank der verschiedenen Rivalinnen. „Ich gebe meine Augen darum, und ich meine linke Hand, ich wette drei Finger, und ich meine Füße", so tönte es mir unaufhörlich in meine Ohren. Hörte ich lautes Angstgeschrei, so war ich fest überzeugt, daß die bewußten Gliedmaßen den Betreffenden abgenommen wurden, und daß zur Zeit auch die Reihe an mich kommen werde. Mich verfolgte man hauptsächlich um meines Glaubens willen, und so hatte man mir, um Beobachtungen anzustellen, wieweit mein Körper allem zu widerstehen vermochte, von einer ausgegrabenen Leiche eine Injektion gemacht. Mir schauderte zuletzt vor der ganzen mich umgebenden Situation, und ich atmete wie erleichtert auf, als ich mich eines Morgens reisefertig machen durfte (es war Mitte Mai). Einen Kerker bei Wasser und Brot hätte ich oft mit Freuden begrüßt. Nun wußte ich nicht, wohin man mich führte, aber ich war unverzagt.

Unterwegs erschienen mir Welt und Menschen völlig verändert. Unter den Passagieren glaubte ich lauter bekannte Gesichter zu erblicken, ebensowohl erschien mir jeder Dienstmann, jeder Arbeiter auf der Landstraße bekannte Züge zu tragen. Die Gegend sah sehr wunderlich aus, bekannte Ortschaften erschienen mir mehr zusammengedrängt, die Menschen schoben so hastig durcheinander, alles machte einen ungeordneten Eindruck; Freiheit und Gleichheit schien die allgemeine Parole zu sein. Der Ausspruch Kaiser Friedrichs, den er in der letzten Zeit noch verschiedene Male gegen mich geäußert und der mir auch hier noch oft in Erinnerung gekommen ist, war der, daß die ganze Welt erst zum Irrenhaus werden müsse.

In der Heilanstalt zu Leubus angekommen, war ich zuerst der festen Meinung, daß ich nun in ein Gefängnis gebracht worden sei, woselbst ich für alles, was ich während meiner Krankheit gesagt und getan, eine schwere Strafe bei Wasser und Brot verbüßen sollte. Die Kranken in ihren Anstaltskleidern erschienen mir als die übrigen Zuchthäuslerinnen. Mein erster Wunsch war, daß man mir Arbeit geben möchte, und als ich dann als Kranke behandelt und neben Leidensgefährtinnen zu Bett gebracht wurde, wußte ich, da ich mich nicht krank fühlte, anfänglich gar nicht mehr, was ich aus der ganzen Situation machen sollte. Ich glaubte nicht mit Menschen, sondern mit geisterhaften Gestalten zu tun zu haben, die weder sterben noch leben konnten. Die allabendliche Schlafmedizin hielt ich für das Mittel, welches uns in den Himmel befördern sollte, und wenn alle um mich her so regungslos dalagen, so glaubte ich, sie wären selig. Daß sie immer wieder zum irdischen Dasein erwachten, befremdete mich nicht, da ich unseren Zustand des Wachens nur als ein Scheinleben betrachtete, aus dem uns Gott endlich vollständig erlösen werde.

Alles lag hinter mir, meine Angehörigen und Freunde hatte ich alle verloren; große Ereignisse, so glaubte ich fest, seien über die ganze Erde gegangen; die Auferstehung der Toten sei bereits erfolgt, viele Auferstandene wandelten um uns her, und die in Angst und Verzweiflung Zurückgebliebenen, unter die ich nun auch gehörte, mußten sich durch alle diese Wirrsale mühevoll hindurcharbeiten. In der Luft arbeitete Tag und Nacht eine unheimliche Dampfmaschine, die mir unaufhörlich, alle Stimmen nachahmend, die entsetzlichsten Schauergeschichten von all meinen verlorenen Lieben erzählte. Ich glaubte schließlich, ich habe sie alle beleidigt, so daß sie mir sämtlich zürnten; am Ende marterte mich der entsetzliche Gedanke, ich sei von allen verflucht. Meine Umgebung begann mir nun immer unheimlicher zu werden. Daß sie sich oft an mein Bett stellten und mich lange Zeit regungslos anstarrten, daß sie zuweilen bei den Mahlzeiten mit aus meiner Schüssel zu essen begehrten, machte in mir zunächst die Vermutung rege, daß sie in Beziehung zu mir ständen. Die wunderlichen Bewegungen und Zeichen, die zuweilen gemacht wurden, hielt ich für religiöse Andeutungen, die, weil fast von niemandem gesprochen wurde, zum gegenseitigen Verständnis dienen sollten. Überhaupt glaubte ich, in jeder Bewegung, ja sogar mit jedem Becher Wasser, der getrunken wurde, sei eine tief religiöse Bedeutung verbunden, die ich nur nicht zu verstehen vermöge, weil ich in letzter Zeit weder Trost noch Belehrung erhalten hatte. In den großen, kräftigen Gestalten der Wärterinnen, die in ihren Häubchen mir auch oft als barmherzige Schwestern erschienen, glaubte ich, daß das Prinzip unserer Kirche vertreten sei, welche sozusagen als selbständige Partei auftrat. Die Schwächsten, Hilflosesten und Elendesten unter den Kranken hielt ich für apostolische Gemeindeglieder, welche, da sie das Essen oft verweigerten, sich selbst Entbehrungen aller Art auferlegten und durch allerlei Anfechtung und Pein gehen wollten. Immer standen sich diese beiden Parteien gegenüber, als wenn sie miteinander wetteifern wollten, wer wohl die Größten im Himmelreich seien.

Ich fühlte meine ganze Schwäche aufs tiefste. Körperlich wie gebrochen, wurde mir zuletzt auch das Sprechen schwer. Schon bei Herrn Direktor Kahlbaum hatte ich in der Zeit vor meinem Weggange beinahe gar nicht mehr laut gesprochen. Nun sollte ich auch noch stumm werden, denn ich war einige Tage hindurch vollständig überzeugt, mein Kehlkopf sei unfähig, noch einen Laut hervorzubringen. Eine Stimme befahl mir alsdann, ich solle einen Versuch machen, so laut zu schreien, wie ich es im Anfang meiner Krankheit getan habe, denn Kaiser Friedrich befehle es mir, er wolle daraus ersehen, ob mein Glaube noch stark genug sei. Hatte ich doch in der Zeit, als ich wähnte, man habe meinen Körper gewaltsam umgestaltet und eine Mißgestalt aus mir gemacht, dennoch furchtlos auf Gottes Hilfe vertrauend, mich in meiner früheren Gestalt wiedergefunden; ebenso mußte ich jetzt unverzagt die Sprachlosigkeit überwinden. Jedoch ich war ungehorsam gegen des Kaisers Gebot. Ich hätte nicht schreien können in Gegenwart der andern, so gern ich es auch wollte. Einmal nur, als die Forderung wiederum an mich erging, vermochte ich es über mich zu gewinnen, einen schwachen Schrei auszustoßen. Die Angst, daß ich stumm sei, war ja damit überwunden, doch von Kaiser Friedrich sagte man mir, daß er wegen meines ersten Ungehorsams erzürnt sei und mir zur Strafe dafür meine Singstimme wieder nehmen wolle. Dieser Gedanke drückte mich oft sehr schwer. Überhaupt habe ich oft recht qualvolle Beängstigungen ausgestanden, daß ich durch Gedanken und Worte dem Kaiserhause oft zu nahe getreten sein könne. Mehr als einmal habe ich während der ersten Zeit meines Hierseins unter Tränen Kaiser Friedrich und Kaiser Wilhelm um Verzeihung gebeten für jede Ungehörigkeit, die ich mir in meinem kranken Zustande habe zuschulden kommen lassen.

Der Zusammenhang mit den Toten begann mich nun mitunter zu ängstigen, und es erfaßte mich nun oft, trotz aller Schwäche, eine gewaltige L u s t z u m L e b e n . In heiterer Weise verkehrte ich dann auf Augenblicke mit allen meinen Lieben, in der Hoffnung, sie doch noch einmal wiederzusehen. Daß ich selbst noch eine Heimat auf Erden habe, glaubte ich allerdings nicht, denn ich war fest überzeugt, man hatte mich all meines Besitztums beraubt, und ich müsse eben ruhig abwarten, was fernerhin aus mir werden solle[1]). Mit dem Essen verband ich so ziemlich dieselben Vorstellungen wie bei Herrn Direktor Kahlbaum, nur daß ich hier oftmals der Meinung war, ich müsse meiner Umgebung davon mitteilen. Auf welche Weise sich späterhin alles ausgleichen würde, das mußte ich meiner Umgebung überlassen, und immer abergläubischer wurden dabei meine Vorstellungen, denn mit jedem Bissen glaubte ich mich mit einem Anwesenden zu verbinden oder mich jemandem für die Zukunft zu verpflichten. Die Wahnvorstellung, daß einige unter uns Königskinder seien, erfaßte mich auch verschiedene Male sehr lebhaft. Da ich mich im Anfang meiner Krankheit einmal in einem prächtigen Schlosse gesehen hatte und sich hier auch noch zuweilen die Wände mit goldigem Glanze verklärten, so träumte ich Märchenträume, in denen ich mich als verzauberte Prinzessin betrachtete. Daß diese Träume zur Wirklichkeit werden

---

[1]) Nicht selten glaubte ich, die Wärterinnen und auch zuweilen andere Menschen, welche mit mir in Berührung kamen, trügen Kleidungsstücke und Schmucksachen von mir.

könnten, bezweifelte ich nicht, denn irgendein Wunder mußte mit mir geschehen, der gegen
wärtige Zustand war ja für mich nur ein unklares Scheinleben. Wie ein greller Mißton ging
es mir dann allemal durch die Seele, wenn die beginnende Pracht dann wieder in nichts
zerronnen war. Ja, dann erschien ich mir mit meinen vornehmen Gefährtinnen von ungebildeten Menschen beherrscht und unterdrückt, zu Armut und Niedrigkeit verdammt.
All unser Besitz war in die Hände unserer Untergebenen übergegangen, die sich nun brüsteten
und uns deutlich zu verstehen gaben, daß wir uns ihnen nicht widersetzen dürften. Ja,
was mir das Entsetzlichste schien, sie forderten sogar, daß wir auch unsere geistigen Gaben
mit ihnen ausgleichen sollten. Alle schönen Künste wollten sie sich auch zu eigen machen,
Wissenschaft achteten sie gering.

Wenn ich zuweilen einen Blick zum Fenster hinaustat, so glaubte ich in manchem
der einfachen Arbeiter einen unglücklichen Grafensohn zu sehen, der seiner Besitztümer
beraubt worden war. Der einzige Trost, der mildernd auf die entmutigenden Zustände
einwirkte, war die immer mehr um sich greifende Überzeugung, daß auch die geringste
Arbeit zur größten Ehre werden könnte, und daß man schließlich etwas darin suchte, sich
einfachen Verhältnissen anzupassen. So wählte auch ich mir zuweilen bereits in Gedanken
eine der Kranken aus, der ich nach meiner Genesung nach ihrem einfachen Heim folgen
wollte, sei es auch eine Hütte, in die ich einziehen müßte; ich wollte gerne Feld- oder Gartenarbeit machen, um mir im Schweiße des Angesichts mein Brot zu verdienen. Wenn ich dann
aber wiederum meine körperliche Schwäche so recht deutlich empfand und die harten, unge-
wohnten Stimmen so unsympathisch und beängstigend mein Ohr berührten, so wurde
mir klar, daß ich in solche schwere Verhältnisse, von denen die Welt allgemein beherrscht
werde, doch nicht passe, und ich sehnte mich nach Erlösung von allen meinen Leiden.
Daß alle übrigen Menschen ohne Ausnahme sich in demselben beängstigenden und verwirrten Zustande befänden als ich selbst, daran zweifelte ich keinen Augenblick, und ich
glaubte nun, es sei meine Aufgabe, an der allgemeinen Wiederbelebung des Geistes mit-
zuarbeiten. Auch hatte mich der Gedanke, bei der Pflege der Kranken mitbehilflich sein
zu dürfen, nicht verlassen, weshalb ich öfters die Wärterinnen um die Schlüssel bat, die
Medizinen mit eingeben wollte u. dgl.

Anfänglich verfolgte mich der Gedanke, Herr Direktor Kahlbaum, welcher nun auch
wie alle übrigen Menschen geisteskrank geworden sei, werde nach Leubus zu mir kommen
und mir bei lebendigem Leibe mein Gehirn sezieren. Auch von den übrigen Ärzten glaubte
ich dasselbe, und es erfaßte mich oft eine unbeschreibliche Angst, wenn sie hereintraten.
Daß ich mich anfangs meines Hierseins fortwährend in andere Gestalten verwandeln mußte,
beängstigte mich gleichfalls sehr. Als ich mich einmal in mein Bett legte, sagte eine Stimme
zu mir: „Du wirst doch nicht als Alter Fritz hier liegenbleiben." Diese Worte konnte ich
lange nicht überwinden, denn die Angst, hier festgebannt zu werden, war eine zu gewaltige,
ja sie war bereits so weit gediehen, daß ich mir einbildete, mein Körper sei zu Stein und Erz
geworden. Zuweilen konnte ich mich aber auch wirklich einigermaßen in den Charakter
des großen Kaisers versetzen, denn da mir das ganze Treiben um mich her wie ein Staat
im kleinen erschien, so ärgerte ich mich oft grün und gelb über die obwaltenden Zustände.
Auch die kirchlichen Bestrebungen, die Meinungsverschiedenheiten, welche über religiöse
Dinge herrschten, die Unterdrückung der apostolischen Gemeinde, deren gewaltige Glaubenskraft man doch im stillen bewunderte, ja zuweilen auch fürchtete, dieses alles bestärkte
mich in der Idee, ich müsse geduldig ausharren, bis sich alles wieder geklärt und gesichtet
habe. Am wohlsten fühlte ich mich alsdann, wenn die Religion gar nicht mehr berührt wurde, und nichts konnte mich mehr aufreizen, als wenn die Kranken Gebete sagten
oder fromme Lieder sangen, weil mir alles, was in der Verwirrung des Geistes gesprochen
wurde, nunmehr als eine Profanierung des Heiligsten erschien. Religiöse Beängstigungen
hatte ich anfänglich hierselbst sehr oft und suchte die Schuld stets in anderen, weil ich der
festen Meinung war, die Worte würden mir von den übrigen Kranken in den Mund gelegt;
obgleich ich sie nie aussprach, so mußte ich sie doch denken, und dies „Denkenmüssen"
brachte mich oft zur Verzweiflung. Da es aus meinem Kopfe unaufhörlich klang, so war
ich fest überzeugt, daß auch die Köpfe der anderen diese Eigenschaft besäßen, und da mir
sehr oft zu verstehen gegeben wurde: „Wir wollen die Beängstigungen gemeinsam tragen",
so bemächtigte sich meiner die Vorstellung, die Worte würden der Reihenfolge nach im
Kreise herumgesprochen, und stets wollte es ein böser Zufall, daß auf mich die Schimpf-

worte oder die Verdächtigungen meiner Nebenmenschen, mitunter auch sündhafte religiöse Vorstellungen trafen. Um die mir überlieferten Worte möglichst zu bannen und den Vorstellungen keinen Raum zu geben, spannte ich mir oft das Gehirn ein, d. h. ich suchte es mit einem so ungeheuren Aufwande von Energie gegen alle äußeren Eindrücke zu verschließen, daß es zeitweise ganz untätig zu bleiben vermochte.

So, wie ich nun öfters in der Eigenschaft des Alten Fritz auf meinem Sarkophag lag (denn als solcher erschien mir zuweilen das Bett), so lag ich auch oft als der Leichnam meines verstorbenen Vaters, Onkels, Bruders und anderer meiner Angehörigen da. Ich fühlte dann, wie all mein Blut in den Adern erstarrte. Auch in noch lebende Personen verwandelte ich mich dann wiederum. Oft lag ich als Herr Baron v. Richthofen, ein anderes Mal als Herr Dr. Z., einige Male auch als Herr Dr. Kahlbaum da, meine Freundinnen und Schülerinnen gingen auch oft in mein Fleisch und Blut über. Späterhin erschienen mir meine fernen Lieben als Nebelgestalten, meistens in Silhouettenform, und sprangen alle mit großer Behendigkeit auf mein Bett. Da hatte ich sie teils auf mir, teils neben mir liegen und hielt sie vermittels der Bettdecke mit solcher Ängstlichkeit fest, daß sie mir nicht entschlüpfen konnten. Die reizendste Unterhaltung entspann sich oft zwischen uns. Erinnerungen wurden aufgefrischt, humoristische Vorfälle besonders erwähnt, köstliche Witze gemacht — so daß nicht selten die Gestalt Friedrich des Großen auftauchte, der als lachender Philosoph die Situation beobachtete. Geschah es aber zuweilen, daß einer meiner Angehörigen angegriffen wurde, indem von den andern Kranken oder den Wärterinnen lästerliche Stimmen ausgingen, oder dieselben betrachteten sich selbst als in unseren Kreis gehörig, dann klagte ich mein Leid sehr oft dem Alten Fritz; und betraf es tiefe, zu Herzen gehende oder ehrenrührige Dinge, dann bat ich ihn, daß er bei Gott unser Verteidiger sein möchte.

Überhaupt waren es sehr oft berühmte Männer der Vorzeit, die mir tröstend und helfend erschienen. Wenn ich zuweilen in dem schmerzlichen Gedanken verloren war, meine geistigen Fähigkeiten seien mir verlorengegangen, und meine musikalischen, Gaben wollte man mir böswillig abnehmen, indem man (natürlich glaubte ich, nur um mich zu reizen oder zu höhnen) zuweilen in meiner Umgebung sang, dann erschienen mir zum Troste meine leichten, luftigen Gebilde, die sich dann meist hinter dem Ofen, woran mein Bett stand, gruppierten. Gestalten in Zopf, gepuderter Perücke und Dreimaster, musikalische Größen, Dichter, Schriftsteller fanden sich dann zahlreich ein; Sebastian Bach fehlte selten dabei. Sie alle verhießen mir ein Wiederaufleben, und prophezeiten für alle Künste und Wissenschaften das Aufblühen einer neuen, glücklichen Zeit, die ihre Geistesschätze wiederum bei ihren Vorfahren suchen und auch finden würde. Ehe jedoch die Erscheinungen in dieser Weise auftraten, hatte ich während der ersten Zeit meines Hierseins nur Schauer und Entsetzen vor mir. Bei Kahlbaum waren es Himmelsbilder voll hoher Schönheit, die an meinem geistigen Auge vorübergegangen waren; in Leubus war es das Prinzip des Grauenhaften und Häßlichen, was ich wider Willen verfolgen mußte. Dinge, an die ich in meinem ganzen Leben nicht gedacht hatte, lernte ich hier kennen. Abschreckende Situationen, Verbrechen, fratzenhafte Bilder sah ich unausgesetzt vor mir. Die Menschen, mit denen ich täglich verkehrte, offenbarten allerhand widerliche Eigenschaften, und ich selbst wurde gewahr, daß eine unheimliche Macht mich beherrschte, Gewohnheiten und Charakterzüge von anderen Menschen anzunehmen, in denen ich mir oft selbst aufs äußerste verhaßt war. Anfänglich hatte ich geglaubt, ich könne allem Trotz bieten, weshalb mich auch die Krankheiten um mich her, welche ich für ansteckend hielt, keineswegs erschreckten. Mit der Glaubensschwäche wuchs aber auch leider der Aberglaube, und ich begann mich vor bösen Einflüssen, Hexerei usw. ernstlich zu fürchten. Sobald ich nur im entferntesten meinte, ich habe eine der anderen Kranken durch ein Wort oder auch nur einen Gedanken beleidigt, so fühlte ich schon an einem Schmerz an irgendeinem meiner Glieder oder dem Gefühl, als sei mir irgendein unheimliches Tier, eine Spinne o. dgl., ins Bett gesetzt worden, den Einfluß der Zauberei. Mein Mißtrauen wuchs deshalb von Tag zu Tag; denn da es nicht in meinem Willen lag, meine Nebenmenschen zu beleidigen, und an den sich mir gewaltsam aufdrängenden Gedanken unschuldig war, so erschien mir eine derartige Empfindlichkeit auf seiten der anderen nicht nur einfältig, sondern auch grausam. Ich selbst hätte nie vermocht, jemandem auch nur den geringsten Schabernack zu tun, geschweige denn, etwas Böses zu wünschen. Aber meine große Reizbarkeit während all dieser krankhaften Einbildungen vermochte ich nicht zu

überwinden, und wenn ich heftig wurde, so schlug ich mitunter die anderen, was ich alsdann nachträglich sehr bereute.

Die wahre Sachlage der Verhältnisse und der eigentliche Zweck meines Hierseins begann
mir erst klarzuwerden, als die ersten Nachrichten und Besuche von meinen Angehörigen
eintrafen. Was ich aus meiner Umgebung, ja aus der ganzen Lebensweise, die ich hier zu
führen gezwungen war, machen sollte, das konnte ich mir bis dahin absolut nicht zusammen-
reimen. Für krank hielt ich mich nicht, so bleiben konnte es nicht — und dabei kein Lebenszeichen von irgendeinem mir zugehörigen Menschen! Daß ich, wie meine innere Verzweiflung
immer gewaltiger um sich griff, nicht mehr weinen konnte, hielt ich auch für eine Tücke
meiner Umgebung; sie hatten mir sozusagen die Tränen versetzt. Mein unglückseliges Verhängnis, fast bei allen der Anwesenden bekannte Physiognomien oder zum Teil täuschende
Ähnlichkeiten zu sehen, ließ mich zuweilen glauben, daß man darauf ausgehe, mir meine
verlorenen Lieben nachzuahmen oder ersetzen zu wollen, was bei Kranken sowohl als bei
Wärterinnen der Fall war. Ich sollte nun bestrebt sein, die Charaktereigenschaften jener,
die mir nahestanden und meinem Herzen teuer waren, in diese einzupflanzen und mit Sorgfalt und Geduld auszubilden, damit sie mir einst diejenigen zu ersetzen vermöchten, die
ich nunmehr vergeblich auf der Erde suchte. Daß sich meine ganze Seele dagegen sträubte,
mit fremden, mir aufgedrungenen Menschen ein solches Bündnis einzugehen und in ihnen
Ersatz für solche unermeßliche Verluste finden zu sollen, erschien mir begreiflich genug.
Noch mehr aber wurde meinem geängstigten Geiste auferlegt, indem ich mir einbildete,
daß ich etliche meiner hiesigen Gefährtinnen bereits in der Anstalt des Herrn Direktor
Kahlbaum gesehen hatte und infolgedessen nun dazu verurteilt sei, für die mir hierher nach-
gefolgten unglücklichen Wesen zu sorgen. Einige waren Kranke, die mein Glaube gestärkt
hatte, und die nun weitere Stärkung von mir erhofften, andere waren von mir auferweckte
Tote, die überall im Wege waren, und die Herr Direktor Kahlbaum mir nachgeschickt
hatte, damit ich mich ihrer annehmen sollte; die letzten endlich waren ihren Familien ab-
trünnig gewordene Personen, die in der Begeisterung für das apostolische Werk mir bis
hierher nachgefolgt waren, darunter auch einige Kinder und junge Mädchen, die ihren Eltern
entlaufen waren und nun sich heimzukehren fürchteten, aus Angst vor Strafe. Noch andere
waren arme, stellenlose Dienstboten, denen ich ein Unterkommen verschaffen sollte, und
in manchen sah ich verängstigte Sünderinnen, die sich vor Gott fürchteten, aber entweder
so verstockt oder zu mutlos waren, um ihre Sünden zu gestehen und sich Trost und Kraft
zu holen. Allen, allen sollte ich helfen, und ich war doch selbst so schwach. So lieb ich sonst
die Menschen gehabt hatte, und es meine Hauptglückseligkeit war, zu helfen und Kummer
und Schmerzen zu lindern, so wenig fühlte ich in dieser qualvollen Situation das Bedürfnis,
Samariterdienste zu tun. Im Gegenteil wünschte ich mir nichts sehnlicher, als dem fortwährend sich mehrenden Andrange der Menschen zu entgehen.

Die Erinnerungen an jene bei Herrn Direktor Kahlbaum durchlebten Bluttransfusionen
vermehrten in mir die Angst, daß diese fortwährend durch ihre Aufdringlichkeit mich
marternden Wesen auch noch mein eigen Fleisch und Blut in sich aufgenommen, mithin
aufs engste mit mir verbunden seien. Da sie fortwährend bemüht waren, sich meine Charakter-
und Gemütseigenschaften anzueignen und mir dafür die ihrigen austauschten, so glaubte
ich, daß meine Seele nunmehr verurteilt sei, in anderen Menschen zu erstehen und diese
Menschen, nun auch mit meiner Seele ausgerüstet, mir voran in den Himmel gehen dürften,
während ich als die unglückselige Peri in namenlosem Jammer um mein verlorenes Gut
geduldig ausharren sollte, bis alle meine Schwestern ins Paradies eingegangen seien. Aufregende Träume, wirre Phantasien, in denen ich die Trümmerhaufen meines ganzen irdischen
Daseins vor mir aufgetürmt sah, ohne auch nur einen Ausweg zu finden, benahmen mir
fast jeden Lichtblick. Nur zuweilen erhellte ein kurzer Augenblick das verworrene Dunkel
vor meinen Augen.

Das einemal, als ich wieder so recht trostlos mein dunkles Geschick überblickte und
mich dabei des erhebenden Ausspruches eines mir bekannten Geistlichen erinnerte, daß die
Seele der Irren schon im voraus von Gott gerettet werde, ehe der zerstörende Dämon der
Krankheit sein Werk beginnt, und daß er sie unversehrt wieder zurückerhalten wird, sei
es auch erst in der Todesstunde — da tauchte in meiner sehr lebhaften Phantasie (es war
gerade Abendzeit und alles um mich her still) das Bild Nikolaus Lenaus vor mir auf. Er
hielt eine goldene Harfe in der Hand, und von meinem Bett aus ging plötzlich ein heller

Schein, und eine Lichtgestalt, von Diamanten umstrahlt, die wie schillernde Wassertropfen einen prismatischen Schein verbreiteten, stieg lächelnd in die Höhe. „Das war meine Seele", sagte ich leise für mich. Mag nun immerhin auch die entstellende Karrikatur auf Erden zurückbleiben — wir finden uns alle einst in der Vollkommenheit wieder.

Wesentliche Erscheinungen habe ich seither nicht mehr gehabt; nur schreckhafte Nebelfiguren, die mich namentlich des Abends auf dem oberen Korridor zuweilen überraschten. Das dampfmaschinenartige Geräusch[1]) hörte ich noch fast bis Ende August 1889. Es ging zuweilen in eine, in bestimmten Takt und Rhythmus eingeteilte sich fortwährend wiederholende Melodie über, nach welcher Personen meiner Verwandtschaft und Bekanntschaft und Begebenheiten aus meinem Leben laut vorgesungen wurden. Das zu ertragen, war für mich das schwerste, denn aus diesem Eindringen in alle meine Geheimnisse entstand allmählich die Einbildung, alle Geisteskranken seien Gedankenleser. Wer diese Qual kennengelernt hat, der weiß, was Beängstigungen sind. So glaubte ich denn schließlich der Gegenstand der allgemeinen Aufmerksamkeit zu sein. Meine innersten Gedanken wurden erkannt und von den anderen benutzt und verwertet; hingegen Gedanken, welche sich mir unfreiwillig aufdrängten, wurde ich gezwungen, in die Welt hinauszurufen. Wenn die Glocken läuteten, so waren es meine Worte, die sie verkündeten; die menschlichen Stimmen, welche draußen im Freien ertönten, verbanden sich mit mir und lockten mich in ein Gespräch. Stricknadelgeklapper der Wärterinnen oder Trennen einer Näherei vermittels der Schere wurde für mich zur Sprache, die entweder meine Gedanken übermittelte oder mich mit den Gedanken der Arbeitenden vertraut machte. War der Inhalt dieser Mitteilungen nicht nach meinem Sinn, dann zitterte ich oft vor innerer Erregung. Wenn ich sehr empört war, dann machte ich mir zuweilen Luft durch heftige Worte oder Tätlichkeiten. Oft machte ich mir bittere Vorwürfe, daß ich die Annäherung der Menschen, welche zuweilen doch aus Liebe und Teilnahme hervorzugehen schien, stets so hart zurückwies, und ich versuchte es dann zuweilen, mich zu überwinden, was mir auch zuweilen gelang; ja ich vermochte sogar bei den Menschen, die mir durch ihre Sanftmut und Geduld momentane Verehrung abnötigten, im Augenblick jede Gelegenheit zu ergreifen, um ihnen meine Liebe zu beweisen, wenn es mir auch zuweilen große Überwindung kostete. Der Gedanke, daß ich immer noch zeitweise zum Kinde werde, verließ mich auch hier noch nicht; besonders des Abends erschien ich mir immer so klein und schwächlich, und mein Geist hatte kindliche Ideen; dann wurde ich abwechslungsweise wieder einmal zu einem ganz alten Weibe, und ich fühlte dabei, wie meine Gesichtszüge einsanken und Mund und Zähne schlotterten. Mein eigentliches Alter wußte ich wohl, aber ich glaubte stets, wir seien in einer ganz anderen Zeitrechnung begriffen, und die Jahre müssen bis dahin zurückgezählt werden. Wie in der Bibel verzeichnet steht, hat Gott, auf das Flehen des sterbenden Hiskia hörend, den Sonnenzeiger um so viel zurückgestellt, als er ihm noch Lebensjahre zulegen wollte; so, glaubte ich, seien uns armen Verbannten, die wir so viele Jahre in Schlaf und Verwirrung zugebracht hatten, diese Lebensjahre nicht zugerechnet. Wenn daher keine Verwandlungen mit mir vorgingen, so hielt ich mich für 21 Jahre. Wie bedrückend es auf mich wirkte, daß ich fortwährend von Menschen umgeben war, vermag ich kaum zu schildern. Die Idee, ich sei von lauter Gedankenleserinnen umringt, die fortwährend die Vorgänge in meiner Seele ergründen wollten, brachte mich fast zur Verzweiflung. Wenn ich während des Tages und zuweilen auch in schlaflosen Nächten andere ruhig schlafen sah, so war ich der Meinung, es sei mein Reichtum an Magnetismus, der ihnen zuströme. Am aufgebrachtesten war ich jedoch, wenn die Kranken sich an mein Bett schlichen und lange unbeweglich vor mir standen; dann hatte ich die Überzeugung, daß sie mir jedes Atom Lebenskraft aus den Gliedern zögen. Späterhin glaubte ich auch an stärkende Einflüsse, die mir von anderen übermittelt wurden, indem zuweilen, besonders während des Nachmittagsschlafes, eine magnetische Kraft von jemand anderem auf mich überging.

Im Badehause hörte ich die meisten Stimmen; auch sehr häufig Tritte wie von unsichtbaren Gestalten. An der Diele sah ich durch die Latten hindurch in ein unheimlich

---

[1]) Da unter den mannigfachen Stimmen, welche ich hörte, auch sehr häufig Gespräche mit lieben Verstorbenen mich beunruhigten, so hatte ich zuweilen die Wärterinnen im Verdacht, daß sie sich mit Geisterbeschwörungen befaßten, um die Geheimnisse meiner Toten zu ergründen. Eine wahre Verzweiflung ergriff mich dann oftmals, zumal ich wußte, wie sündhaft ein solches Verfahren ist.

flutendes Wasser; dies war der Orkus meiner Einbildung, denn aus diesem herauf drangen die verschiedenen, meist klagenden und ächzenden Laute, und unheimlich aussehende, in lange, weiße Tücher gehüllte Gestalten gingen als Antipoden von mir langsam an mir vorüber. Dennoch empfand ich zu dieser Zeit vor allen diesen Erscheinungen durchaus kein Grauen; im Gegenteil war es oft mein sehnlichster Wunsch, mit meinen Geistern ganz allein verkehren zu dürfen; ja am liebsten wäre es mir gewesen, wenn ich während der Nacht dort unten hätte bleiben und ungestört mit denen Zwiegespräche halten können, die mir als liebe Verstorbene oder verwandte Geister so vieles sagen konnten, was kein Mensch wußte oder ahnte.

Mit religiösen Dingen beschäftigte ich mich nach und nach weniger, auch viele der anfänglichen Einbildungen, vor allem die Idee, mein Vater sei der liebe Gott, hatte ich längst verloren. Mit aller mir zu Gebote stehenden Willenskraft vermied ich alles, was meine Gedanken auf Glaubenssachen führen konnte, denn da mir das Heilige zu hoch stand, und ich von einer unheimlichen Macht stets gezwungen wurde, da zu zweifeln, wo ich geglaubt hatte, und da zu lästern, wo ich verehren und anbeten sollte, so wären meine Qualen am Ende unermeßlich geworden. So suchte ich mich anderen Dingen zuzuwenden, und eine große Lust, wieder zur Freiheit und zum Leben zurückkehren zu dürfen, bemächtigte sich meiner. Hätte mir nur meine Umgebung mehr geboten, so würde sich der unheimliche Druck, den die Menschen auf mich ausübten, auch eher verloren haben; aber da war niemand mit dem ich mich unterhalten konnte. Zu fortwährendem Sinnen und zur Untätigkeit verurteilt, stellten sich neben der Beängstigung, daß meine Gedanken erraten würden, auch noch Zwangsunterhaltungen ein; ich war, entweder mit einer Nachbarin oder mit meinem Gegenüber, immerfort zu Gesprächen gezwungen, die sich oft auch in das Verstehen von Blicken und Mienen auflösten. Als ich aufstehen und freier umhergehen durfte, waren es auch diese fortwährend sich im stillen fortspinnenden Unterhaltungsfäden mit meiner Umgebung, die mich in einem unheimlichen Bann erhielten. Der Zustand wurde mir oft so unerträglich, daß ich bis ans Ende der Welt hätte fliehen mögen. Wenn es mir irgend möglich war, im Garten ein einsames Plätzchen zu erlangen, so flüchtete ich mich dahin, und wenn, wie es dann bald darauf zu geschehen pflegte, die Wärterinnen mich zurückholen wollten, rief ich oft verzweifelt aus: „Ich brauche Ruhe, ich will denken."

Die ersten Bücher, welche ich zu lesen versuchte, bezog ich größtenteils auf mich und meine Umgebung. Die Zeitverhältnisse erschienen mir so verändert, die Lektüre denselben so anpassend, daß ich mir dabei vorkam wie eine Großmutter, die ihre gute alte Zeit zurückrufen möchte. Vieles erschien mir so oberflächlich, so nichtssagend und gedankenarm, daß es durchaus nicht imstande war, mein Interesse auch nur im entferntesten zu fesseln. Als ich endlich einmal versuchen durfte, zu musizieren, es war das allererstemal, da glaubte ich, meine Hände wären mit andern vertauscht worden, und ich müsse nun das ganze, lange Studium wieder von vorn beginnen; auch mein musikalisches Gedächtnis schien mich fast gänzlich verlassen zu haben. Viele Wochen darauf, als ich das erstemal im Refektorium Klavier spielen durfte, fand sich das Gedächtnis bereits ein wenig wieder; jedoch hörte ich noch viele leise Fußtritte um mich her, als wenn zuweilen unsichtbare Gestalten auf und nieder huschten. Meine Gesangsstimme, welche anfänglich hierselbst noch Bruchstücke von außergewöhnlicher Fertigkeit gezeigt hatte, war nunmehr auch zum Niveau des ehemaligen einfachen Könnens zurückgegangen.

Mein Geist begann allmählich wieder regelrechter zu denken, und ich hatte doch nun wenigstens zuweilen einige Stunden des Tages für mich, wobei ich weder von Zwangsvorstellungen noch von Zwangsunterhaltungen geplagt wurde. Dennoch kehrten diese Erscheinungen noch oft in recht quälender Weise wieder. Namentlich wurde ich über die Maßen abergläubisch. Daß die Geisteskranken mich nach Laune und Willkür verhexten, daß ihre Ohren durch Türen und Wände drangen, davon war ich zeitweise fest überzeugt. Ebensowohl war ich der Meinung, daß sie alle ihre Beängstigungen auf mich abwälzten und mich verwünschten, wenn in mir auch nur der leiseste Argwohn oder das geringste Mißtrauen gegen sie aufdämmerte. Stets war es mir von Wichtigkeit, ob und in welcher Weise die andern sich mit mir beschäftigten, da es immer noch mein Angstgedanke war, daß ich für alle verantwortlich sei und für jede einzelne sorgen müsse. Erst nachdem ich mich wirklich überzeugt hatte, daß die eine oder die andere wirklich ihr Heim und ihre Angehörigen besaß und auch einzelne schon nach Hause gereist waren, löste sich dieser Gedanke allmählich auf. Durch Klopfgeister und skizzenhafte Erscheinungen wurde ich im Monat August auch noch häufig beunruhigt. Wie berauschende Opiumdüfte stieg es zuweilen vor mir auf, und ich träumte dann, doch ohne dabei zu schlafen, vornehmlich des Nachmittags bald nach Tische, allerhand wunderliche Dinge, hielt auch zuweilen Dialoge mit hier befindlichen oder auswärtigen Personen. Oft waren es scherzhafte, launische Unterhaltungen, manchmal aber auch Gespräche beängstigender Art, wenn die Zwangsvorstellungen zuweilen fratzenhafte Bilder heraufbeschworen, die jede Situation entstellten und keinen friedlichen Gedanken aufkommen ließen. Zuweilen klopfte es dann einige Male laut auf den Tisch, vor dem ich saß, oder an irgendeiner Ecke gegen die Wand, so daß ich oft darüber zusammenschrak. Das Sehen mit geschlossenen Augen, welches mich fast während der ganzen Zeit bei Herrn Direktor Kahlbaum, wenn auch nicht immer, so doch oftmals beinahe beängstigte, habe ich hier niemals mehr durchzumachen gehabt. Ich erinnere mich sogar, daß ich bei Kahlbaum häufig mit geschlossenen Augen herumlief, sprang, tanzte und dabei doch selten stolperte oder fiel. Daß ich gar soviel auszuhalten vermochte, daß vornehmlich aber mein Kopf so hart wie Eisen war, brachte mich oft auf den schauervollen Gedanken, daß ich nun nicht mehr sterben könne. Oft warf ich mich mit dem ganzen Körper mit aller Gewalt auf die Diele, um mir das Kreuz zu brechen, und den Kopf schlug ich oft so heftig gegen die Wand, daß ich meinte, er müsse zerspringen; oft traktierte ich mich auch selbst mit Faustschlägen gegen die Stirn und Schläfe oder gegen die Brust, doch es entstanden leider nur blaue Flecke. Hier in Leubus habe ich mich selbst nicht mehr geschlagen, aber der Gedanke, nicht sterben zu können, hat mich auch hier noch oft beängstigt. Doch nicht nur ich allein, sondern auch die anderen erschienen mir als solche unglücklichen Opfer, und da ich öfters damit geplagt war, die Gesichter der Menschen sich plötzlich verändern zu sehen, so daß sich das eine Gesicht zusehends verklärte und verschönte, während ein anderes wieder alte und abschreckende Züge annahm, so gab ich mich mitunter der Einbildung hin, daß wir alle verdammt sind, diese fortdauernde Erdenwanderung in solchen Metamorphosen zu machen, so daß die Alten wieder jung werden, die Schönen häßlich, die Häßlichen schön, und so ein fortdauernder Kreislauf ohne Ende bestehe. Da Gaben und Talente auf diese Weise auch zum Gemeingut werden sollten, so betrachtete ich mich als ein hierher verbanntes Wesen, das die Aufgabe zu erfüllen habe, alle, die mit mir hier abgeschlossen seien, zur Musik auszubilden, womöglich ein Orchester einzurichten und mit diesem dann in der Welt herumzuziehen; ja mitunter entstand dann auch noch die Idee, meine Schülerinnen wären wirklich in einer oder der anderen dieser Gestalten und würden plötzlich einmal vor mir stehen und mich begrüßen; denn oft fand ich so frappante Ähnlichkeiten unter den hier befindlichen Physiognomien, daß ich mich besinnen mußte, ob ich wache oder träume.

Als nun endlich mein Blick wieder klar wurde und die Dinge mir erschienen, wie sie wirklich waren, als es mir endlich zum Bewußtsein kam, daß ich in der Tat krank gewesen sei, als (und das diente zu meinem größten Frieden) die ersten Besuche meiner Lieben hier eintrafen, dann war das Werk der Heilung bereits vollbracht. Von Tag zu Tag ruhiger werdend, dankte ich meinen Ärzten, vor allem aber Gott von ganzem Herzen, daß er mir meine Gesundheit wiedergegeben hatte. Ein Schleier nach dem anderen war gefallen, ich hatte mich überzeugt, daß in der Außenwelt alles noch seinen geordneten Gang gehe, daß meine Lieben noch alle gesund seien, und ich sie in Kürze wiedersehen sollte, und so wurde allmählich alles wieder sonnig und licht um mich her. Sehr viel hat es zu meiner Genesung beigetragen, daß ich seit Anfang September ein eigenes Zimmer bewohnen durfte, woselbst mein Geist wieder Ruhe und mein in der vorhergegangenen Zeit so vielfach gequältes Gehirn sich endlich sammeln konnte zu geordnetem Denken. Mit großem Interesse begann ich nun zu lesen und bald darauf wieder Musik zu treiben, wodurch mir viele angenehme Stunden bereitet wurden. Während ich im August noch oftmals gewünscht hatte, mein Schlafmittel möchte Arsenik sein, damit ich von meinem Leiden erlöst wäre, so sehr beglückte es mich, als im September sich der Schlaf von selbst einzustellen begann, und keine beängstigenden Träume sich ihm beigesellten. Ich unternahm dann täglich Spaziergänge ins Freie, und jeder Tag erfrischte und belebte mich mit fortschreitender Gesundheit. Einige liebe Besuche und ein regerer Briefwechsel mit Verwandten und Freunden entschädigten mich für alles dasjenige, was ich geistig solange entbehren mußte. Mit frischem Mute und festem Gottvertrauen sehe ich nun wieder der Zukunft entgegen, und mit aufrichtigem Danke gegen alle, die mich hierselbst so treulich behütet, so freundlich getröstet und so sorgsam gepflegt haben, werde ich stets in Liebe meines hiesigen Aufenthalts gedenken.

2. Vergleichende Betrachtung der Psychose M. Sch.s.

So sehr die Erkrankung Martha Schmieders im Gesamtverlauf mit der der Patientin Forels übereinstimmt, so weist doch die psychopathologische Vergleichung in vielen Einzelheiten auch auf die Psychosen der beiden ersten Kapitel. Das ist uns ein willkommener Anlaß, die vier bisher behandelten Fälle, die in unserem Material eine geschlossene Gruppe bilden, durchmusternd unsere Beschreibung des oneiroiden Zustandes zu ergänzen.

Die objektive Krankheit dauerte, wenn man ihr Ende mit der wiedereinsetzenden Verkehrsfähigkeit und beginnenden Einsicht bestimmt, bei M. Sch. fast genau so lange wie bei L. S. 9—10 Monate, während A. W. und Engelkens Kranke nur wenige Wochen erregt und verwirrt waren. Weitaus den längsten Zustand völliger Verwirrtheit hat L. S. durchgemacht, die nach der Krankengeschichte über ein halbes Jahr desorientiert war, während auch bei M. Sch. die ununterbrochene Verwirrtheit wohl nur etwa bis Ende April, d. h. etwa 2 Monate währte. Das objektive Bild einer hochgradigen motorischen Erregung war offenbar ein ganz ähnliches wie bei der dritten Kranken, wenn es vielleicht auch bemerkenswert ist, daß M. Sch. vielfach durch ihr ärgerliches, gereiztes, aggressives Verhalten Schwierigkeiten machte, während L. S. ausdrücklich als „stets gutmütig, niemals bösartig" bezeichnet wird. Im übrigen sind die Krankenberichte qualitativ und quantitativ zu ungleich, als daß man viel aus einer Gegenüberstellung schließen könnte. Aus den Notizen der Görlitzer wie der Leubuser Anstalt geht aber hervor, daß bei M. Sch. schon nach etwa einem Monat Schwankungen des Bewußtseins, vor allem Momente relativer Klarheit beobachtet wurden, von denen wir bei dem anderen Fall erst nach einem halben Jahr hören.

Trotz der zahlreichen sonstigen Analogien gewinnt man auch bei der Durchsicht der letzten Selbstschilderung den Eindruck, daß die Art der Bewußtseinsstörung von der bei den Fällen der zwei voraufgehenden Kapitel etwas abweicht. Vielfache Bemerkungen deuten darauf hin, daß oft die Orientierung zwischen den Zuständen schwererer Getrübtheit wiederkehrt. Man kann nicht ausschließen, daß es sich dabei um Erinnerungstäuschungen handelt, die dem Bestreben, die Krankheit als möglichst leicht hinzustellen, entsprangen. Es kommt aber hinzu, daß die phantastischen Situationen selbst sich zeitweise viel weniger als in den Psychosen des zweiten und dritten Falles an die real gegebene Umwelt anschlossen, daß Umdeutungen und Verkennungen wirklicher Vorgänge und Personen, Anregungen und Anknüpfungen an Tatsächliches eine geringere Rolle spielten, während Szenen völliger Entrückung in eine rein phantasierte Situation häufiger waren. Charakteristisch spricht im Sinne dieser Auffassung neben anderen auch die Bemerkung über das Sehen mit geschlossenen Augen (Selbstschilderung S. 149). Davon enthalten die früheren Selbstberichte nichts; dort wurde vielmehr ganz überwiegend die phantasierte Situation in die reale hineingesehen. Es ist nicht viel damit gesagt, wenn man etwa daraus folgert, daß in den hier häufiger unterbrochenen Zuständen gestörten Bewußtseins die Trübung eine tiefere gewesen sei. Der Unterschied ist nicht als gradueller zu fassen, es handelt sich um eine qualitativ andere Nuance. Man kann die Bewußtseinsstörung vielleicht eine noch traumähnlichere als die der anderen Fälle nennen insofern, als das freie Walten der Phantasie oft gar keiner Anhaltspunkte bedurfte. Noch mehr vielleicht ähneln manche beseligenden, heiteren Szenen den Situationspsychosen psychogener Ätiologie, in welchen eine Abkehrtendenz von der Realität wirksam ist. Von einzelnen in solchem Sinne deutbaren Erlebnissen ist übrigens keiner der bisher mitgeteilten oneiroiden Zustände ganz frei, und es wird die Aufgabe eines späteren Abschnittes sein, zu dieser Fragestellung und den sich daraus ergebenden ätiologisch-diagnostischen Erwägungen Stellung zu nehmen.

Immerhin sind auch bei M. Sch. diese Situationen der Realitätsflucht nicht bestimmend für das ganze Zustandsbild, wenn sie auch, wenigstens in ihrer Darstellung, mehr hervortreten. Aus der Schilderung ist ferner zu entnehmen, daß der Wechsel des gegenständlichen Erlebens kein so abrupter, willkürlicher ist. Bestimmte Szenen und Bestandteile kehren immer wieder: Grabgewölbe, himmlische Gefilde, der Kreis der Schülerinnen, der Verlobte, Kaiser Friedrich, Moses. Ebenso werden einzelne wahnhafte Gedankengänge über längere Zeit festgehalten: die geistliche Aufgabe, gestorben und auferstanden zu sein, in einer überirdischen Welt zu leben, ein Kind zu sein, der Abscheu vor der Cousine u. a. m. In dieser Hinsicht erinnert der Fall an die Patientin Engelkens, wie auch das Tempo des Szenenwechsels nicht die Hast und Jagd zeigt, die A. W. und L. S. beschrieben haben. Wie bei der Kranken des ersten Kapitels gehen die Situationen mehr fließend in einander über, werden auch bis zu einem gewissen Grade aufeinander sinnhaft bezogen, die Sprunghaftigkeit und Fragmentation wird streckenweise vermißt. Man wird sich fragen, wieweit dieser Unterschied ein solcher der Schilderungsweise ist. In der Tat gibt sich die Erzählerin mit einer andächtigen Breite den Vorgängen hin, die von den früheren Selbstberichten erheblich absticht. Und zwar verweilt sie offensichtlich gerne bei den Vorgängen, die ihr noch zur Zeit der Abfassung wichtig und wertvoll-bereichernd dünken. Sie ist bei vielem noch erschüttert und beteiligt, und wir gehen wohl nicht fehl, wenn wir die sinnmäßige Bezogenheit der einzelnen Szenen aufeinander auffassen als das Ergebnis der verständlichen Tendenz, das Erlebte in die Kontinuität der eigenen Werthaltung „einzuschmelzen"[1]. So ist wohl die Annahme berechtigt, daß der Ablauf in der Tat ein zerstückelter war, und zwar mehr, als aus dem Eigenbericht zu entnehmen ist. Darin bestärkt uns der vielfache Hinweis auf die Fülle der sich aufdrängenden Gedanken (S. 124, 125, 132) und die quälende Mannigfaltigkeit des Erlebten. Interessanterweise wird an einer Stelle sogar ein Kunstgriff zur Überwindung der Gedankenflucht halluziniert (S. 139). Doch soll natürlich mit dieser Annahme einer nachträglichen Verknüpfung des ursprünglich Unverbundenen die Besonderheit der Erlebensart Martha Sch.s nicht einfach wegdiskutiert werden. Hinzu kommen affektive Momente, denen wir unsere Beachtung zuwenden müssen.

Immerhin ist uns der Fall gerade unter dem Gesichtspunkt wichtig, weil er zeigt, wie sehr die Stellungnahme bei der Beurteilung und Verwertung eines Selbstberichtes auch in dem, was er an Tatsächlichem bringt, zu berücksichtigen ist. Erst wenn man die Fälle vergleichend nebeneinanderhält, erkennt man die weitgehende Übereinstimmung und die Herkunft der Differenzen.

---

[1] Vgl. die Arbeit des Verf.: Über die Stellungnahme zur abgelaufenen akuten Psychose. Zeitschr. f. d. ges. Neurol. u. Psychiatrie Bd. 60, S. 160.

Inhaltlich finden wir wieder jene „romantische" Welt der Katastrophen und
Feste, Verbrecher und Fürsten, Mord, Brand, Wasserflut, Auferstehung, Himmel
und Hölle. Auch das Erlebnis des nicht erreichten Wendepunktes kehrt in zahlreichen Abwandlungen wieder. (S. 129, 131, 132, 134, 136, 138, 140.)

Der Gefühlston des Erlebens zeigt, neben dem charakteristischen Schwelgen
im Extremen, das dem Gegenständlichen entspricht, wiederum viele Anklänge an
Engelkens Fall. Wie dort als Grundton die sehnsüchtige Liebe zu X., so schwingt
hier fast ständig eine religiöse Begeisterung mit, die erst bei Beginn der
Aufhellung schwindet. Sie trägt wohl am meisten dazu bei, die Mannigfaltigkeit
der Vorgänge dem Sinne nach zusammenzuhalten, zu ihr taucht das Ich nach
Qual und Verzweiflung immer wieder empor. Das Bewußtsein der großen Verantwortung, der besonderen Bedeutung, der wichtigen Aufgabe fließt aus ihr;
alles Unklare, Unsichere, Orakelhafte wird auf sie bezogen; in den Momenten
größter Beseligung im Jenseits erreicht sie ihre Höhepunkte. Auch die Gefühle
aufs höchste gesteigerter körperlicher und geistiger Fähigkeiten (Biegsamkeit
der Glieder, Singen, Zeichnen, Modellieren; Scharfblick, die tiefsten Vorgänge
des Menschenherzens zu erfassen; Gabe der humoristischen Darstellung, tief-
sinniger Gespräche, der religiös-philosophischen Diskussion usf.) vereinigen
sich immer mit diesem religiös gefärbten Unterton.

Vielleicht rührt es daher, vielleicht hängt es aber auch mit dem Zeitpunkt
der Abfassung unmittelbar nach dem Abklingen der Psychose, wo die Erschütterung der Gesamtpersönlichkeit noch irgendwie spürbar ist, zusammen (während
der zeitliche und damit der gefühlsmäßige Abstand bei den beiden vorausgehenden
Fällen sicher größer war), daß man hier wie im ersten Kapitel aus der Schilderung
den Eindruck einer tiefen, affektiven Beteiligung der Gesamtpersönlichkeit gewinnt, deren Rückwirkung auf die Darstellung vorher erörtert wurde.

Bei dieser Gelegenheit sei auf ein interessantes Moment in der Erlebnisweise
des oneiroiden Zustandes die Aufmerksamkeit gelenkt, das bis zu einem gewissen
Grade charakteristisch ist: Der ausgesprochene ethische Grundzug der Gesamthaltung des aktuellen Ich, die Einstellung auf Pflicht, Aufgabe, Opfer, Verantwortung. L. S. konstatiert mit großer Befriedigung, daß sie ihr Pflichtbewußtsein nicht verlassen habe, und in der Selbstschilderung dieses Kapitels
wimmelt es von solchen Hinweisen. Aber auch bei Antonie Wolf, wo aus der
Persönlichkeit schwerlich diese Haltung zu erwarten ist, finden wir sie an vielen
Stellen betont. Diese ethische Grundhaltung erscheint um so paradoxer, wenn
wir annehmen, es handle sich um einen Zustand gestörten Bewußtseins, nachdem wir doch wissen, daß gerade die Lockerung der ethischen Bindungen kennzeichnend ist für bestimmte Formen getrübten Bewußtseins, wie Gifträusche,
Schlaftrunkenheit, aber auch manche psychogenen Delirien. Das Verantwortungsbewußtsein steht sicher mit der stark tätigen Ichbeteiligung an den wahnhaft
erlebten Vorgängen in Zusammenhang. Es ist ferner irgendwie in Beziehung
zu der zentralen, wichtigsten Rolle zu setzen, die der Kranke in den Situationen
spielt. Doch ist es daraus keineswegs ohne weiteres ableitbar; denn im Größen-
wahn manischer Zustände oder gar organischer Defektpsychosen findet es sich
nicht. Auf der anderen Seite führen schizophrene Endzustände, Weltbeglücker,
Messiasse, Erfinder usw. das Wort „Verantwortung" gern im Munde. Ihre tatsächliche Untätigkeit und Ohnmacht steht in ähnlichem grotesken Gegensatz

zu dieser Redeweise wie etwa der Stupor Antonie Wolfs zu ihrer weitreichenden Tätigkeit in den oneiroiden Szenen.

Und doch legen manche Stellen der Schilderung unserer Kranken geradezu die Auffassung nahe, als ob die ganze Intensität der inneren Anteilnahme an dem Erlebten aus diesem Verantwortungsbewußtsein ihren Ursprung nähme. Wir glauben allerdings nicht, daß mit einer solchen „dynamischen" Theorie viel gewonnen wäre.

Wohl aber soll uns das Vorliegen dieser Haltung zusammen mit der religiösen Ausweitung der Psychose im letzten Fall Anlaß geben, andeutend aufmerksam zu machen auf die Rolle bewußtseinsgestörter Zustände unter den metaphysischen Erlebnisweisen. Es ist nicht nur eine populäre Meinung, sondern eine immer wieder bestätigte psychologische Erfahrung, daß schöpferische Antriebe und Kräfte in der unklaren Sphäre an der Grenze des Wachseins ihren Ursprung nehmen. Jaspers[1]) hat hier den wichtigen Trennungsstrich gezogen zwischen „bloßen Erlebnissen, die genossen werden" und „Symptomen von Kräften, die zu Gestalten, zu Vergegenständlichungen drängen; die ersteren in sich beschlossen, ohne Drang und Qual, in ruhigem Genusse hingenommen, die letzteren von Bewegungskraft, Spannung, Drang, von Jauchzen und Beklemmungen begleitet". Dies ist die gleiche Gegensätzlichkeit, die uns bei dem Vergleich unserer Erlebnisform etwa mit den Gifträuschen soeben Schwierigkeiten bereitete. Offenbar liegt hier eine jener grundlegenden Polaritäten vor, die im Psychischen so häufig die einzigen natürlichen Ordnungsrichtungen der Tatsachen bestimmen. Es ist nicht anders zu erwarten, als daß diese Polarität auch in pathologischen Zuständen irgendwie zum Vorschein kommt. So kann man vielleicht davon sprechen, daß in der oneiroiden Erlebnisform eine Mischung vorliegt, in welcher sensationelle Phantastik erlebt wird und doch zugleich wieder in der Spannung höchster Verantwortung und schaffender Mitarbeit geklärt zum Abschluß gebracht werden soll. Je nachdem in der Rückschau (oder auch schon im Erleben?) der Schwerpunkt mehr auf der Seite der Phantastik oder der der tätigen Gestaltung gelegt wird, ergibt sich eine Verschiedenheit der Bewertung und Verarbeitung der Psychose, die für Antonie Wolf nur eine Sensation, für die letzte Kranke eine „mystische" Erfahrung ist.

Die Kennzeichnung der Affektivität ist endlich noch dahin zu ergänzen, daß neben von vornherein auftretenden vereinzelten Ausschlägen nach der depressiven Gefühlseite gegen Ende der Psychose ein Überwiegen der düsteren Stimmungen festzustellen ist, ohne daß man aber von einem Punkt deutlichen Stimmungsumschlags sprechen kann. Die Selbstmordversuche (S. 141, 142) weisen auf die Schwere der depressiven Anwandlungen hin.

Vorboten, Beginn und Ausklang der Erkrankung erfordern noch eine gesonderte Betrachtung. Hier, wo es sich um den Übergang in das Gebiet der ursprünglichen Persönlichkeit handelt, insbesondere am Psychosenende, bestehen die größten Differenzen. Während bei Engelkens Patientin die Entwicklung eines manischen Glücksaffektes aus der tiefen Melancholie nach dem Selbstmordversuch den oneiroiden Zustand einleitet, entwickelt er sich bei A. Wolf plötzlich aus einer mäßig tiefen Depression. Bei der Kranken Forels ging dem ganz akuten Ausbruch der Psychose eine Phase von Insuffizienzgefühlen

---

[1]) Psychologie der Weltanschauungen S. 388ff. Berlin 1919.

und Gereiztheit mit einer religiös-philosophischen Krise (Briefwechsel mit der
Freundin) voraus. Martha Schmieder endlich war wohl in einer ähnlichen gereizten und zugleich exaltierten Stimmung, als die traumartige Verwirrtheit
einsetzte; aber man muß doch wahrscheinlich schon die Bekehrung zu dem streng
bibelgläubigen Christentum der Apostolischen mit in die Krankheitsvorboten
einbeziehen; weiter aber ist der mehrfach wiederkehrende Schlafzustand,
der einmal sogar auf andere Personen projiziert wird (S. 129), bemerkenswert.
M. Sch. unterscheidet sich auch von den früheren Fällen dadurch, daß die allerletzten Vorgänge und Überlegungen unmittelbar vor dem Einsetzen der Krankheit (Gemeinde, Schreibtischschlüssel, Bräutigam, Geschichte von Lazarus,
Cousine) bis tief in die Psychose hinein eine inhaltsbestimmende Rolle spielen,
während L. S. ausdrücklich betont, daß die Gedanken, die sie unmittelbar vor
der Erkrankung beschäftigt und gedrückt hatten, in den Hintergrund traten.
Ähnliches finden wir bei A. Wolf und auch im ersten Fall, wo der mit der Psychose
auftauchende Gedanke an X. längst verworfen worden war. Diese Beobachtung
deutet eher auf eine weniger tiefe Bewußtseinstrübung im letzten Fall und zeigt
so die Unbrauchbarkeit gradweiser Abstufung zur vergleichenden Kennzeichnung
des Bewußtseinszustandes.

Hier ist vielleicht auch der Ort für einen kurzen Hinweis auf die Verschieden-
artigkeit der Einbeziehung der unglücklichen Liebeserlebnisse bei der
ersten, dritten und vierten Kranken (die Verlobungsaffäre A. Wolfs kann wohl
außer Betracht bleiben). Gegenüber ständig durchschimmernder, hoffnungsvoller
Leidenschaft in der Psychose der Kranken Engelkens ist bei M. Schmieder die
entsagende Liebe völlig in der religiösen Sphäre „vergeistigt“, sogar die Szenen
fröhlicher Geselligkeit werden im großen Kreis, nicht allein mit dem Bräutigam,
erlebt; auch in dieser Beziehung wird also die Einstellung aus der Zeit unmittelbar vorher in die Psychose übernommen. L. S. endlich erwähnt in ihrer Selbstschilderung den Geliebten, auf den sie einige Jahre vorher schmerzlich verzichten
mußte, überhaupt nicht, obwohl sie von dort den tiefen Ernst des Gemütes herleitet, der dem Ausbruch der Erkrankung vorausging.

Über die Gegensätzlichkeit des Stimmungsumschlags nach dem
oneiroiden Zustand bei den Fällen des ersten und zweiten Kapitels wurde schon
sprochen. Darüber hinaus fanden wir bei A. Wolf mehrere, in der Symptomen-
fülle abgeschwächte Wiederholungen des Zustandes bei objektiv ähnlichem
Verhalten im Laufe der nächsten Jahre. Manche Symptome, wie die Neigung
zu Verkennungen, das Spielen in bestimmten Rollen, greift anscheinend auch
noch in relativ bewußtseinsklare Zeiten hinüber. Wahnideen werden übernommen
und weitergesponnen, wenn auch nicht in der früheren Ernsthaftigkeit. Ein
ganz ähnlicher Zustand scheint sich bei der Kranken Forels unmittelbar an die
schwerere Bewußtseinstrübung des oneiroiden Zustandes, die bis Juli dauerte,
angeschlossen zu haben. Aber sie betont ausdrücklich, daß sie „im ganzen Verlauf“ der Krankheit häufig „halb wissend und wollend“ jene Rollen schuf und
durchführte.

Dergleichen gibt es bei M. Sch. nicht. Hier werden zwar auch mit dem
Zurücktreten der Bewußtseinstrübung manche Wahnideen festgehalten und
weitergesponnen (s. S. 148 und 149), die Verkennungen dauern an („. . . frappante
Ähnlichkeiten, daß ich mich besinnen mußte, ob ich wache oder träume“), auch

werden die Halluzinationen „skizzenhaft", „duftige Gebilde", wie das analog
Antonie Wolf beschreibt. Aber der Charakter des Spielerischen fehlt,
vielmehr treten neue, überaus ernsthafte, quälende Symptome hervor: isolierte
Gehörshalluzinationen und -illusionen, Gedankenlautwerden, Aufdrängen fremder
Gedanken, „Zwangsunterhaltungen". Die Inhalte sind alltäglich, banal, von der
pathetischen Gehobenheit der oneiroiden Erlebnisform ist nichts mehr vorhanden, und wenn auch noch vereinzelte Phantasieerscheinungen, wie die Vision
Lenaus, die Kranke zeitweise in den früheren Zustand zurückversetzen, so
ist doch der Grundzustand, voll gereizten Mißtrauens und gespannter Abwehr,
ein ganz anderer geworden. Zwar ist bei Antonie Wolf auch einmal von Hypnose
die Rede, L. S. befand sich vielfach „mit jemand im Rapport", aber die eindringliche, unentrinnbare Preisgabe an derartig primäre Einwirkungen, die nach
dem Ende der großen Erlebnisse der oneiroiden Psychose im nüchternen Alltag
fortdauern, fehlt bei beiden völlig.

Mit dieser Feststellung taucht aufs neue die Frage der diagnostischen
Einreihung dieses und auch des dritten Falles auf, und damit wird es erforderlich,
den Boden der Persönlichkeiten, auf dem die Psychosen erwuchsen, zu betrachten.

3. Die Persönlichkeiten L. S. und M. Sch.

Eine Bemerkung zur Materialkritik ist vorauszuschicken: es ist eine kaum
überwindbare Erschwerung unserer Aufgabe, daß M. Schmieder ihrem Selbstbericht nicht auch wie die anderen Fälle einen selbstverfaßten Lebenslauf voraus-
geschickt hat. Denn die von Kahlbaum mit aller Sorgfalt von verschiedenen
Verwandten und Bekannten der Kranken erhobene objektive Anamnese kann
uns, besonders im Charakterologischen, nicht das geben, was von einem eigenen
Bericht bei der guten Darstellungsgabe der Patientin zu erwarten gewesen wäre.
Dieser Mangel wird uns um so fühlbarer werden, je mehr Analyse und Vergleich
vorschreiten, und wir nehmen ihn deshalb als einen Generalvorbehalt vorweg.

Die relativ geringfügige Belastung mit eigentlichen Psychosen in den Familien
der beiden letzten Fälle läßt uns Aufschlüsse von erbwissenschaftlichen
Erörterungen ähnlich denen des zweiten Kapitels nicht erwarten. Einige Fälle
von Alkoholismus in der väterlichen Familie L. S.' fördern unsere Erkenntnis
der Art der Erkrankung ebensowenig wie die „Schwermut", die bei der Urgroßmutter mütterlicherseits in höherem Alter vorübergehend auftrat. Immerhin
scheint in diesem Zweig der mütterlichen Familie der Krankheitskeim in erster
Linie zu suchen zu sein; denn neben dem Selbstmord des Großonkels mütterlicherseits finden wir bei den Nachkommen eines weiteren Großonkels schwere, zum
Teil unheilbare Psychosen. Wenn auch betont wird, daß er in eine belastete
Familie heiratete, so kann doch vermutungsweise aus der Häufung der Erkran-
kungsfälle in einer Geschwisterreihe geschlossen werden, daß auch von jenem
Großonkel krankhafte Anlagen mitgebracht wurden.

Dies scheint um so wichtiger, als L. S.' Mutter offenbar phänotypisch an
Charakter die durchschnittlichere, einfachere der beiden Eltern war, während
der Vater, von dem unsere Kranke manche ihrer eigenen Charakterzüge herleitet, offenbar ein ungewöhnlicher, origineller Mensch war, der neben einer
nach außen unangreifbaren, bürgerlichen Existenz ein Sonderleben in Dichtung
und Literatur führte.

Hier besteht eine auffallende Übereinstimmung mit den Hereditätsverhältnissen M. Schmieders. Während wir von Psychosen weder in ihrer weiteren, noch engeren Verwandtschaft etwas wissen, gibt der als ein Sonderling weit aus dem Rahmen des Durchschnitts herausfallende Vater dem ganzen Familienleben das Gepräge. Von der jung an Tuberkulose verstorbenen Mutter wissen wir nichts, doch ist die Angabe, daß in ihrer Familie ein Hang zu religiöser Schwärmerei lag, womit auch in Zusammenhang gebracht wird, daß 3 Schwestern an Geistliche verheiratet waren, vielleicht auch konstitutionell nicht ganz belanglos.

Es ist zu bedauern, daß M. Sch. nicht selbst ein literarisches Porträt ihres Vaters, mit dem sie trotz aller Gegensätzlichkeit im Leben manche Züge gemeinsam hatte, hinterlassen hat. Der ganz seinen Studien und Sammlungen ergebene Privatgelehrte, der anscheinend nichts von seiner Gelehrsamkeit zu objektivieren vermochte, sein Vermögen rücksichtslos für seine Liebhabereien verbrauchte und nicht die geringste Anpassungsfähigkeit an die Realitäten des Daseins besaß, stünde dann deutlicher vor uns; und wir wären vielleicht imstande zu übersehen, wieviel Erziehung und Milieu einerseits, sowie Anlage andererseits an der Entstehung dieser seltsamen Existenz mitwirkten. Mit seiner „geistigen Schwäche" und „Nervosität" im hohen Alter läßt sich so nichts anfangen. — Diesem in seinen Liebhabereien abgeschlossenen Sonderling lohnte es sich, den heimlichen Dichter, religiösen und gemütstiefen Literaturfreund gegenüberzustellen, der L. S.' Vater war. Er wußte sein Poetendasein mit einem unauffälligen Leben als Züricher Beamter und Familienvater in Güte und Optimismus zu vereinigen.

Unter den Merkmalen der Persönlichkeit der beiden Kranken selbst, die einer gemeinsamen Betrachtung zugänglich sind, ist vor allem die Phantasiebegabung zu erwähnen, die sich im kindlichen Spiel betätigte. Fast wörtlich wie Antonie Wolf schildert L. S. ihre Freude an Improvisationen, und die spärlichen Mitteilungen über die Kindheit M. Sch.s enthalten ebenfalls einen Hinweis auf diese Neigung. Nimmt man hinzu, was Forels Patientin von dem Ausspinnen ihrer Träumereien, die sich an die Lektüre anschlossen, berichtet, so ist man versucht, in diesen Zügen eine Stütze unserer Annahme zu sehen, daß sich in der oneiroiden Erlebnisform ein besonderes Anlagemoment im Gebiete der Phantasie auswirke. Wir verfügen, abgesehen von den hier mitgeteilten, noch über einen weiteren Fall mit oneiroidem Zustandsbild, der nicht eingereiht wurde, weil keine Selbstschilderung vorliegt. Auch bei ihm finden sich die gleichen Angaben über die Art des bevorzugten kindlichen Spiels, und interessanterweise hatte diese Patientin vor dem Ausbruch der Psychose den Beruf als Opernsängerin ergriffen, das Spiel in Rollen also als Erwachsene fortgesetzt.

Es mag somit vielleicht kein zufälliges Zusammentreffen sein. Aber eine ähnliche, über diese doch weitverbreitete Kindereigenart hinausgehende optische Vorstellungsbegabung wie bei Antonie Wolf haben wir nicht mehr angetroffen. Auch L. S., die wir ausdrücklich befragen konnten, hatte und hat davon nichts; ihre Skizzenbücher, in denen sie angesichts der Natur nur diese festhalten konnte, beweisen das am deutlichsten. Niemals hat sie vor oder nach der Erkrankung aus der Phantasie oder auch nur nach dem Gedächtnis zeichnen können.

Vor dem Versuch einer Charakteranalyse ist schließlich noch mit einigen Worten die überdurchschnittliche Intelligenzanlage dieser beiden Kranken zu erwähnen, die auch bei den früheren Fällen auffiel, wie wir sie bei denen der späteren Kapitel wieder antreffen werden. Natürlich ist diese allemal schon in der Kindheit hervortretende Begabung bedingt durch unsere willkürliche Auswahl, die es auf gute Selbstschilderungen abgesehen hatte. Aber wir dürfen auch den Vorzug nicht übersehen, daß das Material durch dieses relativ einheitliche Intelligenzniveau an Vergleichbarkeit sehr gewinnt, ein Umstand, der für jedes psychopathologische Arbeiten nicht unwichtig ist. Dabei bestehen, was die Differenziertheit der Persönlichkeiten anbelangt, doch noch, wenn auch nicht sehr erhebliche Unterschiede, auf die ebenfalls hingewiesen sei, weil sie für die kritische Wertung der Selbstberichte beachtet werden müssen. Die am wenigsten differenzierte Persönlichkeit scheint uns Antonie Wolf zu sein, bei der die manische Auffassungs- und Anpassungsgewandtheit die Vielfältigkeit des Erlebens und der Selbstzergliederung vielleicht zum Teil vorspiegelt. Ihr am nächsten scheint uns der letzte Fall, Martha Schmieder, zu stehen — es handelt sich dabei um durchaus subjektive, schwer zu beweisende Eindrücke. Dagegen würden wir die beiden anderen, Engelkens und Forels Fall, ungefähr auf die gleiche Differenziertheitsstufe verweisen, dem letzteren wahrscheinlich den höchsten Grad differenzierter Erlebnisfähigkeit und kritischer Selbstbeobachtung zusprechen.

Struktur und Qualität des Charakters der beiden letzten Kranken entfernen sich weit von den früheren Fällen. Zwar finden wir auch bei L. S. vor der Psychose zum mindesten zwei depressive Phasen (nach der Konfirmation, vor Ausbruch der Erkrankung), und sie wird in der objektiven Anamnese mehrfach als heiter und lustig bezeichnet. Aber diese Stimmungsausschläge erwachsen nicht aus dem Boden einer cycloiden Charakteranlage. L. S. ist ausgesprochen schwer reagibel, sie betont mehrfach, wie lange sie brauchte, Erlebnisse und Eindrücke zu verarbeiten. Ihre Lebensgrundstimmung wird mit dem Gegensatz heiter-traurig nicht eigentlich getroffen, sie muß als ernst bezeichnet werden, worin jene Schwerblütigkeit des Temperaments zum Teil mit ausgedrückt ist. Das wenig günstige Naturell, die hohe Ausdrucksschwelle wurden schon erwähnt: verschlossen, in sich gekehrt, scheu als Kind, später von Skrupeln geplagt, viel mit sich selbst beschäftigt, schwere Schicksale in sich verschließend. Was schließlich den Anteil von Wille und Gefühl an der Motivbildung anlangt, so kann von einer temperierten Ausgeglichenheit der beiden „Seelenkräfte" gesprochen werden: trotz eines bewegten Gefühlslebens, das aber die Lebensgestaltung längst nicht in dem Maße beherrscht wie in den beiden ersten Fällen, gibt der Wille zum selbständigen Urteil, zur Durchführung der Studien, die ihren Gaben entsprachen, zur religiösen Klärung den Ausschlag.

Auch qualitativ hält sich der Charakter in einer wohlausgeglichenen Mittellage zwischen Selbsthingabe und Selbsterhaltung. Neben einer lebhaften Begeisterungsfähigkeit für alles Ideale, einem unmittelbaren Trieb nach Erkenntnis und Schönheit steht ein ausgesprochenes Pflichtgefühl und ein in der Darstellung vielleicht etwas übertrieben hervorgekehrter Ehrgeiz. Daneben ist eine reaktive Leidenschaftlichkeit als Milde, Duldsamkeit, Teilnahmefähigkeit unverkennbar vorhanden, während alle egoistischen Regungen zunächst ebenso fehlen, wie ein vernünftiger Wirklichkeitssinn erst allmählich aus moralischen und vitalen Triebfedern im Laufe des fortschreitenden Lebens entsteht.

Mit diesen Umschreibungen aus dem Klagesschen Schema ist aber, das fühlt man ohne weiteres, ein grundlegender Zug ihres Wesens noch nicht erfaßt, der allenthalben bestimmend in die Auswirkung dieser Anlage eingreift: die Erschöpfbarkeit ihrer seelischen Kräfte. Sie ist nicht eigentlich scheu und zart, nicht empfindlich oder hyperästhetisch, wenn auch feinfühlig und differenziert. Aber alle Gefühle und Willensanläufe zergehen aus psychischer Schwäche und Mangel an innerer Widerstandskraft. Nicht äußere Hemmnisse lassen sie scheitern, man kann auch nicht sagen, daß sie sich ihre Ziele, gemessen an ihren Gaben und Talenten, zu hoch steckt — und doch übernimmt sie sich vielfach und kommt erst allmählich auf Grund dieser Erfahrungen zu der Vernünftigkeit des ihr möglichen Maßes. Vielleicht sind alle selbsterhaltenden Züge in ihrem Charakter nur Ausfluß dieser Erfahrungen. Mehr als solche bildlichen Umschreibungen läßt sich über diesen bestimmenden Wesenszug vorläufig nicht sagen. Wir wissen nicht, was diese Erschöpfbarkeit eigentlich ist. Wir kennen sie in vergröberter Form als konstitutionelle Psychasthenie, ihre Grundlagen reichen wohl tief in das Bereich des Physischen, wo es kein Verstehen mehr gibt. Es zeigt sich aber, daß in der akuten Psychose davon nichts mehr zu bemerken ist, während das Nachstadium ganz davon beherrscht ist. Und auch das fernere Leben der Kranken hat sich ganz in erster Linie unter dem Einfluß der aus dieser „Nervosität" erwachsenen Vorsicht abgespielt, in ihrem Rahmen nicht ohne Aktivität, aber auch ohne große Ausschläge nach irgendeiner Seite, zurückhaltend, friedlich, kräfteschonend. Die Vorliebe der Mädchenjahre zum „beschaulichen Stilleben" wurde ebenso wie das „ruhige Sichaufgehobenwissen" in einer vertieften Religiösität bis ins Alter bewahrt.

So steht das Charakterbild als ein einheitliches auch in der Zeit, ohne Bruch, vor uns, die Psychose selbst fällt aus der Wesensart der gesunden Zeit viel deutlicher heraus als bei den beiden Persönlichkeiten der ersten Kapitel.

Wir müssen auch hier Kretschmers Alternative ablehnen, die den Fall zu den schizoiden „Temperamenten" rechnen müßte. Er paßt aber auch gar nicht in die Merkmalsreihe, die K. als kennzeichnend aufstellt. Es fehlen weder die affektiven Mittellagen, noch findet sich die „springende Temperamentskurve". Die „Hinneigung zu allem, was still ist und nicht wehe tut", entspringt nicht einer ängstlichen Lahmheit, der Altruismus erstreckt sich keineswegs nur auf „allgemeine unpersönliche Ideale", und auch die „Dämpfungen" des Ausdrucks gehen nicht aus Kühle oder Empfindlichkeit hervor. L. S. ist wohl „zurückhaltend, ernst", „nervös" und leicht „aufgeregt", aber daneben freundlich, lebhaft und schwernehmend, weich. Man kommt, wenn man die billige Ausflucht von Mischungen verschmäht, mit einer schematisierenden Zweiteilung dieser Art nicht weiter, vor allem, weil dem wohlbegrenzten cycloiden Bild gegenüber das Schizoid Kretschmers offenbar ein Konglomerat aus ungleichwertigen Bestandteilen darstellt.

Diese Erwägungen treffen auch auf die Charakterologie des letzten Falles zu, die, soweit wir unterrichtet sind, in vieler Hinsicht ähnlich wie L. S. geartet war. Denkt man sich nämlich jene psychasthenische Erschöpfbarkeit aus ihrer Persönlichkeit fort, so entsteht eine Charakterkontur, die sich mit der Martha Schmieders an vielen Stellen zur Deckung bringen läßt. Man kann vielleicht sagen, daß sie all das verwirklicht hat, wozu L. S. ansetzte, was sie aber aus mangelnder Spannkraft immer auf halbem Wege liegen ließ. Lernbegierig und wissensdurstig gelang es ihr, sich durchzusetzen, sich eine selbständige Stellung zu schaffen und einen Kreis um sich zu bilden, den ihre Begeisterungsfähigkeit, sei es für Musik, sei es für religiöse Dinge, zusammenhielt. Dabei ist sie auch ausgesprochen schwerreagibel, von ernster Lebensgrundstimmung. Zwar war ihr Naturell entschieden glücklicher als das von L. S., aber auch sie wußte ihre Gefühlskräfte letztlich einem starken, bestimmten Willen unterzuordnen.

In der Charakterqualität finden wir den gleichen Mangel an Wirklichkeits- und Ordnungssinn wie in dem anderen Falle, gepaart mit großem Pflichteifer und Gewissenhaftigkeit. Besonders interessant ist der Zug, daß sie wohl aus dieser Zwiespältigkeit heraus wirtschaftlich frei und selbständig sein will, daß sie sich aber alsbald in strengste Abhängigkeit von einem schriftgläubigen religiösen Bekenntnis begibt. Die Selbsthingabe überwiegt weit. Das Ergreifen des Pflegerinnenberufs und vor allem die Art, wie sie das Gemeindeleben mitmacht, zeigt das am deutlichsten.

Die eine wichtige Abweichung von dem Charakter der Forelschen Kranken ist die Neigung, heftig zu werden, um dann im Handumdrehen wieder gut zu sein. Diese Reizbarkeit, die sich dann ins Krankhafte verzerrt, sich im Vorstadium der Psychose besonders bemerkbar macht, ist auch nicht andeutungsweise in der ursprünglichen oder der genesenen Persönlichkeit L. S.' zu finden. Dieser Unterschied mag vielleicht von jenem anderen, wesentlichsten herzuleiten sein: von der körperlichen und seelischen Vitalität, von der Widerstandsfähigkeit und „ungeheuren Härte". Wir wissen hier nichts von Verstimmungen vor derjenigen, die die Psychose einleitete.

Diese selbst greift, wie im einzelnen schon dargelegt, inhaltlich unmittelbar in das ein, was die Person am tiefsten bewegte, und es läßt sich daher aus dem Umstand, daß sie bei der Entlassung aus der Anstalt noch nicht objektiv dazu Stellung nahm, nicht folgern, daß sie überhaupt nie volle Kritik erlangt hätte. Jedenfalls steht fest, daß die Bekehrung, die vielleicht schon unter die Vorboten der Erkrankung zu rechnen ist, in ihrer vollen Wertigkeit bestehen blieb. Aus den widerspruchsvollen Angaben über ihr ferneres Leben glauben wir entnehmen zu können, daß einmal von einem geistigen Rückgang im Sinne einer schizophrenen Verblödung oder Abkapselung nicht gesprochen werden kann, andererseits ihre praktische Untüchtigkeit und gutgläubige Harmlosigkeit mit dem Alter noch deutlicher hervortrat.

Läßt uns demnach der Verlauf, wie er sich aus den Kataninesem ergab, hier diagnostisch durchaus im Zweifel, so ist die einwandfreie Genesung von Forels Fall erst recht nicht geeignet, eine Einordnung mit der Sicherheit vorzunehmen, wie es bei den Kranken der ersten Kapitel möglich war. Die Schwierigkeiten, die dort vorübergehend die oneiroide Erlebnisform selbst machte, sind hier auch angesichts des Gesamtverlaufs kaum zu überwinden. Auch die Charakteranalyse hat uns nicht viel weiter geholfen. Dürfen wir sie, weil sie nicht Cycloide sind, einfach zur Schizophrenie schieben? Vorläufig ist es doch jedenfalls nicht bewiesen, daß die echte Cyclothymie allemal an das cycloide „Temperament" Kretschmers gebunden sein muß, ja die in den bekannten Beschreibungen, z. B. Heckers, nachdrücklich betonte Reizbarkeit und Nörgelsucht der Cyclo-

thymen[1]) spricht dagegen. Dann handelt es sich bei L. S. doch vielleicht um eine
Zirkuläre mit einigen leichten Depressionen und einer schweren Manie, die in
der oneiroiden Erlebnisform einhergeht? Auch Martha Schmieder noch dem
manisch-depressiven Formenkreis zuzusprechen, fällt allerdings viel schwerer.
Weniger charakterologische Erwägungen, denen die genügend sichere Grundlage
mangelt, als die Symptomatik der Psychose nach der Aufhellung der Bewußtseinstrübung läßt uns hier zögern. Es scheint uns auch nicht recht möglich, den
Fall etwa als eine Kombination aufzufassen. Hysterische, epileptische, sicher
schizoide Merkmale sind ohne Künstlichkeiten nicht aus dem Bild ihres Wesens
vor oder nach der Krankheit herauszustellen; an der Psychose selbst sind die
zirkulären Züge wiederum nur wenig deutlich, jedenfalls längst nicht so greifbar
wie bei den übrigen Kranken.

Trotzdem man von einer Mischung nicht sprechen kann, ist vor allem auch
mit Rücksicht auf den Vater, jenen weltfremden Sonderling, in dem wir einen
Schizoiden vermuten dürfen, mit diesem Fall unsere ganze Untersuchung dem
Gebiet des Schizophrenen erheblich nähergerückt, und die Frage drängt, ob und
unter welchen Umständen sich auch bei sicher Schizophrenen die oneiroide
Erlebnisform findet.

Fünftes Kapitel.

1. Der Fall Ignatius Chr. [Rychlinski[2]), Pobiedin[3])].

Ehe wir zur Mitteilung weiterer eigener Materials übergehen, scheint es
geboten, die in der Literatur sonst mitgeteilten Fälle unter den jetzt gewonnenen
Gesichtspunkten zu durchmustern. Dabei wird uns vor allem auch die Amentia-
frage und die Stellung unserer Zustandsbilder zu den Verwirrtheitszuständen
exogener Ätiologie beschäftigen müssen.

Zwei Publikationen aus Warschau beschäftigen sich mit einem Fall von
,,halluzinatorisch-periodischer Psychose'', dessen Selbstbericht besonders in der
Rychlinskischen Arbeit die unverkennbaren Züge unserer traumähnlichen
Zustände zeigt. Durch die Bemühungen des früheren Volontärarztes unserer
Klinik, Stefan Rosenthal, sind wir im Besitz einer persönlichen Katamnese
über den Fall gelangt, über den seit 1901, in der deutschsprachigen Literatur
wenigstens, nichts mehr berichtet ist. Sie stammt, wie auch eine Anzahl
Schriftstücke des Kranken sowie die Krankengeschichten zweier Warschauer
Anstalten, aus dem Jahre 1912. Seitdem wissen wir nichts von ihm; er litt
aber schon damals an chronischen Lungen- und Darmerscheinungen, so daß er
als alter Anstaltsinsasse den Krieg kaum überlebt haben dürfte. Die Entwicklung der Erkrankung bis dahin, wo er gerade seinen 99. Erkrankungs-
anfall verzeichnete, ist in vieler Hinsicht bemerkenswert, so daß eine kurze

---

[1]) Die Gereiztheit als Vorbote des Umschlags in die Manie, die gleichfalls schon Hecker
auffiel, ist sicher überhaupt nicht charakterologisch zu werten. Doch ist sie psychopathologisch schwer zu deuten, obwohl uns sonst die exogenen Vorbedingungen der Gereiztheit
(Erschöpfung, Trauma) besser bekannt sind als bei den meisten anderen Grundstim-
mungen.

[2]) Arch. f. Psychiatrie u. Nervenkrankh. Bd. 28, S. 625. 1896.

[3]) Allg. Zeitschr. f. Psychiatrie u. psych.-gerichtl. Med. Bd. 59, S. 482. 1902.

Wiedergabe der Krankengeschichte auf Grund der früheren Publikationen und des uns zugänglichen neuen Materials gerechtfertigt erscheint.

Ignatius Chr. wurde 1856 als zweiter Sohn eines 36 jährigen Vaters und einer 18 jährigen Mutter geboren, das erste Kind kam zu früh zur Welt und starb an Lebensschwäche. Die schwere erbliche Belastung von Vaters Seite wird vielfach erwähnt: Urgroßvater, Großvater und Vater, nach einer anderen Mitteilung auch ein Onkel, sollen „von Zeit zu Zeit", „vorübergehend" geisteskrank gewesen sein, „zuweilen gewisse Krankheitsanfälle" gehabt haben. Näheres ist darüber nicht bekannt, Chr. übergeht diese Erkrankungen seiner Vorfahren in einer Autobiographie mit einigen andeutenden Wendungen über Neurasthenie des Vaters. Von Mutters Seite scheint Chr. nicht belastet zu sein. Der Vater war ursprünglich Buchhalter in einer Zuckerfabrik, gründete nach seiner Verheiratung eine Kolonialwaren- und Weinhandlung in Warschau, starb aber bereits 14 Monate später an einer Pneumonie, 6 Monate vor der Geburt unseres Kranken. Zur Charakteristik der Eltern macht Chr. einige allgemeine, oberflächliche Angaben, die nicht zu verwerten sind. Nur der von der Mutter berichtete Zug ist vielleicht erwähnenswert, daß sie bei einer Choleraepidemie 1867, damals schon zum zweitenmal verwitwet, mit Aufopferung und Furchtlosigkeit Kranke pflegte und Sterbende versorgte. Sie starb 1873, kurz vor der Erkrankung Chr.s.

Nach seinem eigenen Bericht war er als Säugling sehr schwächlich, hatte anscheinend skrofulöse Symptome, erholte sich aber in der Landluft und durch die Ernährung an der Mutterbrust. Bis zum 5. Lebensjahr war er Bettnässer. Sein dichter, blonder Haarwuchs färbte sich etwa im 15. Lebensjahr dunkel und lichtete sich mehr und mehr. Der Junge scheint ungewöhnlich begabt gewesen zu sein: „Im 6. Jahr konnte ich schon gut lesen, im 8. sogar schon 4 Sprachen: Polnisch, Russisch, Deutsch und Lateinisch. Ich habe eine ungewöhnliche Fähigkeit zu Wissenschaften geäußert und vor allem zum Zeichnen, welches ich als Dilettant geübt habe." Damit steht die Angabe bei Rychlinski in Widerspruch, wonach er für Naturgeschichte und Mathematik sehr begabt war, ihm aber die Sprachen schwerfielen. Der erste Schulbesuch von 2 Jahren wurde unterbrochen von einer längeren kaufmännischen Lehrzeit, dann trat er wieder in die Realschule ein, die er aber nach dem Tode der Mutter aus Mangel an Geldmitteln wieder verlassen mußte. Im unmittelbaren Anschluß daran verfiel er in die erste Psychose.

Chr. erzählt, wie sehr er sich in seiner kaufmännischen Stelle nach wissenschaftlicher Beschäftigung gesehnt habe, sich bei Kerzenlicht durch Lektüre illustrierter Zeitschriften fortbildete und viel Romane las. Auf die Zeit vor der ersten Psychose dürfte sich auch folgende Stelle über die Phantasietätigkeit beziehen, die sich in einem größeren Aufsatz Chr.s über Halluzinationen findet: „... so kann ich sagen, daß auch ich mich sehr häufig in Phantasien vertieft habe, obwohl ich wußte, daß dieselben nicht ohne eine gewisse Geistestätigkeit entstehen, aber in dem betreffenden Moment wollte ich davon nichts wissen. Mit Vergnügen habe ich die Dauer der Phantasien verlängert; die dazu nötige Anstrengung war für mich ohne Bedeutung, weil die Phantasien mir einen Genuß bereiteten. Einen Genuß habe ich sogar damals gehabt, als ich von den Geisteskrankheiten nur vom Erzählen wußte; aber damals hat das wirklich alle diese psychischen Zustände, welche ich erleben konnte, beherrscht, da ich ebenso die Phantasien wecken wie dieselben bis auf einen wirklichen Traum zerstören konnte. Ich wußte, daß es Träumereien sind, Abstraktionen, Stimmungen usw. Es hat mich damals geärgert, wenn derartige Zustände durch manche mir nahestehende Personen unterbrochen wurden: Was denkst du? Woran denkst du? Was hast du dich in Gedanken vertieft? Was willst du solange denken?"

In einer Krankengeschichte ist berichtet, die seelische Störung habe schon 1870 mit einer Charakterveränderung begonnen, ohne daß nähere Einzelheiten mitgeteilt sind. Chr. selbst legt großen Wert auf einen Unfall im November 1878 (Fall auf den Hinterkopf), bei dem er aber offenbar nicht bewußtlos war. — Der klassische Selbstbericht des Ausbruchs der ersten Psychose auf der Reise nach Tarnowo, die Rychlinski wiedergibt, ist durch keine seiner späteren Schilderungen übertroffen worden. Die wiederholt auftauchende Vorahnung einer Erkrankung, die unbestimmte Furcht vor zwei Passagieren, von denen er sich beobachtet glaubte, das Versinken in Halbschlaf mit Schwindel, Ohrensausen, Funkensehen, die vorübergehende Unfähigkeit, sich mit der Umgebung in Beziehung zu setzen, was ihn reizte; weiter die illusionäre Veränderung der Umwelt, die einen fahlen, gespenstigen

Charakter annahm, endlich das Erwachen und Zurechtfinden — das alles erinnert zuallererst an einen epileptischen Ausnahmezustand.

Über den weiteren Verlauf der Erkrankung erhält man ein annäherndes Bild aus einer von Chr. selbst verfertigten Zeittafel, in die er Beginn und Ende des jeweiligen „Anfalls" und die Zahl der kranken und freien Tage zusammengestellt hat. Soweit wir die Zahlen mit Krankengeschichten vergleichen konnten, ergaben sich manche, aber keine sehr erheblichen Unstimmigkeiten; meist hat er die psychotische Zeit zu kurz angesetzt; einzelne ganz kurze Erregungszustände sind nicht vermerkt.

Trotzdem erhält man eine brauchbare Übersicht: Die Dauer der „Anfälle" schwankt von 5 bis zu 90 Tagen, ihre durchschnittliche Länge nimmt etwa von 1898 an erheblich zu. Aber auch die Intervalle werden entsprechend länger, so daß die Zahl der jährlichen Erkrankungen abnimmt, die einmal (1892) auf 9 angegeben wird! Immerhin kommen auch in den letzten Jahren noch ganz kurzdauernde Phasen vor (1906 ist eine solche von 8 tägiger Dauer vermerkt), andererseits hatte er 1909/10 eine störungsfreie Zeit von fast einem Jahre, die auch durch die Krankengeschichte bestätigt wird. Ein starkes Drittel der 38 Jahre, auf die sich die 99 Phasen verteilen, wird nach Chr.s Aufstellung von den Psychosen angefüllt, doch ist wiederholt zu betonen, daß die zeitlichen Angaben Chr.s nur als annähernd richtig anzusehen sind, wie sich auch schon in der Publikation Rychlinskis Widersprüche finden. Die Mehrzahl der Psychosen macht er bis 1892 zu Hause, auf Polizeiwachen, Rathäusern, einzelne in allgemeinen Spitälern durch. Er betätigte sich damals noch in der freien Zwischenzeit in allen möglichen Berufen, als Buchhalter, Zeichner, Bücherkolporteur, und war vielfach auch bei Verwandten beschäftigt; er war auch kurze Zeit mit einer viel älteren Frau verheiratet, die nach wenigen Monaten starb. Von 1892—1897 war Chr. mit einer kurzen Unterbrechung in der Städtischen Irrenanstalt Johannes a Deo, und von Mitte 1898 ab lebte er in dem Asyl Kalvarienberg in Warschau, wo auch die Nachuntersuchung vorgenommen wurde.

Das objektive Verhalten in den psychotischen Phasen hat Rychlinski an einem Beispiel aus dem Jahre 1893 geschildert. Aus den Krankengeschichten tragen wir noch ergänzend nach, daß bei den ersten kurzen Aufenthalten in der Warschauer Anstalt (1883/84, 1885/86) der Kranke in den Phasen das Bild eines Stupors zeigte, aus dem heraus er nur von Zeit zu Zeit plötzlich laut schimpfte. Er reagierte auf keine Reize und widerstrebte allem. In den Jahren 1892—1897 sind die Psychosen durchweg gleichartig beschrieben: Während Chr. sich in den Intervallen mit Lesen, Schreiben, Zeichnen beschäftigt, gut schläft und sich freundlich und zurückhaltend benimmt, beginnt er plötzlich über Kopfweh zu klagen, ist schlaflos, äußert in herausforderndem, überlegenem Ton allerlei unerfüllbare Wünsche; wenn ihm diese abgeschlagen werden, wird er sehr gereizt, ausfällig gegen Ärzte und Pfleger; mitunter ist auch das erste offensichtliche Symptom ein zorniger Angriff auf einen Wärter. An einer Stelle ist notiert, daß häufig zu Beginn des Anfalls Erbrechen aufgetreten sein soll. Mehrfach ist die auch von Rychlinski berichtete Pupillenungleichheit notiert. Es folgt dann ein meist ganz kurzes Stadium stärkerer Erregung: Chr. verläßt seine Arbeit, geht singend umher, gestikuliert mit den Händen, will nichts davon wissen, daß er krank sei und verlangt seine Entlassung. Immerhin kann man sich noch mit ihm in Beziehung setzen. Ohne scharfe Grenze versinkt er dann in das „Stadium der Halluzinationen". Er wird völlig unzugänglich, sitzt mit starrem, in die Ferne gerichtetem Blick im Bett aufrecht oder auch mit zusammengekniffenen Augen da, als ob er etwas beobachte. Er verweigert alle Medikamente, nimmt nur wenig Nahrung zu sich und ist unsauber. Von Zeit zu Zeit schreit er hinaus, singt, kommandiert, schimpft, gestikuliert. Deutlich hat man den Eindruck getrübten Bewußtseins, vielfach scheint er in Gedanken versunken. Auf die Umgebung scheint er gar nicht zu achten. Einmal ist erwähnt, daß er am ganzen Körper zitterte. Eines Tages steht er plötzlich auf, verlangt frische Wäsche, ein Bad, seine Kleider und bittet um Entschuldigung, „wenn er während des Anfalls jemand beleidigt habe". Er fühlt sich müde, ist einige Tage etwas apathisch und wendet sich dann wieder seiner Beschäftigung zu. Er erzählt von seinen Erlebnissen in der Psychose, erinnert sich an die Demonstration in der Vorlesung, die in der akuten Phase erfolgt war, und an alles, was dabei besprochen wurde. In der freien Zeit klagt er über Träume, welche dem Inhalt der Erlebnisse in der Psychose entsprechen. 1895 ist erwähnt, daß ein Erregungszustand auftrat, der nicht von einer Bewußtseinstrübung gefolgt war. Wiederholt sind fieberhafte

Erkrankungen in den Phasen eingetreten, die keine Änderung des psychischen Verhaltens bewirkt haben.

Die Notizen von 1901 ab sind nur spärlich; immerhin ist schon damals die Kritiklosigkeit erwähnt, die auch in der Remission mitunter hervortritt. Er denkt ernstlich an die Heirat mit einer Waschfrau und glaubt, auf Grund seiner Selbstbeobachtungen eine Theorie der geistigen Störungen verfassen zu können; er macht Auszüge aus Büchern und Zeitschriften, die er für sehr wertvoll hält. Der Verlauf der Psychosen scheint der gleiche geblieben zu sein.

Die Erlebnisse in der Psychose hat Chr. noch häufig schriftlich dargestellt. In welche Zeit der 7 wöchentliche Anfall fällt, dessen inhaltsreiche Selbstschilderung R y c h - l i n s k i mitteilt, ist leider nicht angegeben. Der szenische Wechsel der Situationen, die zum Teil bis auf Einzelheiten des Inhalts mit den Fällen der vorausgehenden Kapitel überein- stimmen, der dramatische Charakter der ganzen Vorgänge, denen zwar eine einheitliche Stimmungsfarbe fehlt, die aber doch sämtlich die Extreme des Gefühlslebens zu erregen geeignet sind, Personenverkennungen bei vorübergehend völlig korrekter Auffassung der realen Situation — das alles entspricht der oneiroiden Erlebnisform. Bemerkenswert ist, daß die zweite Schilderung des auch objektiv beobachteten „Anfalles" aus dem Jahre 1893 zwar durchaus den gleichen Charakter hat wie ja auch die von P o b i e d i n mitgeteilten Fragmente, aber doch schon erheblich ärmer an Situationen ist, deren Inhalte zum Teil a u s d e r L e k t ü r e i n d e r l e t z t e n Z e i t v o r d e r P s y c h o s e entnommen sind. Dem ent- spricht, daß Chr. selbst, wie in der Krankengeschichte bemerkt ist, schon 1893 nach einer Phase einmal angab, die Halluzinationen seien weniger zahlreich gewesen als früher; die gleiche Angabe ist 1895 einmal notiert, und im Mai 1906 behauptet er, „daß er während der letzten Anfälle n i c h t h a l l u z i n i e r t h a b e; darüber, was während des Anfalls vorge- kommen ist, hat er diesmal verschwommene Erinnerung".

Etwa Weihnachten 1912 erhob S t e f a n R o s e n t a l, der Chr. von seinem Aufenthalt in der städtischen Irrenanstalt Johannes a Deo kannte, folgende K a t a m n e s e: „Beim Eintritt des Beobachters in den Krankensaal saß der Patient im Bett, mit etwas ironischem, einförmigem Lächeln starrt er vor sich hin, bewegt sich nicht. Als der Beobachter sich ihm näherte, begann er lebhaft zu gestikulieren, in läppischer Weise laut zu lachen und zu jauchzen; in stereotyper Weise schüttelte er die ihm gereichte Hand und zeigte eine übertriebene Freude, welche den Eindruck des Gezwungenen machte. Gleich danach, auf die Frage, ob er den Beobachter kenne, erwiderte der Patient sofort als etwas Selbst- verständliches: „Sie sind der Rosental, der vom heiligen Johannes a Deo." (Bin ich es wirklich?) „Teufel weiß es, vielleicht ist das der junge." — Nach dieser Äußerung sprach der Patient eine Zeitlang mit lautem Lachen und zahlreichen Grimassen im Gesicht vollkommen verworrenes, zusammenhangloses Zeug, ohne auf die Umgebung zu achten. Er blieb dabei im Bett sitzen, nur mit den Händen führte er ab und zu verschiedene stereotype Bewegungen aus, klatschte wiederholt mit großer Freude, dann nahm er ver- schiedene absonderliche Haltungen an, z. B. berührte mit dem Zeigefinger die Stirn und schüttelte mir dabei die Hand; oder er kreuzte die Hände mit gespreizten Fingern auf der Brust; dann kamen mehrfach Posen, welche als solche dem Ausdruck des Entsetzens ent- sprechen dürften, aber bei lachendem Gesichtsausdruck und in sinnloser Weise rhythmisch wiederholt wurden.. Von den zahlreichen Grimassen kam besonders häufig das stereotype, maskenähnliche und krampfartige weite Öffnen der Augen und gleichzeitig des Mundes. Auffallend ist dabei gewesen, daß der Patient die leichten Hustenstöße immer mit einer Unmenge von verschiedenen Grimassen begleitete, die ganzen Körper in übertriebener Weise mitschüttelte. Zeitweise sitzt er gänzlich stumm, guckt in die Ferne in einer be- stimmten Richtung, ohne die sitzende Position zu verändern. Sein Gesichtsausdruck bleibt dabei immer der gleiche, das Lächeln hat einen Beiklang des Spöttischen, die Augen sind grimassenartig leicht zugekniffen, er blickt aber dabei intensiv, als ob er etwas beobachtete. Dieses Verhalten ist besonders auffallend gewesen, als man in der Krankenstube die Bücher und Schriftstücke des Patienten einer Durchsicht unterzog; auch sonst, wenn man direkt neben dem Kranken stand, ihn längere Zeit beobachtete, und die Ärzte sich sogar gegen- seitig Bemerkungen über den Patienten machten, achtete er darauf gar nicht, bewegte sich (abgesehen von grimassenartigen, raschen Zuckungen im Gesicht oder manirierten Finger- bewegungen) nicht, schaute nur mit stereotypem Lächeln in die Ferne.

Die Aufforderungen zum Lagewechsel oder zu irgendeiner einfachen Handlung befolgte
er in diesem Zustande nicht. Wenn man ihn zum Verlassen des Bettes aufforderte und am
Arm faßte, so leistete er durch heftige Spannung der Muskulatur Widerstand, gewalttätig
wurde er aber dabei nicht. Sein Gesichtsausdruck änderte sich bei derartigen Versuchen
der passiven Lageänderungen nur manchmal insofern, als er übertrieben erschrocken aussah,
in theatralischer Weise den Mund und die Augen weit öffnete und zahlreiche Grimassen
mit der Gesichtsmuskulatur produzierte. Meistens blieb er dabei stumm. — Es traten
manchmal plötzlich heftige aber kurzdauernde Lachanfälle auf, wonach er gleich spontan
wieder ruhig wurde, oder es folgten ebenfalls vorübergehende Änderungen des Gesichts-
ausdrucks, z. B. er bewegte die Augenlider und faltete die Stirne, als ob er sich gewundert
hätte usw. Meistens redete der Patient in verworrener Weise und begleitete seine Gespräche
mit stereotypen, manirierten Bewegungen der Hände, des Kopfes usw., auch sein Gesichtsausdruck wechselte dementsprechend mehr, aber vor allem war es doch dasselbe monotone
Lächeln wie beim Schweigen. Er begann plötzlich zu reden, indem er aus der Unterhaltung
der ihn umgebenden Ärzte einige Worte herausgriff, dieselben wiederholte und in einer
anscheinend sinnlosen Weise weiterredete, meistens ohne jetzt auf die Umgebung und sogar
auf die Zurufe zu achten. Seine verworrenen Reden wurden auch nicht an den Arzt gerichtet,
sondern sie machten den Eindruck von Selbstgesprächen; manchmal murmelte der Patient
dabei, führte mit der Zunge eigenartige Leckbewegungen aus, produzierte zwischen einzelnen
Worten Töne, als ob er gurgelte usw. Der Ton der Reden war, als ob er etwas für ihn Selbst-
verständliches klarlegen wollte; die Pausen zwischen den einzelnen Sätzen des Gespräches
fehlten. Manche Satzbruchstücke und Ausdrücke wiederholten sich häufig, z. B. „wir lieben
uns . . .“ oder „also, ich liebe schon, wir lieben uns, wir fahren; also darüber, wo wir waren,
lohnt sich nicht zu fragen, dafür ist dies eine Begegnung der Dummen, der Tauben . . .
wir lieben uns“ (lächelte freudig, blickte aber vorbei). In den Ausdrücken des Kranken
kamen vollkommen unverständliche Wortneubildungen und sinnlose Bruchstücke vor, wie
z. B. „de te, tete, . . . end, fra“, was am ehesten als Silbenspielerei zu betrachten ist. Außerdem ließ er in einigen Worten die einzelnen Buchstaben oder Silben aus, wodurch der Sinn
des Wortes verändert wurde, z. B. anstatt „Rorkosz“ = Genuß sagte er wiederholt „Rokosz“
= Aufstand. Die Worte entsprachen einmal dem ursprünglich gemeinten Sinn, das andere Mal
dem Sinn des veränderten Wortes; jedenfalls schien der Satz völlig zusammenhanglos.
Wiederholt knüpfte der Patient an die einzelnen Silben eines sinnvoll vorgebrachten Wortes
in Form einer Klangassoziation an, z. B. auf die Frage weshalb er so lustig = wesolo sei,
wiederholte er zuerst das Wort „wesolo“, dann sagte er plötzlich, „obwohl Salz (= sol)
da ist“. Der Patient ist während seiner verworrenen Selbstgespräche nur einige Male auf
einzelne Augenblicke zu fixieren gewesen; meistens spielte er in völlig unverständlicher
Weise mit den Worten der Frage, so daß man den Eindruck hatte, als ob er nicht den
Mühe gegeben hätte, den Sinn der Frage zu erfassen. Es ist jedoch bemerkenswert, daß
zweifellos manche Fragen prompt von ihm aufgefaßt wurden, und einige Male gab er auf
Drängen hin eine kurze, sinnvolle Antwort, bevor er in den Fluß der Sprachverwirrtheit
geriet. (Wie alt sind Sie?) „Ich wäre Methusalem, so alt wäre ich gewesen . . .“ (Weshalb
lachen Sie?) „Weil es eine Geschichte gewesen ist, alte Geschichte . . .“ (Haben Sie mich
erkannt?) „Ich habe den Gauner erkannt, obwohl du ein Gauner bist, habe ich dich gerne“
(lacht sinnlos und grimassiert im Gesicht). Es folgt ein längeres Schweigen mit dem oben
geschilderten Verhalten. Auf lebhafte Zurufe und die wiederholte Frage, weshalb er schweige,
erwidert er plötzlich: „Nun, jetzt kann ich nicht schwätzen, wie du weißt“, begann dann
laut zu lachen und produzierte seine manirierten Bewegungen. (Reichen Sie mir die
Hand!) „Es geht nicht, die Finger könnten schrumpfen . . . welcher im Kopf . . . (verworrene Äußerungen). Zu bemerken ist, daß er auch diese noch leidlich verständlichen
Bruchstücke nicht an den Arzt gerichtet hat, sondern an ihm vorbei in die Ferne geredet
hat, also nicht in Form einer Erwiderung, vielmehr in derselben monotonen Form und mit
demselben lächelnden Gesichtsausdruck wie die vollkommen verwirrten Sätze. (Die hier
zusammengestellten Antworten erfolgten in größeren Zeitabschnitten, nicht nacheinander.)
(Was für ein Jahr haben wir jetzt?) „Milliard der Milliarde.“ (Monat?) „Es kann Mai
oder Januar sein, also Monat 1, Monat 2, Monat 3, Monat 4 . . . Monat der Milliarde,
Milliard der Milliarde.“ (Dann spontan:) „Um 12 Uhr habe ich Pastetchen gegessen . . .“
(Hustet in geschilderter Weise mit vielen Grimassen, wird aufgefordert, auszuspucken.)

„Ich hätte ausgespuckt, aber ich kann nicht, ich weiß nicht wohin." Schweigt wieder; nach einer Weile wird gefragt, worüber er nachdenkt. „Das ist eine Schwärmerei, dies ist das Ausspucken ... also so ist es, ich habe ein Buch gelesen, damals den Tee ..." (wann?) „na, jetzt wüßte ich nicht, in welchem Jahre, Milliard der Milliarde ..."

Nach wiederholten energischen Zurufen mit der Frage, was der Patient dem Arzt geschrieben habe, erwidert er anfangs mit verworrenem Geschwätz, nach einigen Momenten sagt er: „nach Heidelberg", ohne den Ton oder Rhythmus seines Gesprächs zu verändern. Es folgen wieder zusammenhanglose Worte, dann aber sagt er: „sagte, schrieb, daß ich guter Laune sein soll". Nach diesen Worten eine Zeitlang krampfhaftes, sinnloses Lachen, Murmeln und die eigenartigen manirierten Bewegungen. „Wer ist er ... sei es ... es ist selbstverständlich ... er dachte, daß ich werde ... es ist wahr, es ist wirklich wahr (lacht, droht mit dem Finger), Halunke ... mein Hoden hat mir weh getan ... wie lange das so dauern wird, das geht ihn am meisten an" (nach einem weiteren Intervall:) „wir werden uns trennen ... wieder eine neue Schwierigkeit ... trinken wir". Noch einmal wurde der Patient nach den Namen der ihn umgebenden Ärzte gefragt. Nach Drängen nannte er einige Namen mit verstellten Silben, überall setzte er „Scha" ein. Auffallend ist, daß er statt r oft l sagt; er soll dies von einem anderen Kranken, der neben ihm lag und einen Sprachfehler hatte, übernommen haben.

Echopraktische Symptome ließen sich (trotz der Maniriertheit und der Neigung zur Stereotypie) nicht hervorrufen, auch ist er bei verschiedenen Zurufen niemals echolalisch gewesen, obwohl er manchmal mit verworrenen Reden darauf reagierte. Auch während der Gespräche ließ er sich nicht veranlassen, aus dem Bett zu gehen oder überhaupt irgendeine Lageänderung vorzunehmen, immer leistete er negativistischen Widerstand, lächelte dabei mehr spöttisch, wurde anscheinend zornig. — Wenn der Beobachter vorübergehend das Zimmer verließ, wurde er stiller, er hörte auf, seine verworrenen Reden zu führen, lag wieder stumm mit einförmigem, ironischem Lächeln da, starrte vor sich hin und führte manirierte Bewegungen in stereotyper Weise aus. Er läßt Kot und Urin unter sich, macht aus Kot Ballen und beschmiert alles im Bett damit."

Diese Beobachtung wird ergänzt durch folgende Angaben des Oberwärters:

Während der „gesunden Zwischenzeit" benimmt sich der Patient sehr lebhaft, er ist meistens sehr redselig, interessiert sich für alles, was in seiner Umgebung vorgeht, vor allem für den Anstaltsbetrieb, als ob er besondere Kompetenzen in bezug auf Aufsicht und Kontrolle hätte. Dementsprechend mischt er sich in alles ein, mit großem Selbstbewußtsein führt er Reden, in welchen er das Dienstpersonal belehrt, falls er irgend etwas für nicht richtig hält. Bei jeder Gelegenheit beklagt er sich bei den Ärzten über das Essen, das (angeblich) vorschriftswidrige Vorgehen der Wärter den Patienten gegenüber. Bei Aufnahme von neuen Kranken beschäftigt sich der Patient ausgiebig mit denselben, mit großem Ernst geht er an sie heran und fragt genau über die Familienverhältnisse und die Vorgeschichte der Erkrankung, über die krankhaften Erscheinungen, als ob er Arzt wäre oder jedenfalls wissenschaftliche Forschungen anstellte. Diese Untersuchungen seien notwendig für sein Lebenswerk über das Wesen und die Entstehungsweise der psychischen Störungen, er vergleicht die krankhaften Erscheinungen anderer Kranker mit den seinigen und erzählt darüber den Mitpatienten und den Ärzten. Die meiste Zeit verbringt er mit Verfassen und wiederholtem Abschreiben seiner Schriftstücke, was er mit großem Fleiß und Ausdauer, oft stundenlang ohne Unterbrechung, tut. Der Kranke hält seine Worte für etwas außerordentlich Wichtiges für die Wissenschaft und für alle gebildeten Leute, er meint, daß eine Veröffentlichung seiner Schriftstücke von großem Interesse wäre, macht allen möglichen Leuten Vorschläge wegen des Verlags, und wenn er gelegentlich nach Warschau fahren darf, so geht er in die Redaktionen der großen Tageszeitungen, und mit allem Ernst bietet er in selbstverständlicher Weise sein Werk zum Druck an. Wenn seine Vorschläge unter irgendwelchem Vorwand „vorläufig" abgelehnt werden, so kehrt er befriedigt in die Anstalt zurück und glaubt, daß die Publikation doch später stattfinden wird. Bei seinen Ausflügen nach der Stadt kauft sich der Patient jedesmal, soweit seine Mittel es ihm erlauben, Bücher aus den verschiedensten Gebieten der Wissenschaft und Literatur; man findet unter seinen Büchern ebenso die griechische Grammatik wie Kants Kritik der reinen Vernunft, viele psychologische Werke, naturwissenschaftliche (Darwin), Literaturgeschichte, neuere Sprachen usw., etwas wahllos zusammengestellt, aber sorgfältig in zwei ihm zur Verfügung gestellten Kästen geordnet.

Der Patient soll sehr stolz auf seine Bibliothek sein. Nur bei Annäherung des „Anfalls" vernachlässigt er dieselbe, und von dem Wartepersonal wurde eben als eines der ersten Prodrome der Erregungszustände die mangelhafte Ordnung in den Bücherkästen des Patienten bemerkt. Er wird vor dem Anfall immer reizbarer. Wegen dieser Unruhe kann er nicht mit der üblichen Ausdauer an seinen Schriftstücken arbeiten; er läuft im Garten herum, verlangt aufdringlich Ausgang in die Stadt, äußert die Absicht, verschiedenes dort einzukaufen, verlangt, man solle ihm kostspielige Gegenstände, Zigarren usw. besorgen usw. Außerdem äußert er in dieser Phase verschiedene Pläne bezüglich der Lebensweise, beabsichtigt, die Anstalt überhaupt zu verlassen, und ist in solchem Prodromalzustand geneigt, Fluchtversuche vorzunehmen. Ferner macht er wegen jeder Kleinigkeit Skandale, klagt fortwährend über schlechte Behandlung seitens der Wärter und über mangelhafte Verpflegung. Er ärgert sich immer mehr, wenn seine Klagen und Wünsche unberücksichtigt bleiben, wird immer erregter, und unter diesen Bedingungen entstehen die schweren psychotischen Zustände wie der geschilderte.

Nach übereinstimmenden Angaben soll es wiederholt vorgekommen sein, daß alle die genannten Prodromalerscheinungen sich schon entwickelt hatten, so daß man den eigentlichen „Anfall" erwartete, und trotzdem der Patient sich langsam wieder beruhigte, ohne daß es zum Ausbruch der schweren Erregung gekommen wäre.

Nach dem Abklingen der „Anfälle" steht der Patient denselben insofern kritisch gegenüber, als er sie für krankhafte Störungen hält; er meint aber, daß diese Erregungszustände durch schlechte Behandlung seitens des Pflegepersonals provoziert werden; jene Streitigkeiten, welche er im Prodromalstadium mit der Umgebung hatte, hält der Patient für die Ursache seiner nachfolgenden schon als krankhaft angesehenen Erregung. Infolgedessen ist er in bezug auf das Pflegepersonal immer mißtrauischer und klagt nach dem Anfall wieder mehr als sonst über dasselbe.

Die grimassenartigen Zuckungen, welche im „Anfall" so massenhaft auftreten, sollen in der Remission nicht vorhanden sein, auch die Sprache des Patienten soll frei von den geschilderten Absonderlichkeiten sein.

*

Der Eindruck, daß sich bei Chr. ganz allmählich ein Zustand entwickelt hat, der auch in den Intervallen manchen Bildern schizophrener Endzustände nahesteht, wird bestätigt durch einige Proben seiner Schriftstücke, die uns gleichfalls durch die Vermittlung Rosentals zur Verfügung stehen. Es handelt sich zunächst um zwei in der äußeren Form und im Stil völlig unauffällige Briefe, in deren erstem er seine Freude und Befriedigung für das Interesse kundgibt, das man an seiner Erkrankung nehme, zugleich es aber ablehnt, der an ihn gerichteten Aufforderung Folge zu geben, in seinen Abhandlungen nicht zuviel Fremdwörter und Fachausdrücke zu häufen, sondern ganz schlicht Tatsächliches zu schildern. Der Gegenstand werde dadurch nur undeutlich und verschwommener, er werde künftighin jedesmal die Übersetzung der wissenschaftlichen Ausdrücke in Klammern beifügen, um verständlicher zu sein; er hat offensichtlich nicht verstanden, worauf es R. ankam. In dem zweiten Brief stellt er mit deutlicher Selbstgefälligkeit sein Material zur Verfügung und gibt dem Arzt im Vorübergehen einige Ratschläge für die Krankenuntersuchung, die eine Mischung darstellt von mit großer Geste vorgetragener Selbstverständlichkeiten und völligen Absurditäten, die gleichsam im leeren Raum erklügelt sind.

Von ähnlichem Charakter ist eine „Autobiographische Synthese", die in der gleichen Zeit verfaßt ist. Manches Tatsächliche daraus wurde oben mitgeteilt, das meiste sind mit großer Selbstsicherheit vorgetragene „Erklärungen" seiner geistigen Art, meist völlig schief und unkritisch, aber mit einer Fülle von Fachausdrücken verbrämt. Als ein Beispiel der weitschweifigen Leere, zugleich für die Art seiner vielfachen Witzeleien charakteristisch, sei folgender Satz angeführt:

„Außerdem habe ich eine Neigung zu abstraktivem Denken und zur Umfassung weiter Horizonte. Hierbei muß man das gesellschaftliche Milieu in Erwägung ziehen, welches aus mehreren wissenschaftlich gebildeten Leuten bestand: F., mein Vetter, Ingenieur; P., Schriftsteller; Z., Buchhändler; G., zwei Brüder, Techniker; D., Kaufmann; L., Beamter; S., Kaufmann; W., Fabrikbesitzer... (es folgt eine ganze Reihe von Namen und am Schluß:) Frau L., Hebamme, welche Zeugin meiner Geburt gewesen ist."

In einer Abhandlung über Halluzinationen äußert er sich theoretisch über die Schwierigkeiten, Realität und Trugwahrnehmung zu trennen, nimmt auf das Werk Kandinskys Bezug, das er aber völlig mißversteht, und von dem er den Ausdruck Pseudohalluzinationen übernimmt, ihn aber in einem ganz anderen Sinne als K. verwendet. Auch hier finden sich einzelne durchaus richtige, aber banale Bemerkungen. Was er von Tatsächlichem über die Halluzinationen auf der Höhe des krankhaften Zustands mitteilt, ist den früheren Selbstschilderungen entnommen, auch inhaltlich kommt nichts Neues.

Der Verdacht, daß die akuten Zustände zur Zeit der Nachuntersuchung 1912 überhaupt ihren oneiroiden Charakter verloren, jedenfalls von ihrem Reichtum erheblich eingebüßt haben oder doch das mnestische Verhalten ein anderes geworden ist, wird bis zu einem gewissen Grade bestätigt durch die folgende Schilderung der 99. Phase, welcher Chr. einige Sätze über sein Benehmen im freien Intervall beifügt, die seine von der früheren völlig verschiedene Stellung zur Anstaltsumwelt zeigt. Die Schriftstücke sind zugleich charakteristische Stilproben.

Die Schilderung des 99. Anfalles.

Niemals wird der Mensch von nur einem Unglück getroffen, und dabei hat jede Ursache mehr wie eine Folge! So auch diesmal; nach einer leidlichen Beruhigung und nach einem jedenfalls oberflächlichen Abklingen der Verzweiflung und des Entsetzens sowie der Gemütsverstimmung, welche für mich das Peinlichste gewesen ist, habe ich den einen charakteristischen Schmerz im rechten Auge empfunden, was als ein Vorbote der kommenden Augenentzündung anzusehen war. Infolgedessen habe ich den Arzt Dr. A. R. gebeten, er soll mir irgendein Arzneimittel verschreiben. Der Arzt hat dem Heilgehilfen J. befohlen, daß ich Umschläge mit einer Flüssigkeit, welche aus Aqua destillata und Zinci sulfurici bestand, machen sollte. Aber wie immer haben die Langeweile, da ich mich der üblichen Beschäftigung nicht widmen konnte, sowie die durch obige Vorkommnisse bedingte physiologische Vorbereitung die Rückkehr der einleitenden Pseudohalluzinationen hervorgerufen, welche mit einer sich immer steigernden Apathie einhergehen. Diese Apathie scheint sich auf einer gewissen pessimistischen Grundlage zu entwickeln, welche durch zahlreiche schreckliche sozialpsychologische Momente, welche wie ein methodischer Terror seit 14 Jahren bestehen, bedingt ist. Ich bin immer noch abhängig von meinen Verfolgern, ich muß sie hören und blindlings ihre Forderungen ausführen (weil mir sonst noch schlimmere Verfolgungen drohen). Solche Zustände konnten de facto nicht lange dauern, wie ich meine, waren es 7—14 Tage. Die Pseudohalluzinationen beruhten auf Reminiscenzen der verschiedenartigen Erlebnisse aus meiner Vergangenheit, welche voll der pathologischen, wissenschaftlichen, sozialen und Moralideale gewesen ist, zu der Harmonie der letzteren in meinem Geist emporheben wollte und einen machtlosen Körper unterordnen wollte, damit der letztere auf jede Wirkungsregelung ansprechbar würde. All diese Bemühungen haben sich aber als erfolglos herausgestellt. Eine Kluft hat sich vor mir geöffnet mit dem Moment, als ich hier durch den früheren Verwalter, Exhauptmann H. H., im April 1897 aufgenommen wurde. Es wäre schwer, die Mehrzahl jener Pseudohalluzinationen zu schildern, welche die früheren Erlebnisse analysiert und kritisiert hatten, um für die weitere Zukunft Grundlagen und Mittel zu leidlicher und sicherer Existenz zu finden, weil diese Mimikry, an welche ich mich gewöhnt habe, meine Lage durchaus nicht bessert, wegen jener schauderhaften Leute und dementsprechenden schrecklichen Methoden. Es ist hier nicht die richtige Stelle, das genauer zu beschreiben.

Nach dieser einleitenden, anscheinend reaktiven Entwicklung meiner Krankheit mußte sich der Natur der Sache entsprechend auch das kritische Stadium entwickeln, welches beinahe 30 Tage gedauert hat, in welcher Zeit vielleicht einige wirklich sichtbare Halluzinationen vorgekommen sind. Die letzteren aber habe ich inzwischen vergessen, weil sie dieselben Eigenschaften wie die normalen Träumereien besitzen. Man behält sie manchmal ziemlich lange genau im Gedächtnis, dann aber vergißt man sie immer, und am häufigsten nach dem Erwachen schon verliert man die Reste der halbbewußten Erinnerung. Nach dem kritischen Stadium kam das dritte, welches mehrere Tage gedauert hat, und welches charakteristisch gewesen ist, durch ein sog. Halbbewußtsein, das mir erlaubte, meine Lage zu verstehen, ebenso die Leute, die an mich herantraten, zu verstehen, und häufig sogar auf Fragen zu antworten. Hier war aber Schluß meines Selbstbewußtseins. Die wirklichen Halluzinationen haben sich fast nicht mehr wiederholt und die Pseudohalluzinationen wurden immer seltener.

Zum Schluß ist der normale wirkliche Schlaf immer häufiger eine psychophysiologische Erscheinung gewesen, welche, jenes Halbbewußtsein immer steigernd, nach 17 Tagen ins Maximum des vollen Bewußtseins gebracht hat. Das letztere hat sich in der Nacht vom 1. auf 2. Februar des Jahres 1912 in voller Ausprägung sowohl meiner Subjektivität als auch meinem Milieu gezeigt.

Anmerkung: Es ist bekannt, daß ich während des kritischen Stadiums die Gefühle so weit verliere, daß ich mich verunreinige. Es passiert mir dann nichts, wenn ich von einem humanen Menschen gepflegt werde, aber wenn ein durchschnittlicher, revoltierter, verdorbener Kerl bei mir ist, so spart er nicht mit Stößen. Zuletzt ist das seltener vorgekommen, aber es ist doch einmal vorgekommen.   29. III. 1912.

Mein Benehmen zur Umgebung in der Zwischenzeit.

Wie immer bin ich ruhig und freundlich gewesen zu allen; bin sehr durch meine Lieblingsbeschäftigung in Anspruch genommen; ich mische mich in die banalen Angelegenheiten nicht, nicht in Quatschereien, Schikanen, Verleumdungen, Verspottungen und Verfolgungen, welche in diesem degenerierten oder verblödeten Milieu an der Tagesordnung sind, so daß es einem übel wird. Aber eben meine Tugenden, meine Originalität, Güte und Vernunft gefallen nicht jenen groben und depravierten Massen der Gauner, Diebe und vielfach der nichtgewordenen, obwohl qualifizierten Verbrecher. Infolgedessen bin ich niemals von Verfolgung frei gewesen und ungerechtem zynischen Umgang, welcher zum alltäglichen Brot sogar derjenigen Personen geworden ist, welche nach ihrer Pflicht und ihrem Beruf meine wirklichen Pfleger sein sollten. Es kommt sogar vor, daß letztere manche Kranken anstiften, welche zu derartigem Benehmen geneigt sind, damit dieselben mich stören und sogar schlagen sollten, wenn sie Lust dazu hatten, mich zu beunruhigen. Es ist also nicht verwunderlich, daß ein schlecht erzogener erkrankter Jüngling auf mich losgegangen ist und mir einen Schaden von 1 R. 50 Kop. zugefügt hat. Er hat mir eine Ohrfeige gegeben und dabei eine Brille kaputt gemacht usw. Als ich einige Wochen später krank geworden bin, war es meinem Pseudopfleger sehr recht, mir durch seine unerträgliche Methode und durch Verletzung der primitiven hygienischen Vorschriften mein Leben zu kürzen, um eine so widrige Persönlichkeit loszuwerden.

Wir können darauf verzichten, in eine phänomenologische Analyse des eigentlichen oneiroiden Zustandes bei Ignatius Chr. einzutreten. Die Übereinstimmung der Erlebnisform mit den früheren Fällen ist eklatant. Neue Gesichtspunkte ergeben sich aus den kurzen, wenig detaillierten Beschreibungen der „Anfälle" nicht. Persönlichkeit und Verlauf stellen uns vor Fragen, die auch die Nachuntersuchung zum großen Teil unbeantwortet läßt. Immerhin kann nach der katamnestischen Schilderung der Intervalle und nach dem Charakter der Schriftstücke aus der letzten Zeit mit Bestimmtheit der Auffassung Langes widersprochen werden, der den Fall ohne weiteres an die Seite seiner Manisch-Depressiven stellt, auch wenn man einräumt, daß die Darstellung des akuten Zustandes durch Rosental sich vielleicht etwas zu reichlich der Nomenklatur der Katatonie bedient. Aber auch im schizophrenen Formenkreis ist der Verlauf ein sehr ungewöhnlicher: Ein überdurchschnittlich begabter Junge (Rychlinski erzählt anschaulich, wie ihn die Mutter als Wunderkind demonstrierte) mit lebhafter Phantasie erkrankt etwa im 18. Lebensjahr, vielleicht nach hypomanischen und depressiven Vorboten, an einem traumhaften Verwirrtheitszustand; diese Psychose wiederholt sich nun in längeren oder kürzeren Abständen, dauert bald nur tage-, bald monatelang. In den Zwischenzeiten macht er zunächst noch einen gesunden Eindruck, arbeitet, heiratet, wenn auch schon Rychlinski 1896 eine „leichte Erregbarkeit bei Sachen, die es nicht verdienen, eine gewisse Starre in seinen Urteilen und eine etwas abstraktische Sinnesart" auffiel. Während der nunmehr ununterbrochenen, aber milde gehandhabten Internierung entwickelt sich eine ausgesprochene Verschrobenheit, die Stellung zur Umwelt verschiebt sich durch eine überwertige, isolierte Betonung einer philosophisch-psychologischen Betätigung. Gleichsam maschinell arbeiten die intellektuellen Formeln ohne Reibung ins Leere, wie uns das von den schizophrenen Weltverbessern und Erfindern geläufig ist. Man kann eine solche kritiklose, pseudowissenschaftliche Scheingeschäftigkeit nicht mehr als die Entäußerungen eines in der Anstalt isolierten Maniacus auffassen, zumal ihm nach der Katamnese der Kontakt mit der Außenwelt durchaus ermöglicht war. Eher ließe sich das dem jeweiligen Ausbruch der Psychose vorausgehende Vorstadium nörglischer Unzufriedenheit mit Pläneschmieden und Expansionsbedürfnis als manisch deuten. Die Psychose selbst aber, deren Inhalte ihm in Träumen der „gesunden" Zeit erscheinen, ist im Laufe der Jahre in ihrer äußeren Erscheinungsform immer bizarrer, uneinfühlbarer geworden. Während noch Pobiedin aus dem mimischen Ausdruck auf den Inhalt der wechselnden Szenerien schließen zu können meint, fand Rosental ein einförmiges, grotesk-plumpes Mienen- und Gestenspiel ohne verständlichen Zusammenhang mit den sprachlichen Äußerungen. Neben einzelnen prompten Antworten stehen äußerlich-witzelnde Anknüpfungen an das Gehörte, meist ist der Kranke überhaupt nicht zu fixieren, das ganze Bild entbehrt jeder Einheitlichkeit. Daneben ist das subjektive Erleben immer blasser und dürftiger geworden, und mitunter treten die Vorboten der Erregung auf, ohne daß es zu den schwereren Zuständen kommt. Von psychogenen Auslösungen und Einschlägen, die Lange bei der ersten Psychose vermutet, ist nichts mehr zu bemerken. Viel eher lassen Pupillenungleichheit und Reaktionsunterschied, Kopfweh, Erbrechen und nicht zuletzt die Art der Periodizität an eine epileptische Komponente denken, woran ja schon die erste Attacke symptomatologisch gemahnte. Auch die schwülstige Wichtigtuerei in den freieren Zeiten, die sorgfältigen, umfangreichen Schreibereien usw. lassen eine Deutung als epileptisch zu, wenn auch weder von einer epileptischen Demenz noch von einem epileptischen Charakter gesprochen werden kann. Vielleicht gäbe uns eine bessere Kenntnis der Heredität hier Aufschluß; daß schon in der vierten Generation periodische Geistesstörungen in der Familie auftreten, deutet vielleicht auf eine familiäre Sonderart von Psychosen, ähnlich wie wir sie im Falle Antonie Wolf annehmen konnten. Doch muß angesichts der dürftigen Unterlage hier alles offen bleiben.

Auch die beiden bekannten Erbtafeln unseres Materials enthalten keine Hinweise auf Beziehungen der oneiroiden Zustände zur Epilepsie, während Lange[1]) in seinem weit größeren manisch-depressiven Material relativ häufig epileptische Belastung nachweisen konnte und bei der Hälfte dieser Belasteten Bewußtseinstrübungen im Verlauf der Erkrankung. Ein ausführlich mitgeteilter Fall, dessen Verwirrtheitszustände an epileptische Erregungen erinnern, und bei dem auch einmal ein epileptischer Anfall auftrat, gehört allerdings nicht zu diesen Belasteten. Dagegen fand Krisch[2]) unter 317 „sicheren" Manisch-Depressiven nur ganz vereinzelte Fälle, die an eine Überschneidung der beiden Erbkreise

---

[1]) Katatonische Erscheinungen usw. S. 135. Berlin 1922.
[2]) Epilepsie und manisch-depressives Irresein. Beihefte zur Monatsschr. f. Psychiatrie u. Neurol. Berlin 1922.

denken ließen. Auf die theoretischen Fäden, die unsere Erlebnisform mit dem epileptischen Anfall verknüpfen, wird an anderer Stelle noch einzugehen sein. Hier sei nur noch folgender Gesichtspunkt eingeschaltet: Wir wissen nichts davon, daß Zustände von Bewußtseinstrübung bei solchen Schizophrenen besonders häufig wären, bei denen zu Beginn oder im Verlauf der Psychose epileptiforme Anfälle auftreten. Es wäre Kraepelin, der auf dieses Vorkommen seit Jahren sorgfältig geachtet und hingewiesen hat, sicher nicht entgangen, wenn es mit dem Auftreten bewußtseinsgestörter psychotischer Phasen zusammenträfe.

2. Die Stellung der oneiroiden Erlebnisform zur Amentia.

Der Fall rührt aufs neue das mehrfach gestreifte Problem der exogenen Ätiologie der oneiroiden Erlebnisform auf. Gegen ähnliche Zustände, vor allem gegen die Amentia, sind Brücken zu schlagen und Grenzen zu setzen. Bei dieser Gelegenheit ist ein Rückblick auf die zahlreichen Publikationen notwendig, die sich mit den hier erörterten Zuständen und Fragestellungen berühren, ohne daß etwa ein geschichtlicher Abriß der Lehre von den Verwirrtheitszuständen beabsichtigt wäre. Eingehende historische Übersichten liegen von Wille[1]), Cramer[2]) und Stransky[3]) vor, denen aus neuester Zeit nur einzelnes beizufügen sein wird. Denn je mehr sich die Kraepelinsche Idee der Krankheitseinheit durchsetzte, um so mehr wurde der Schwerpunkt des Interesses von der Symptomatologie weg auf Ätiologie und Verlauf gelegt. Was man vorher zusammenbetrachtete, erschien grundverschieden, weil es verschiedenen Krankheitseinheiten zugeteilt wurde. Bald ergab sich, daß weitaus der größte Teil der Verwirrtheitszustände der Dementia praecox angehörte, damit verloren sie ihr besonderes Interesse. Die Erforschung der Psychologie dieser Krankheitsgruppe brachte späterhin für viele Fälle der alten Amentia Verständnis und Klärung; aber es ist unverkennbar, daß gerade die akuten Zustände noch in vieler Hinsicht psychopathologisch mangelhaft erforscht sind, eben weil man den Verlauf und die Ausgänge (Endzustände) in den Vordergrund schob.

So scheint es lohnend, die lange getrennten, durch das Feuer ätiologischer Präzisierung hindurchgegangenen Symptomenbilder wieder einmal vorübergehend als symptomatische Einheit zu sehen. Wir können nicht erwarten, daß diese Einheit als solche wieder aufersteht, das ist auch gar nicht wünschenswert. Aber es wäre doch denkbar, daß die vergleichende Betrachtung dessen, was früher einmal als gleichwertig galt, unsere psychologische Einsicht vertiefen könnte. —

Dabei ist aber auf ein wesentliches Moment hinzuweisen, das uns von symptomatologischen Überspannungen freihalten soll: es ist nach unserer Meinung prinzipiell falsch, zu erwarten, daß aus dem psychischen Querschnitt in jedem Fall die Diagnose und Prognose, mit andern Worten das vergangene und das zukünftige Schicksal des Kranken, gleichsam mit einem Griff zu erkennen sei. Wer solches verlangt, übersieht völlig die Besonderheit der zeitlichen Gegebenheit des Seelischen, wenn wir es in einer lebendigen Einzelindi-

---

[1]) Die Lehre von der Verwirrtheit. Arch. f. Psychiatrie u. Nervenkrankh. Bd. 19.

[2]) Abgrenzung und Differentialdiagnose der Paranoia. Allg. Zeitschr. f. Psychiatrie u. psych.-gerichtl. Med. Bd. 51, S. 286.

[3]) Zur Lehre von der Amentia. Journal f. Psychol. u. Neurol. Bd. 4ff.

vidualität erkennen sollen. In dem Querschnitt durch die kranke Psyche hebt sich ja nicht wie bei einem somatischen Befund das Pathologische als das Neue vom Gesunden, das als bestehend vorausgesetzt wird, deutlich ab; sondern die ganze Vergangenheit, die Gesamtheit früherer Erfahrungen und Erlebnisse ist in jedem Augenblick des seelischen Daseins wirksam gegenwärtig und auch mit dem krankhaften Geschehen aufs innigste verflochten. Nicht nur inhaltsbestimmend, sondern auch funktional (besonders auf dem Umweg über die Gefühle) wirksam prägen Anlage und Schicksal die Struktur des Seelischen in einem Ausmaß, wie das bei keiner anderen Lebenserscheinung der Fall ist. Dazu kommt, daß uns in Gedächtnis und Gewohnheit eine Art Zeitunabhängigkeit gegeben ist, deren Auswirkungen im augenblicklichen Querschnitt zu überblicken unmöglich ist.

So erscheint uns das Streben nach der Querschnittsdiagnose in der Psychiatrie, soweit sie sich auf den rein psychischen Befund stützt, nicht sinnvoll und fruchtbar; Schärfung des psychopathologischen Blickes nur zu diesem Zwecke ist ein müßiges Spiel, das nie zu endgültigen Ergebnissen führen kann, weil etwas erraten werden soll, was nicht durchschaut werden kann, wenn man die Voraussetzungen nicht kennt. Die Anamnese, das ist der Blick auf den ganzen Menschen, hat in der Psychiatrie eine ganz andere Bedeutung wie etwa in der körperlichen Medizin, erst in ihrem Lichte wird der Querschnitt erkennbare Wirklichkeit.

Diese grundsätzlichen Bemerkungen schienen angebracht, um einem Mißverständnis unserer symptomatologischen Bemühungen im voraus entgegenzutreten, das leicht auftauchen könnte, wenn wir uns jetzt und späterhin mit diagnostischen Problemen zu befassen haben. Symptombilder aufzustellen und zu analysieren ist uns nicht Selbstzweck und dient nicht der Entdeckung diagnostischer Spitzfindigkeiten, sondern wir wollen sie in dem Gesamt der Persönlichkeit und der Besonderheit des jeweiligen Krankheitsgeschehens erklären und ableiten.

Die wissenschaftliche Situation hat sich ja im Laufe des letzten Jahrzehnts unter dem Einfluß Kraepelins und Bonhöffers ganz wesentlich geändert. Es handelt sich nicht mehr darum, was auch noch Hans Schmid[1]) vorschwebte, die Verwirrtheit als eine besondere Krankheitsgruppe oder sogar als nosologische Einheit, wie Stransky seinerzeit wollte, den bekannten diagnostischen Gruppen gegenüberzustellen. Sondern innerhalb der jetzt fast allgemein anerkannten, in erster Linie verlaufsmäßig gekennzeichneten großen Gruppen (die sich wahrscheinlich auch überschneiden können) wenden wir uns der individuellen Gestaltung irgendeine Psychosenabschnittes zu und versuchen die besondere Form zu verstehen, ohne die Absicht, die Gruppe zu sprengen. Wir streben nicht möglichst dehnbare Rahmen an, um eine größtmöglichste Anzahl von verschiedenen Fällen in ihnen unterbringen zu können, sondern stellen wohlcharakterisierte T y p e n auf und gruppieren um sie herum die alltägliche Kasuistik ohne Gewaltsamkeit. Wir blicken in der Ätiologie nicht mehr gebannt auf e i n e Ursache und verabsolutieren sie; es gilt vielmehr, die Teilursachen gegeneinander abzuwägen und ihre Wertigkeit im e i n z e l n e n Vorkommnis zu bestimmen, in der Symptomatik insbesondere das Zusammenspiel der mannigfaltigen Faktoren

---

[1]) Ergebnisse persönlich erhobener Katamnesen bei geheilten Dementia-praecox-Kranken. Zeitschr. f. d. ges. Neurol. u. Psychiatrie Bd. 6, S. 123.

(Konstitution, Krankheitsprozeß, psychisch-reaktive und exogene Einflüsse)
zu berücksichtigen, auch wenn es uns nicht immer gelingt, jede Einzelerscheinung
im Sinne des Birnbaumschen Schemas zu rubrizieren.

So ist unsere Aufgabe heute vielleicht einfacher, denn es geht nicht mehr
um so prinzipielle Entscheidungen, wie sie im Streit um die Paranoia oder die
Katatonie oder die Amentia ausgefochten wurden. Innerhalb der gesicherten
großen Grenzen zieht das Individuelle, Einzelne in seinen Abwandlungen unser
Interesse an, und wir versuchen im kleinen Ordnung und Klarheit zu schaffen,
die dann ins Allgemeine zurückstrahlen soll. Hier liegt aber auch die größere
Schwierigkeit der Aufgabe, die besonders bei einer Durchsicht der Literatur
fühlbar wird: die kasuistischen Belege der früheren Autoren, die mit anderen Einstellungen gesammelt wurden, helfen uns nur wenig weiter, auch wenn
sie in solcher Fülle vorliegen wie bei unserem Problem. Lange, für den Gesichtspunkte des Verlaufs im Vordergrund standen, und Ewald, der die symptomatischen Psychosen unter modernen Gesichtspunkten behandelt, kommen beim
Versuch, Literatur zu verwerten, zu dem gleichen Ergebnis.

Durchmustert man die Veröffentlichungen auf der Suche nach der oneiroiden
Erlebnisform, mißt man dabei nicht mit strengem Maß und begnügt sich z. B.
mit Anklängen an das, was wir als oneiroiden Zustand entwickelt haben, so
wären die Fälle der Literatur, die hier in Betracht kämen, sehr zahlreich. Mit
ihrer Aufzählung und Wiedergabe könnte aber wegen der Unvollständigkeit der
Mitteilungen doch nur eine sehr bedingte Bestätigung unserer Aufstellungen
beigebracht werden. Bald ist es dieser, bald jener Zug, der an unsere Kasuistik
anklingt, sicher hierher gehörige Krankheitsgeschichten gibt es nur wenige.

Bei den drei Fällen, die unbedenklich mit unserem Material identifiziert
werden können, handelt es sich jedesmal um periodische Psychosen. Der
erste, von Pilcz[1]) als periodische Amentia in seiner Monographie mitgeteilt,
betrifft eine 27jährige Dame, die aus einer neuropathischen Familie stammt,
in der Jähzorn und Migräne bei den nächsten Angehörigen vorlag. Sie selbst
war von jeher charakterologisch abnorm: reizbar, empfindlich, exaltiert. Innerhalb von 8 Jahren traten 6 akute Psychosen von mehrmonatlicher Dauer auf.
Die kurze Beschreibung der akuten Zustände, die Art der allmählichen Lösung
der Verwirrtheit, die wohlerhaltene Erinnerung und auch der phantastische
Charakter des Erlebten entspricht durchaus dem, was wir bisher beschrieben
haben, wenn auch viele Einzelheiten vermißt werden. Pilcz zieht als Parallelen
Fälle der Amentia-Literatur heran, die, abgesehen von dem Rychlinskis,
nur sehr oberflächliche Ähnlichkeiten mit dem seinen aufweisen, so daß sich eine
nähere Besprechung nicht lohnt.

Die beiden anderen Fälle finden sich in dem großen manisch-depressiven
Material, das jüngst Lange[2]) verarbeitete: Eine Frau Basilius, die von jeher
heiteren Temperaments war, erkrankt, nach einer kurzen Depression im 46. Lebensjahr, als 52jährige an periodischen Verwirrtheitszuständen, die sich vielfach wiederholen (13 Klinikaufnahmen!) und in ihrer psychopathologischen
Eigenart sich ziemlich gleich bleiben. Äußerlich bietet sie meist ein stuporöses
Bild, das aber deutliche manische Einschläge aufweist, subjektiv hat sie „eine

---

[1]) Die periodischen Geistesstörungen. S. 113f. Jena 1901.
[2]) Katatonische Erscheinungen usw. S. 102 u. 105. Berlin 1922.

Unmenge deliranter Erlebnisse", über die nur wenige Einzelheiten mitgeteilt werden, die aber darauf hindeuten, daß die Zustände der oneiroiden Erlebnisform angehören. Die andere Kranke, die Erzieherin F r i c k l, leidet vom 20. Lebensjahr ab eigentlich ununterbrochen an zirkulären Phasen, die erregten Zeiten nehmen stets ungewöhnliche Formen eigenartiger Mischzustände an und ergeben sehr atypische Bilder. Darunter treten Mitte der 20er Jahre Verwirrtheitszustände, zum Teil unter dem objektiven Bild eines Stupors, auf, in dem sie „allem Anschein nach das bunteste, traumhafte Erleben", „Geschichtswahn" (die eigene Bezeichnung der Patientin) „hatte". Sie hatte ziemlich vollständige Erinnerung, daß sie die Personen der Umgebung für historische Persönlichkeiten (Ludwig IV., Cäsar, Kaiserin Elisabeth) hielt: nähere Angaben fehlen auch hier.

Daß diese hier wegen ihrer symptomatologischen Ähnlichkeit heranzuziehenden Fälle gerade solche mit periodischem Verlauf sind, verdient besondere Beachtung. Denn andererseits sind es wiederum amentielle Formen mit einer sicheren e x o g e n e n, i n f e k t i ö s - t o x i s c h e n oder e r s c h ö p f e n d e n Ätiologie, denen unsere Erlebnisform nahesteht. Dies ist ja eine Kernfrage des Amentiaproblems, die seit den ersten Arbeiten M e y n e r t s und seiner Schule nicht zur Ruhe gekommen ist. Von M a y s e r (1886) bis Hans S c h m i d (1911) rangieren in den Veröffentlichungen mit Kasuistik[1]) neben Fällen manischer und

---

[1]) Wir geben im folgenden eine Zusammenstellung derjenigen wichtigen Arbeiten über Verwirrtheitszustände, welche kasuistisches Material enthalten: Fritsch: Die Verwirrtheit. Jahrb. d. Psychiatrie u. Neurol. Bd. 2. S. 27. — K i r n: Die periodischen Psychosen. Stuttgart 1878. — K o n r a d: Zur Lehre von der akuten halluzinatorischen Verworrenheit. Arch. f. Psychiatrie u. Nervenkrankh. Bd. 16, S. 522. 1885. — M a y s e r: Zum sogenannten halluzinatorischen Wahnsinn. Allg. Zeitschr. f. Psychiatrie u. psych.-gerichtl. Med. Bd. 42, S. 114. 1886. — M e n d e l: Ein Beitrag zur Lehre von den periodischen Psychosen. Allg. Zeitschr. f. Psychiatrie u. psych.-gerichtl. Med. Bd. 44, S. 617. 1888. — K r a f f t - E b i n g: Lehrbuch der Psychiatrie. 4. Aufl. Stuttgart 1888. — O r s c h a n s k y: Über Bewußtseinsstörungen und deren Beziehungen zur Verrücktheit und Dementia. Arch. f. Psychiatrie u. Nervenkrankh. Bd. 20, S. 309. 1889. — M e y n e r t: Amentia, die Verwirrtheit. Jahrb. d. Psychiatrie u. Neurol. Bd. 9, S. 1. 1890. — M a y e r, Karl: 16 Fälle von Halbtraumzustand. Jahrb. d. Psychiatrie u. Neurol. Bd. 11, S. 236. 1892. — D o r n b l ü t h: Klinische Beobachtungen aus der Provinzialirrenanstalt Kreuzburg. Allg. Zeitschr. f. Psychiatrie u. psych.-gerichtl. Med. Bd. 47, S. 328. 1891. — K a u s c h: Ein Beitrag zur Kenntnis der periodischen Paranoia. Arch. f. Psychiatrie u. Nervenkrankh. Bd. 24, S. 924. 1893. — M e y e r, E.: Beitrag zur Kenntnis der akut entstandenen Psychosen und der katatonischen Zustände. Arch. f. Psychiatrie u. Nervenkrankh. Bd. 32, S. 780. 1899. — P i l c z: Die periodischen Geistesstörungen. Jena 1901. — R a b i n o w i t s c h: Über periodischen Wahnsinn. Dissert. Zürich 1903. — S t r a n s k y: Zur Lehre von der Amentia. Journal f. Psychiatrie u. Neurol. Bd. 5 u. 6, S. 37 ff. 1905. — S c h o t t: Klinischer Beitrag zur Lehre von der Dementia praecox Kraepelins. Monatsschr. f. Psychiatrie u. Neurol. Bd. 17, Erg.-H. S. 99. 1905. — Z w e i g: Zur Lehre von der Amentia. Allg. Zeitschr. f. Psychiatrie u. psych.-gerichtl. Med. Bd. 65, S. 709. 1908. — S t r o h m a y e r: Zur Klinik, Diagnose und Prognose der Amentia. Monatsschr. f. Psychiatrie u. Neurol. Bd. 19, S. 416. 1906. — W i e g - W i c k e n t h a l: Zur Klinik der Dementia praecox. Samml. zwangl. Abh. a. d. Geb. d. Nerven- u. Geisteskrankh. Bd. 8. 1908. — T h o m s e n: Die akute Paranoia. Arch. f. Psychiatrie u. Nervenkrankh. Bd. 45, S. 503. 1909. — R a e c k e: Zur Prognose der Katatonie. Arch. f. Psychiatrie u. Nervenkrankh. Bd. 47, S. 1. 1910. — S c h m i d, H a n s: Ergebnisse persönlich erhobener Katamnesen bei geheilten Dementia-praecox-Kranken. Zeitschr. f. d. ges. Neurol. u. Psychiatrie Bd. 6, S. 123. 1911. — S c h r ö d e r: Ungewöhnliche periodische Psychose. Monatsschr. f. Psychiatrie u. Neurol. Bd. 44, S. 261. 1918. — D e r selbe: Die Spielbreite der Symptome beim manisch-depressiven Irresein und bei den Degenerationspsychosen. Beihefte zur Monatsschr. Heft 8. Berlin 1920. — L a n g e: Katatonische Erscheinungen im Rahmen manischer Erkrankung. Berlin 1922.

schizophrener Verwirrtheit solche mit zweifellos exogener Ätiologie, welche von
den Autoren teils sehr nachdrücklich betont, teils beiläufig festgestellt und teils
übergangen wird. So enthalten besonders die großen Kasuistiken von Dorn-
blüth, E. Meyer, Schmid und auch von Stransky Krankengeschichten mit
und ohne eine solche Verursachung, die auf der gleichen Linie betrachtet werden.
Vielfach mischen sich außerdem noch — worauf später zurückgekommen werden
soll — Psychosen deutlich reaktiv-hysterischen Ursprungs dazwischen (wobei
von den früheren Arbeiten der Wiener Schule abgesehen sei, in welchen auch
epileptische und alkoholische Psychosen einbezogen wurden). Und umgekehrt
finden wir in den Darstellungen, die den Gesichtspunkt der exogenen Ätiologie
betonen, z. B. bei Raecke oder Zweig, Krankengeschichten, die heute eine
geschärfte Kritik der Ätiologie in das schizophrene oder manisch-depressive
Bereich verweisen würde, ganz abgesehen von den Fällen, wo nach der heutigen
Auffassung der Beginn einer chronischen Psychose von der exogenen Ursache
„amentiell gefärbt" wurde.

Definiert man mit Kraepelin[1]) die Amentia als „die akute oder subakute
Entwicklung einer traumhaften Verworrenheit mit illusionärer und halluzinatorischer Verfälschung der Wahrnehmung und motorischer Unruhe", so gehört
die oneiroide Erlebnisform zweifellos zur Amentia, stellt vielleicht einen Typus
unter den amentiellen Bildern dar. Ist es nun möglich, ihre Stellung unter den
Zustandbildern der Amentia, die durch Kraepelins Definition umfaßt werden,
noch irgendwie genauer zu bestimmen? Ohne Frage besteht auch innerhalb des
auf die Fälle exogener Ätiologie eingeengten Amentiabegriffes das Bedürfnis
nach einer weiteren Gliederung. Bonhöffer[2]) trennt die Fieberamentia in drei
Formen, „je nachdem mehr die halluzinatorischen, die psychomotorisch-kata-
tonischen oder die Symptome der Ideenflucht und Inkohärenz überwiegen",
eine Einteilung, die auch auf entsprechende Vorkommnisse in der Deferveszens
und im Kollaps ausgedehnt wird. Daß sie sich an die äußerlich hervorstechenden
Symptome hält, macht sie praktisch brauchbar, wenn auch zugegeben wird,
daß eine eingehende Analyse fast in jedem Fall Momente, die den beiden anderen
Gruppen zugehören, aufweisen kann. Der Versuch ist vielleicht nicht ganz aussichtslos, die Besonderheit der exogenen Amentia gegenüber den Verwirrtheitszuständen im Rahmen der Schizophrenie und des manisch-depressiven
Irreseins durch eine Betrachtung des psychischen Bildes von innen her zu
erfassen.

Zwei Gesichtspunkte vermögen uns hier weiterzubringen: zunächst die
gleichfalls von Bonhöffer als Grundsymptom nachdrücklich herausgehobene
„Denkstörung im Sinne der Inkohärenz". „Wesentlich ist aber das allen
gemeinsame Symptom der Assoziationstörung im Sinne der Inkohärenz. Bemerkenswert sind ausgesprochene Tagesschwankungen, Zunahme der Symptome
am Abend, oft mit Übergang in ein echt delirantes Bild, und ein Verlauf in Remissionen und Exazerbationen". Wir haben, was hier mit Inkohärenz gemeint
ist, oben als Gestaltenzerfall näher gekennzeichnet. Die Amentia exogener
Ätiologie zeigt ihn in schönster Deutlichkeit, mitunter völlig rein, als einziges
Symptom. Er ist hier besser als in der einfachen Benommenheit zu demon-

---

[1]) Psychiatrie. 2. Aufl., 2. T., 1. Bd., S. 263. Leipzig 1910.
[2]) Infektionspsychosen im Handbuch der Psychiatrie. S. 18 ff. Leipzig 1912.

strieren, da das Erleben relativ reicher, die eigentliche „Trübung" geringer ist, vor allem aber wegen der fast ständigen Schwankungen auf der Bewußtseinsskala.

Ehe wir diese Kennzeichnung an einem Beispiel weiter erläutern und präzisieren, verdient zweitens noch die Stellung der Amentia unter den anderen Formen exogener Reaktionen Beachtung. In ihrer Nachbarschaft findet sich auf der einen Seite das Fieberdelirium, auf der anderen der amnestische Symptomkomplex. (Auf die Verwandtschaft des Korsakowschen Syndroms mit den Zuständen zerfallenden Bewußtseins hat als erster Pick nachdrücklich hingewiesen.) In dieser Reihe nimmt vom Fieberdelir zum Korsakow die Benommenheit mehr und mehr ab oder, wie wir genauer sagen können, der Zerfall der psychischen Gestalten zieht sich von der einzelnen Wahrnehmung, Urteil und Handlung mehr und mehr auf die umfassenderen, höheren Beziehungs- und Gedächtnisfunktionen zurück[1]). Und im gleichen Sinne wandert der Drang zur Gestaltung aus dem Bereich der Phantasie „von außen nach innen", von der Halluzination zur Konfabulation. In der Mitte steht die symptomatische Amentia, ein Zustand zerfallenden Bewußtseins, der nicht so hochgradig ist, daß, wie im Delir, nur die phantastische Welt regiert, und wiederum sind nicht nur die höheren, zusammenfassenden Funktionen fragmentarisiert, wie im amnestischen Symptomkomplex. —

Das folgende Beispiel einer symptomatischen Amentia zeigt, was wir meinen, in besonders schöner Form[2]):

Frau Maria Recht, Bahnarbeitersfrau aus Hettingen, stammt aus ländlichen Verhältnissen. Ihr Vater wird als etwas beschränkt bezeichnet und ist schwerhörig, einer seiner Brüder ist taubstumm. Geistige Störungen kamen in der Familie nicht vor. Sie selbst war die erste Schülerin, entwickelte sich körperlich und geistig gut, heiratete 3 Jahre vor der Erkrankung und überstand die erste Geburt und das erste Wochenbett ohne Komplikationen. Das Kind starb mit $5/_4$ Jahren an einer Stoffwechselstörung. Am 10. VI. 1910 kam die damals 26jährige zum zweiten Male nieder, gebar ohne Schwierigkeiten einen gesunden Knaben, erkrankte aber am 3. Wochenbettstage an einer exsudativen Parametritis. Es traten Temperaturen bis zu 40,4° auf, und am 26. VI., als sich Schwellung und Schmerzhaftigkeit bereits zurückbildeten, begann sie nachts zu delirieren. Sie drängte fort, wollte plötzlich beichten, sprach und sang durcheinander, sie sei die Königin, die Mutter Gottes. Im Bezirkshospital, wohin man sie verbrachte, verweigerte sie die Nahrungsaufnahme. Ihre verwirrten Äußerungen bezogen sich vorwiegend auf Religiöses, sie sei verdammt, habe ungültig gebeichtet, sie sang Kirchenlieder und sprach vom Weltuntergang. Ab 3. VII. war sie zunächst fieberfrei, ohne daß sich die Erregung verminderte. Nach der Aufnahme in die Heidelberger Klinik (6. VII.) bestand wieder Temperatursteigerung auf 38,3°; diese fiel innerhalb 5 Tagen zur Norm ab. Der Verwirrtheitszustand, der alsbald näher zu beschreiben sein wird, blieb auf voller Höhe bis zum 20. VII., Reste in der Form einer gewissen Konzentrationsunfähigkeit bestanden noch kurz vor der Entlassung. am 15. VIII. 1910. Inzwischen hat die Kranke mehrfach an die Klinik geschrieben und ihre vollständige Genesung bestätigt; im Februar 1919 hat sie sich in der Klinik vorgestellt, wobei sie einen in jeder Beziehung gesunden Eindruck machte und sich als völlig einsichtig erwies. Sie hat zwei weitere Wochenbetten ohne jede Störung durchgemacht. —

Bei der Aufnahme am 6. VII. 1910 machte Frau R. einen verängstigten, echauffierten Eindruck. Körperlich bot sie deutlich die Zeichen einer fieberhaften Erkrankung, sie schwitzte,

---

[1]) Über die Störung des Beziehungsbewußtseins beim Korsakow vgl. Pick: Zur Pathologie des Denkverlaufs beim Korsakow. Zeitschr. f. d. ges. Neurol. u. Psychiatrie Bd. 28, S. 344.

[2]) Es entstammt einem größeren Amentiamaterial, das Prof. Albrecht Wetzel an unserer Klinik gesammelt hat. Die zum Teil wörtlich wiedergegebenen Explorationen und Zustandsschilderungen sind von ihm selbst niedergelegt; ich schulde ihm für die Überlassung besonderen Dank.

hatte ein gerötetes heißes Gesicht und borkige Lippen. Auf der Abteilung drängte sie ziellos aus dem Bett, schien ängstlich, besonders wenn man sie zurückzuhalten suchte, sie klammerte sich an und sprach spontan, ununterbrochen jammernd. Zwischen die Äußerungen wurden Fragen eingeschaltet, eine geordnete Unterhaltung war unmöglich.

„. . . Mein Bruder hat ein schlechtes Mensch in Seckach, und da hat der Zug nimmer angehalten" (wo hier?) „ich hab gemeint, ich müßt nach der Illenau und sei ein Narr — (krank?) ich bin nicht krank im Kopf — ich hab so arge Angst vor dem Bruder (der Bruder ist außer dem Ehemann bei der Überführung hierher dabeigewesen), ich habe nicht richtig gebeichtet, weil mein Bruder mit mir gefahren ist — mein Bruder meint, er wäre im Paradies (in einem anderen Zimmer ist das Wort Paradies gefallen) — meine Mutter ist ein Bankert — holen Sie mir den Pfarrer, ich hab ihm im Beichtstuhl verschwiegen, daß mein Bruder keine Kinder kriegen tät — (?) es war Verstellung, wie wir nach Heidelberg gefahren sind, da bin ich erschrocken, mein Bruder hat mich auf den Mund geschlagen und in Seckach hat's gehalten, da habe ich gedacht, du lieber Himmel, ich weiß ja gar nicht, weshalb der Zug halten tut" — (wo hier?) „in einem Narrenhaus — in welcher Stadt weiß ich nicht (doch selbst gesagt!) Stadt Buchen, nein, Buchen ist es nicht (Mannheim?) nein, Mannheim ist es nicht, (sondern?) Heidelberg, vorhin hab ich's ganz genau gewußt, wie der Herr Stadtpfarrer von Buchen da war."

Auf Fragen nach der zeitlichen Orientierung sind gar keine Antworten oder „ich weiß es nicht" zu bekommen. — Der Bruder sei mit ihr hergefahren und außerdem der Schreiner Schleer von Hettingen (tatsächlich der Mann). Vorhin sei der Pfarrer von Hainstadt dagewesen, dem habe sie gebeichtet. (Wer der Arzt sei?) „Sie kenne ich auch nicht mehr — (mich schon gesehen?) weil meine Haare so zerzaust sind, deshalb schäme ich mich" (zufällig hatte sie im Momente der Antwort an ihre Haare gegriffen).

Während sie bisher alles in monoton jammerndem, uninteressiertem, abgelenktem Tone vorgebracht hatte, flüstert sie jetzt plötzlich ganz geheimnisvoll, auf die Türe deutend, durch die sie n i c h t in das Zimmer sehen kann: „Jetzt sehen Sie bitte einmal da draußen, da ist meine Mutter, ich habe auch nicht sterben können, wie ich in Buchen im Spital auf dem Sterbebett gelegen bin, da waren alle da, auch der Pfarrer mit der Monstranz — (wann in Buchen?) das weiß ich nicht mehr, weil meine Mutter da ist — (was heißt das?) meine Mutter ist ein Bankert und ist da draußen und babbert."

Wieder plötzlicher Wechsel, heult laut hinaus: „Das ist nicht mein Mann, der mit mir hergefahren ist — Herr Pfarrer gehen Sie einmal herein — (wo Pfarrer?) da draußen steht er und horcht, nein, da draußen steht er und horcht nicht. — Sie sollen mich lieber zum Pfarrer in Diestelhausen tun, Sie, Herr Pfarrer, gehen Sie doch rein zu mir, können Sie mich sterben sehen, ich habe meinen Glauben nicht verleugnet, der hat sich die Pulsadern aufgebunden, (wer?) der Mann, (woher sie das wisse?) wie ich ins Spital in Buchen gekommen bin, da habe ich mir nicht mehr zu helfen gewußt und habe das ganze Spital verschissen, (was heißt das?) jetzt weiß ich's wieder — (was?) wo meine Mutter ist, ja wenn die es ausmacht, daß die Hettinger einen Brief geschrieben haben, das Herz täte ihr zerspringen." Damit bricht sie wieder in lautes Weinen aus.

(Frage nach Stimmen) „Ja, ich höre Stimmen, ich höre die Mutter kommen, (wo?) ich weiß nicht, weil mein Haar so offen ist, deshalb habe ich an Hexen geglaubt, deshalb habe ich mich verdammt, und verdammen darf sich doch kein Mensch." — In diesem Augenblicke sagt draußen eine Patientin: „. . . Jesus in Ewigkeit, Amen." Sofort bricht Frau R. wieder in lautes Weinen aus: „Das kann ich auch nicht mehr sagen — ich muß so arg heulen, weil ich doch kein Bankert bin, (was ist ein Bankert?) das ist eine Frau, die keine Kinder kriegt, und das ist meine Mutter, (hat doch Kinder) ja, die hat einen Bankert."

(Ob sie Kinder habe?) „Es ist nicht wahr, ich habe keine Kinder gehabt, (doch eines gestorben?) nein, mein Kind ist noch nicht gestorben, (wann geheiratet?) wir haben schon lang geheiratet, (?) wir haben gar keine Kinder gehabt, (doch Kindbettfieber?) wenn ich auch Kindbettfieber habe."

In dieser Weise geht es immer weiter. Zwischen den einzelnen Fragen und Antworten jammert die Kranke viel, jede Anrede hat aber prompt die Wirkung, daß das Jammern aufhört; ihre Antworten haben aber immer einen unsicheren, ängstlichen Ton; man hat auch, wenigstens sehr häufig, viel mehr den Eindruck des Vor-sich-hin-Redens als des eigentlichen Antwortgebens. Neben der Ablenkbarkeit durch äußere Reize, die oft äußerst deutlich hervortritt, scheint sie auch innerlich abgelenkt; dem entspricht auch der Ausdruck, in dem Ängstlichkeit, eine gewisse Ratlosigkeit und ein eigenartiges Versunkensein sich mischen, wenn sie nicht gerade ihre Aufmerksamkeit auf ganz spezielle Dinge richtet, wie da, wo sie den Pfarrer ruft. —

Diese Schilderung vom Aufnahmetag gibt einen treffenden Gesamteindruck des Verwirrtheitzustandes: Er ist gekennzeichnet einmal durch das Haften an Bruchstücken der unmittelbar vorausgegangenen Erlebnisse: Bruder, Seckach, Spital, Buchen, an einzelnen Inhalten. wie Mutter — Bankert, Pfarrer — beichten. Diese Fragmente werden nicht zueinander in Beziehung gesetzt und wiederum unterbrochen von zufällig aufgefaßten Einzelheiten, die ganz wahllos aus der Umgebung aufgenommen werden. Die Bruchstücke werden wohl zu grammatikalisch richtigen Sätzen verarbeitet. Aber was darin in der gewohnten Sprach- und wohl auch Denkform produziert wird, bleibt in Teile isoliert, die nichts voneinander wissen. Diese Zerstückelung besteht oft schon zwischen Vorder- und Nachsatz, meist auch zwischen Frage und Antwort. Frau R. faßt die eindringlich gestellten Fragen zum großen Teil richtig auf, ist unter Umständen, wie z. B. bei der Fragenreihe nach der örtlichen Orientierung, durch strikte Lenkung zum richtigen Ergebnis zu führen. Meist aber hat schon die zweite Hälfte des Antwortsatzes mit der Frage nichts mehr zu tun. Für die Widersprüche und Schwierigkeiten, die durch diese Abgerissenheit der Eindrücke und Gedanken entstehen, ist eine Art Bewußtsein vorhanden, das etwa in Äußerungen sich kundgibt wie: „. . . In Seckach hat's gehalten, da hab ich gedacht, du lieber Himmel, ich weiß gar nicht, warum der Zug halten tut . . .“ „Vorhin hab ich's ganz genau gewußt . . .“ „Jetzt weiß ich's wieder“ — überhaupt in der häufigen Antwort: „das weiß ich nicht“, endlich in der Tendenz, sich zu korrigieren, wie: „da draußen steht er und horcht, nein, dort draußen steht er und horcht nicht.“

Diese Analyse der Äußerungen wird ergänzt durch das objektive Verhalten der Kranken, das in den folgenden Tagen sich noch deutlicher ausprägt. Sie verließ häufig das Bett, ging mit langsamen, unsicheren Bewegungen auf der Abteilung umher, der Ausdruck war ratlos, ängstlich, geistesabwesend. Zeitweise war sie dabei völlig stumm, schien von der Umgebung keine Notiz zu nehmen. Nur wenn z. B. eine Kranke einen Choral sang oder betete, machte sie leise, anscheinend gedankenlos mit.

Wird es um sie herum unvermutet lebhafter, so erschrickt sie wohl, sieht sich um, versinkt dann aber rasch wieder. Als in dieser Verfassung der Arzt zu ihr kommt und sie anredet, antwortet sie zunächst in ruhigem Ton, aber im Verlaufe des Gesprächs wird sie wieder lebhafter und die oben beschriebenen kennzeichnenden Züge treten wieder deutlich zutage. Als der Arzt mit dem Notizbuch auf sie zutritt, fleht sie ihn ängstlich an: „Oh, schreiben Sie nicht, ich hab Kindbettfieber, Herr Doktor . . .“ Wenige Sätze später bezeichnet sie sich selbst als den Bäcker B., von dem sie gleich darauf sagt, daß er hereingeschlichen sei, um sie zu verführen. Von diesem Inhalt kommt sie nun nicht mehr los, keine Zwischenfrage kann sie aus diesem Gedankenkreis herausführen, sie kommt dann aber auch nicht zu irgendeinem Ergebnis oder Abschluß, so daß man eigentlich von einem Gedankenkreis nicht sprechen kann. Daß sie aus der Umgebung einzelnes richtig wahrnimmt und erfaßt, ist nur zu erkennen, wenn sie abgelenkt wird: „. . . Ich bin doch so eine arme Witfrau, *schreiben Sie ruhig weiter*, ich bin der Bäcker B. nicht, *ich bin närrisch und bin doch nicht närrisch*, Herr Doktor.“ Einige Minuten danach auf die Frage des Arztes, wer er sei: „Sie sind der Bäcker, Sie sind der Bäcker B., nicht?‘ (mein Beruf?) „daß Sie alles aufschreiben müssen.“ Fragen nach Angst bejaht sie so regelmäßig und so lebhaft, daß die Reaktion kaum zufällig ist; meist fängt sie dabei laut zu heulen an.

Körperlich wurden, außer leichter Temperatursteigerung in den ersten Tagen, sehr lebhafte Sehnenreflexe festgestellt. Die Pupillen sind auffallend weit, verengern sich sehr prompt auf Lichteinfall, erweitern sich aber sofort wieder und „spielen“ bei konstanter Beleuchtung, werden bald weiter, bald enger.

Bei einer eingehenderen Befragung am 11. VII. im Untersuchungszimmer machen sich die Perseverationen wieder außerordentlich störend bemerkbar. Sie hat kurz nach dem Eintritt ins Zimmer einen Blick durchs Fenster in den Garten geworfen, der Inhalt „Garten“ (nicht nur das Wort) taucht nun immer wieder in ihren Antworten auf. Trotzdem man sie häufig als Frau Recht anspricht, gibt sie auf Fragen nach ihrem Namen stets ihren Mädchennamen an. Nachdem man sie durch viele Wiederholungen zur richtigen Antwort gebracht hat, antwortet sie auf alle möglichen anderen Fragen mit der Angabe des Namens. Mitunter ist sie völlig ratlos, erstarrt, und es ist trotz energischster Anrede gar nichts aus ihr herauszubringen.

Die Ablenkbarkeit tritt besonders in einem Gespräch am folgenden Tage auf der Abteilung hervor: (Wer war vor einer Viertelstunde da?) „Der Professor war da und das Kind, im Nähsaal waren sie alle miteinander. (Der Arzt hat, ehe er an das Bett der Kranken trat, mit der Oberin eine Angelegenheit des Nähsaals besprochen.) (Was hat der Professor getan?) Er hat meine Augen untersucht, ob sie trüb sind (Ref. hat auch heute die Pupillen wieder untersucht), (wer, ich?) keine Antwort. (?) Sie heiße Frau Marie Recht. (Nicht Baier?) Ja, da drüben haben sie alle gesagt, ich soll die Fahnen heraushängen (in dem Augenblick fällt ihr Blick auf Tücher, die an einem Fenster des Vorderhauses ausgehängt werden). (?) Ich heiße Fräulein Marie Baier. (Recht?) Frau Marie Baier, die sind alle gesprungen und haben nach Lourdeswasser gefragt, es ist aber nichts gefunden worden wie die Strümpfe" (in dem Augenblicke hatte sie ganz zufällig nach ihren Strümpfen gegriffen). (Wo hier?) Keine Antwort. (Was gefragt?) „Frau Recht, (wo?) ich weiß es wieder gar nicht mehr. Stadt Buchen. Mein Bruder ist doch in Amerika. (Hier Amerika?) Ich bin als noch da im Bett, (wo?) das ist doch die Irrenklinik in Heidelberg, nicht?" Wie lange sie da sei, wisse sie nicht — ein Kind habe sie nicht gekriegt — sie habe bloß zwei, die seien beide am Leben — sie sei verheiratet mit Bahnarbeiter Josef Recht aus Buchen — (also Sie?) „Fräulein Marie Baier aus Hettingen — (wie alt das älteste Kind?) die haben mich·scheint's daher gebracht als Narr, die Schwestern sagen nichts, ich seh bloß, daß da eine alte Frau spazieren geht (in diesem Augenblick fällt ihr Blick auf die Kranken im Garten). (Wie alt ältestes Kind?) Ich bin so verwirrt, ich weiß nicht, wo ich bin. (Seit wann verwirrt?) Seit wann weiß ich nicht. (Kindbettfieber?) Nein. (Kind gekriegt?) Nein. (Mann?) Josef R. usw. (Sie?) Marie Baier usw. (Mann — Fräulein?) Am 10. September 1884 bin ich geboren. (Mann — Fräulein?) Nein. (Also was sind Sie?) Ein Narr. (?) Da haben sie Fahnen herausgehängt (s. oben) und haben Bäcker B. geschrien und haben gesagt, ich soll auch Fahnen raushängen und Bäcker B. schreien."

(Wer ich?) „Sie sind der Professor, wo ich gewesen bin bei Ihnen. (!) So, bloß Doktor sind Sie, (wie oft gesehen?) hört nicht darauf; da droben steht die Lina (richtig an einem Fenster des Vorderhauses) und jetzt kommt die Dicke (eine Patientin), die Schwester hat gesagt, der Abendmahlsaal wäre gedeckt für mich. (?) Das habe ich da droben abgelesen auf dem Bild. (Was ist auf dem Bilde?) Eine Großmutter lehrt ein Kind stricken (absolut richtig; zu bemerken ist, daß auf der Abteilung auch ein Bild des Abendmahles hängt, allerdings ist es jetzt gerade für die Patientin nicht sichtbar), ich weiß aber nicht, ist es seine Großmutter oder ist es seine Tante, *ich bin ganz verwirrt.*"

Das Störungsbewußtsein, das, wie an vielen Stellen der vorher mitgeteilten Proben, in dem letzten Satz zum Ausdruck kommt, tritt in besonderer Form in der folgenden Nachschrift (2 Tage später notiert) hervor, wo das „Irreführen" auch auf die Umwelt projiziert wird:

Frau R. geht mit langsamen, bedächtigen, gemessenen Bewegungen auf der Abteilung herum; mit sich beschäftigt, nicht durch die Vorgänge in der Umgebung abgelenkt. Der Ausdruck z. B. eines Menschen, der durch das Anhören einer Musik in Anspruch genommen und darin versunken ist, nicht mehr bewußt hinhört. Das Ratlose kommt erst in dem Augenblick, in dem man sich mit ihr abgibt. (Was sie tue?) „Ich hab nausgesehen, ich hab gesehen, daß die da draußen mit ihrem Schiffe irrgefahren sind." Und dann geht's in dieser Art weiter, ohne daß Fragen eine Klärung herbeiführen könnten: „Soldaten kommen ja gar keine — sie haben gesagt, sie stoßen mich hinaus, ich habe nausgeguckt, da haben sie gesungen, wenn du uns irreführst, dann mußt du sterben — (wo?) am Schloßhof hinten, in Heidelberg — (wo?) ja, da hinten hinaus, wo's gebrennt hat, ich bin nicht irr, ich weiß, daß ich zu Hause bin, beim Bäcker B., ich habe den Namen genau gemerkt — (wie heißt der Name?) da kommt sie mit der Milch, sehen Sie es nicht..." (richtig).

Die noch länger fortgesetzte Exploration förderte formal nichts Neues zutage. Interessant war, daß die Ratlosigkeit erst im Ausdruck hervortrat, als man Fragen an sie richtete, und dann mehr und mehr zunahm. Die Kranke machte, solange sie noch von den Fragen in Anspruch genommen, oder richtiger, unsicher gemacht wurde, ein Gesicht, das an die ratlose Verlegenheit eines Schülers erinnerte; gegen den Schluß glitten die

Fragen überhaupt von ihr ab, das Gesicht verlor die Verlegenheit, der Ausdruck wurde hoffnungslos resigniert, dabei etwas ängstlich.

Bei einer nächtlichen Exacerbation am 16. VII. kam sie ins Dauerbad. Dort steigerte sich die Erregung, sie heulte laut. Als der Arzt dazukommt, klammert sie sich an ihn an: „Ich soll hier in der Irrenklinik sein, ich heiße doch nicht Ottilie! Das soll meine Heidelberger Tante sein (Wärterin), ich bin doch kein Gaul, ich heiße doch Marie Baier, ich habe meinem Manne doch Treue geschworen, das ist der Abendmahlsaal, da muß man ja hungern, ich habe doch keine Kinder ..." In dieser Weise geht es unter fortwährendem Jammern ungeordnet und hastig hintereinander fort; Fragen ganz ohne Einfluß, dagegen sonst deutlich ablenkbar, Worte und Handlungen aus der Umgebung tauchen auf, alles durcheinander, trotz der „Marie Baier" redet sie eine Sekunde nachher von „meinem Mann", trotz „keine Kinder" kurz darauf: „meine zwei Kinder".

Vier Tage später (20. VII.) stimmt sie, als erstes Zeichen der Aufhellung, auf die Frage des Arztes, ob er den Mann kommen lassen solle, lebhaft zu; dann sei sie auch nicht so verwirrt, wenn sie jemand von der Heimat sehe, wie hier unter den fremden Leuten. Sie gibt zum ersten Male auf Fragen nach der zeitlichen Orientierung sinngemäße und auch fast richtige Antwort. Am folgenden Tage (21. VII.) war sie bereits ruhig und sprach in natürlichem Tone davon, daß sie krank gewesen sein müsse, sonst hätte sie doch nicht so Sachen gesagt. Aber noch am 30. VII. wird berichtet, daß die Ratlosigkeit mitunter blitzschnell durchbricht.

Zum Beispiel wird sie im Anschluß an eine Karte des Mannes plötzlich ängstlich: „Man schreibt doch nicht 1910, wie lange soll ich denn auf der Erde rumwalzen, das ist doch nicht Heidelberg, das ist doch nicht die Irrenklinik, oder?" Allerdings verflüchtigen sich solche Ausbrüche sehr rasch wieder. Sie ist aber oft leicht ängstlich und mißtrauisch; sie bezweifelt, ob es eine Karte von ihrem Manne ist, glaubt nicht, daß er kommen will, fügt dann im selben Momente hinzu: „Die Karte ist doch von meinem Mann, ich bin doch die Josef Recht Ehefrau?"

Es ist zum Schluß noch beizufügen, daß der Untersucher mehrfach bemerkt, daß er sichere Zeichen für Sinnestäuschungen nicht fand. Es kam wohl ab und zu vor, daß sie einflocht, eben habe es das und das gerufen, daß sie auf die Wand oder eine geschlossene Tür deutete, da stehe der und der; ob es sich dabei aber um Trugwahrnehmungen gehandelt hat, war nie auch nur einigermaßen klarzustellen, sie war auf entsprechende Fragen nicht zu fixieren.

Interessant ist, auch zu dieser Frage, das Ergebnis einer Schlußexploration, die am 13. VIII. vorgenommen wurde. Inzwischen war Frau R. eine ruhige, geordnete, fleißige Arbeiterin. Zweierlei fiel allerdings noch auf: einmal eine gewisse Stimmungslabilität, Neigung zum Weinen, die besonders bei dem häufigen und hartnäckigen Heimverlangen hervorkam, das sie unzugänglich gegen Einwände immer wieder vorbrachte. Daneben die Sprunghaftigkeit ihrer bei manchen Gelegenheiten sehr reichlich fließenden Reden, in denen sie von einem aufs andere abschweifte.

Es war unmöglich, jene abschließende Befragung systematisch durchzuführen, weil es sich sehr bald ergab, daß eine beträchtliche Konzentrationsunfähigkeit bestand. Sie sprang ständig vom Thema ab, holte weit aus, fand den Faden nicht mehr, war nicht imstande, das Hauptsächliche herauszuheben, verlor sich immer wieder in belanglose Einzelheiten. So erzählt sie zunächst, als von dem Kinde die Rede ist, daß ihr erstes Kind mit 8 Monaten gestorben sei, dann lenkt sie plötzlich eine auf dem Tisch liegende Karte die Aufmerksamkeit auf sich, von der sie fälschlich behauptet, sie sei von ihrem Mann; dann erzählt sie, daß auch andere Frauen die Krankheit gehabt haben, daß der Stadtpfarrer alle besucht hat, daß ihre Arbeit, die sie jetzt mache, nichts Rechtes sei, daß am Montag ein Feiertag ist usw.

So ist es recht schwer, über den Beginn und die inneren Erlebnisse während der Verwirrtheit brauchbare Auskunft zu erhalten. Aber es ergibt sich doch, daß sie zwar zu einer fortlaufenden Darstellung nicht imstande ist, daß sie aber zahlreiche, zum Teil ganz nebensächliche Einzelheiten mit großer Treue reproduziert. Das Wesentliche geht in der zeitlich ungeordneten Aufzählung von Details völlig unter, aber diese sind zum Teil verblüffend exakt aufgefaßt und bewahrt: Auf dem Wege aus dem Spital in Buchen ging ein Mädchen mit, das einen Schirm trug; die Stricke, mit denen sie gefesselt gebracht wurde, hinterließen auf dem besten Anzug des begleitenden Bruders weiße Fasern; den ersten Brief hat sie im

Bad geschrieben, als der Doktor mit dem roten Barte bei ihr war — und dergleichen mehr. Daneben ist Wichtiges, Art des Transportes z. B., ungenau behalten, zeitliche Angaben kann sie gar nicht machen, obwohl sie bei der Exploration sich als in jeder Beziehung klar orientiert erweist. Eine eigentliche Erinnerungslücke ist nicht festzustellen.

Es stellt sich weiter heraus, daß sie sich an fast alle Inhalte der Äußerungen in der Verwirrtheit erinnert. Besonders die immer wiederholten Gedankenkreise, aber auch die häufigen Befragungen nach ihrem Namen werden noch gewußt. Aber wie sie dazu kam, ob sie sich des Sinnlosen bewußt war, über das Zustandekommen von Anknüpfungen und Ablenkbarkeit, über Orientierung und Störungsbewußtsein, darüber erhält man keine verwertbare Auskunft. Sie erfaßt gar nicht, worauf es dem Untersucher ankommt, schweift immer wieder auf neue Einzelheiten ab und bleibt bei der Grundeinstellung, daß alles Unsinn, Verwirrung, Krankheit war, und daß sie jetzt das alles wisse, was sie damals nicht wußte. Nur eine charakteristische Antwort auf die Frage, ob sie damals ihre Namen wirklich nicht gewußt habe, war zu erhalten: „Nein, ich hab als nicht gewußt, daß ich Recht heiße; aber wenn ich mein Handtuch gesehen habe mit dem Namen ‚Recht‘, dann habe ich gewußt, daß es mein Handtuch ist!“

Über eigentliche Sinnestäuschungen erfuhr man nichts. Sie habe ab und zu gemeint, die Stimmen des Mannes und des Stadtpfarrers zu hören, letzterer habe eine so tiefe Stimme wie die Patientin S. Eine andere Patientin habe sie manchmal mit einer ähnlich dicken Nachbarin in ihrem Heimatort verwechselt; sonst sei ihr hier niemand bekannt vorgekommen.

Zwei Tage nach dieser Rücksprache holte der Mann Frau R. nach Hause.

Der Fall verdiente eine eingehende Wiedergabe, weil er fast vollkommen den Amentiatypus repräsentiert, wie ihn z. B. Jaspers[1]) beschreibt. Zudem ist die Literatur arm an psychologisch gut analysierten Fällen von symptomatischen Psychosen; und endlich war ein anschauliches Gegenbeispiel zu unseren Fällen hier nicht zu entbehren. Die Psychose von Frau R. ist vielleicht ärmer an illusionär-halluzinatorischen Erlebnissen als der Durchschnitt der Fälle, die hierher gehören, zeigt aber dafür um so reiner das Symptom des Zerfalls der Gestalten. Über dem gestaltenden Aufbau aus der Phantasie, der sicher nicht vollkommen fehlte, hätte man vielleicht noch manches erfahren, wenn Gelegenheit gewesen wäre, die Kranke einige Monate später zu befragen, etwa zur Abfassungszeit ihres ersten, durchaus geordneten Dankbriefes (im Jan. 1911). Man kann sich aber ohne weiteres vorstellen, wie eine Zerstückelung, die so das Kleinste zerreißt, daß Haupt- und Nebensatz nichts voneinander wissen, auch die illusionär-halluzinatorische Phantasiewelt völlig zerpflückte.

Dazu kommt nun, an unserem Fall immer wieder in der verschiedensten Art aufzeigbar, das Störungsbewußtsein und mit ihm die Ratlosigkeit. Zweifellos hängt sie irgendwie damit zusammen, daß die Zerstückelung quantitativ sich nicht ganz gleichbleibt, die Trübung ständig bald in kleinen, bald in größeren Kurven schwankt. Gegenüber der Passivität des Preisgegebenseins an das Gestaltlose enthält diese Ratlosigkeit eine Art aktive Tendenz zur Korrektur, zur Klarheit, die aber eigentlich nie, oder nur für Augenblicke, erreicht wird.

Hat man dieses typische Amentiabild vor Augen und vergegenwärtigt man sich demgegenüber die oneiroide Erlebnisform, wie wir sie bis dahin entwickelt haben, so ergeben sich für diese einige neue, wichtige Kennzeichen. Wir sehen, wie verhältnismäßig systematisch bei ihr die Fragmentation zwischen die szenischen Einheiten gelegt ist, ja in manchen Fällen anscheinend an die gleiche inhaltliche Stelle vor dem nicht erreichten Wendepunkt. Innerhalb der Szenen,

---

[1]) A. a. O. S. 344.

aber auch über eine große Reihe derselben hin, bleibt ein fast gleichmäßiger Trübungsgrad bestehen. In diesem Trübungszustand findet eine einheitliche Verarbeitung der stückhaft wahrgenommenen Außenweltteile statt, die in die phantasierte Welt eingehen. In ihr wird eine Aktivität lebendig, die nicht aus ihr herausstrebt, sondern sich auf die phantasierte Situation richtet. So fehlt ein Störungsbewußtsein, und zwar nicht wegen der Schwere der Trübung, wie schon Wernicke zeigte, daß in schwerer Benommenheit die Ratlosigkeit fehlt: sondern weil die oneiroide Erlebnisform ein funktional viel gesetzmäßigeren, gestaltenden Prinzipien (des veränderten Bewußtseins) unterworfenes Gebilde ist als die symptomatische Amentia, in der das zerfallende Bewußtsein dominiert.

3. Physiologische Probleme und Theorien.

Haben wir das Recht, aus der Verwandtschaft der oneiroiden Erlebnisform mit der symptomatischen Amentia auf gleiche oder ähnliche pathophysiologische Vorgänge und schließlich auch auf ähnliche Verursachungen zu schließen? Die physiologischen Grundvorgänge beim manisch-depressiven Irresein und der Schizophrenie sind völlig unbekannt. Man findet bei beiden Erkrankungen Stoffwechselanomalien, von denen aber keineswegs klar ist, wieweit sie Ursache oder Folge unbekannter Vorgänge im Gehirn sind. Das gilt ganz besonders auch für die Störungen des endokrinen Systems, dessen Inkrete unter Umständen toxische Wirkungen auch im Gehirn hervorrufen. Wilmanns[1] konnte jüngst überzeugend dartun, wie fließend und unsicher noch unsere Kenntnisse auf diesem Gebiete bei der Schizophrenie sind, und das trifft nicht minder für die zirkulären Psychosen zu. Auch bei ihnen gibt uns die Erfahrung immer wieder Hinweise — wie etwa das vielfach erwähnte Zusammenvorkommen mit Basedowerkrankung[2] —, aber die umfangreichen Bemühungen der Forschung haben bisher nichts Eindeutiges zu Tage gefördert.

Auf der anderen Seite legen die „Provokation" von Phasen und Schüben durch Infektionen und ihr bessernder Einfluß im Verlauf der Psychose nahe, eine irgendwie geartete physiologische Verwandtschaft der zugrundeliegenden Körpervorgänge anzunehmen; aber auch diese Vorkommnisse sind umstritten und inkonstant, die Auffassung der Besserungen als auf psychischem Wege entstanden mindestens diskutabel.

Unter solchen Voraussetzungen müssen wir es begrüßen, daß uns in den traumhaften Verwirrtheitszuständen wenigstens ein Zustandsbild gegeben ist, das seinem psychologischen Aufbau nach in der Nähe von ätiologisch geklärten Erkrankungsformen steht und somit vielleicht auf ähnliche physiologische Vorgänge bezogen werden kann. Sicher fehlen hier, wie aus unserem Material eindeutig hervorgeht, die exogenen Ursachen, die allein symptomatische Psychosen hervorrufen. Das periodische Auftreten der oneiroiden Zustände in manchen Fällen scheint einer Ätiologie, auch nur nach Art der exogenen, zu widersprechen. Gustav Specht[3] hat sich bekanntlich über diese Schwierig-

---

[1] Die Schizophrenie. Zeitschr. f. d. ges. Neurol. u. Psychiatrie Bd. 78, S. 325.

[2] Schon die Schilderung des veränderten Seelenzustandes in der Originalarbeit v. Basedows zeigt eindeutig die Züge zirkulärer Störungen. Vgl. Sattler: Basedowsche Krankheit S. 220. Leipzig 1909.

[3] Zur Frage der exogenen Schädigungen. Zeitschr. f. d. ges. Neurol. u. Psychiatrie Bd. 19, S. 304. 1913.

keiten hinweggesetzt und unter Wiederaufnahme der Lehre Schüles von den
„Cerebrationsstufen" die Verwirrtheitszustände bei den funktionellen Psychosen
als den Ausdruck schwerster autotoxischer Schädigung gedeutet, ganz in Analogie
zu den infektiös-toxischen Psychosen, bei welchen er wiederum leichtere Formen
anerkennt, die symptomatisch mit den zirkulären Phasen übereinstimmen sollen.
Was sich gegen eine solche quantitative Betrachtungsweise einwenden läßt, hat
Bonhöffer[1]) in einer kurzen Erwiderung mit überzeugender Präzision vertreten. Dabei erscheint es zunächst verwunderlich und geradezu inkonsequent,
wenn B. zwar Depressionszustände exogener Natur ablehnt, wohl aber das Vorkommen manischer Bilder zugesteht. Dieser Widerspruch klärt sich auf, wenn
man sich unserer Analyse des zerfallenden Bewußtseins erinnert, zu dessen
Bestandstücken äußere und innere Ideenflucht und vor allem die Ablenkbarkeit
gehören. Kommt dazu eine heitere Stimmungslage, die, wie Bonhöffer in
Übereinstimmung mit Stransky feststellt, bei den amentiellen Psychosen jeweils dem gegenständlichen Erleben entspricht, so ergibt sich ein Zustandsbild,
das der echten Manie sehr ähnlich ist, aber seine völlig andersartige Herkunft
bei eingehender Analyse wohl aufweisen wird. Uns scheint in solchem Falle
der Nachweis der anderen Merkmale des zerfallenden Bewußtseins, insbesondere
des ständigen Steigens und Fallens der Bewußtseinsklarheit, nicht schwerer und
nicht leichter als das Erkennen der echten manischen Einschläge im symptomatisch provozierten Psychosen, das Bonhöffer für möglich hält.

Denkt man Spechts Theorie für unsere Fälle im einzelnen durch, so wird
man sich zunächst die Frage vorlegen, ob die oneiroide Erlebnisform (als ein
Repräsentant der Verwirrtheitszustände bei den funktionellen Psychosen) aufgefaßt werden kann als eine „graduelle Verschlimmerung des Krankheitsprozesses". Sicher bestehen „turbulente und tiefgehende Symptome", „tiefe
Alterationen des elementaren seelischen Geschehens". Aber man wird doch
versuchen, sich über die Bedeutung von Bezeichnungen, wie „tiefgehend, tief,
massiv", in solchem Zusammenhang klarzuwerden. Soviel ist sicher: in keinem
unserer Fälle entwickelt sich der Verwirrtheitszustand aus einer gradweise sich
steigenden, anderen, „zarteren" Form des manisch-depressiven Irreseins oder
der Schizophrenie. Sondern schlagartig setzt er nach kurzen Vorboten ein, in
den beiden ersten Fällen den typischen zirkulären Phasen gleichsam plötzlich
aufgesetzt, bei den übrigen sozusagen aus dem Zustand der Gesundheit heraus.
(Über die Vorboten wird alsbald noch zu sprechen sein.) Auch am Ende der
Psychose finden wir keine gradweisen Übergänge zu den üblichen Bildern, einzig
das halluzinatorische Nachstadium bei Martha Schmieder ließe sich so auffassen.
Bei den Kranken des ersten und zweiten Kapitels konnten wir innerhalb der
oneiroiden Erlebnisform manische und depressive Einzelmerkmale aufzeigen,
die aber zum Teil neben den ausschlaggebenden Symptomen des oneiroiden
Zustandes herliefen. Man hat nach der Schilderung nicht den Eindruck, daß
diese Merkmale, insbesondere Ideenflucht und Ablenkbarkeit, exzessiv gesteigert
waren. Dies kann man vielleicht von dem Gedankendrängen bei L. S. sagen.
Aber auf keinen Fall bestimmen diese mehr oder weniger gesteigerten Symptome
das Zustandsbild.

---

[1]) Die exogenen Reaktionstypen. Arch. f. Psychiatrie u. Nervenkrankh. Bd. 58, S. 58.
1918.

Dessen Erscheinungen aber sind nur insofern „tiefgehend" und „massiv", als die Beziehungen zur Umwelt, die Verkehrsfähigkeit, das soziale Verhalten gestört ist, andere elementare Funktionen, wie Reproduktions- und Phantasietätigkeit, erwiesen sich als funktionstüchtig, ja gesteigert, das Ich und seine Strebungen wohlerhalten; die Gesamtstörung verschwand in allen Fällen, ohne zunächst einen Defekt oder sonst einen Störungsrest zurückzulassen.

Alles in allem gibt uns also die Theorie S p e c h t s in ihrer rein quantitativen Fassung keine rechte Förderung der physiologischen Fragestellung.

Trotzdem wird man bei Betrachtung ähnlicher, physiologisch besser geklärter Vorgänge immer wieder auf eine to xi sche Ätiologie im weitesten Sinne hingewiesen. Sind doch nicht nur die schweren Formen der Bewußtseinsstörung: Benommenheit, Koma usw., charakteristisch für Totalvergiftungen des Gehirns, während leichtere Trübungen mit Trugwahrnehmungen als Wirkung bestimmter Alkaloide, wie H a s c h i s c h, M e s k a l i n und dergleichen, bekannt sind; sondern auch in Fällen schwerer Basedow-Erkrankung werden auf thyreotoxischer Grundlage amentielle Bilder beobachtet, und von besonderer Beweiskraft sind jene vereinzelten Fälle stärkster Thyreotoxikose, wo Basedowkranke durch Schilddrüsenzufuhr in akute Verwirrtheitszustände verfielen, die nach Weglassen des Präparates abheilten[1]. Aber auch hier sind es wiederum nicht die gleichen Patienten, deren Basedow mit zirkulären Phasen irgendwie verknüpft auftritt, welche die amentiellen Psychosen zeigen. Also handelt es sich kaum um eine einfache Steigerung des Vergiftungsgrads.

Beachtenswerte psychologische Parallelen zu dem vorher entwickelten Bilde der symptomatischen Amentia und zugleich zu den Bewußtseinsstörungen überhaupt ergaben sich bei Versuchen mit zwei verschiedenen H y o s c i n p r ä p a r a t e n an 10 Studenten, die neuerdings an der Heidelberger Psychiatr. Klinik, unter Leitung von G r u h l e, angestellt wurden[2]. Die Versuchspersonen erhielten 1 mg Scopolamin subcutan, wurden neurologisch und psychologisch während der ganzen Dauer des Rausches untersucht und legten hinterher ihre Erlebnisse in Selbstschilderungen nieder. Die beim Vergleich der zwei Präparate gefundenen Unterschiede interessieren hier nicht. Den Beginn der Bewußtseinsstörung faßt der Verfasser aus den Selbstschilderungen folgendermaßen zusammen:

„Die meisten Versuchspersonen geben übereinstimmend in einem gewissen Stadium der Wirkung an, daß sie die Fähigkeit verloren, sich auf einen bestimmten Gegenstand oder Tätigkeit zu konzentrieren. Wohl hätten sie noch Gedanken oder Bilder, aber sie könnten sie nicht festhalten. Es fehle ihnen das leitende Prinzip beim Sprechen oder Denken, oder wenn es ihnen für Augenblicke gelänge, einen Gedankengang vorauszudenken, bis sie etwas aussprechen wollten, sei alles längst vergessen. Objektiv sehen wir in diesem Stadium, das bei abklingender Wirkung verlängert ist, und das dann deutlicher beobachtet werden kann als bei steigender Wirkung, daß die Versuchspersonen viel reden. Aber ihre Rede ist zusammenhanglos. Es fehlt das sinnbringende Motiv. Entweder werden sinnlose Worte aneinandergereiht, oder es wird richtig ein Vordersatz begonnen, aber ein vollständig unpassender Nachsatz angehängt. Günstigenfalls gelingt es endlich, ein oder zwei kurze Sätze zu vollenden, dann folgen wieder sinnlose Worte. Dabei hat man die Empfindung, als ob die einzelnen Gedanken oder Bilder in abnormer Schnelligkeit hintereinander kämen.

---

[1] Vgl. S a t t l e r: Die Basedowsche Krankheit S. 236. Leipzig 1909.
[2] K a p p e s: Über die Wirkung verschiedener Hyoscinpräparate auf normale Menschen. Dissert.: Heidelberg 1923. (Nicht gedruckt.)

Es handelt sich um eine Ideenflucht wegen Lähmung des Hemmungsmechanismus, der jeden Gedanken für einen Augenblick festhält, ihn im Blickpunkt des Interesses kritisch beleuchtet und ihm dann einem anderen über- oder unterordnet. Da der jedem Satz übergeordnete Sinn so schnell verlorengeht, erfolgt auch eine leichtere Ablenkung. Wir sehen, daß bei stärkerer Hyoscinwirkung Sätze auf dem letzten noch erfaßten Wort aufgebaut werden, während bei größerer Klarheit die Ablenkung durch äußere Reize, Gespräch oder Handlung geschieht. Folgen dann mehrere Gesprächsmotive aufeinander, so verweilt jedes Individuum bei jedem ihn relativ noch am meisten interessierenden Fach, z. B. der Theologe bei der von ihm abzuhaltenden Predigt, oder der Mediziner kommt nach vielen ideenflüchtigen Abschweifungen immer wieder zu seinem Fach zurück. Fast immer ist diese Ideenflucht von Unlustgefühlen begleitet. Das Individuum fühlt sich gehemmt. Nie sah ich einer bei der Manie bekannten Sprechfreudigkeit ähnliche Erscheinungen auftreten."

In etwa der Hälfte der Fälle werden Sinnestäuschungen vorwiegend des Gesichtes beobachtet. Darüber wird unter anderem berichtet:

„Die Versuchspersonen unterscheiden meist mehr scharf zwischen dem, was sie wirklich zu sehen glauben, und dem, was sie bildhaft in ihrem Innern erleben. E. z. B. gibt unter der Wirkung des Mittels an: ‚Ich sehe jetzt im Geist ein Bilderbuch vor mir, das ich als 7jähriger Knabe hatte, und an das ich seither nicht mehr gedacht hatte. Das Buch schwebt mir so bildhaft vor, daß ich jede Seite darin herumblättern könnte.' Er ist sich dabei bewußt, daß er das Buch nicht sieht, sondern es nur mit seinem ‚inneren Auge' wahrnimmt. Oder Schl. beobachtet bei geschlossenen Augen verschiedene Personen in seinem Heimatort S. bei allerlei Beschäftigungen und beschreibt sie. Dabei ist er örtlich vollkommen orientiert. Seltsam und oft wiederkehrend in den Äußerungen und Selbstschilderungen sind die Empfindungen, als ob eine dritte Person im Zimmer sei, die neben dem Tisch stehe oder neben der Versuchsperson auf dem Sofa sitze, an der Wand lehne usw. Dabei fühlen sich die Versuchspersonen etwas benommen. Diese Erlebnisse, die wohl durch unvollkommene Sinneseindrücke begünstigt werden, leiten direkt über zu den Unaufmerksamkeitsillusionen, die sich sehr häufig finden. So hält Schr. einen an der Wand hängenden Ärztemantel für eine Krankenschwester, seine auf der Chaiselongue liegenden Kleider für einen vermummten Kerl. Als er sich später ankleiden will, sieht er seine Kleider sowohl auf der Chaiselongue als auch auf dem Stuhl liegen und kann sich nicht entscheiden, welche er nehmen soll. Als ihm die von der Chaiselongue in die Hand gedrückt werden, sind auch die von dem Stuhl verschwunden. Öfters wurden auch Pareidolien beobachtet: K. sieht, wie sich das Gesicht des Untersuchers zu einer teuflischen Fratze verzieht. G. bemerkt, als er abends ganz geordnet und bei vollem Bewußtsein sich in seinem Zimmer befindet, an Stelle der Ofentüre eine teuflische Fratze, und aus dem Kakaopaket lacht ihm ein heiteres Koboldgesicht entgegen. Der gleiche sieht, wie zwei Stunden nach der Injektion an einem Bild an der Wand, das Goethes Mutter darstellt, das eine Augenlid herabsinkt. Das erinnert ihn so sehr an ein früher gesehenes Bild des Polyphem, daß er laut auflacht. Interessant ist, daß dieses Erlebnis momentan vergessen wird und G. sich erst mehrere Wochen später unter der Wirkung von b (beim 2. Versuch) wieder daran erinnert. Außer den Pareidolien finden sich auch Halluzinationen, die alle Kriterien der echten Sinnestäuschung aufweisen. So sieht Schn. außerhalb des Fensters Personen in Tiroler Tracht stehen. Links von ihnen sei eine Bank; das Fenster und die Blumen sähe er ganz deutlich davor. Was die Tiroler für eine Tätigkeit ausüben, kann er nicht erkennen. Später sieht er an der gleichen Stelle Zigeuner, die auf roten Sesseln saßen, es seien ziemlich kleine Leute, sonst könne er sie nicht beschreiben. B. sieht, während er ruhig und mit offenen Augen zu Bett liegt, vor sich einen Schlüssel hängen, dem der Bart abgeschmolzen sei. Später sieht er in gleicher Weise so sein Messer, Ring und andere Gegenstände vor sich hängen. Immer, wenn er nach ihnen faßt, ziehen sie sich zurück und verschwinden schließlich."

Wir geben noch das Bruchstück einer Selbstschilderung wieder, aus dem zu entnehmen ist, wie der Denkzerfall sich mit den Trugwahrnehmungen verbindet:

„Der Kopf wurde immer gedankenleerer, bis ich überhaupt nichts mehr dachte. Wenn ich etwas gefragt wurde, so versuchte ich, an eine Antwort zu denken; aber die Gedanken waren vollständig unzusammenhängend. Es ist mir trotz größter Mühe nicht möglich, eine Subtraktionsaufgabe zu lösen, erstens weil ich die Aufgabe vergaß, und zweitens weil ich mich kaum mehr auf das Rechnen konzentrieren konnte. Ähnlich ging es mir mit dem Nachsprechen langer Sätze. Beim Vorsprechen konnte ich mir wohl alles vorstellen; aber kaum war das letzte Wort gesprochen, schon hatte ich alles vergessen. Weiter zurückliegende Ereignisse konnte ich mir jederzeit ins Gedächtnis zurückrufen. Je ärmer mein Gehirn an Gedanken wurde, desto lebhafter arbeitete die Phantasie. Außer mir und dem Versucher war niemand im Zimmer. Dennoch glaubte ich manchmal, 6 oder 8 Personen um mich zu haben. Neben mir an der Wand war eine weiße Gestalt, die mit mir redete..."

Auf dieses Stadium lebhafter Täuschungen folgte dann meist ein tiefer, traumloser Schlaf.

Wir finden also hier in einer akuten Alkaloidintoxikation ganz ähnliche Zustände zerfallenden Bewußtseins wie bei der symptomatischen Amentia; auf der anderen Seite aber drängt sich der Vergleich mit dem Zustand des Einschlafens vor dem natürlichen Schlaf auf.

Auch der Schlaf kann ja als die Reaktion des Zentralnervensystems auf eine Vergiftung mit Ermüdungsstoffen aufgefaßt werden. Und wenn auch Trömner[1]) mit guten Gründen der Auffassung, daß das Einschlafen allemal durch die Wirkung irgendwelcher Stoffwechselschlacken bedingt sei, entgegentritt, so muß er doch die Funktion des Schlafes als die Zeit periodischer Befreiung von Stoffwechselschädlichkeiten anerkennen. Wir erinnern uns weiterhin, daß man mit guten Gründen periodisch auftretende pathologische Vorkommnisse, wie den epileptischen Anfall, auffassen kann als eine bei einem gewissen Maximum der Vergiftung einsetzende Abwehrreaktion eines (disponierten) Gehirns[2]).

Nun hat kürzlich Stern[3]) (gelegentlich der Erörterung der Physiologie der Lethargie bei der epidemischen Encephalitis) sich mit einleuchtenden Gründen gegen die Auffassung gewandt, welche graduelle und fließende Übergänge zwischen den Zuständen schwerster Benommenheit, Koma und Sopor und dem natürlichen Schlaf annehmen will. In der Tat ist es hirnphysiologisch unwahrscheinlich, daß der Schlaf eine Art mildes Koma oder das Koma nichts als ein quantitativ tiefer Schlaf sei. Vielmehr sprechen gerade die Erfahrungen bei der epidemischen Encephalitis dafür, daß der Schlaf gegenüber jenen Allgemeinvergiftungen des Zentralorgans von lokalen Einwirkungen abhängig ist. Wo wir diese Stelle zu suchen haben, ob tatsächlich die Haube des Mittelhirns dabei eine wichtige Rolle spielt, wie Stern meint, wie die funktionellen Zusammenhänge zu denken sind — das ist durchaus strittig und für unsere Betrachtung auch belanglos.

Im Verlaufe unserer Untersuchung konnten wir ja vielfach auf die Analogie der oneiroiden Erlebnisform mit dem Traum und somit auch mit dem Schlaf hinweisen, und wir möchten an dieser Stelle die Behauptung aufstellen, daß die oneiroide Erlebnisform dem von bestimmten, lokalisierten Einwirkungen abhängigen Schlaf viel nähersteht als den Benommenheitszuständen, wozu hier auch die symptomatische Amentia zu rechnen sein dürfte, die als Ausdruck einer Allgemeinschädigung des Gehirns durch Gifte anzusehen sind.

Für die Beziehungen unseres Symptomenbildes zu Ermüdung und Schlaf ergibt neben den früher erwähnten psychopathologischen Analogien die folgende Zusammenstellung der Vorboten und des Beginns der oneiroiden Zustände manche interessante Bestätigung. (Vorwegnehmend ziehen wir auch die entsprechenden Daten des Falles des siebenten Kapitels heran, bei welchem

---

[1]) Das Problem des Schlafes. Wiesbaden 1912. Grenzfr. d. Nerven- u. Seelenlebens.
[2]) Vgl. u. a. Fuchs: Epilepsie und Epilepsiebehandlung S. 23. Leipzig 1914.
[3]) Die epidemische Encephalitis S. 183ff. Berlin 1923.

die oneiroide Erlebnisform im Verlauf einer langdauernden schizophrenen Psychose auftritt.)

Wir lassen die Vorzeichen und die äußeren und inneren Umstände des Ausbrechens der Psychose bei unseren Fällen noch einmal kurz an uns vorüberziehen.

Der Stimmungsumschwung nach dem Selbstmordversuch der ersten Kranken, welcher Höhepunkt und Ende einer Melancholie bildet, wurde oben eingehend besprochen. Sie gibt sich bereitwillig dem überströmenden Glücksgefühl hin, fürchtet aber eine „Geistesverwirrung", weil sie keine Idee festhalten konnte, „dann fürchtete ich auch eine Krankheit und zuletzt den Tod". Als dann der Gedanke an den Geliebten auftaucht, ergreift sie begierig diesen Halt, und nun setzt allmählich das beziehungsreiche, inhaltlich erfüllte Erleben ein; sie wird nicht plötzlich entrückt, vielmehr allmählich ohne scharfe Grenze in die traumartige Verfassung hineingezogen.

Ganz anders bei Antonie Wolf. Sie hat lange zuvor Vorahnungen einer ausbrechenden geistigen Störung, die neben anderen Befürchtungen ihrer Depression angehören. Diese scheint sich unmittelbar vor dem Ausbruch zu vertiefen; die Kranke ist schlaflos. „Nächtelang lag ich auf der Bettkante, vom Fieber geschüttelt und kaum fähig, einen Gedanken zu fassen." Von einer „unsagbaren Furcht vor etwas Ungewissem" ist sie beherrscht, daneben besteht „Müdigkeit, Ärger und Unbehagen", die sich mehr und mehr steigern, bis die krankhaften Situationserlebnisse einsetzen; und zwar plötzlich, von einem Tag auf den anderen, „gleich sehr stark". Sie hielt sich bis dahin aufrecht, kam ihren Pflichten nach, so schwer es ging; plötzlich war die Psychose voll ausgebildet da.

Auch Forels Patientin hatte in ihren psychasthenischen Zuständen oft die herannahende Katastrophe geahnt, besonders zuletzt, als diese verstärkt und gehäuft auftraten. „Momentanes Versagen" der seelischen Fähigkeiten, Unentschlossenheit, Empfindlichkeit, „Gedankenfolgen, die sich wider Willen aufdrängten", „Anwandlungen wahnwitziger Selbstgefälligkeit", dazu mancherlei körperliche Mißempfindungen, besonders im Kopf, stellten sich peinlicher und heftiger als in früheren ähnlichen Zuständen ein. „Oft schien es mir, wenn ich so sagen darf, als ob mein Bewußtsein ins Schwanken geriete". Die ersten vereinzelten illusionären Erlebnisse treten bei einem noch völlig geordneten abendlichen Gang in die Stadt auf (verklärtes Aussehen einer Dame, belebte Schönheit der Puppengesichtchen). Der plötzliche Ausbruch der Psychose, der noch am gleichen Abend erfolgte, kam ihr ebensowenig wie Antonie Wolf zum Bewußtsein. „Allerdings fühlte ich etwas wie eine Veränderung; sie schien mir aber außer mir zu liegen, als ob z. B. die letzte Zeit angebrochen wäre." Während bei Antonie Wolf die szenischen Erlebnisse sofort einsetzten, besteht hier noch für die wenigen Stunden, die sie zu Hause war, und für den Transport in die Klinik eine relative Klarheit der Beurteilung; erst in dem völlig fremden Milieu setzt das phantastische Erleben voll ein.

Martha Schmieder lag der Gedanke, daß sie erkranken könnte, durchaus fern. Auch bei ihr bestand vorher ein affektiv sehr labiler Zustand, den allerdings offenbar mehr ihre Umgebung wahrnahm als sie selbst. Anfang Februar will sie sich besonders ruhig und glücklich gefühlt haben, einige Tage vor dem Ausbruch aber spricht sie von einem „geistig überreizten, ja ich kann eher sagen, übermüdeten Zustand". Sie kann die Fülle der sich aufdrängenden Gedanken nicht bewältigen, vertieft sich in ein Kapitel der Bibel, das Schicksal des schwerkranken Bräutigams und ihr eigenes mit der Geschichte des Lazarus vergleichend. Damit reift in ihr der Entschluß, seine Heilung durch die apostolische Glaubenskraft zu versuchen. Als sie der Priester, den sie zu Rate ziehen will, besucht, kommt sie im Gespräch bereits nicht mehr in natürlichen Kontakt mit ihm. Sie merkt, daß die Unterhaltung sie mehr ermüdet als stärkt, auf unerklärliche Weise ist der Schlüssel zum Schreibtisch verschwunden, sie beginnt immer lebhafter und eindringlicher zu reden, um sich verständlich zu machen, wird schließlich ärgerlich und gereizt. Gleich darauf sieht sie ein, daß sie unrecht gehandelt hat. Am Abend dieses Tages tritt die erste traumhafte Vision ein; am folgenden Morgen schreit sie in der Kirche in ängstlicher Erregung auf; die frische Luft versetzt sie „in eine Art Taumel", in der Wohnung nahm die Müdigkeit so zu, daß sie beim Sprechen den Zusammenhang der Worte teilweise nicht mehr finden konnte. Kurz darauf war sie bereits mitten im phantastischen Erleben. Nicht in erster Linie projiziert sie die Veränderung in die Umwelt (wo sie den Kampf mit dem Antichrist angebrochen glaubt), vor allem fühlt sie sich selbst, einmal sogar mit ihrem Zimmer, allem Irdischen entrückt, erhöht „von Stufe zu Stufe fortgetragen". — Es ist noch zu erwähnen, daß Martha Schmieder schon mehrere Wochen vor der Erkrankung „einige mir lebhaft in Erinnerung gebliebene religiöse Träume und eine überirdische Erscheinung" hatte, die sie weder erschreckten noch nachhaltig wirkten. Dank ihrer religiösen Einstellung, die allerdings möglicherweise selbst als Krankheitsvorbote aufzufassen ist, war das nichts Außergewöhnliches.

Wenn auch Ignatius Chr. durch den Tod der Mutter schwer betrübt und durch die Nachricht von der wirtschaftlichen Notwendigkeit, seine Studien aufzugeben, erneut alteriert worden war, so hatten doch diese Erschütterungen zunächst keine Folgen, die irgendwie pathologisch gedeutet werden konnten. Er beschloß den Besuch bei der Tante in Tarnau und meldete sich in der Schule ab. Am Tage vor dem Krankheitsbeginn verbrachte er gewisse kurze Momente „in Gedanken, die etwa einem Vorgefühl einer Angst vor einer Krankheit gleichen; doch bald ging dies vorüber, da ich mich mit kühnem Mut und frohen Gedanken diese schwarzen Raben zu verscheuchen bestrebte". Am folgenden Morgen fühlte er sich wohl, „und nichts kennzeichnete in mir den Ausbruch der Krankheit". Während der Fahrt stellte sich Furcht ein: daß er als schwer Belasteter durch Erkältung verrückt werden könnte, daß ihn zwei Passagiere mit eisernen Stangen beobachteten. Trotz angestrengter Ablenkungsversuche drängten sich ihm Gedanken auf an die „ungeheure Größe der Fragen, die den Menschen beunruhigen". Er begann darüber nachzudenken, „wie weit wohl mein Gedanke reichen könnte, wenn er vom Verstande nicht gebändigt wäre". Schwindel und Ohrensausen leitete einen „Halbschlafzustand" ein; als er erwachte, sah er kleine Sterne vor seinen Augen, und nun taucht immer wieder das Bewußtsein „einer Abnormalität meines Geistes" auf. Er fragt nach dem Weg zur Tante, kann sich aber nicht verständigen, wird gereizt. „Ich kämpfte mit dem Gespenst einer Krankheit." Illusionäre Täuschungen setzen dann ein, und als er bei der Tante angekommen sich niederlegt, versinkt er völlig in das wahnhafte Erleben.

Kurt Gast endlich, der Fall des folgenden Kapitels, war schon tagelang vorher von ahnungsvollen Stimmungen beherrscht: er dachte an den Tod oder an

etwas „Unerwartetes, Mächtiges", das eintreten könnte. Im Gespräch war er
äußerst angeregt, allein fühlte er sich sehr einsam: Das Denken und das Gedächtnis versagte zeitweise, die Welt schien feierlich in verdünnter Luft, „mich selbst
fühlte ich kaum und dann auch wieder mit bleiernen Gliedern". Einzelne
Akoasmen beachtete er daneben kaum. Er hatte den Eindruck, daß irgend etwas
in ihm reife, zum Durchbruch komme. Er war ratlos über die Bedeutung dessen,
was um und in ihm vorging. Mißtrauen, erhöhte Sensibilität, Kraftgefühl erfüllten ihn, ständig war er stark angespannt, tiefste Apathie wechselte mit
höchster Erregung. Diese Vorgänge steigerten sich mehr und mehr bis zum
Tage des Krankheitsausbruches, wo er zunächst bei äußerlich geordnetem Verhalten schon eine Fülle von Illusionen und einzelne Halluzinationen erlebte.
Das Bewußtsein einer Umwälzung war auf die Umgebung projiziert, obwohl
ihm das Wort „geisteskrank" fortwährend auf der Zunge lag. Er fürchtete es
auszusprechen, um nicht „den kaum zu bändigenden Sturm erst recht zu entfachen". Nach einem „kurzen, aber ohnmachtähnlichen Schlaf" setzt
dann die Psychose ein. — Einige Jahre vorher hatte Gast bei einem nächtlichen
Spaziergang einen Zustand plötzlicher Kraftlosigkeit und Denkunfähigkeit, den
er selbst mit ähnlichen innerhalb der Erkrankung vergleicht. „Er war nahe am
Zusammenstürzen, fühlte sich wie bewußtlos, ging aber trotzdem weiter.
Nach einer halben Minute war der Zustand, von dem sein Begleiter nichts gemerkt
hatte, vorüber". —

So unterschiedlich diese Darstellungen in mancher Beziehung sind, so ermöglichen doch viele gemeinsame Züge wichtige Schlüsse für die Auffassung der
Bewußtseinsstörung. Allen Kranken gemeinsam ist eine beängstigend und
quälend empfundene Unbeherrschbarkeit des Gedankenablaufs, die zur Unfähigkeit mit der Umgebung in Beziehung zu treten, führt. In sämtlichen Fällen, außer
dem Engelkens, geht sie mit dem deutlichen Gefühl der Ermüdung und
Abgespanntheit einher, mit Ausbrüchen unwilliger Gereiztheit über die
Unmöglichkeit der Verständigung, wie wir sie aus den Erschöpfungszuständen
des Normalen kennen. Dazu kommen als ein weiteres Symptom der Unbeherrscht-
heit Gedankenfolgen, die sich wider Willen aufdrängen; nur Antonie
Wolf berichtet davon nicht. Engelkens Patientin, Antonie Wolf und Gast
waren lange zuvor schlaflos, bei Martha Sch., Ignatius Chr. und Gast setzten
die traumartigen Erlebnisse geradezu in schlafartigen Zuständen ein.
Wir erwähnen ferner das Auftreten der ersten trugwahrnehmungsartigen Phänomene im Schlaf bei Engelken, Antonie W., Martha Sch. und den ohnmacht-
artigen Zustand als Vorboten bei Gast.

Man wird sich hüten, aus verhältnismäßig wenigen Beobachtungen allzu
weitgehende Schlüsse auf die Art des physiologischen Krankheitsgeschehens
zu ziehen. Aber wenn man sich darüber schon einmal Gedanken zu machen
versucht, so wird durch diese Vorkommnisse die Äußerung bestätigt, daß die
traumartigen Psychosen nicht durch eine einfache Steigerung der Allgemein-
wirkung des (unbekannten) Krankheitsgiftes, wie Specht meint, zustande
kommen, sondern daß die unbekannte Schädlichkeit, ähnlich wie beim natürlichen Schlaf, an einer umschriebenen Stelle (die gleichfalls vorläufig
unbekannt ist) einwirken muß, damit unsere Erlebnisform in Erscheinung tritt.
Warum in einzelnen Fällen der „funktionellen" Psychosen die Einwirkung auf

diese Zentren erfolgt, wissen wir nicht; wieweit eine erb- und anlagemäßige Disposition dafür Voraussetzung ist, versuchten wir in den einzelnen Fällen soweit als möglich aufzuklären und werden auch weiterhin darauf zu achten haben.

Darüber hinaus läßt sich die Theorie vertreten, daß die oneiroide Psychose eine Art **Abwehrreaktion des Körpers gegen das krankmachende Agens** ist. Dafür spricht außer dem plötzlichen Einsetzen in stärkster Ausbildung das periodische Auftreten in manchen Fällen. Gerade für die viel umstrittene Periodizität der (nicht symptomatischen) „Amentia" könnte man so eine Art Erklärung gewinnen. Endlich aber eröffnet uns diese Entgiftungstheorie eine Verständigungsmöglichkeit für Fälle wie den Forels, wo der Verwirrtheitszustand den Abschluß eines Lebensabschnittes bildet, der erfüllt war von Störungen des seelischen Gleichgewichts, psychasthenischen Attacken und „nervösen" Symptomen. Nach der Psychose stellt sich eine vorher nicht gekannte, gleichmäßige Ausgeglichenheit der seelischen Haltung ein. Wir werden später, bei weiteren Fällen, Gelegenheit haben, auf diese „reinigende" Wirkung auch auf zirkuläre Anlagen zurückzukommen.

Als eine Überleitung zu dem Problem des folgenden Kapitels sei zum Schluß noch darauf aufmerksam gemacht, wie sehr unsere Zusammenstellung der Art und Weise, wie die oneiroide Psychose einsetzt, gegen die Auffassung spricht, daß sie psychoreaktiven Ursprungs sei. Auch die Deutung, die Lange neben anderen zur Erklärung solcher und ähnlicher atypischen Psychosen heranzieht, daß die Hysteriebereitschaft des jugendlichen Alters eine Rolle spiele, ist danach für unsere Kasuistik hinfällig. (Für die Fälle Forels und Klinkes trifft die Voraussetzung eines jugendlichen Alters gar nicht zu.)

Wir möchten den Ausführungen dieses Abschnitts, soweit sie das Pathophysiologische in Theorien zu fassen suchen, kein besonderes Gewicht beilegen und sind uns ihrer Angreifbarkeit bewußt. Doch war dieser Weg notwendig zu gehen, wenn man die Eigenart der oneiroiden Erlebnisform hervortreten lassen wollte. Denn gerade diese Eigenart, daß sie einerseits tief im Physiologischen wurzeln muß, andererseits in ungewöhnlicher psychologischer Geschlossenheit in Erscheinung tritt, macht den Reiz ihrer Rätselhaftigkeit aus. Wir sind weit entfernt von der Meinung, daß hierzu mit unserer Untersuchung das letzte Wort gesprochen sei.

Sechstes Kapitel.

1. Der Fall Gast.

a) Die Familie.

Robert Gast wurde am 12. II. 1881 als Sohn des Maschineningenieurs Max Gast geboren. Über die mütterliche Familie, in der die weitaus schwerere Belastung zu suchen ist, wissen wir folgendes:

Die Urgroßmutter mütterlicherseits (I 2, Abb. 6) erkrankte mit ungefähr 50 Jahren an hochgradigen Aufregungszuständen. Sie sollen sich mehrfach wiederholt, jedesmal ein Vierteljahr gedauert und erst in hohem Alter ausgesetzt haben. Man konnte die Kranke zu Hause verpflegen, doch mußte sie zeitweilig von der Familie ferngehalten werden und mit einer Gesellschafterin im Zimmer verbleiben. Die Kranke war mit dem Besitzer eines alten Berliner Seidenhauses verheiratet, über den nichts Auffälliges oder Abnormes berichtet wird; sie gab 11 Kindern das Leben: 3 starben früh. Die älteste Tochter (II 1) war von überaus gütigem, „engelgleichem" Wesen, sie bemutterte die jüngeren Geschwister, starb aber schon 20 jährig an Magengeschwüren. Die ihr folgende (II 2), die sehr musikalisch war, lebte in unglücklicher, kinderloser Ehe und starb ungefähr 50 Jahre alt plötzlich an Tuberkulose. Auf sie folgt Karoline (II 3) (1828—1901), verheiratete de C., die im Leben der Familie Gast eine große Rolle spielte, da in ihrem Hause sowohl die Mutter unseres Patienten als auch er selbst und sein Bruder aufwuchsen. Karoline heiratete einen geistig bedeutenden Mediziner, der aber, angeblich durch die Ehe mit ihr tief enttäuscht, Selbstmord begangen hat. Auch der einzige Sohn aus dieser Ehe (III 1), der mit unserem Patienten erzogen wurde, entleibte sich als 22 jähriger Student der Medizin, ohne daß etwas seelisch Abnormes an ihm bemerkt worden wäre. Karoline wird als eine äußerlich sehr anmutige, aber wenig intelligente, unbeherrschte Frau geschildert, die ebenso willensschwach wie eigensinnig sein konnte. Sie war dabei sehr aktiv, betätigte sich in Wohltätigkeitsvereinen, war aber in ihrer Mildtätigkeit völlig kritiklos, stiftete gerne Ehen; sie galt als sehr „nervös", schreckhaft und

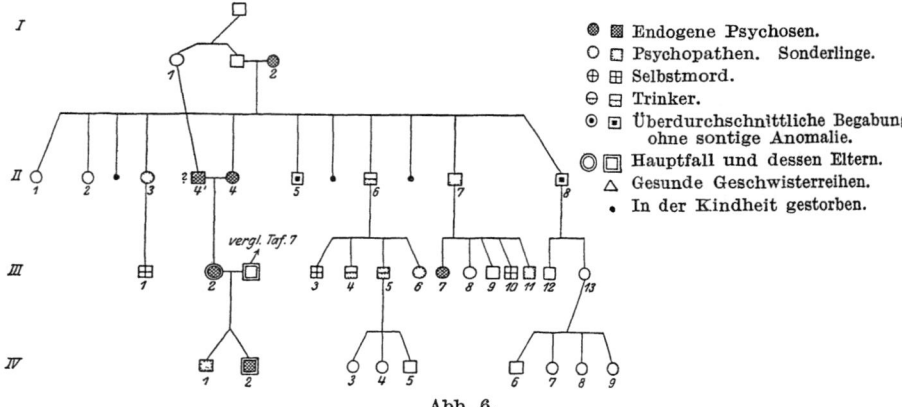

Abb. 6.

war sehr gesprächig, wobei sie gern mit angelernten Phrasen um sich warf. Täglich las sie ihr Pensum in der Bibel. Zum Erziehen von Kindern war sie denkbar ungeeignet (den eigenen Sohn tat sie sehr früh nach Schulpforta), sie hatte selbst wenig Lebensart, war etwas musikalisch, sonst aber völlig unbegabt und verstand es in keiner Weise, mit Kindern umzugehen.

R. Gasts Großmutter mütterlicherseits, Therese (II 4), das nächste Kind der Geschwisterreihe, hatte als junges Mädchen eine schwärmerische Liebe, und als diese unerwidert blieb, heiratete sie plötzlich ihren leiblichen Vetter, den Sohn einer Vatersschwester, einen tölpelhaften Menschen, der nicht zu ihr paßte. Eine seiner Schwestern soll geisteskrank gewesen sein, darüber war Näheres nicht in Erfahrung zu bringen. Er selbst (II 4'), der von Haus aus geistig abnorm gewesen sein soll, „starb an Irrsinn", wie es in einer Notiz ohne Quellennachweis in einer Krankengeschichte heißt. Es ist uns trotz vielfacher Bemühungen von den verschiedensten Seiten nicht gelungen, Genaueres über die Persönlichkeit und die Krankheit dieses Großvaters unseres Patienten zu erfahren. Aus der Ehe der Geschwisterkinder ging nur eine Tochter, die Mutter G.s, hervor. In diesem Wochenbette erkrankte die Frau und wurde bis zu ihrem Tode 12 Jahre lang erst in der Kahlbaumschen Anstalt, später in Pirna verpflegt. Die Krankengeschichten sind nur bruchstückweise vorhanden und lassen keine Schlüsse auf die Art der Erkrankung zu.

Der nächstjüngere Bruder Ernst (II 5) war ein sehr bedeutender Naturwissenschaftler, Ordinarius der Berliner Universität. Er war in kinderloser Ehe mit einer Schriftstellerin verheiratet, machte ein großes Haus, in dem Virchow und Treitschke verkehrten. Er war der zugeknöpfte, streng konservative Gelehrte alter Art. Er starb an Altersschwäche.

Im Gegensatz zu ihm war der folgende Bruder Adolf (II 6) ein sehr lebenslustiger, trinkfester Amtsgerichtsrat, ausgesprochen liberal, das Jahr 1848 brachte die Brüder in starken Gegensatz zueinander. Er galt als gescheit und geistreich; woran er starb, ist nicht bekannt; seine Frau soll an Tabes gelitten haben. Er hatte 4 Kinder, von denen der Älteste

(III 3) auf rätselhafte Weise, vielleicht durch Selbstmord, geendet hat. Der zweite (III 4), Jurist wie der Vater und geistreich, klug und lebenslustig wie er, hat sehr reichlich getrunken, lebte erst am Kneiptische auf. Schon Mitte der 40 er Jahre bekam er den ersten Schlaganfall und wurde dann bis zu seinem Tode mit 51 Jahren mehr und mehr schwachsinnig und unsauber, offenbar auf Grund einer arteriosklerotischen Verblödung. Man pflegte ihn zu Hause. Robert, der 3. Sohn Adolfs (III 5), war auch dem Alkohol nicht abgeneigt. Auch er war ein begabter Mensch, überaus empfindlich, nervös, Gymnasialprofessor mit vielerlei Interessen, zuletzt an Diabetes erkrankt. Er hat als einziger dieser Geschwisterreihe Nachkommen (IV 3, 4, 5), die gesunde, tüchtige, unauffällige Menschen sind. Die jüngste Tochter Clara (III 6) wird als eine eigenartige, etwas verdrehte, „hysterische" Person bezeichnet, sie blieb ledig, pflegte ihre Mutter mit großer Aufopferung und lebt jetzt in einem Diakonissenhaus.

Der 7. Bruder der Großmutter unseres Kranken, Fritz (II 7), übernahm Güter seines Vaters, wirtschaftete aber sehr schlecht, war bummelig, ein Sonderling mit großem Zeichentalent. Auch er lebte in unglücklicher Ehe, aus der zahlreiche Kinder entsprossen sind, von denen 5 heranwuchsen.

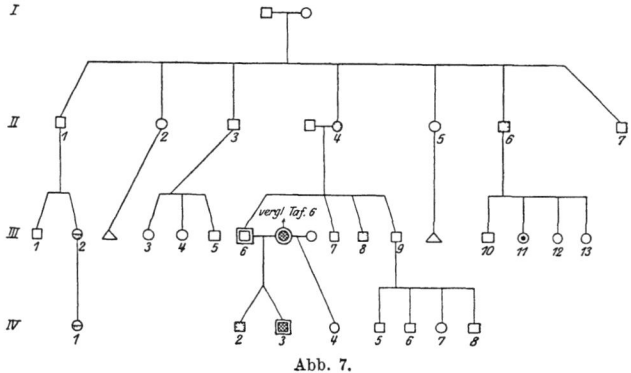

Abb. 7.

Das älteste, Marie (III 7), war schwachsinnig und wurde später psychotisch, ein Jahr vor ihrem Tode kam sie in eine Anstalt, Näheres war darüber nicht in Erfahrung zu bringen. III 8 und III 9 starben an körperlichen Krankheiten. Der 4. Sohn (III 10) beging ohne rechten Anlaß („aus gekränktem Ehrgefühl") Selbstmord. Konrad (III 11), der jüngste der Geschwister, mußte auf Wunsch des Vaters, seiner Neigung zur Naturwissenschaft entgegen, Kaufmann werden, ging verbittert nach Afrika und lebte dort seinen Liebhabereien. Er schrieb zwei naturphilosophische Bücher, die nicht beachtet wurden. Er bezeichnet sich selbst als Sonderling, hat schon alles mögliche angefangen, um sich irgendeine sichere Position zu verschaffen; dabei entwickelte er eine beträchtliche Aktivität, ist aber unverträglich und polterig, so daß er mit niemandem auskommt. Gegenwärtig lebt er als alter Junggeselle auf einem kleinen Gut in Ostdeutschland.

Der letzte Bruder der mütterlichen Großmutter endlich, Ferdinand (II 8), war ursprünglich Apotheker, erfand photographische Papiere und errichtete eine Fabrik in Berlin. Er gilt als einer der Begründer der deutschen photographischen Industrie. Er war begabt, tüchtig und gesund; von seinen beiden Kindern hat der ältere Sohn (III 12) sein Studium als Jurist aus äußeren Gründen abbrechen müssen und ging nach Amerika, wo er zeitweise von der Familie unterstützt wurde. Er errang sich aber dort eine angesehene Stellung, heiratete, die Ehe blieb kinderlos. Die jüngere Tochter (III 13) lebte in guten Verhältnissen, sie wird als eine sehr robuste, hartherzige Person geschildert, die für den Bruder nichts tat. Sie hat mehrere Kinder (IV 7, 8, 9, 10), die völlig gesund sind. Über deren Charakterveranlagung ist uns nichts bekannt.

In der Familie des Vaters, Max Gast (Abb. 7), finden wir Anomalien nur in der Verwandtschaft der Großmutter mütterlicherseits. Der Großvater Gast stammte aus einem völlig gesunden, durchschnittlichen Bauerngeschlecht und war auch selbst ein gesunder, natürlicher Mensch. Unter den zahlreichen Geschwistern seiner Frau (II 4) befand sich ein Gutsbesitzer (II 6), der eine überaus unordentliche Wirtschaft führte, dadurch bankerott machte. Er wird als unberechenbar geschildert, bald zärtlich, bald von abweisender Härte. Eine seiner Töchter (III 11) ist eine hochbegabte Frau, die im öffentlichen Leben steht. Tochter (III 2) und Enkelin (IV 1) eines anderen Bruders (II 1) dieser Großmutter sind dem Trunke ergeben gewesen und waren deshalb in Anstalten untergebracht. Die

Großmutter (II 4) selbst war insofern eigenartig, als sie in keiner Weise der Erziehung ihrer Kinder vorzustehen vermochte. Sie war intelligent, gab ihre Unfähigkeit zu, übergab aber Gasts Vater, als er ihr Schwierigkeiten machte, einem Studenten zur Erziehung! Sie war mit allem Nachdruck gegen die Verbindung Max Gasts mit der Mutter unseres Patienten, deren Familie sie als eine schwer belastete kannte. Um den erkrankten Enkel und seinen wenig lebenstüchtigen Bruder kümmerte sie sich nicht. Rücksichtslos erklärte sie, sie wolle keine kranken Menschen in ihrem Hause haben.

Nach Max gebar sie noch 3 Söhne: der erste, ein sehr tüchtiger Offizier (III 7), blieb ledig, ein überaus korrekter, im Umgang etwas kurz angebundener Mensch. Ein zweiter, Hans (III 8), ist ein Sonderling, der viel Ähnlichkeit mit den beiden Neffen Kurt (IV 2) und Richard Gast (IV 3) haben soll. Er versagte in der Pubertätszeit, brachte es nicht zum Abitur, fing alles mögliche an und fand keinen Beruf, der ihm zusagte. Er nennt sich Techniker und hat unter anderm einen „ewigen Kalender" konstruiert, der auch industriell hergestellt wurde; durch einige Handgriffe kann man damit feststellen, auf welchen Wochentag jedes beliebige Datum fällt. Er kränkelte viel, wurde Anhänger der Naturheilmethode; auch er blieb unverheiratet und lebt jetzt bei dem jüngsten Bruder Paul (III 9), der ein angesehener höherer Justizbeamter ist. Dieser soll ein überaus pedantischer und strenger Mensch sein. Er hat 4 Kinder (IV 5—8): 2 starben als Opfer des Weltkrieges, die beiden anderen sind in guten Stellungen, davon hat eine Tochter, Philologin, die Pedanterie und Sorgfalt ihres Vaters geerbt.

Max Gast, der Vater unseres Kranken (III 6), war ein ungewöhnlich intelligenter, tatkräftiger Mensch. Er verdiente sich durch praktische Tätigkeit das Geld zum Besuch der technischen Hochschule, wurde dann Maschineningenieur bei der Marine und hat sich dort trotz seiner reizbaren, zeitweise sehr schroffen Umgangsart gehalten. Er brauste sehr leicht auf, nahm kein Blatt vor den Mund, einerlei mit wem er sprach, war aber dabei gutmütig wie ein Kind. Er war sehr ordnungsliebend und verlangte viel von sich selbst und anderen; wer etwas versah, war für ihn erledigt. Er galt als einer der Tüchtigsten in seinem Beruf. Nach dem Tode seiner ersten Frau, M. G., vielleicht schon infolge der bereits beginnenden paralytischen Schwäche, hat er sich bestimmen lassen, 1886 noch einmal zu heiraten. Im Jahre darauf starb er in einem Berliner Sanatorium an Paralyse. Aus dieser zweiten Ehe stammt die Stiefschwester unseres Patienten Katharina (IV 4).

Die Mutter R. G.s, Katharina Gast geb. B., einziges Kind von Vetter und Cousine (III 2, Abb. 6), kam, da ihre Mutter im Wochenbett an einer chronischen Psychose erkrankte, sofort aus dem Elternhaus zu der oben geschilderten Tante Karoline, an der sie mit großer Liebe und Dankbarkeit hing. Sie neigte schon als Kind zur Schwermut, galt als „nervös", reizbar und überspannt. Sie machte sich über alles Gedanken und lebte in Ängsten vor der Zukunft, da sie zu wissen glaubte, daß sie noch einmal geisteskrank werde. Sie war künstlerisch begabt, malte, dichtete und war überaus lernbegierig. Dabei fehlte es ihr stets an Selbstbewußtsein, sie war schüchtern und unbeholfen und soll noch als junge Frau selbst darüber geklagt haben, daß sie so hölzern sei.

Mit 20 Jahren heiratete sie den klugen, energischen Max Gast, der sich in ihre Schönheit verliebt hatte. In der Hochzeitsnacht bekundete sie großes Entsetzen, als sich ihr Mann ihr näherte, entsprang auf den Balkon und alarmierte das Haus durch Hilfegeschrei. Im Februar 1878 gebar sie den ältesten Sohn Kurt. Bereits in der Schwangerschaft war sie unmutig, melancholisch und von schlimmen Ahnungen erfüllt. Unmittelbar nach der Zangengeburt trat ein Krampfanfall ein, der als eklamptischer aufgefaßt wurde (Temperatursteigerung, Albuminurie). Einige Tage später stellte sich ein kurzdauernder, schwerer Erregungszustand ein, in dem sie tobte und wütete, daran schloß sich eine etwa 14 Tage dauernde Depression, indem sie von Unrecht sprach, das sie gegen ihren Mann begangen habe, und Todesgedanken und Selbstmordabsichten äußerte. Mit der körperlichen Wiederherstellung schien sie freier zu werden, sie kümmerte sich um den Haushalt und das Kind, bis plötzlich 4 Wochen nach der Geburt neuerdings Wahnideen auftraten: sie werde von der Polizei wegen ihrer Missetaten verfolgt, sie habe dem Mann die Treue gebrochen, sie sei verfault, verpeste ganz Berlin usw. Dabei war sie erregt und schlaflos. Vorübergehend trat noch einmal Eiweiß im Harn auf, das aber alsbald verschwand, während die seelische Störung unverändert blieb und Mitte März 1878 die Aufnahme in die Anstalt Sch. notwendig wurde.

Dort blieb sie über ein Jahr bis zum Mai 1879. Das Zustandsbild war monatelang außerordentlich einförmig: mit etwas theatralischen Gesten äußerte sie Angst und Trauer und wünschte sich den Tod. Vielfach sitzt sie stumm, völlig in sich versunken da. Plötzlich springt sie auf, drängt zur Tür, verlangt die Entlassung, oder sie klettert im Garten geschickt auf den Zaun. Oft verweigert sie die Nahrung, sträubt sich heftig, wenn sie gefüttert wird, ißt dann heimlich eine Kleinigkeit, die sie beiseite schaffte. Sie äußert, sie höre ihre Mutter nebenan, sie liege unter Leichen, sie müsse nackt durch die Straßen gehen, weil sie alle Brunnen vergiftet habe. Sie will ihren Urin trinken, um zu beweisen, daß sie ihren Geschmack zum Opfer bringen könne. Mit gellendem Aufschrei wirft sie sich im Zimmer oder im Garten plötzlich zu Boden, jammert um den Tod, lächelt dann wieder vor sich hin, um im nächsten Augenblick starr und ängstlich in Brüten zu versinken. Im August und September wird sie etwas ruhiger, nimmt eine Handarbeit vor und liest; lebhaft spricht sie von früheren Zeiten, aber „in einer Weise, als sage sie etwas Auswendiggelerntes". Ende Oktober wurde sie wieder erregter, sie drängte an manchen Tagen mit erdrückender Gleichförmigkeit fort „in die Spree!" machte einen Strangulationsversuch, muß mit Packungen beruhigt werden. Anfang Dezember 1878 wird berichtet, daß sie „von allem das Gegenteil" will. Die Schwierigkeiten bei der Nahrungsmittelaufnahme treten auch nach der Versetzung auf eine andere Abteilung noch zeitweise auf. Immerhin ist sie tageweise zum Verkehr mit anderen Kranken geneigt und arbeitet und liest in geordneter Weise. Sie spricht jetzt öfter davon, ihr Kind sei ihr fortgelaufen, sie habe gar kein Kind, es sei tot, sie dürfe nicht essen, sonst sehe sie es nicht wieder. Die einförmigen Klagen und Wünsche, vorübergehend schwerere, meist ängstlich gefärbte Erregungen dauern bis Ende März 1879. Von da an machen die Besuche tieferen Eindruck auf sie, sie freut sich über die Briefe ihres Mannes und nimmt ihre alten Liebhabereien, besonders das Malen, wieder auf. Von Anfang April liegt eine Abschrift eines langen, völlig geordneten Briefes vor, in dem sie sich nach allem erkundigt, über sich selbst äußert sie sich noch recht kleinmütig. Die Zeichen ihrer Krankheit beschämten sie am tiefsten, man solle es einmal versuchen, ob sie für das Leben noch tauglich sei. — Zeitweise klagt sie noch über Kopfschmerzen und Ängstlichkeit, machte einen außerordentlich schüchternen und befangenen Eindruck. Noch bis zuletzt drängte sie zeitweise ganz grundlos fort, einige Stunden später ist sie wieder mit allem zufrieden, ohne daß sie zu ihrem früheren Verhalten Stellung nimmt. Als der Ehemann sie Ende Mai 1879 abholte, war sie echauffiert und erregt, lief ratlos hin und her, war unsicher und ängstlich, was sie mitnehmen sollte, und erklärte, sie komme bald zu Besuch wieder. Während des ganzen Aufenthalts in Sch. bestand bis zuletzt eine Blasenschwäche, bei der geringsten Erregung ließ sie Harn unter sich gehen. — Eine Diagnose enthält die Krankengeschichte nicht.

Zu Hause erholte sie sich allmählich, und nach einer Italienreise im Winter 1879/80 schien sie völlig gesund. Im Februar 1881 kam sie mit dem zweiten Sohn, Robert Gast, nieder, im Wochenbett setzte die Psychose wieder ein, aber sie konnte unter der Obhut einer Gesellschafterin zu Hause bleiben. „Wahnideen, Gefühls- und Gehörstäuschungen gingen allmählich zurück, hingegen traten plötzlich ... Erregungszustände auf, in denen sie gefährliche Akte gegen sich und ihre Umgebung auszuführen suchte, z. B. hat sie einmal Feuer angelegt." In einem Sanatorium in Bl., wohin man sie Ende Mai 1881 brachte, schien sie zunächst nur verstimmt, ängstlich und zaghaft. Alsbald aber erklärte sie, sie habe Frösche im Leib und in den Beinen und lief ständig auf den Abort, um sie herauszupressen. Neben dieser hypochondrischen Wahnidee, über die Klagen ständig wiederkehrten, bestanden auch Gehörstäuschungen. Sie kratzte und biß die Pflegerin, wenn man sie davon abhalten wollte, auf den Abort zu gehen, um die Frösche zu entfernen. Diese offenbar einzige Wahnidee bestand auch noch bei der Entlassung aus der Anstalt im April 1882, wenn auch in geringerer Intensität, so daß sie tageweise ruhiger und interessierter war. In Kleidern einer zu Besuch anwesenden Tante, damit man die ihrigen nicht vermissen sollte, entfernte sie sich kurze Zeit darauf von Hause und ertränkte sich im Kieler Hafen.

G.s älterer Bruder Kurt (IV 2, Abb. 7) stellt ein in vieler Hinsicht interessantes Gegenbild unseres Kranken dar. Er ist uns seit Jahren bekannt, hat vielfach wegen des kranken Bruders sich bei Prof. Wilmanns Rat geholt und flüchtete in seinen eigenen inneren und äußeren Schwierigkeiten neuerdings wieder einmal in die Heidelberger Klinik. Ein großer Teil der Angaben über die Familie stammt von ihm, er hat selbst Interesse und ein gewisses Verständnis für die hereditären Zusammenhänge und vergleicht sich und seine Art gern mit Onkel Hans (III 8, Abb. 7).

Kurt Gast war als Kind schwächlich, aber gut begabt. Er wurde bis zum 11. Lebensjahre von Stiefmutter und Großtante erzogen und erlebte dort sowohl die ständigen Streitigkeiten der beiden Frauen über die Grundsätze der Erziehung der beiden Knaben, als auch hatte er selbst ständig Händeleien mit dem jüngeren Bruder, so daß er, zumal er auf der Schule „zu zappelig" war, in ein kleines Internat zu einem Pastor aufs Land gegeben wurde. Dort gab es auch viel Streitereien mit den anderen Pensionären. K. nahm seine religiösen Pflichten übermäßig genau; zur Zeit der Konfirmation onanierte er, von anderen verführt, besonders viel, um sich das nötige Sündenbewußtsein zu verschaffen. Schon damals übte er viel Kritik an sich selbst, oft fehlte es ihm an Selbstbewußtsein, seine unstete Art, irgend etwas mit Begeisterung aufzunehmen und nicht zu Ende zu führen, empfand er quälend. Immerhin interessierte er sich, seinem Alter entsprechend, für Schmetterlinge, technische Basteleien, brachte angeschwärmten Backfischen Trompetenständchen usw. Nach dem Abitur 1897 ließ er sich durch einen Verwandten bestimmen, Jura zu studieren, obwohl er gern die Laufbahn des Vaters ergriffen hätte. Diese Bestimmbarkeit und Nachgiebigkeit für irgendwelche mehr oder weniger gutgemeinten Ratschläge ist in zahllosen Fällen sein Verhängnis geworden. Am Schluß des ersten Semesters, das er bei äußerster Sparsamkeit in Lausanne verbrachte, machte er eine 14tägige Alpenreise, auf der er sich in der Hauptsache von Colapastillen nährte! Derartige Maßlosigkeiten hat er auch in der Folgezeit noch einige Male forciert, offensichtlich zur Stärkung des stets schwankenden Selbstgefühls: so hat er in einem späteren Semester als Mitglied einer Turnerschaft sich ohne genügende Ernährung unsinnig viel an Turnen und Schwimmen zugemutet. Darauf folgte dann regelmäßig „ein nervöser Zusammenbruch". Dann war er außer sich über seine „Schlappheit", machte seinen Gefühlen in Versen in „Hamletstimmung" Luft. Mehrmals erkrankte er dann ernsthaft körperlich und geriet so mehr und mehr in eine Atmosphäre von mehr oder weniger tüchtigen Ärzten, Naturheilkundigen und anderen Pseudomedizinern, die ihm bald dieses, bald jenes Leiden einredeten. Im Sommersemester 1900 studierte er wieder einmal regelmäßig, da starb die Großtante Karoline, die ihm trotz allem immer noch ein Halt gewesen war, es kam zu weitläufigen Erbschaftsauseinandersetzungen, die ihn sehr erregten. Ein Sanatoriums- und Krankenhausaufenthalt folgt jetzt auf den anderen. Als er eben im Zug war, seine Doktorarbeit zu vollenden, erkrankte der Bruder, und von nun an ist die Fürsorge für ihn zeitweise sein einziger Lebensinhalt. In rührender Weise sorgt G. für ihn, solange er krank ist, um sich mit ihm, sobald er wiederhergestellt war, wegen jeder Kleinigkeit tiefgekränkt zu überwerfen. Solche Zwistigkeiten verschlimmerten dann jedesmal seine nervösen Beschwerden erheblich. Er begeisterte sich für alle möglichen sozialen und hygienischen Bestrebungen, war Jugendhelfer, Vegetarier, Abstinenzler. Nachdem er in Arosa, wohin man ihn wegen einer angeblichen Nierentuberkulose geschickt hatte, und wo er auch wieder weidlich ausgenutzt wurde, Stammler kennengelernt hatte, las er mit Leidenschaft dessen rechtsphilosophische Schriften und ging dann nach Halle, wo er seine Studien fortzusetzen gedachte. Auch dort zehrte er seine geringe Arbeitskraft in selbstloser, vertrauensseliger Weise für die Abstinenzbewegung fast völlig auf. Durch sein unpraktisches und weltfremdes Verhalten machte er sich überall Feinde. Allenthalben wurde er ausgenutzt und dann preisgegeben, aber weder seine Erfahrungen mit gewissenlosen „Freunden" noch mit industriellen Ärzten belehrten ihn eines Besseren. Wie er in jüngeren Jahren sich an den von den ihn erziehenden Frauen erlernten kleinen Aberglauben des Alltags klammerte und davon die Direktiven zu wichtigen Entschlüssen entnahm, so klammerte sich sein ohnmächtiges Selbstgefühl später an aufgegriffene Prinzipien und Einrichtungen, wie z. B. die Abstinenz und ihre Organisationen, oder er verfolgte mit selbstlosem Fanatismus irgendein Unrecht, das einem anderen zustieß, setzte sich für ihn ein und machte seine Beseitigung zu seiner Lebensaufgabe. Dabei gönnt er sich selbst gar nichts, lebt äußerst sparsam, wirtschaftet aber auch sehr schlecht, so daß er schon vor dem Kriege nie mit den Zinsen seines beträchtlichen Vermögens auskam. Während des Weltkriegs greift er alle möglichen Pläne auf, wird vorübergehend von seinen hypochondrischen Beschwerden abgelenkt, hält aber an keiner Stelle aus, macht immer wieder einen Anlauf, sein Studium fortzusetzen, um alsbald wieder zu versagen. Schwere Enttäuschungen mit Schützlingen, denen er große Vermögensopfer bringt, treiben ihn einmal zu einem wenig ernstgemeinten Selbstmordversuch, wobei auch die Angst vor militärischer Einziehung eine gewisse Rolle spielte. Ein andermal läßt er sich aus innerer Haltlosigkeit und dem Gefühl der Vereinsamung zum Verkehr mit einer Dirne hinreißen, so wie er zeitweise gegen seelische Spannungen und Verzweiflung zur Onanie greift. Durch den Umsturz geriet er vollends in die größte wirtschaftliche Not, hielt sich noch mühselig mit Korrekturenlesen über Wasser — seine beträchtlichen Sprachkenntnisse kamen ihm dabei zustatten —, im übrigen ist er jetzt auf die Mildtätigkeit seiner Bekannten angewiesen. Vergebens bemüht er sich mit hoffnungsfreudigem Eifer um irgendeine Beschäftigung, durch sein unpraktisches, weltfremdes Auftreten, seine Zerfahrenheit und gutmütige Schwäche zerstört er sich jede Gelegenheit, unterzukommen.

Irgendeine schwere seelische Erkrankung, ein einschneidendes Schicksal, eine innere Umstellung gibt es in seinem Leben nicht. Auch seine Verliebtheit in Frauen, die immer wieder von Zeit zu Zeit eine Rolle spielt, hat jenen kurzatmigen Charakter seiner sonstigen Passionen: nach schnell verrauchter Begeisterung überwiegen alle möglichen Bedenken, und er verliert bald das Ziel wieder aus dem Auge. Niemals ist seine Vertrauensseligkeit in paranoide Abwehr umgeschlagen; auch als ihn z. B. bei der Jugendpflegetätigkeit ein Mitarbeiter warnte, er solle sich vor dem Verdacht der Homosexualität hüten, suchte er die Ursache nicht bei der Umgebung, sondern grübelte zweifelnd über seine eigene sexuelle Normalität. Trotz der streng kirchlichen Erziehung, an deren Grundanschauungen er festhält, hat er auch in der Religion niemals einen Halt gefunden, auch hier hat ihn seit der Lektüre Kierkegaards der ewig genährte Selbstzweifel nie zur Ruhe kommen lassen.

K. ist, wie die Nachuntersuchung gelegentlich eines monatelangen Klinikaufenthaltes 1922 ergeben hat, ein körperlich völlig gesunder, hochgewachsener, kräftiger Mensch, dessen vernachlässigtes Äußere, die fahrige, von vielen überflüssigen Gesten begleitete, unbeherrschte Sprechweise sofort auffällt. Man hat, wenn man mit ihm spricht, den Eindruck, daß er aus Angst, er könne sich nicht völlig verständlich machen, am liebsten den zweiten Satz vor dem ersten aussprechen möchte. Dabei gewinnt er im Laufe des Gesprächs durch die offene, oft herzliche Art, in der er seine Meinungen vorbringt. Es ist überaus schwer, irgendeine Sache mit ihm bis zu Ende zu besprechen, er türmt im Eifer die verschiedensten Themen aufeinander, doch verliert er nie völlig den Faden, und seine Ausdrucksweise zeugt stets von Bildung und Belesenheit.

G.s Halbschwester endlich, Katharina (IV 4, Abb. 7), gezeugt von dem damals wahrscheinlich schon paralytischen Vater, geboren 1886, litt von Jugend auf an Ohnmachtsanfällen, die zum Teil nach der Beschreibung hysteriform waren. Nach einer anderen Darstellung war von vornherein der epileptische Charakter der Anfälle deutlich. Sie lernte schwer sprechen, war in der Schule nicht recht zu gebrauchen. In den Entwicklungsjahren litt sie an Platzangst. Sie war mehrfach in Sanatorien, wurde mit Brom behandelt. Als fast 20jährige brachte man sie in einem Dämmerzustand in die Hallenser Psychiatrische Klinik, wo sie, in starker Erregung völlig desorientiert, dauernd sang, betete und in pathetischem Ton Verse, Reime, Namen hersagte, mit deutlichen Perseverationen. Die neurologische Untersuchung ergab nichts Pathologisches, die Wassermannreaktion im Blut war negativ. Nach 5—6 Tagen kam sie allmählich aus dem Dämmerzustand heraus und zeigte bei einer kurzen Intelligenzprüfung recht gute Leistungen. Nach einem Monat trat in einem epileptischen Anfall der Tod ein. Über den Sektionsbefund ist nichts bemerkt.

b) Lebenslauf und Krankheitsgeschichte.

Robert Gast (geb. 1881) wurde nach den ausführlichen Angaben seines Vormunds vom Jahre 1886 ab bei seiner zweiten Mutter in Berlin mit seinen Geschwistern zusammen erzogen, bis er im April 1900 die Universität aufsuchte. Seine Stiefmutter sowohl wie die im Hause wohnende Großtante Karoline, mit deren beträchtlichen Mitteln fast ausschließlich der Haushalt bestritten wurde, behandelten ihn liebevoll, obschon er seiner Schwester gegenüber zurücktreten mußte. Intellektuell war R. ganz gut veranlagt, seine Fortschritte in der Schule waren gut. Auch künstlerisch war er begabt, er malte, zeichnete und spielte Violine. Doch war er niemals ein gesunder, richtiger Junge, er war ein Stubenhocker und hielt sich von seinen Mitschülern fern, die auch nur ungern in dem Haus der schrulligen Tante verkehrten. Stets war er schwächlich, nervös, leicht erregbar und ermüdbar, wenn auch nie eigentlich krank. Er war im allgemeinen nachgiebig und wenig bestimmt, doch regte sich auch bei ihm frühzeitig Widerspruch gegen die Erziehungsexperimente der Frauen,

und mit seinem Bruder vertrug er sich sehr schlecht. Die auch sonst wohl beobachtete
brüderliche Unverträglichkeit erreichte durch die nervöse Veranlagung der beiden einen
solchen Grad, daß die Brüder schließlich voneinander getrennt werden mußten. R. war
sehr empfindsam und schwärmerisch veranlagt. Innerlich frühreif, interessierte er sich als
14 jähriger für Politik, besonders für die christlich-sozialen Bestrebungen, und hatte den
sehnlichsten Wunsch, von Stöcker konfirmiert zu werden, den er abgöttisch verehrte. Die
Konfirmation bewegte ihn weit mehr, als das bei einem normalen Jungen der Fall zu sein
pflegt, und war ein großes Erlebnis für ihn. Bei dem an die Konfirmation sich anschließenden
Festessen verlas er ein selbst aufgesetztes Glaubensbekenntnis; in seinen Gefühlsäußerungen
war er sehr überschwenglich. Manche dieser Eigenschaften mögen nach Angabe des Vormundes durch „die Weiberwirtschaft, Stiefmutter, Halbschwester, Großtante und ein halbes
Dutzend anderer Tanten" gezüchtet worden sein.

Als Primaner machte ihm seine Nervosität zum ersten Male zu schaffen; Kopfschmerzen
(Migräne) zwangen ihn, monatelang die Schule auszusetzen. Er suchte und fand dann Hilfe
im Weißen Hirsch in Dresden und wurde begeisterter Anhänger der Lahmannschen Lebensweise. Nach bestandenem Abitur bezog er 1900 die Universität Greifswald, widmete sich
der Theologie und wurde Wingolfit. In der Verbindung machte er alles mit, wurde gesell-
schaftlich gewandter, verkehrte auch bei in der Nähe wohnenden Verwandten und fühlte
sich anscheinend gesund. Nach einem Jahre ging er nach Halle, wo er sich angeblich durch
Theater- und musikalische Aufführungen mehr anstrengte, als er vertragen konnte. 1901 starb
seine Großtante. Ihr Tod ging ihm sehr nahe, er erging sich in leidenschaftlichen Klagen,
daß er sie nicht mehr am Leben getroffen hatte, machte sich Vorwürfe über sein früheres
unehrerbietiges Verhalten gegen sie und ging zur Erholung aufs Land. Im Winter 1901
klagte er über Migräne, Arbeitsunfähigkeit und allgemeine Niedergeschlagenheit und ging
auf Rat eines Nervenarztes im Frühjahr 1902 in ein Sanatorium im Harz. Im Herbst machte
er zu seiner weiteren Kräftigung eine Reise nach Italien, wo er bis in den Sommer 1903
hauptsächlich in Capri und Neapel blieb. Nach seiner Rückkehr begab er sich im August 1903
auf einige Wochen auf einen Pfarrhof, um einen Einblick in die praktische Theologie zu gewinnen. Die dortigen Erfahrungen reiften in ihm den Entschluß, die Theologie aufzugeben,
und so ließ er sich im Herbst 1903 in Kiel als Philologe immatrikulieren. Nicht unwesentlich
trug zu dieser Umkehr die Lektüre von Kierkegaards „Angriff auf die Christenheit" bei,
worauf ihn der Bruder hingewiesen hatte. Darüber und über die innere Entwicklung bis
zur Erkrankung enthält die Selbstschilderung wichtige Einzelheiten. Der Vormund,
der damals wiederholt mit Richard zusammen war, bezeichnet ihn als geistig nicht unbegabten,
auch musikalisch veranlagten jungen Mann, der sich ihm gegenüber immer bescheiden und
wohlerzogen benommen habe; allerdings schien er ihm etwas sehr von sich eingenommen
zu sein.

In der letzten Zeit vor seiner geistigen Erkrankung war das Verhältnis zu seiner Stiefmutter wegen pekuniärer Streitigkeiten etwas gespannt geworden. Der Vormund meint,
daß sie tatsächlich die von der Großtante den Stiefsöhnen gewährte beträchtliche Rente
etwas zu sehr für sich verwendet habe. Der Bruder der Stiefmutter machte den älteren G.,
dieser seinen jüngeren Bruder darauf aufmerksam, und so erfuhr das Verhältnis zur Stiefmutter eine gewisse Abkühlung. (Das Folgende stammt aus der Dresdner Krankengeschichte,
anscheinend nach G.s damaligen eigenen Angaben.) Auf Veranlassung seines älteren Bruders
ließ sich G. die Testaments- und Vermögensakten seines Vaters nach Kiel senden und glaubte,
aus ihnen feststellen zu können, daß ein Teil der Akten entfernt sei und ihm und seinem
Bruder Vermögensnachteile entstanden seien. Diese Entdeckung regte ihn sehr auf, während
er sich anfänglich in Kiel sehr wohlfühlte, wurde er jetzt reizbarer und erregter und schlief
schlecht. Mitte Dezember 1903 reiste er nach Berlin und hatte hier mit seiner Stiefmutter
wegen der Testamentsangelegenheit heftige Auftritte. Seine Vermutung, daß er und sein
Bruder übervorteilt seien, fand hierdurch neue Nahrung. G. verließ daher plötzlich Berlin,
um das Weihnachtsfest bei Verwandten in Dresden zu feiern. Als er am 23. XII. dort ankam,
hatte er ähnlich, aber stärker als in den letzten Tagen in Berlin, allerlei abnorme Empfindungen. So sah er an seinen beiden äußeren Augenwinkeln Flammen brennen und hatte
das Gefühl, als ob von der Oberleitung der elektrischen Straßenbahn Funken auf ihn über-
sprängen. Trat er in einen Laden, so konnte er anfänglich gar nicht sprechen, hatte aber
seine Sprache wiedergefunden, so kam sie ihm selbst ganz eigentümlich und fremd vor.

Am Abend des 23. XII. klagte er über Schüttelfrost. Am Morgen des nächsten Tages war er wieder ganz munter und konnte das Weihnachtsfest bei seinen Verwandten feiern. Seiner Umgebung fiel offenbar bis dahin nichts Abnormes an ihm auf. Er verließ dann um 10 Uhr abends seine Angehörigen und begab sich dann in sein Hotel. Nach Bericht der Dresdner Polizei übernachtete er dort mit einer Frauensperson und verfiel plötzlich morgens gegen 5 Uhr in Tobsucht, brüllte fürchterlich, zerschlug eine Menge Hotelinventar, trat die Türe zu einem Nachbarzimmer ein und verletzte eine dort logierende Dame nicht unerheblich durch Faustschläge. Erst nach Requirierung der Polizei und nach längerem heftigen Ringen, wobei er dem Wirte das vorderste Glied des Daumens abbiß, konnte G. überwältigt und der Irrenanstalt zugeführt werden.

Bei seiner Aufnahme am 25. XII. 1903 morgens war der Kranke sehr laut und sang fortwährend: „Und wenn die Welt voll Teufel wär." Sein äußeres Verhalten war „sehr maniriert", Arme und Beine waren stark zerschunden, die Zähne blutig. — Aus der Krankengeschichte der Irrenanstalt Dresden, in der sich G. vom 25. XII. 1903 bis zum 18. I. 1904 befand, ist zu entnehmen:

Nach der Einlieferung verhielt er sich ruhig, war örtlich vollkommen unorientiert, glaubte bei seiner Großmutter zu sein. Das Bett habe er antiquarisch gekauft. Zeitlich war er ziemlich genau orientiert. Er schien stark zerstreut, hielt Selbstgespräche, unterbrach sich plötzlich und fragte: „Reden wir jetzt nicht von einem Sport?" Nachmittags war der Kranke ganz verworren, hochgradig erregt, brüllte, schlug um sich und zerriß seine Kleider, sein Benehmen war sehr wechselnd. Bald bat er flehend und reichte freundschaftlich die Hand, im nächsten Augenblick schlug und stieß er auf die Personen seiner Umgebung ein. Auch als er isoliert worden war, blieb er noch sehr erregt und donnerte gegen die Fenster.

In der Nacht hat er nur kurze Zeit geschlafen; am folgenden Tage grimassierte er, gestikulierte, nahm theatralische Posen ein. Dabei schien er leicht verwirrt, hielt den Arzt für einen seiner Freunde, fand alles verändert. Er äußerte, im Essen sei Gift, unter seinem Zimmer Dynamit, nebenan seien Juden. Es kommt zu plötzlichen Wutausbrüchen, in denen er gewalttätig wird und weder im Bad zu halten ist. Zwei Tage später wird berichtet, daß G. etwas ruhiger sei, er gab auf Fragen in schwülstiger Weise mit pathetischem Ton Antwort. Er schien hochgradig zerstreut und schweifte leicht ab, ließ sich aber auf Vorhalt zum Thema zurückbringen. Er konnte sich erinnern, am 25. XII. morgens im Hotel auf zwei Damen eingeschlagen zu haben, er habe das tun müssen. Die eine Dame habe er für seine Schwester gehalten. Irgendein Affekt des Bedauerns oder der Genugtuung über diese Tat scheint nicht vorhanden zu sein. Der hiesige Aufenthalt erscheine ihm unendlich lang. Das maniriert-posierende Benehmen hielt auch noch die folgenden Tage an, er schweifte in der Unterhaltung fortwährend ab, verkannte Personen. In raptusartigen Wutausbrüchen zerriß er sein Hemd, stürzte aus dem Zimmer, schrie, sang, lachte, weinte und schlug um sich. In den ersten Januartagen 1904 war er zeitweise etwas ruhiger, aber zu geordneter Unterhaltung nicht zu fixieren. Noch immer bestand eine ständig wechselnde Stimmung, stundenweise war er hochgradig erregt, negativistisch, gewalttätig, schlug den Kopf mit großer Gewalt gegen die Wand, biß sich kräftig in den Arm, schlug sich rücksichtslos mit den Fäusten gegen die Augen, versuchte sich zu erwürgen und konnte von zwei Pflegern kaum gehalten werden. In ruhigen Stunden schien er deprimiert, weinte manchmal und bat um Verzeihung, daß er etwas getan, was er nicht gewollt habe, er habe es tun müssen; er sprach davon, daß er hypnotisiert und elektrisiert werde.

Vom 11. I. ab ließ er sich im Bett halten, er schien etwas erschöpft. Für die letzte Zeit hatte er keine klare Erinnerung und über das Zeitmaß keine rechte Vorstellung; er klagte, es sei ihm, als ob er herumgewirbelt worden sei. Er behauptete er, beschäftige sich mit theosophischen Fragen, brachte Worte vor wie Reinkarnation, Theosophie, war aber nicht imstande, Angaben über diese Begriffe zu machen. Am 17. I. ist notiert, daß die Beruhigung von Dauer war, er aß kräftig und klagte über Hunger. Sein Benehmen war geordnet, etwas maniriert. Zeitlich und örtlich war er jetzt orientiert. Es fiel ihm aber noch schwer, der Unterhaltung zu folgen, und er war auch noch nicht imstande, etwas zu lesen. An die Zeit der Erregung hatte er „ziemlich unklare" Erinnerung. Nachts war er zeitweilig noch leicht gespannt, erregt, unwillig, wühlte im Bett, warf das Bettzeug hinaus und ähnliches.

Am 19. I. 1904 wurde G. in das Asyl K. bei Br. überführt und dort bis zum 17. XII. 1904 verpflegt. Die Überführung des Kranken gelang ohne Schwierigkeiten. Bei der Aufnahme fiel vor allem sein unnatürliches Benehmen auf. Er ist von ausgesuchter, fast störend wirkender Höflichkeit. Durch sein Benehmen geht ein kindisch-theatralischer Zug. Er antwortet in pathetischem und deklamierendem Ton, nimmt theatralische Stellungen an und benutzt beim Sprechen oft ohne Zusammenhang altbackene Witze und Moderedensarten. Der Grundton der Stimmung ist eine gewisse Gleichgültigkeit. Er macht sich keine Gedanken über seine Überführung und über seine Lage, nimmt alles ruhig hin und fügt sich ohne Schwierigkeiten in die getroffenen Anordnungen. In der Unterhaltung zeigt sich G. ohne klare Wünsche. Er antwortet meist recht teilnahmslos und gleichgültig, ab und zu bricht dann eine unbestimmte hoffnungsfrohe Stimmung durch, in der er etwas lebhafter wird und ziemlich erwartungsvoll von seiner Zukunft spricht. Von seiner Krankheit spricht er mit Gleichgültigkeit. Über die Ereignisse der Weihnachtsnacht will er nichts Genaueres angeben können, nur das wisse er noch, daß er auf eine Dame eingeschlagen habe, die er für seine Stiefmutter gehalten habe.

Während der ersten Zeit trat keine wesentliche Veränderung in dem Verhalten des Kranken ein. Körperlich erholte er sich stark. Er hatte ausgezeichneten Appetit und nahm erheblich zu. Psychisch klagte er nicht. Er war mit seinem Aufenthalte einverstanden, fragte nie danach, wie lange er noch bleiben müsse, machte sich keine Gedanken über sich und seine Zukunft und war mit allem einverstanden, wozu man ihn anregte und aufforderte. Die Stimmung wechselte, bisweilen war er still und in sich gekehrt und hatte dann wohl auch religiöse Anwandlungen, las viel in der Bibel und verlangte dann nach dem Pfarrer. Oft hatte sein Wesen etwas Zerstreutes und Gedankenloses. Er war auch unfähig, sich längere Zeit mit Lektüre und anderem zu beschäftigen. Dann aber war er wieder ganz grundlos heiter, ausgelassen und zu allerlei kindischen Streichen aufgelegt. An Kaisers Geburtstag legte er seinen schwarzen Gehrock und das Wingolfband an und lief in diesem Aufzuge wild im Garten umher; er stimmte ab und zu ein wildes Gebrüll an, krähte wie ein Hahn und sang zwischendurch: „Ein feste Burg ist unser Gott." Er veralberte die Wärter, nahm theatralische Stellungen ein, redete in Bibelsprüchen, hielt konfuse Vorträge über das Wesen des Lichtes und suchte durch Benutzung von allerlei Zitaten und Einmischung ungewöhnlicher, mundartlicher und fremdsprachiger Worte und Wendungen einen geistreichen, interessanten Eindruck zu machen. Gelegentlich äußerte er Größenwahnideen: er sei noch berufen, ein großer Maler zu werden, nächstens werde über ihn eine Künstlermonographie erscheinen. Allerlei hebephrenische Momente treten also stark in den Vordergrund, aber keine Sinnestäuschungen und ausgeprägte Wahnbildungen.

Am 5. II. 1904 erhielt G. den Besuch seines Bruders. Am nächsten Tage brach ein heftiger Erregungszustand aus, der sich bis Mitte des Monats hinzog: Er schimpfte und lachte unbändig, neigte zu allerlei Unarten: Wie ein Wilder rennt er unter lautem Gebrüll über den Korridor, tanzt mit einer Jesusstatue im Zimmer herum, bis die Arme der Statue abbrechen. Auf Vorhalt erklärt er, daß es ihn psychisch kolossal erleichtert habe, als die Arme abgebrochen seien. Nachts ist er fortwährend außer Bett, singt und schreit. Er läuft auf allen Vieren, angeblich um besser Urin lassen zu können, küßt den Fußboden und legt sich in das Bett des Wärters. Die motorische, triebartige Erregung dauerte weiter an. Er neigt zum Schmieren, Zerreißen und zu Gewalttätigkeiten, beschmiert die Wände mit Bleistiftkritzeleien, reißt die Tapeten ab, wirft den Wärter mit einem Trinkglas. Wieder wird der Wechsel der Stimmung bemerkt, in einem Augenblick ist er unsinnig hartköpfig und im nächsten ohne weiteres lenksam und bestimmbar. Er äußert hypochondrische Ideen, erklärt, er leide an epileptischen Krampfanfällen, ahmt auch krampfhafte Zuckungen nach und erklärt mit Pathos: „Ich glaube, ich bin geisteskrank."

An einem anderen Tage wickelte er sich eine Gardine um den Hals und schlug nach dem hinzukommenden Wärter, weil er ihn am Aufhängen verhindert habe. Er kontrahiert Mitpatienten an, braust gern auf, beruhigt sich aber sofort, wenn man ihm furchtlos entgegentritt. Während der zweiten Hälfte des Februar wurde G. wesentlich ruhiger, beschäftigte sich mit Lektüre, war meist in guter Stimmung, aber affektiert und geziert. Er suchte während einer Anstaltsfestlichkeit durch laute Bemerkungen und das Einnehmen malerischer Stellungen die Aufmerksamkeit auf sich zu lenken, benahm sich auf Zureden jedoch immer wieder korrekt. Hin und wieder sind kurze Erregungen aufgetreten; so versuchte er, einen

Patienten tätlich anzugreifen, weil dieser ihn nicht höflich genug gegrüßt habe. Aus gleichem Grunde fährt er einen Wärter an. Dabei scheint dem Kranken zunächst jegliche Kritik und Urteilsfähigkeit zu fehlen. Berührt man aber später in der Unterhaltung die vorangegangene Ausschreitung, so sieht er das Ungehörige seines Benehmens meist ein und entschuldigt sich. Im übrigen wird sein Benehmen als verschroben und affektiert bezeichnet. Er klagt selbst über die große Gleichgültigkeit für viele Dinge, die ihn noch beherrsche, ferner über eine Art dem Doppeldenken ähnlicher Sinnestäuschungen. Bei einer sich bildenden Vorstellung oder beim Lesen habe er gleichzeitig eine Gehörswahrnehmung des gedachten oder gelesenen Wortes; liest er aber laut, so verschwinden nach seiner Angabe auch die halluzinatorischen Mitklänge.

Häufig ist G. freundlich, zugänglich, er beschäftigt sich viel mit Lektüre. Dieselben Klagen über das ihn sichtlich belästigende Lautwerden seiner Gedanken bringt er immer wieder vor. Zwischendurch ist er unwillig, läppisch, kindisch, wirft z. B. ohne äußeren Anlaß plötzlich sein Trinkglas und Bücher an die Wand, zerbricht seine Bürsten u. dgl. In seinen Beschäftigungen ist er oft recht anspruchslos: so geht er mit einem anderen ganz schwachsinnigen Patienten stundenlang im Garten Arm in Arm spazieren und singt dazu: „Ein feste Burg ist unser Gott."

Mitte März 1904 tritt wieder ein kurzer Erregungszustand ein: Plötzlich beginnt er zu schreien und versucht, Möbelstücke zu zertrümmern; er stößt fortwährend ein wildes Gebrüll aus und schimpft zwischendurch auf seine Stiefmutter, die ihn und seinen Bruder in Vermögensangelegenheiten betrogen habe. Am Nachmittag scheint er sehr deprimiert, weint ganz energielos und überhäuft sich mit sinnlosen Selbstvorwürfen. Am Tage darauf ist G. völlig ablehnend und nicht zugänglich. Er beantwortet jede an ihn gestellte Frage mit den Worten: „Ich bin der Satan", oder mit einem ganz wüsten tierischen Gebrüll. Darauf folgt eine längere Phase kindisch-alberner Stimmung. Er beschäftigt sich gar nicht mehr, schneidet Grimassen, führt allerlei mutwillige Streiche aus und erhebt ab und zu ein wüstes Gebrüll. Er uriniert in das Zimmer, spuckt die Wärter ins Gesicht, sobald sie sich ihm nähern, und macht ganz läppische Bemerkungen, auch nachts ist er meist unruhig und laut. Oft hat sein Verhalten einen eigentümlich lauernden Charakter. Tagelang liegt er, stumpfsinnig vor sich hinbrütend, im Bett, ab und zu kommt es zu affektierten, kindisch-albernen Handlungen.

Im April war das Befinden des Kranken nach der Krankengeschichte anscheinend weiterhin starkem Wechsel unterworfen. Nachts war er noch häufig ängstlich und unruhig, halluzinierte anscheinend, schrie und sprach in Kommandoton allerhand Unsinn, in den die Worte Reinkarnation und Metamorphose eingestreut waren. Oft erging er sich in pathetischen Ausdrücken, zuweilen gab er auf Fragen recht verkehrte Antworten oder verhielt sich ganz stumm und starrte mit blödem Gesichtsausdruck vor sich nieder. Gegen das Ende des Monats benahm er sich zusehends korrekter, zeigte sogar Krankheitseinsicht und war freundlich und zuvorkommend gegen Ärzte und Personal. Die Besserung hielt dann an, nur ab und zu schrie der Kranke nachts noch auf. Tagsüber ging er spazieren, spielte Tennis und Krocket, las viel, vor allem in der Offenbarung Johannes, um über die geheimnisvollen und dunklen Kapitel nachzudenken. Auch in seinem Verkehr mit anderen Patienten benahm er sich geordnet. Er war zuvorkommend gegen die Damen, blieb aber aus freien Stücken den Unterhaltungsabenden fern, da er sich im Verkehr mit dem weiblichen Geschlecht sexuell aufrege. Zuweilen muß der Kranke bei der Gartenarbeit noch aufschreien, taumelt alsdann und muß sich an die Wand lehnen, um nicht zu fallen. (Von solchen Anfällen ist auch später noch oft die Rede, eine genauere Schilderung ist jedoch nie versucht.)

Am 18. V. fand der Termin zur Entmündigung statt. Wie aus den Entmündigungsakten hervorgeht, benahm sich G. dabei im ganzen geordnet. Er gab auf Fragen nach Vorleben und seinen Vermögensverhältnissen sachlich richtige und ausführliche Antworten. Über den Beginn der jetzigen Krankheit gab er an: Bereits in Berlin sei ihm eigentümlich zumute gewesen; er habe die Empfindung gehabt, als ob ihm Lichterscheinungen aus den Augenwinkeln kämen, als ob eine Kraftübertragung stattgefunden habe, und er von einem gewissen Zwang beherrscht werde. Er habe plötzlich ein Stammeln bekommen, es sei ihm schwer geworden, zu sprechen, und trocken im Munde geworden. Am Weihnachtsabend habe er plötzlich bei Tisch ein eigentümliches Klopfen gehört, wie wenn eine Maus

nage, und es sei ihm gewesen, wie wenn dieses Klopfen aus ihm herausgehe. Dabei sei er
ganz klar gewesen und habe noch Postkarten geschrieben. Was dann später passiert
sei, wisse er nicht. Ihm sei gewesen, als ob er auf einem dem Hotel gegenüberliegenden
Dache ein messingenes Schild sehe und ihm die Sonne auf einmal in die Augen scheine. —
Einmal während der ganz geordneten Unterhaltung über Vermögensangelegenheiten ruft G.
plötzlich: „Es ist mir jetzt etwas unangenehm geworden." Den Richter gespannt ansehend:
„Das Gesicht, das Gesicht ist mir so bekannt!" Er erhebt sich dann vom Stuhl und stellt
sich an den Ofen, wo er eine Zeitlang, die Hände an die Stirn gelegt, bleibt. Dann stellt er
sich sinnend gegen die Tür und spricht vor sich hin: „Das Gesicht kenne ich doch. Das ist
mein Onkel, der Amtsgerichtsrat B." Auf Vorhalt des Arztes, daß er doch wohl älter sei:
„Doch, doch!" Dann nimmt er seinen Platz wieder ein: „Verzeihen Sie, es ist jetzt vorüber."
— Auf eine Frage des Arztes nach Doppelsehen erklärte G.: „Ich sehe doppelt Menschen;
wenn ich z. B. (geht zur Türe, die er öffnet) im Flur mit jemandem rede, dann in das Zimmer
trete und die Tür hinter mir schließe (schließt die Türe), so sehe ich dieselbe Person im
Zimmer und höre diese zu mir sprechen." (Schaudert zusammen:) „Entsetzlich!" — Auf
die Frage, ob er nicht im Bade plötzlich eine fremde Hand aus dem Wasser habe auftauchen
sehen, sagte er: „Das Wasser war so schnell vorbei!" und fällt dann plötzlich hintenüber. —
Früher habe er beim Lesen das Gelesene mitklingen hören. Wenn er schnarchen höre, so
klinge das, als wenn es Antworten oder Ergänzungen auf seine Gedanken seien. Nach diesen
Worten sank er in die Knie und wurde vom Arzte aufgerichtet und aus der Verhandlung
fortgeführt.

Über das Verhalten des Kranken in der Anstalt sagten die Ärzte noch aus: Er
zeigte vor allen Dingen eine sehr wechselnde Stimmung. Er war einmal tief deprimiert und
bejammerte unter strömenden Tränen sein verpfuschtes Leben, dann schlug er ebenso schnell
in das Gegenteil um, lachte albern und tanzte umher. Ebensooft wurde er auch ganz grundlos
zornig erregt und versuchte mehrfach, gewalttätig zu werden. Schließlich war er zeitweilig
ganz läppisch und verworren, kroch auf dem Boden umher, krähte und schwatzte allerlei
verworrenes albernes Zeug. Erst in allerletzter Zeit hat sich eine gewisse Beruhigung ein-
gestellt. „Er ist zuungunsten seines Urteils auch heute noch dem Einfluß seiner wechselnden
Affekte unterworfen. Bei langer Unterhaltung wird er leicht sehr angestrengt und ist nicht
imstande, selbständig an einem Gesprächsthema festzuhalten. Er beschäftigt sich zwar
mit Lesen, ist aber bei einigermaßen geistig anstrengender Lektüre nicht in der Lage, den
Inhalt des Gelesenen richtig wiederzugeben. Häufig bezieht er Personen in Romanen auf
seine Person und seine persönlichen Verhältnisse. Er identifiziert sich sogar mit den Helden
der Geschichte. Oft treten Angstzustände auf, die den Patienten zu lautem Brüllen veranlassen. Diese Zustände werden meist durch Sinnestäuschungen des Gehörs, des Gesichts,
des Geschmacks und des Gemeingefühls ausgelöst. Auch nur einigermaßen schwere Rechen-
aufgaben zu lösen, ist er nicht fähig. Seine schriftlichen Äußerungen springen oft ganz zusammenhanglos von einem Punkt zu einem ganz anderen über. Seine Willensfähigkeit ist
infolge der Sinnestäuschungen und des krankhaft wechselnden Affekts stark herabgesetzt.
Charakteristisch ist es auch, daß der Kranke, besonders wenn Damen in der Nähe sind,
in läppisch-theatralischer Weise allerlei malerische Stellungen einnimmt und in ebensolcher
Weise spricht.

Das Amtsgericht Bitterfeld entmündigte G. am 26. V. 1904 wegen Geisteskrankheit.

Der beständige Wechsel im äußeren Verhalten und in der Stimmung stand auch in
den folgenden Monaten noch im Vordergrund des Krankheitsbildes: Nachdem er im Juni
einige Tage wieder viel Anfälle gehabt hatte, in denen er wild schrie, mit den Augen rollte
und mit den Armen in der Luft herumschlug, verfiel er wieder in tiefe Depression. Auf
alles Zureden antwortet er: „Ja, es wird besser und ruhiger bis zum Tod." Dann war er
wieder heiter, ulkte in studentischer Manier die Spaziergänger bei einer Ausfahrt an. Zeitweise grübelt er über philosophische und naturwissenschaftliche Probleme. Ein in der Anstalt befindlicher, übrigens nicht blutsverwandter Vetter lenkt ihn etwas ab. Im Laufe
des Monats wird der Kranke allmählich gleichmäßiger. Morgens ist er sehr müde und abgespannt, während des übrigen Tages jedoch recht verständig. Auch im Juli wechselte die
Stimmung noch von Tag zu Tag zwischen Depression und ärgerlicher Unzufriedenheit.
Er klagte morgens über Müdigkeit und Kopfschmerzen, las viel und spielte Krocket. Äußerlich
schien er durchaus geordnet.

Im August beschwerte sich G. bisweilen über schlechten Schlaf, er sah in der Nacht Zähne, die ihn beißen wollten, hörte Stimmen und fing an zu sprechen, angeblich um sich zu erleichtern. Vorübergehend ist er sehr aufgeräumt und guter Laune. Im September wird berichtet, daß er außer leichter Ermüdbarkeit, besonders bei intensiver geistiger Arbeit, keine krankhaften Erscheinungen mehr zeigt. Er hat völlige Krankheitseinsicht, hofft auf völlige Wiederherstellung, um dann seine Studien fortsetzen zu können. Im Anschluß an eine zahnärztliche Behandlung ist er etwas angegriffen, macht einen unruhigen, nervösen Eindruck. Im folgenden Monat ist der Zustand noch recht schwankend; es zeigt sich, daß G. wenig widerstandsfähig ist, sehr labil, leicht erregbar, oft deprimiert und zu weinen geneigt. Er grübelt über seine Krankheit und seine Zukunft, fühlt sich matt, angegriffen, unruhig und aufgeregt. Zuweilen, besonders morgens, hat er ein dumpfes, benommenes Gefühl im Kopf, fühlt sich nicht vom Schlaf erfrischt; zeitweise äußert er Angstgefühl und leichte Gehörshalluzinationen unbestimmten Charakters. Er hat dann das Bedürfnis, laut aufzuschreien, das er nur mit Mühe unterdrücken kann, und fürchtet, daß ein Tobsuchtsanfall ausbrechen könnte; auf eigenen Wunsch wird er deshalb auf eine andere Abteilung verlegt. Allmählich bessert sich das Befinden leidlich. G. kann wieder etwas spazieren gehen, einige Zeit lang lesen, ohne davon angegriffen zu werden. Die Stimmung ist jetzt mitunter gereizt, er queruliert über alles mögliche und regt sich über Kleinigkeiten auf. Sein Gedankengang ist immer noch sehr flüchtig, er kann sich nur schwer konzentrieren und schläft noch schwer ein. Im Dezember wird immer noch über unregelmäßigen, schlechten Schlaf geklagt. Er schläft erst sehr spät ein, oft erst gegen Morgen, um dann den Vormittag durch zu schlafen. Trotzdem ist G. in guter, zuversichtlicher Stimmung, treibt Lektüre, geht spazieren ohne erhebliche Anstrengung. Im Verkehr ist er noch immer reizbar und empfindlich. Im Vordergrund des Interesses steht seine eigene Person. Er wacht peinlich darüber, daß alle Medikamente usw. immer zur bestimmten Zeit gebracht werden und ist sehr gekränkt, verstimmt und querulierend, wenn sie sich einmal nach seiner Meinung verspäten. Auch in der Unterhaltung mit seinen Mitkranken lenkt er immer das Gespräch auf seine Person, erzählt eingehend von seinem Zustand, seinen Gefühlen und Beschwerden, anscheinend in der Überzeugung, daß auch für andere seine Persönlichkeit von höchstem Interesse sei. Sein ganzes Benehmen ist etwas läppisch, affektiert und weibisch. Er übertreibt offenbar in allen seinen Klagen.

Am 17. XII. 1904 wurde G. nach dem Sanatorium W. überführt. Bis Mitte Februar 1905 bot er dort nichts Auffälliges, seine Ausdrucksweise schien etwas weitschweifig und geziert; er wich oft vom Thema ab und wiederholte sich leicht. Seine Angaben waren aber klar und geordnet. Über die mehrfach erwähnten Anfälle gab er an, sie seien gewöhnlich durch eine Depression, Gehörs- oder Gesichtshalluzination eingeleitet worden und krampfhaft gewesen. Er schlage unter lautem Schreien um sich, aber ohne dabei bewußtlos zu sein. Seit 2 Monaten seien aber keine Anfälle mehr aufgetreten. Jetzt habe er noch an häufigen Pollutionen und unregelmäßigem Schlaf zu leiden.

Gegen Mitte Februar trat eine Verschlechterung ein, er klagte, er habe Ohnmachtsanwandlungen gehabt, die sich in einem Gefühl von Kälte äußerten, wobei das Gefühl der Körperlichkeit verloren gehe, um plötzlich wiederzukehren. Den Umschwung in seinem Befinden schiebt er auf die Unterhaltung mit einem anderen Patienten, der sehr viel über seine eigenen Krankheitserscheinungen gesprochen habe. Im ganzen erschienen die Beschwerden des Kranken psychogen. Nach vorübergehender Beruhigung wird er am 20. II. ängstlich, behauptet, er bekomme einen Anfall, bittet um Verlegung auf eine andere Abteilung. 3 Tage später wird er sehr aufgeregt, ängstlich, unruhig, spricht im Flüsterton, gestikuliert und zeigt theatralische Manieren. Er tut sehr wehleidig. Es entwickelt sich jetzt wieder eine heftige Erregung von langer Dauer. Er ist kaum zu fixieren, gestikuliert, seufzt, schreit auf, überreicht dem Arzt schriftlich seine Wünsche und bittet, man möge ihn möglichst wenig inkommodieren. Er verletzt sich ernstlich an einer zerschlagenen Scheibe. Den ganzen Monat dauert die schwere Erregung an. Er ist völlig ungeordnet, laut und ungebärdig. Häufig springt er auf, schlägt um sich, rollt mit den weit aufgerissenen Augen, gestikuliert, grimassiert, wird auch gewalttätig, spuckt und schlägt nach dem Arzte, den er mit falschem Namen und du anspricht. Er ist nur für Augenblicke zu fixieren, bringt meist mit großem Pathos unsinniges und unverständliches Zeug vor.

Im April 1905 wird er ruhiger und ist nicht mehr so gewalttätig, bleibt aber bis Juni noch völlig wirr und ungeordnet. Nur vorübergehend ist er kurz zu fixieren und dann zeitlich

und örtlich orientiert und kennt die Ärzte. Sonst redet er viel „inkohärentes Zeug", erregte
Zeiten wechseln mit völliger Apathie. Einzelne unmotivierte, abrupte Handlungen werden
von zusammenhanglosen Worten begleitet. Auf die Frage, wo er sich befindet, antwortet
er einmal: „Im siebenten Himmel." Er gestikuliert und grimassiert viel, schreit oft unmotiviert laut auf. Oft scheint er heiter und läppisch, zuweilen pathetisch, posierend, zuweilen weinend. Von seinen Äußerungen in den Zeiten läppischer Heiterkeit gibt folgende
im Juli notierte Unterhaltung ein Bild: G. begrüßt den Arzt lachend: „Nun, Herr Soldat,
wollen Sie es nochmals wagen, diese olle Hexe anzurühren?" Er will nicht wissen, wann
er geboren, was er studiert, wie lange er hier ist. „Ach, ich weiß nichts mehr, ich habe zu
lange geträumt." (Was ist Ihr Beruf?) „Die Leute zu ärgern." (Was waren Sie früher?)
„Etwas verliebt." Als ihm Hoffnung gemacht wird, bald in den Garten zu dürfen: „Nicht
versäum ich auszugehn, Kleistens Frühling in der Tasche." Zwischendurch schieben sich
aber im Juli Tage ein, in denen er völlig geordnet, von zuvorkommender Höflichkeit und
bescheidenem Wesen ist, sich mit Lektüre beschäftigt, Freude über die Besserung äußert
und sein Bedauern wegen seines ungezogenen Benehmens ausdrückt. Besuche wirken offenbar
ungünstig; er wird dadurch aufgeregt, unruhig, wirft sein Bettzeug durcheinander und redet
viel und störend. In seinen Schilderungen verrät er oft viel Kritik: „Gestern hatte ich einen
Erregungszustand, es war wie ein Kampf in meinen Kopf, die Gedanken verwirrten sich,
es war, als ob ein fremder Mensch in einen hineinkröche, über den man nicht Herr werden
kann. Im Körper, namentlich in den Armen, macht sich ein eigentümliches Spannungs-
gefühl bemerkbar, dabei hatte ich Gesichtstäuschungen, wie manchmal abends und nachts.
Die andern Kranken erschienen mir verändert, der eine schwarz, der andere grün, einer
mit zwei Köpfen. Die Gehörstäuschungen sind selten, höchstens mal einzelne Worte wie
‚selbstverständlich'. Die Augen sind überhaupt sehr empfindlich, so sehe ich manchmal
blauen und violetten Schein. Diese Anfälle kamen gestern zwei- bis dreimal, gingen aber
glücklich wieder vorüber."

Es folgen jetzt Zeiten, in denen er sich ziemlich wohl befindet, liest und zeichnet. Er
leidet sehr unter den Geräuschen des Wachsaals, fühlt sich dadurch aber andererseits von
seinen eigenen Vorstellungen abgelenkt. Die Personen nehmen sich verändert aus, auch
die Gegenstände erscheinen ihm anders, dehnen sich aus, sehen wie Menschen aus. Er fürchtet,
daß er sich oder anderen etwas tun müsse. Er habe den Drang, gegen den Arzt gewalttätig
zu werden, was ihn sehr bedrückt. Gegen Mitte August wird er zunehmend ängstlicher,
hat starkes Krankheitsgefühl, ist für Zuspruch sehr dankbar, fürchtet aber, daß wieder
ein Erregungszustand eintritt. Tags darauf wird er tatsächlich unruhiger, legt sich verkehrt
ins Bett, deckt sich mit dem Kopfkissen das Gesicht zu, springt plötzlich auf, weint, weiß
nicht aus noch ein; er ist sehr unglücklich, daß er sich genau so fühle wie in Dresden. Er
könne nicht leben und nicht sterben und bedaure seine Familie, daß er ihr durch seine Krankheit soviel Kummer bereite; er habe nur eine Hoffnung, daß mit der Zeit doch noch mal
eine Besserung eintrete. Plötzlich schreit er laut auf: „Warum muß ich denn ins Feuer,
weg mit dem Leben, Herr Doktor!" „Ich muß Ihnen noch Adieu sagen, jetzt ist es aus!"
Er sieht es vor sich, wie er sich vor einen Eisenbahnzug wirft, sich die Gurgel abschneidet,
sieht sich erhängt, zerstückelt. „Das ist das furchtbarste." „Zwischendurch schimmert
ein klein wenig Hoffnung, aber dann kommt die Erregung, in der ich glaube, alles vernichten
zu müssen. So habe ich jetzt Mühe, nicht zu schlagen. Die innere Qual ist furchtbar." Der
Kranke hat das Bedürfnis nach ärztlichem Zuspruch, klammert sich an und weint hoffnungslos.
Halluzinationen des Gehörs und Gesichts sind nach seiner Aussage selten; zuweilen hört
er seinen Namen rufen und sieht alle Wärter schemenhaft erscheinen. Er schnürte sich
einmal in unbewachtem Augenblick so fest den Hals, daß im Gesicht größere und kleinere
Blutaustritte in Punktform auftraten. Bisweilen kommt es zu impulsiven Gewaltakten.
Er springt mit lautem Aufschrei aus dem Bett, ergreift einen Stuhl, um ihn zu zerschmettern,
läßt sich dann aber ohne großen Widerstand ins Bett führen. Er bittet den Arzt, als dieser
hinausgehen will, noch einmal zu ihm zu kommen, weint, er leide fürchterlich. Manchmal
sehe er den Tod als Skelett an sein Bett herantreten. „Wenn es doch bald zu Ende wäre."
Er macht testamentarische Notizen und bittet den Arzt, nach seinem Tod für deren Aus-
führung zu sorgen.

Ähnliche Zustände treten in der Folgezeit noch mehrfach auf. Er fühlt sich unglücklich,
verlangt tröstlichen Zuspruch und scheint sehr medizinsüchtig zu sein. Häufig wünscht

er Beruhigungsmittel, da er selbst das Herannahen schwerer Anfälle mit Angriffen auf die Umgebung fürchtet. Er schreit oft laut und entsetzt auf, springt aus dem Bett, ballt die Fäuste, stellt sich drohend vor andere Kranke hin. Dazu kommen Klagen über Ideenflucht, über den Strom von Gedanken, Flucht von Bildern, die durch den Kopf zögen wie eine warme Welle. Bei seiner erblichen Belastung fürchtet er, daß es nicht wieder besser werde. „Ich halt's nicht mehr aus, ich halt's nicht mehr aus!" Dabei nimmt er eine theatralische Pose ein und verlangt, in den Saal zurückverlegt zu werden, da er eine neue Attacke herannahen fühlt. In dem Erregungszustand springt er aus dem Bett, läßt sich zur Erde fallen oder wälzt sich im Bett herum, onaniert, grimassiert, zittert am ganzen Körper, lacht, weint, grunzt und ist kaum zu halten. Mehrfach versucht er sich zu strangulieren, häufig spricht er mit hoher Stimme und nach Kinderweise. Er brüllt: „Totschlagen, totschlagen!" „Mich totschlagen!" „Spielen, nicht spielen!" „Scheiße fressen!" usw. in den unflätigsten Ausdrücken. Dazwischen wieder Angst, Arztbedürfnis, klammert sich an und sieht sein nahes Ende kommen. „Es ist jetzt Wirklichkeit. Ich sehe Menschen mit Feuer auf mich zu kommen, das wird ja entsetzlich." Dabei geht er körperlich mehr und mehr zurück und ißt schlecht. Gegen Ende des Jahres 1905 liegt er meist ruhig und regungslos da mit starrer Kopfhaltung, der nie auf den Kissen ruht, oder in gezwungener Haltung unter der Decke. Plötzlich springt er dann auf, geht aber gleich wieder ins Bett und stiert und brütet vor sich hin. Zwischendurch äußert er „konfuses Gefasel in Reimen und Alliteration". Schreien, Lachen, Grimassieren, Aufspringen, Schimpfen, Weinen, pathetisches Deklamieren, leises Vorsichhinlachen wechseln miteinander ab. Allmählich tritt die Unruhe zurück, er spricht noch oft in kindlicher Manier, und im Februar 1906 tritt eine Remission ein.

G. geigt, zeichnet recht geschickt mit der Feder, liest im Kunstwart, ist vollkommen klar, hat viel Interesse, namentlich auf künstlerischem Gebiet. Er zeigt ein etwas fahriges, vielgeschäftiges Wesen und äußert täglich Wünsche nach größerer Bewegungsfreiheit. Klagt einmal über einen rasch vorübergehenden Zustand von Unfähigkeit, sich zu orientieren, und körperliche Mattigkeit, wobei er unzusammenhängend vor sich hin gesprochen habe; es sei eine Art Ohnmachts- oder Schwindelanfall gewesen. Sonst hält das geordnete Verhalten bis April an. Er zeichnet, studiert Kunstgeschichte, besucht seinen Bruder, lebt zufrieden dahin und fühlt sich sehr wohl. Im Auftreten ist er höflich, zuvorkommend und in jeder Beziehung verständig. Er spricht davon, daß er Maler werden wolle. Im Frühjahr 1906 verlangt er auf einmal selbst wieder eine strengere Bewachung. Er habe nachts plötzlich großes Angstgefühl vor einem neuen Anfall bekommen, Furcht, etwas zu zertrümmern oder sich selbst zu beschädigen; er stöhnt und weint. Er wird unsicher, klagt über starke sexuelle Erregungen und Pollutionen, über jähzornige Stimmungen und schreckliche Vorstellungen; er habe das Gefühl von „Doppelbewußtsein", sehe unangenehme Bilder, keine eigentlichen Halluzinationen, mehr sich überstürzende bildliche Vorstellungen. „Die Welt verschlingt mich." Öfter hat er das Gefühl, seiner selbst entrückt zu sein, einmal einen lähmungsartigen Zustand mit Gefühllosigkeit in der rechten Seite. Er klagt über innere Unruhe durch theologische und philosophische Grübeleien, die ihn an einen Abgrund führen und ihn sich unnütz fühlen lassen. Er fühlt sich schwach, schläft viel, ist sehr medizinsüchtig. Vielfach stöhnt er wehleidig über Unfähigkeit zum Denken, Gedankenleere, Gefühl des Absterbens, von den Füßen nach dem Leib aufsteigend und sich dann wieder verlierend, und Unfähigkeit zu geistiger Beschäftigung.

Anfangs Juni 1906 begann wieder eine Zeit größerer Unruhe. Er klagte über Druck im Kopf, Zwangsvorstellungen und Drang zu impulsiven gewalttätigen Handlungen, warf sich im Bett hoch und ließ alles Zerbrechliche aus seiner Nähe entfernen. Bisweilen ging er aus dem Bett und rüttelte an Türen und Schränken; er wurde dann zunehmend unruhiger, sah Fratzen und Gestalten, die zum Fenster hineinstiegen, mit dem linken Auge glaubte er die Köpfe von Personen bald wachsen, bald zusammenschrumpfen zu sehen, hörte Stimmen seinen Namen rufen. Mädchenstimmen rufen: „Leg dich zu mir ins Bett." Er wurde immer ängstlicher und unfähiger, sich zu beherrschen. Besonders bei Anwesenheit des Arztes sowie der Wärter oder von Fremden brach er in lautes Klagen und Schreien aus, warf sich rhythmisch im Bett auf und nieder, trommelte mit den Händen, schlug mit den Füßen. Dabei sah er verstört und geistesabwesend, stier aus. Er sprach mit sich in der dritten Person: „G. wird noch ganz verrückt." Bisweilen fuhr er plötzlich auf, schlug die Fenster ein, zerschlug irgendeinen Gegenstand, ohne Rücksicht, ob er sich dabei verletzte. Viel klagte

er über Gesichts-, Gehörs- und Gefühlshalluzinationen. Gelegentlich stieß er den Ruf aus:
„Vater geisteskrank, Mutter und Bruder geisteskrank, es wird noch entsetzlich mit mir."
Zuweilen sprach er in sinnlosen, selbstgebildeten Worten. In seinem ganzen Verhalten machte
er einen stark hysterischen Eindruck, jammerte über die schrecklichen Bilder, ließ
sich aus dem Bett fallen, war sehr zuspruchsbedürftig, umklammerte den Arzt, er solle ihm
doch sagen, ob er wieder besser werde, sonst wolle er sich umbringen. In dieser Phase der
Wehleidigkeit, in der er sich immer wieder bestätigen läßt, daß sein Zustand besserungs-
fähig sei, versuchte er sich auch wieder einmal mit einer Jalousieschnur zu strangulieren
und zeigte hiernach eine Strangulationsmarke.

Erst im August wird er wieder vorübergehend ausgelassen, läppisch, witzelnd. Im
übrigen bleibt er verstimmt, spricht fast gar nichts, ist ganz untätig und apathisch, läßt
sich sogar füttern und sieht sehr blaß und mager aus.

Auch im Herbst zeigt er noch eine unfreie, gezwungene Haltung, spricht wenig, verhält
sich aber ruhig. Er fängt im Oktober an, sich zu beschäftigen und geht in den Garten. Schlaf
und Appetit sind jetzt ungestört. Dann steigert sich die Erregung wieder allmählich. G. braucht
wieder massenhaft Narkotica, um einigermaßen in Schranken gehalten werden zu können.
Er ist häufig gereizt, hat alle Augenblicke Zusammenstöße mit Pflegern, schreit, jodelt,
schimpft, spuckt, ist besonders bei Besuchen sehr erregt. Im März 1907 sind folgende läppisch-
witzelnde Äußerungen berichtet: (Warum schreien Sie?) „Weil ich dich lieb habe." (Haben
Sie Schmerzen?) „Ja, Bebel hat mich ermordet." Er hat zeitweise auffallend weite Pupillen.
Bald verweigert er die Nahrung, bald ißt er reichlich, nimmt aber trotzdem nicht an Gewicht zu.

Als Gast am 2. IV. 1907 in die Anstalt S. überführt wurde, befand er sich in einem
seit mehreren Monaten anhaltenden Erregungszustand mit großer motorischer Unruhe,
Ideenflucht und Inkohärenz, Personenverkennung, lautem, störendem, oft albernem Wesen,
Neigung zu Gewalttätigkeiten und hartnäckiger Schlaflosigkeit. Diese Erregung dauert in
ziemlich unveränderter Form bis zum August 1907 an. Er zeigt zeitweise nach dem Krankenblatt lebhafte Ideenflucht, spricht in Reimen, wiederholt die an ihn gerichteten Fragen
und äfft auch sonst den Frager nach. Seine Reden tragen oft den Charakter von Zwie-
gesprächen, er hört offenbar Stimmen und gibt es auch auf Befragen zu; er höre „falsche
Stimmen", Stimmen „von Gott zu Gott". Er onaniert fast beständig, ist sehr unreinlich,
spuckt, ist auch unsauber mit Kot und Urin, schmiert und näßt das Bett. Vorübergehend
packt ihn eine weinerliche Stimmung, und er ist anlehnungsbedürftig. So faßt er einmal
den Wärter bei den Händen und bittet, ihm zu sagen, ob er noch einmal gesund würde, er
sei doch schwer nervenkrank, es sei doch am besten, wenn er stürbe, seine Existenz habe
doch keinen Zweck mehr. Zuzeiten ist er offenbar mangelhaft orientiert, glaubt, noch in W.
zu sein, besinnt sich dann aber, daß sie ihn von dort weggeschleppt haben. Kurz nach
diesem geordneten Gespräche führt er wieder verwirrte, ideenflüchtige Reden. Auch im
Dauerbad ist er schwer zu halten, taucht oft unter; sehr oft muß er isoliert werden und
erhält große Dosen von Narkoticis. Vielfach tritt Neigung zu Selbstbeschädigungen hervor,
er wirft sich zur Erde, schlägt mit dem Kopf auf den Fußboden usw. Bei der Visite klagt
er, daß er oft so unangenehme Ausdrücke höre. Einmal hatte G. einen „Anfall", nach welchem
er völlig verwirrt war und unruhig im Saale herumlief. Am rechten Zungenrande zeigte
er eine ausgesprochene Verletzung.

Im Juli ist er vorübergehend freudig erregt über den Besuch der Verwandten, lobt
das Essen und die Behandlung. Vielfach äußert er Lebensüberdruß. Einmal zog er sich
einen Schnürsenkel, ein andermal eine Serviette fest um den Hals. Er will sich Aufzeichnungen machen, damit, falls ihm ein Selbstmord gelingen sollte, die Wärter frei von Schuld
wären. Inzwischen ist er immer wieder längere Zeit hindurch sehr erregt, schreit laut, hört
die Wärter aus W. sprechen, klagt, die Stimmen quälten ihn wieder furchtbar.

Er sieht Gestalten und Feuer aus dem Fußboden kommen. Oft ist er gewalttätig,
wirft sein Essen auf den Boden und ißt dann davon. Von September 1907 an ist G. tageweise ruhiger, dann aber jedesmal sehr deprimiert und verzweifelt. Nach kurzer Zeit beginnt
dann die schwere Erregung von neuem, ganz in der gleichen Form wie bisher, mit schwerem
Trieb zur Selbstbeschädigung.

Im Januar 1908 verkehrt er in seinen ruhigen Zeiten gesellig mit den Kranken, spielt
mit ihnen Gesellschaftsspiele, trägt auch mehrfach auf der Geige vor. Sein Zustand ist aber

immer noch häufigen, jähen Wechseln unterworfen. Er klagt oft über heftige Kopfschmerzen und scheußliche Gesichtshalluzinationen. In den folgenden Monaten setzt die Unruhe verstärkt ein. Er führte ganz verwirrte Reden, wurde häufig isoliert. Im Einzelzimmer beschmiert er die Wände und den Fußboden mit Kot und warf diesen an die Decke und die Fensterscheiben, rieb sich an den Wänden die Haut wund. Ein andermal schlägt er sich, stößt den Kopf gegen die Fenster, zerkratzt sich das Gesicht und wird vorübergehend in Holzwolle isoliert.

Erst im April 1908 beginnt er längere Zeit ruhig und geordnet zu werden, zunächst ist er etwas scheu und unsicher. Er beschäftigt sich mit Lektüre, Malen und Violinspielen. Er fängt an, sich beim Arzt nach seinem Zustand zu erkundigen und wünscht in eine Privatanstalt, wo er größere Bewegungsfreiheit habe. Öfter beschwert er sich in gereizter Weise über Wärter und Kranke und über die Ärzte, die ihn zu wenig achteten. Die Beruhigung hält an. G. beschäftigt sich mit Lektüre und Gartenarbeit, zeichnet und unterhält regen Briefwechsel mit den Angehörigen. Er geht mit einem Wärter in die Stadt und Umgebung spazieren und besorgt seine Einkäufe selbst. Hin und wieder ist er gereizt, schimpft auf die Ärzte, die ihn in höhnischer Weise an seine Krankheit erinnerten. Den Ärzten gegenüber ist er devot und spielt den „Zufriedenen und Scheinheiligen". Er verstehe es sehr wohl, daß es ihnen bei der großen Krankenzahl nicht möglich sei, auf die Wünsche und Krankheitserscheinungen der einzelnen Patienten einzugehen. Was er als Gebildeter sehr schmerzlich empfinden müsse, während es die anderen Kranken weniger entbehren würden. Auch sei ihm der Aufenthalt zwischen den ungebildeten Kranken jetzt, wo sein Bewußtsein klar und ihm seine Krankheit mehr bewußt sei, sehr unangenehm, und er wünsche auf eine andere Abteilung verlegt zu werden.

Im November 1908 wird berichtet: Er hielt sich in den letzten 3 Monaten im großen und ganzen ruhig und geordnet, war meist froher Stimmung und zeigte keine Selbstmordneigung mehr. Hin und wieder traten kurzdauernde Stimmungsschwankungen auf, die vorübergehend den Charakter des Querulatorischen trugen, in denen er allerlei unberechtigte Beschuldigungen und Verleumdungen gegen Ärzte, Beamte und Einrichtungen erhob. Bezüglich seiner Selbstbeschädigungen erklärte er, daß sie aus dem Gefühle des Absterbens hervorgegangen seien. In der ersten Phase habe er oft das Gefühl gehabt, als ob die Gliedmaßen und der Körper abgestorben seien und, um sich von der Wirklichkeit zu überzeugen, habe er mit dem Kopf gegen die Fenster gestoßen und auf diese Weise die Empfindung wiedererlangt, daß er tatsächlich lebe. Körperlich hat er außerordentlich an Gewicht zugenommen.

Im Januar 1909 wollte er bei einem Ausgang sich beim Magistrat über den Direktor beschweren, der ihn widerrechtlich hier festhalte, obwohl er seit Wochen schon ganz gesund sei, er spricht auch einen ihm unbekannten Herrn deshalb auf der Straße an. Als er von zwei Wärtern in die Anstalt zurückgebracht wurde, ist er sehr aufgeregt, redet hastig, weint und meint, der Direktor handle hinter seinem Rücken, um ihn noch lange festzuhalten.

Am 22. I. 1909 wird G. gebessert entlassen. Die bisher gestellte Diagnose Dementia praecox wurde gestrichen: hysterisch-degeneratives Irresein.

Von S. begab sich G. für kurze Zeit noch in ein offenes Sanatorium. Der dortige Arzt fand, daß die geistigen und gemütlichen Funktionen des Kranken herabgesetzt waren. „Er hat in seine veränderte Lage noch keine richtige Einsicht, und daß er vom Theologen zum Philologen und zum banausischen Kunstgärtner umsatteln muß, berührt ihn nicht tiefer. Er zeigt meist eine gehobene, heitere Stimmung, in der ein leicht manischer Zug unverkennbar ist. Vielfach war er motorisch unruhig und ging lange und laut in seinem Zimmer hin und her, so daß sich die Nachbarn öfter darüber beschwerten. Bei Vorhaltung war er sich dieser Störung nicht bewußt. Seine Augen waren von auffallendem Glanz und wurden besonders bei der Unterhaltung mit der übrigen mimischen Muskulatur lebhaft bewegt. Seine Bewegungen, besonders bei Höflichkeitsbezeugung, waren über das Maß hinaus hastig und nicht mehr seinem Alter entsprechend. Er verrichtet einfachere Dienstleistungen, z. B. Abstäuben von Büchern, kleine Hilfeleistungen in der Häuslichkeit, Besorgungen mit übertriebenem, auf den Laien oft komisch wirkendem Eifer. Das Bewußtsein und das Orientierungsvermögen waren dabei stets klar, wenn auch leichte Zerfahrenheit bei größerer affektiver Erregbarkeit sich öfter zeigte. Sein ganzes Wesen war maniriert und fiel dadurch den anderen Patienten sehr auf. Seine Ausdrucksweise war öfters schwulstig und phrasenhaft. Nach Beginn und Verlauf der Krankheit leidet G. nach meiner Überzeugung an einem Jugendirresein, Dementia praecox, und seinen gegenwärtigen Zustand muß ich als Hebephrenie (Verharren auf einem Standpunkt, der einem früheren Lebensalter entspricht) bezeichnen."

Im März verließ G. das Sanatorium und befand sich zunächst dauernd in Freiheit. Den Sommer 1909 verbrachte er in Weinheim, wo er zur weiteren Kräftigung seiner Gesundheit an der dortigen Gartenbauschule sich betätigte. Das Wintersemester 1909/10 verlebte er in Heidelberg, wo er sich als stud. phil. immatrikulieren ließ und Vorlesungen hörte. Nach Angabe seines Vormundes hat G. während der ganzen Zeit frei und ungehindert sich bewegt und unter den verschiedenen Verhältnissen seine Angelegenheiten mustergültig selbst besorgt und keinerlei Zeichen von geistiger Krankheit mehr erkennen lassen.

Bereits am 22. II. 1909 stellte der Vormund Antrag auf Aufhebung der Entmündigung. Das Amtsgericht Ballenstedt forderte ärztliche Gutachten von den Anstalten Karlsfeld, W., Sorau und B. ein. Die Leitung der Anstalt K. konnte nur mit besonderer Vorsicht einer Aufhebung der Entmündigung zustimmen. Die Direktion der Privatanstalt W. war der Ansicht, die dort beobachtete Geisteskrankheit habe den Charakter einer chronischen Störung getragen, so daß eine Heilung außerordentlich unwahrscheinlich sein würde. Die Ärzte von S. äußerten sich dahin, daß von einer völligen Heilung keine Rede und die Aufhebung der Entmündigung noch verfrüht sei, und endlich der Leiter der Privatanstalt B., daß der Entmündigte noch nicht in der Lage sei, selbständig ohne Gefährdung seiner Interessen den Kampf ums Dasein zu führen und deshalb die Entmündigung nicht aufgehoben werden dürfe. Schließlich wurde noch der Kreisarzt von B. mit der Untersuchung G.s beauftragt. Bei dieser, am 26. IV. 1909, ergab die Prüfung der geistigen Fähigkeiten G.s weder eine Schwäche des Gedächtnisses, noch des formalen Denkens, noch des Kombinations- und Urteilsvermögens, ebensowenig Anzeichen für Verwirrtheit und Sinnestäuschungen. Dagegen fiel dem Arzte eine gewisse Unruhe in dem Wesen G.s auf. „In seiner Sprache und seinen Bewegungen erschien er hastig, sein Mienenspiel war lebhaft und sein Blick unruhig. Seine Gemütsstimmung war eine sorglose, heitere, und sein Selbstgefühl ein gehobenes... G. ist noch in einem gewissen Erregungszustand, und seine sorglos heitere Stimmung sowie sein gehobenes Selbstgefühl stehen mit den tatsächlichen Verhältnissen im Widerspruch und sind als krankhaft zu bezeichnen... Selbst wenn, was meines Erachtens zweifelhaft ist, G. zur Zeit wieder imstande ist, seine Angelegenheiten zu besorgen, so ist einige Aussicht auf Dauer des Zustandes noch nicht gegeben, und ich erachte deshalb die Aufhebung der Entmündigung jetzt noch für verfrüht."

Auf diese Gutachten hin zog der Vormund G.s am 23. V. 1909 seinen Antrag auf Aufhebung der Entmündigung zurück, stellte ihn jedoch von neuem am 2. IX. 1909 beim Amtsgericht in Heidelberg. Im Termin am 5. I. 1910 gab G. an, er sei nach seiner Entlassung aus Sorau noch etwas erregt gewesen, habe noch viel geredet und in seiner Stimmung geschwankt. Im Mai 1909 sei er dann nach Weinheim gezogen, wo ihm die Beschäftigung in der Gartenbauschule außerordentlich gutgetan habe. Im Herbst habe er eine Reise in die Schweiz gemacht und nach seiner Rückkehr sich als Philologe immatrikulieren lassen. Er betrachte sich jetzt als voll arbeitsfähig und habe keinerlei nervöse Beschwerden mehr. Über seine Vermögensverhältnisse zeigte er sich orientiert.

Nach mehrfachen Untersuchungen kam Wilmanns, der zum Gutachter ernannt wurde, zu dem Ergebnis, daß G. als geschäftsfähig anzusehen sei und des Entmündigungsschutzes nicht mehr bedürfe. Er war geistig in jeder Beziehung intakt, beurteilte seine Lage vollkommen korrekt und zeigte besonders auch in den Äußerungen über seine Erkrankung so viel Kritik und Objektivität, daß kein Anlaß mehr war, seine Handlungsfähigkeit zu beschränken. Das Gericht hob dann auch am 25. V. 1910 die Entmündigung auf. G. beendete seine Gärtnerlehrzeit und setzte seine Studien fort. Er fühlte sich in der Folgezeit völlig gesund, lebte aber vorsichtig und mäßig in jeder Beziehung.

Im Herbst 1912 finden wir ihn in München, wo er Gartenarbeit trieb und studierte. Sein subjektives Befinden verschlechterte sich in jener Zeit wieder, wie er selbst meinte, durch Überarbeitung: Er studiert mit großem Eifer Kunstgeschichte, arbeitete die Nächte durch, um vorwärtszukommen und das Versäumte nachzuholen.

In jener Zeit konsultierte er Isserlin mit Klagen über Zwangsgedanken: er habe das Gefühl, daß er jemand töten müsse. Sein Verhalten fiel durch eine übertriebene Höflichkeit und Absonderlichkeiten der Mimik auf. Nur langsam und widerstrebend sprach er sich ausführlicher über seine früheren Zustände und sein Innenleben aus; dabei wurde er mehr und mehr natürlich, frei und zutraulich und zeigte völlige Krankheitseinsicht. Er versuche, seine Aufmerksamkeit nach Möglichkeit von den „peinlichen Gedanken" abzulenken. Er sei von Gedanken gequält über den Zweck des Lebens, Zweck der Arbeit, speziell seiner Arbeit; es schiene ihm, als ob er mit seiner Arbeit wie mit seinen Gedanken immer an denselben Punkt käme. Es sei ein Gewirr von Gedanken oder Vorstellungen in seinem Kopf, der Kopf sei zu voll oder zu leer; es seien aber doch mehr Bilder als Gedanken, phantastische Dinge, Tiere, Menschen; es komme ihm bisweilen vor, als seien Dinge in ihm, ihn erfüllend, die keinen Platz in ihm hätten. Dabei seien die Vorstellungen nicht recht voneinander geschieden, und es sei kein rechtes Zusammenarbeiten von Denken und Phantasievorstellungen. Die Vorstellungen drängen sich gegen den Willen auf ohne logische Folge. Dabei häufig das Gefühl, als sei zuviel Kraft in ihm, er könne dann andere vernichten oder schädigen.

Er selbst schrieb über seinen damaligen Zustand folgendes nieder: „Meine seit einem halben Jahre einsetzenden rückfälligen Erscheinungen äußern sich hauptsächlich in Willens- und Phantasieschwankungen, mit Gemütsschwankungen verbunden. Der Gedanke, jetzt zuviel vom Leben zu genießen (tatsächlich ist ja auch der Abstand gegen die Krankheitszeit sehr groß) und kein Recht dazu zu haben, äußert sich in verschiedener Weise — vor allem in der Form, daß mein Leben auf Kosten anderer geschieht. Dadurch fühle ich meine Arbeits- und Tatkraft derart gehemmt, daß völlige Apathie zuweilen die Folge ist. Durch geistige Arbeit fürchte ich dann, in die Lebenssphäre anderer einzugreifen und selber zu bedeutungsvoll zu werden.

Der Zusammenhang der geistigen, in der Welt verteilten Kräfte spielt in den Gedanken eine beängstigende Rolle, da ich keine geistige Kraft aufzunehmen glaube, ohne eine fremde zu ändern und ihr dadurch unrecht zu tun — aus diesem Dilemma finde ich dann keinen Ausweg!

Die äußeren Eindrücke, vermischt mit den durch Kunst und Geschichte dargebrachten, kommen zu keinem ruhigen Ausklang, und heftige, bis ins Schauerliche und Widerwärtige sich steigernde Mischungen der Gedanken sind die Reaktionen. Was dabei Ursache und Wirkung ist, ist natürlich nicht zu entscheiden, und der Gedanke, schädlich zu sein, ist vor allem quälend für mich."

Gegen Ende des Jahres 1912 ging er wegen dieser Erscheinungen zunächst in das ihm bekannte Sanatorium im Harz und von dort freiwillig in die Heil- und Pflegeanstalt I., wo er vom 30. XII. 1912 bis 17. III. 1913 verblieb.

Dort brachte er bei der Aufnahme ähnliche Klagen wie in München vor, sprach aber auch von Selbstmorddrang und Spannungsgefühlen im ganzen Körper. Immer wieder jammert er über Schwäche, Abnahme der Lebenskraft, ängstliche Träume. Dazu treten Äußerungen wie: es sei ihm so, als ob eine fremde Kraft seinen Körper beeinflusse, er müsse von anderen Menschen Lebenskraft nehmen, er sei stets in innerer Unstimmigkeit; tatsächlich wechselt er ständig in seinen Willensäußerungen. Äußerlich verhielt er sich bis Ende Februar geordnet; aber . . ., „man merkt ihm doch an, wie . . . unausgeglichen seine ganze Persönlichkeit ist. So leicht er Entschlüsse faßt und sich für etwas begeistert, ebenso leicht wendet er sich von der Sache ab, um sich mit Neuem zu beschäftigen. Dabei ist er . . . bestimmbar und ablenkbar, weil ihm feste Richtlinien für sein Handeln fehlen. Sein Verhalten ist auffällig infolge seiner übergroßen Lebhaftigkeit und Überschwenglichkeit, die allerdings bei seiner großen Empfindlichkeit leicht einer vorübergehenden Verstimmtheit und gekünstelten Ruhe Platz machen kann. Seine Bewegungen sind hastig, und vieles erscheint an ihnen noch triebartig. Zu seiner Umgebung ist er äußerst devot, gefällt sich in der Unterhaltung in vielen kindischen, albernen Bemerkungen . . ." Dieses aufgeregte, überschwengliche, empfindsame und zuweilen alberne Wesen wird von einem kurzen „hysterischen Dämmerzustand" abgelöst, in dem er in krampfartige Zuckungen verfällt, sich auf dem Boden herumwälzt und angibt, ein elektrisches Fluidum, das von anderen Personen ausgehe, beeinflusse ihn, er sehe schemenartige Gestalten in verschwommenem Lichte, Erinnerungsbilder, tote Personen, die ihm erscheinen. — Er wird bald wieder klarer, ist aber danach noch unsteter und widerspruchsvoller, sein Auftreten ist zeitweise feierlich und geziert, er deutet an, welch große, heldenhafte Empfindungen ihn bewegen, und kommt sich sichtlich interessant vor. Vorübergehend arbeitet er mit Feuereifer im Garten, dann verlangt er plötzlich seine Entlassung und verläßt trotz allem Abraten die Anstalt.

Drei Tage später, am 20. III. 1913, begibt er sich selbst in die Psychiatrische Klinik der Charité in Berlin. Schon bei dem Aufnahmebad schlägt sich G. selbst und verlangt in eine Zelle, jetzt gehe es los. Aus der ersten Schilderung seines Zustandes bei dem Arzt: Er fürchte, jemand anzufallen, „es ist furchtbar ... dann tue ich anderen weh, springe los, zerschlage Sachen. Ich fühle mich so ganz verändert, als ob ich nicht mehr ich selber bin, fast jeden Augenblick verändert und habe keine Gewalt mehr über Gedanken und Körper. Meine Gedanken stehen plötzlich still und sind stellenweise wieder überhäuft gewissermaßen ... mir ekelt z. B. vor dem Essen ... ich stelle mir vor, als sei es etwas Lebendiges, als hätte ich einen Mord begangen. Das drängt sich mir auf ... ich kann gar nicht nüchtern darüber nachdenken. Es ist mir so, als ob ich meine Gedanken gar nicht von mir selber hätte ... von Mächten beeinflußt, als ob ein Strom, eine Flüssigkeit, ein Fluidum, wie man sagt, durch mich hindurch fließt und alle meine Gedanken umsetze. Ich fühle mich so unnütz ...“ Bei der Schilderung des Vorlebens unterbricht er sich plötzlich: „Jetzt sind die Gedanken weg!“ Sie seien nicht verdrängt oder durchkreuzt, „sondern es ist wie ein großes Loch — völlige Gedankenlosigkeit“. „Es ist mir oft, als ob ich eine Situation schon einmal erlebt hätte und die Fortsetzung schon weiß ... ein Fremdgefühl meinem Körper gegenüber, als ob das gar nicht meiner und als ob ich aus dem Raum gefallen wäre.“

Bis gegen Ende April 1913 änderte sich wenig an G.s Verhalten. Einmal trat nachts ein hysteriformer Anfall auf, mitunter klagte er über schreckhafte, verwirrte Träume; tagsüber suchte er sich zu beschäftigen, spielte mit den anderen Kranken und war mitunter heiterer Stimmung, meist schien er leicht verstimmt und brachte stets die gleichen Klagen vor. Bei einer Demonstration berichtet er von halbschlafähnlichen Zuständen, als ob sich ein Schleier über alles ausbreitet, was er sieht ... Zustände, in denen er nicht weiß, ob er wach ist oder träumt ... Stimmungslage in der Richtung einer kommenden Beeinflussung. Weiß manchmal nicht, ob ein Vorgang von draußen kommt oder im Innern vorgeht ... Gefühl der körperlichen Starre ... Am 28. IV. nachts machte er einen ernsthaften Erdrosselungsversuch mit einer Schnur, als man ihn hinderte, suchte er sich mit den Händen zu erwürgen. Am folgenden Tage war er erregt, grimassierte, zerriß sein Hemd, sprach von Gestalten, die er sehe; plötzlich lachte er läppisch. Die Erregung nahm nun allmählich zu; er machte zahlreiche Selbstbeschädigungs- und Suicidversuche, die er immer wieder damit begründet, daß er doch ein Schädling sei, hingerichtet werde, sein Körper sei schon zerstückelt, jedes Stück habe seinen eigenen Willen usf. Besonders nachts traten Halluzinationen und Illusionen des Gesichts und Gehörs auf, tagsüber sprach er oft vor sich hin, so einmal in kindisch-albernem Ton: „Der Gast ist verrückt, der Gast wird jetzt hingerichtet.“

Gegen Ende Mai stellte sich eine vorübergehende Beruhigung ein, die Ängstlichkeit trat zurück, er brachte aber noch allerlei merkwürdige Klagen vor: In seinem Kopf sei ein Kind, das wolle nach hinten, der Kopf nach vorn, er habe seinen Vater ermordet, der Zar von Rußland wolle ihn enthaupten lassen. Nach seinen Grimassen gefragt, erklärt er, das müsse er machen, es stehe im Programm. Anfang Juli bat er um eine Aussprache: Er klagte über Erschlaffung, äußerte wiederholt die Meinung, daß er zu nichts Nutzbringendem mehr tauge. Die Gedankenreihen gehen in Kreisen, die sich selbst wieder schließen ... sein Gehirn komme ihm verbraucht vor, weil er nur durch Unterhaltung und Lektüre auf lebensvolle, selbständige Gedanken komme, nicht aus sich selbst heraus. Er zeigte vollkommene Krankheitseinsicht für psychomotorische und assoziative Störungen. Nicht immer habe er diese Einsicht, sie fehle sowohl bei den Erregungen wie bei den apathischen Zuständen.

Jetzt folgt bis zur Überführung in eine Privatanstalt (Ende Juli 1913) eine Zeit sehr wechselnden Verhaltens, das in vieler Beziehung an die Zustände in S. in den Jahren 1907 und 1908 erinnert. 3 Wochen, von Mitte Juni bis zur 2. Woche des Juli, besteht eine ganz schwere Tobsucht mit Gewalthandlungen gegen die eigene Person und die Umgebung. Zeitweise liegt er mit hochgehobenen Knien und Armen im Bett, ein andermal völlig zusammengekauert, dann rennt er plötzlich durch den Saal, stöhnt, weint, lacht, grimassiert, stößt abgerissene Sätze aus, oft religiösen Inhalts, ist nicht zu fixieren. Von seinen Äußerungen gibt folgendes Stenogramm eine Vorstellung: „Mein Herr, steht auf, läßt das Wort aus, mein Herr, nun gut, du bist reinlich und gut, Wahrheit und Klarheit, Sieger und Krieger, tut und tut, und deckt die Pflanzen zu, ihr seid die Engel, wahrscheinlich schon wieder Pistolen!“ Während er dies mit lauter Stimme ruft, als ob er predige, bringt er einige Zeit danach in leiser, weinerlicher Sprache vor: „Ein wenig Speise und Schlaf, nur ein wenig

Schlaf, mein Herz ist umdämmert, der ewige Friede, mein Auge hat gemordet, nur einmal ...
nur einmal durch die Tore gehen dürfen, und essen dürfen, ein Gespräch führen dürfen,
ein vernünftiges ... ein wenig schlafen ... einmal Friede haben ..."

In einer wenige Tage während freien Phase wird er ins Untersuchungszimmer geführt,
ist dort ganz von der Umgebung absorbiert, betrachtet und bestaunt jeden Gegenstand:
„Ach nein, das gibt es alles — was es doch alles gibt!" In seinen Reden noch sehr zerfahren,
spricht er den Arzt als den deutschen Kronprinz an, will ihn küssen, beginnt eine Geschichte
zu erzählen und hat plötzlich das Ende vergessen, ständig muß er zur Aufmerksamkeit
ermahnt werden. Über die Vorgänge in der schweren Erregung gibt er keine rechte Auskunft.
Es fehlt ein eigentliches Krankheitsbewußtsein, die Unruhe der letzten Tage führt er auf
die Beschimpfungen zweier Mitpatienten zurück.

In der 3. Woche des Juli 1913 setzte eine fieberhafte Bronchitis ein, nach deren Abklingen
G. auch äußerlich etwas ruhiger wird; doch sprach er immer noch unverständlich vor sich hin.

Auf einer Reise in das bayrische Gebirge will sich Gast dann vollständig erholt haben,
und seitdem ist er praktisch völlig gesund, er war nie mehr in einer Anstalt oder in
ärztlicher Behandlung.

Sein äußerer Lebensgang war nach seinen eigenen und nach seines Bruders Berichten in den letzten 9 Jahren folgender: Er entschloß sich nunmehr, sich völlig der
Gärtnerei zu widmen, und um sie systematisch zu erlernen, trat er in eine staatliche Gartenbau-
anstalt ein, wo er von Juli 1914 bis September 1915 Kurse mitmachte. Er sei dort zwar
von den anderen Schülern etwas über die Achsel angesehen worden, weil er nicht von Hause
aus Gärtner war, habe aber bei den Lehrern und besonders bei dem Direktor viel liebens-
würdiges Entgegenkommen gefunden. Er nahm danach in einer großen Gärtnerei am
Rhein eine Stelle als Gehilfe an und hielt dort längere Zeit aus. Schließlich wechselte
er den Arbeitsplatz und wandte sich der besseren Ernährung wegen nach Süddeutschland,
wo er zunächst als Volontär an einem pomologischen Institut eine Stelle fand (März 1917).
Sehr bald erhielt er von dort aus Beschäftigung als Gärtner bei Privatleuten und hatte
schließlich, wie er mit Stolz erzählt, 14 Gärten und kleine Güter zu bebauen. Allmählich
gab er die Volontärstelle auf und begann auch wieder geistig zu arbeiten. Er nahm Musik-
schüler an, denen er Geigenunterricht gab, und als er seine Sprachstudien wieder aufgenommen hatte, begann er auch Privatstunden in alten und neuen Sprachen zu geben.

Gast lebt gegenwärtig noch immer in der kleinen, industriereichen württembergischen
Stadt und verdient sich durch Unterrichten seinen Lebensunterhalt. Im Gegensatz zu
seinem Bruder besitzt er sein ererbtes Vermögen noch vollständig. Er gibt an einer Handelsschule französische und englische Stunden, erledigt für einen Industriellen die ausländische
Korrespondenz, fördert zurückgebliebene Schüler im Einzelunterricht in allen Gymnasial-
fächern; alles, wie auch den Violinunterricht, gegen eine verhältnismäßig geringe Bezahlung.
Aber durch seinen Fleiß hält er sich über Wasser. In seiner freien Zeit besorgt er die Gärten
seiner Bekannten für eine Mahlzeit oder ein Geschenk. Vormittags fährt er zu Vorlesungen
in die benachbarte Universitätsstadt, wo er immatrikuliert ist und auch an seminaristischen
Übungen, vorwiegend philologischen, teilnimmt. Vor kurzem hat er den dortigen Psychiater
konsultiert wegen der Frage, ob er es wohl wagen könne, eine größere wissenschaftliche
Arbeit aufzunehmen, um sein Doktorexamen abzulegen.

Diese Darlegungen über seine Lebensverhältnisse machte uns Gast gelegentlich eines
Besuches bei ihm im Mai 1922 mit einem gewissen Stolz, in dem ein Unterton innerer
Unsicherheit allerdings deutlich mitschwang. Nach einem zunächst etwas förmlichen, übertrieben höflichen Empfang wurde er bald sehr herzlich und äußerte Verständnis und Dankbarkeit für das Interesse, das man ihm schenke. Äußerlich hat er eine ähnlich schlanke Statur
wie der Bruder, nur ist er schmäler und geht gebückter. Sein Gesicht ist durch eine starke
Schielstellung des einen Auges (die seit Jugend besteht) sehr entstellt, es sieht verwitterter
und verbrauchter, aber auch durchgeistigter aus als das des älteren Bruders. Seine Art
zu sprechen, seine Gesten und Bewegungen haben außerordentlich viel Ähnlichkeit mit
jenem, auch er hat diese hastige, sich überstürzende Art; wenn er etwas berichtet, wird er
immer wieder von Nebengedanken fortgerissen, ohne aber das Thema aus dem Auge zu verlieren. Dabei versucht er voller Dienstbereitschaft die Meinung des Fremden am Gesicht
abzulesen, ehe sie noch ausgesprochen ist; doch macht er im ganzen einen gesetzteren und

etwas beherrschteren Eindruck als Kurt. Mit deutlicher Selbstzufriedenheit erzählt er von seinem Verkehr mit angesehenen Familien des Städtchens, mit den Kollegen von der Handelsschule, von seinen Erfolgen beim Violinspiel in der Kirche, von seiner sehr bescheidenen äußeren Lebenshaltung. Obwohl G. im Laufe der längeren Unterredung immer unbefangener wurde, gab er sich auch zuletzt nicht ganz frei, eine gewisse Erregung schien durch alles, was er sprach und tat, durchzuscheinen, ganz ähnlich, wie der Bruder bei jeder Rücksprache mit dem Arzt etwas ängstlich und unsicher wird. Besonders deutlich trat das bei der Besprechung der Phasen schwerer Krankheitssymptome hervor, allerdings nur in einem Grade, der psychologisch völlig verständlich erschien. Mit Schrecken denke er noch an die erste Zeit in Dresden zurück, in der er dauernd das grausige Gefühl gehabt habe, es würde etwas Fürchterliches passieren. Was komme, das habe er nicht gewußt. Er habe dort in der Anstalt das Gefühl völliger Vereinsamung gehabt, in einer Entsetzlichkeit wie nie später. Noch jetzt t r ä u m e er mitunter von den fürchterlichen Dingen, die er damals erlebt habe. Was er an Einzelheiten angab, ging nicht über das in der Selbstschilderung Enthaltene und die dazu gegebenen Bemerkungen hinaus. Über die eigenartigen Zustände vor der Aufnahme in I. 1913 gab er keine rechte Auskunft, er betonte nur mehrmals, wie fürchterlich und quälend die damaligen Symptome waren; zu einer Auskunft über Einzelheiten schien er hier wenig geneigt und antwortete ausweichend. Seit dem Aufenthalt in der Berliner Klinik, wo er „in furchtbarem Trübsinn, in krampfhaften und Bewußtlosigkeitszuständen" gewesen sei, von denen er nicht mehr viel wisse, fühle er sich aber völlig gesund. Auch Verstimmungen, Zwangsgedanken und ähnliche Symptome wie in der Remission 1912 seien nie mehr aufgetreten, er fühle sich gesunder als je in seinem Leben. Er lebe vorsichtig, hüte sich sehr vor Überarbeitung, verteile geistige und körperliche Arbeit in seiner Tageseinteilung maßvoll. Seine wissenschaftliche Beschäftigung ist überaus vielseitig, neben neuen Sprachen interessiert er sich auch für Orientalia, nimmt einen Kursus in Griechisch mit und Übungen in Sanskrit! Außerdem hört er Naturwissenschaften, weil er seine gärtnerische Tätigkeit wissenschaftlich vertiefen möchte. Das alles geht offensichtlich etwas ziellos durcheinander, er weiß auch nicht recht, worauf er sich in Zukunft hauptsächlich werfen soll, auch in dieser Beziehung dem Bruder sehr ähnlich. Es fehlt ihm aber ganz der bei diesem noch immer sehr deutliche Hang zur Reflexion und Grübelei, von Philosophie will er nichts mehr wissen; er meidet, ohne daß es ihm schwerfällt, alle Tätigkeit, in die er sich gedanklich zu sehr vertiefen müsse. Auch zur Theologie und Religionswissenschaft spürt er keine Neigung mehr.

Seine Angaben stimmen, soweit sie Tatsächliches enthalten, durchaus überein mit Mitteilungen seiner Bekannten, die wir über G. befragen konnten. Sie schildern ihn als überaus gutmütig und von einer Hilfsbereitschaft, die zum Mißbrauch herausfordere. Mit seinen Diensten werde er mitunter geradezu aufdringlich; doch sei er, wenn man ihn abweise, in keiner Weise empfindlich, eher etwas dickfellig. Er sei als Privatlehrer sehr geschätzt, weil er es wirklich verstehe, seinen Schülern etwas beizubringen. Auffällig sei, daß er in größeren Zeitabschnitten plötzlich maßlos erbost über seine Wohnungsgeber sei, ihnen allerlei vorwerfe, was aber durchaus im Rahmen des tatsächlich Möglichen bleibe, dann umziehe und von der neuen Wohnung sehr beglückt sei, begeistert und zufrieden von seinen neuen Wirtsleuten spreche, bis er nach 1—2 Jahren wieder unter den gleichen Umständen wechsele. Seine Fähigkeit, sich für irgend etwas Neues mit einem unkritischen Enthusiasmus einzusetzen, wird auch sonst erwähnt. Im Gespräch bringe er in etwas aufdringlicher Weise sein außerordentliches Wissen auf den verschiedensten Gebieten zur Geltung und wirke dadurch und durch seine zerfahrene, abspringende Sprechweise oft sehr ermüdend. Infolgedessen macht er auf den Laien sofort einen „nervösen" Eindruck, während er sonst allgemein als etwas schrullig, aber als gesund gilt. Er hat tatsächlich allerlei Verkehr, der aber offenbar teils mehr gutmütigem Mitleid, teils mehr dem Motiv entspringt, seine unerschöpfliche, gefällige Bereitwilligkeit zu kleinen Diensten auszunutzen.

c) Gasts Selbstschilderungen[1]).

Wenn es auch fraglich ist, ob so über die gewöhnliche Lebenserfahrung hinausgehende und scheinbar aller Logik entbehrende Zustände, wie ich sie zum Teil durchgemacht habe,

---

[1]) Die folgenden Aufzeichnungen hat G. 1910 auf Veranlassung von Prof. Wilmanns niedergelegt. Was er damals gelegentlich einer eingehenden Exploration ergänzend angab, ist in Kursivschrift an den entsprechenden Stellen eingefügt.

durch das logische Mittel der Sprache zu schildern sind, so läßt sich doch wenigstens ein schon in jenen Zuständen bemerkbarer und vor allem beim sicheren Rückblick gewonnener Zusammenhang feststellen, wie sehr auch die wirkliche Erkenntnis einiger, vielleicht gerade ausschlaggebender Faktoren mir fehlen mag.

Indem ich versuche, die Keime meiner im Jahre 1903 zum Ausbruch gekommenen Gemütskrankheit zurückzuverfolgen, muß ich bemerken, daß ich meine Eltern schon früh verloren habe, die Mutter 1882, als ich 2 Jahre alt war, und den Vater 1887. So hatte die einer Stiefmutter und auch sonst Frauen anvertraute Jugendzeit einen Schatten, den die glänzenden Bilder der Großstadt ebensowenig wie die dem Gemüte nicht genügend entgegenkommenden Unterrichtsstunden verscheuchen konnten. Der Hang zum Alleinsein, zum Grübeln und eine zu große Empfindlichkeit im Umgange mit Menschen, auch Mitschülern, prägte sich nicht zu meinem Vorteil aus. Mangel an körperlich anziehender Tätigkeit, wie ich sie erst jetzt zu voller Zufriedenheit in der Gartenarbeit gefunden habe, das abstumpfende, gleichgültige Treiben der Weltstadt Berlin und ein in der Schule nicht befriedigter Tätigkeitsdrang führten zu dem Gefühl unverdienter Vernachlässigung (zum Teil wohl tatsächlicher) und in den schlimmsten Momenten zu weltschmerzlichen Anwandlungen. *Er fühlte sich überflüssig in der Welt und unfähig und unlustig zur Arbeit. Von seinem 15. Lebensjahre ab bis zu seiner schweren Erkrankung litt er an Kopfschmerzen, die häufig einseitig waren, mit Schwindel und bisweilen auch mit Erbrechen einhergingen.*

Dennoch spülte die Frische der im Sommer alljährlich im Riesengebirge (Warmbrunn) genossenen Natur, Geigenspiel und wissenschaftliche Interessen, vor allem für Religion und Naturwissenschaft, den immerhin noch nicht in die Tiefe eingedrungenen schlechten Keim wieder ab, so daß neben Perioden der Verzagtheit und auch körperlicher Kraftlosigkeit solche des harmonischen Glücksgefühls und jugendlicher Spannkraft zu verzeichnen sind. *Seine Stimmung sei von jeher sehr wetterwendisch gewesen und von äußeren Verhältnissen, vom Wetter, von der Umgebung stark abhängig gewesen. Das Glücksgefühl habe sich bei ihm auch körperlich geäußert in dem Gefühl der inneren Leichtigkeit und Spannkraft. Auch habe er in solchen Stimmungen zur Selbstüberschätzung und zu verschwommenen phantastischen Träumereien geneigt, in denen er leicht kritiklos geworden sei.* Daß die Periode, in der der Mensch sich als unterschiedenes, bestimmtes Glied der Gattung fühlt, nicht ohne Spuren vorüberging, brauche ich kaum zu versichern: meist nach zu arbeitsreichen Tagen stellte sich ein dumpfes Gefühl ungelöster Triebkraft ein, das sich bei dem Einschlafen zu stärkerem Verlangen verdichtete, und auch nach dem Mittagessen spürte ich eine Neigung der geschlechtlichen Sinnlichkeit. Alkohol konnte ich fast gar nicht vertragen und ermüdete überhaupt leicht. Leider kamen durch die zunehmende Nervosität meines Bruders, die sich in übertriebenen Forderungen an mich und häufigen Kritteleien äußerte, und sonstige Sorgen neue Momente hinzu, die meinen bis zum Jahre 1897 kaum zu Bedenken Anlaß gebenden Zustand verschlimmerten.

Im Sommer 1898 setzte ich endlich eine größere Ruhepause durch, die ich zunächst wieder im Riesengebirge, dann aber im Sanatorium von Dr. H. Lahmann (,,Weißer Hirsch'') zubrachte. Die mannigfaltigen dort üblichen Kurübungen konnten mich wohl für den Augenblick ablenken, wie es auch die internationale, bunte Gesellschaft tat, doch den Kernpunkt der inneren Unstimmigkeiten, mochten sie nun nervös-reizbarer oder geistig-intellektueller Art sein, konnten sie natürlich nicht erreichen. *Er fühlte sich allgemein erschöpft, übermüdet und schlief ohne Erfrischung sehr viel bis zum Mittag, dabei hatte er das Gefühl des erschwerten Denkens; es war ihm, als ob eine Maschine im Kopfe wäre, die ihre Arbeit getan hätte und jetzt still stünde. Gleichzeitig sei er deprimiert gewesen, habe hypochondrische Ideen gehabt und gefürchtet, lange Zeit schwer krank zu werden. Obschon ihm das logische Denken außerordentlich schwer geworden sei, habe er doch seine Empfänglichkeit für die Umgebung, für Kunst und Musik bewahren können. Selbstvorwürfe und Selbstmordgedanken seien damals nicht aufgetreten.*

Nach dieser Erholungszeit von einem Vierteljahr, von dem 7 Wochen auf den ,,Weißen Hirsch'' fallen, hatte ich noch mein letztes Schuljahr zu bestehen; der neue Umgebungskreis — ich war in den nächstniedrigen Coetus gekommen — war mir nicht so sympathisch wie der frühere, und ich hatte stärker als vorher über plötzliches Ermatten und Zustände zu klagen, in denen ich mir ein wenig fremd vorkam; sah ich z. B. in den Spiegel, so glaubte ich das Bild eines Unbekannten zu sehen. Wie ich im einzelnen zu dem Entschluß gekommen

bin, nach glücklich bestandenem (nur in Mathematik mit Nachhilfe) Examen Theologie
zu studieren, würde zu weit führen, wenn ich auch in dem stellenweise Getriebensein nachträglich ein vielleicht nicht gesundes Moment erblicke. Genug, die Verwandten — wie bei
Frauen ja zu erwarten! — waren sehr einverstanden, und meine Neigung wies mich auf
den mir von Jugend auf sympathischen Beruf.

Im Oktober 1899 bezog ich die Universität Greifswald, fand mich aber bald in mir
von Natur fremde, scheinbar (oft wohl auch wirklich) vom Hauptgegenstand abweichende
Gedankengänge verstrickt und sah kein anderes Mittel, das herrschende, historisch wohl
begreifliche System einer spezialisierenden Wissenschaft zu überwinden, als es mit möglichster
Treue anempfindend mir in irgendeiner Form anzueignen. Erfrischend, wenn auch manchmal
bis in die mitternächtige Stunde über Gebühr ausgedehnt, wirkte das Zusammensein mit
meinen Verbindungsbrüdern im Wingolf; weite gemeinsame Touren, Ruder-, Segel- und
Schlittschuhfahrten wirkten meiner einseitig geistigen Anstrengung entgegen.

Ich darf nicht übergehen, daß ich am Schlusse meines dritten Semesters durch die
Hinterlassenschaft einer Großtante in den Besitz eines ausreichenden Vermögens gelangte
und somit unabhängiger als vorher dastand. Mit neuen Hoffnungen, aber auch mit dem
kaum unterdrückten Zweifel, ob es mir gelingen werde, die geistige Einheit für die philo-
sophischen und theologisch-ethischen Fragen zu finden, die mich bewegten, kam ich 1901
nach Halle, wo mir die ehrwürdige Gestalt von Prof. Martin Köhler einen tiefen Eindruck
machte. Nebenher ging das Studium des vielleicht zu Gedankenexperimenten zu häufig
verleitenden Dänen Sören Kierkegaard. Sei es, daß ich mir eine zu große Last zumutete,
sei es, daß mein Gedankengang eine einseitige Richtung bekam, jedenfalls hielten nach
2 Semestern meine Kräfte nicht mehr stand, und ich mußte das Sommersemester 1902
nach vorangegangener Besprechung mit Prof. Seeligmüller abbrechen.

*In Halle hatte er auch einmal einen eigenartigen Zustand, wie er sie nach seiner Meinung
später in seiner schweren Erkrankung häufig in ähnlicher Weise durchmachte; gelegentlich
eines Spazierganges, den er in Begleitung eines Freundes im Dunkeln auf einen Berg machte,
fühlte er sich plötzlich wie gebannt in seinem Denken, als ob alle Kraft aus ihm herausgepumpt
wäre, und konnte kein Wort herausbringen. Er war nahe am Zusammenstürzen, fühlte sich
wie bewußtlos, ging aber trotzdem weiter. Nach einer halben Minute etwa war der Zustand,
von dem sein Begleiter nichts gemerkt hatte, vorüber. Ein zweimonatiger Aufenthalt im
Schwarzatal hatte leider auch nicht die gewünschte Wirkung, so daß ich mich auf ärztlichen
Rat entschloß, Mitte August 1902 zu Dr. B. in B. zu gehen.*

*Er hatte schwermütige Ideen, war von allgemeiner Traurigkeit befallen, die sich ganz
grundlos zu melancholischen Anwandlungen verdichtete. Er hatte wieder erschwerten Gedankengang und glaubte nicht genug zu leisten; er fühlte sich überflüssig auf der Welt; auch körperlich
war er nicht frisch, er fühlte sich verbraucht.*

Ungelöste Fragen, so vor allem über die Schwierigkeit, in einem staatlichen, durch
Geld vergüteten Amte die freie Lehre Christi zu vertreten, ferner über die Grundsätze, wie
dieselbe zu erfassen und zu deuten sind, schufen ein Unbefriedigtsein, das in der ländlich-
stillen Ruhe der Harzwälder ebensowenig wie in den Hörsälen der Universität weichen
wollte. Leider versuchte ich nicht den so naheliegenden Ausweg, ein anderes Fach, wenigstens
als Nebenstudium, anzugreifen, da ich mich vor jeder Art von Inkonsequenz fürchtete.
Daß sich die schließlich fast zu täglicher Sorge angewachsene Mißstimmung auch körperlich
äußerte, ist klar, und schon kam mir zuweilen der Gedanke, daß sie sich einmal durch schwere
geistige Erkrankung von selber einen Ausweg schaffen würde. Gemildert, ja zeitweise völlig
vertrieben wurde der trübe Gemütszustand durch meinen Aufenthalt in Italien, vom
Oktober 1902 bis Juni 1903. Die überraschend schöne Natur, das Volksleben und die Reste
des Altertums nahmen mein Interesse gefangen, zeichnerische Versuche und das Erlernen
der Landessprache ließen mich noch heimischer werden. Nicht ohne einige Angst dachte
ich aber nach, welchen Beruf ich in der Heimat ergreifen sollte, und ob meine Kräfte dazu
ausreichen würden; diese geheime Sorge mag den sonst günstigen Erfolg meines Lebens
in Italien (vor allem in Capri, Ischia, Rom und Florenz) zum Teil in Frage gestellt haben.
Um Zeit zur Überlegung zu gewinnen, gab ich mich, durch die Schweiz zurückgekehrt,
zunächst bei einem Pfarrer in der Nähe von Bretten in Pension — unglücklicherweise stand
mir kein anderes Haus offen — und versuchte mich hier von neuem in die Arbeitsweise
eines evangelischen Pfarrers durch Zusehen einzuleben. Dennoch kam ich zu dem Entschlusse,

die manchmal unerträgliche Spannung durch Übergang zum Lehrerberufe aufzulösen und gedachte, die gesammelten theologischen Kenntnisse im Religionsunterrichte zu verwerten und noch dazu Germanistik zu studieren. Dies tat ich denn auch im Wintersemester 1904/05 in Kiel, wo ich schon 2 Jahre meiner frühen Kindheit zugebracht hatte, und wo das Grab meiner Mutter ist. Überraschend leicht hatte ich mich wieder in die streng wissenschaftliche Denkweise eingelebt; mein Gedächtnis arbeitete vorzüglich und die Lebenskraft schien sich verdoppelt zu haben; ich merkte nicht, daß dies nur eine Scheinkraft war, bis sich, kurz vor den Weihnachtsferien, Schlaflosigkeit und zeitweise Abspannung einstellte.

G. glaubte, daß zu dieser Verstimmung wesentlich der Umstand beigetragen hatte, daß ihn sein Bruder gegen die Stiefmutter eingenommen hatte, indem er von ihr behauptete, sie habe einen Teil der Erbschaft ihrer Kinder für sich verbraucht. Er sehe jetzt ein, daß das in dem von seinem Bruder behaupteten Umfange den Tatsachen nicht entsprochen habe, wenn auch gewisse Unregelmäßigkeiten wohl vorgelegen haben mochten. Damals habe er die Angaben des Bruders geglaubt und sich darüber sehr erregt. Er habe keinen Menschen gehabt, dem er sich anvertrauen konnte, und zwischen Mutter und Bruder einen schweren Stand gehabt. Er habe sich entschlossen, nach Berlin zu fahren und die Stiefmutter wegen der gegen sie erhobenen Beschuldigungen zur Rede zu stellen. Der Argwohn gegen sie sei also nichts Krankhaftes gewesen.

Mein Plan für das Fest war, über Berlin nach Dresden zur Großmutter zu reisen. Schon in den letzten Tagen in Kiel kam eine eigentümliche Stimmung über mich: während ich im Gespräch äußerst angeregt und vergnügt war, fühlte ich mich allein sehr einsam und hatte die Ahnung, es könnte mein Leben schnell ein Ende nehmen oder etwas Unerwartetes, Mächtiges eintreten. Als ich nach Berlin reiste, ließen bei der Lektüre plötzlich die Gedanken nach, und ich konnte mich auf Namen und naheliegende Daten nur mit Mühe oder gar nicht besinnen. Die Welt schien ein fremdes Aussehen gewonnen zu haben, als ob plötzlich ein allgemeiner Feiertag angebrochen wäre und alles in veränderter dünner Luft atme; mich selbst fühlte ich kaum, und dann auch wieder mit bleiernen Gliedern.

Unterwegs hörte er schon Stimmen, die ihn mehr verwunderten als erschreckten, und unverständliche Rufe: „Da kommt ja alles wieder." Er war sich vollkommen klar, daß es eine Sinnestäuschung war, trotzdem erregte er sich nicht weiter über diese Beobachtung, denn sie fiel kaum ins Gewicht gegenüber der Gewißheit, daß etwas Großes für ihn kommen werde, daß das Weltende nahe sei oder irgend etwas noch nicht Dagewesenes, was er nicht in Worte zu fassen vermochte, da es ihm selbst unklar.

Es setzt nach meiner Ankunft in Berlin (20. XII. 1903) ein Zustand ein, den ich — wie schon eingangs bemerkt — nicht zureichend beschreiben kann, da die Gedanken und Willensentschlüsse in anderer als gewöhnlicher Form — mehr in Bildern und gewissermaßen mit erhöhtem Selbstbewußtsein, aber vielleicht daher vielfach der Erinnerung entweichend — gefaßt wurden. Was ich mit Bestimmtheit darüber sagen kann, ist etwa folgendes:

Es ist klar, daß in jenen Tagen im Zusammenhange meiner physisch-psychischen Entwicklung etwas zum Durchbruch kam, was in den langen Gärungen der vorangegangenen Jahre sich entwickelt hat, mag man es als bewußte Ergreifung der Selbstbestimmung oder Reifestadiums bezeichnen. Wenn ich mir in diesem erhöhten Gefühl der Selbstverantwortung auch klarer über die Zwecke des Lebens war, so trat dieser Zeitpunkt auf der anderen Seite zu plötzlich ein, als daß ich die Mittel zu ihrer Verwirklichung hätte erkennen und ergreifen können: eine Ratlosigkeit war die Folge, die nicht so schlimm geworden wäre, wenn ich in besserem Kontakt mit den Mitmenschen gestanden hätte. So aber fühlte ich eine Bedeutung, deren Wert ich bald über-, bald unterschätzte, und fühlte eine Katastrophe unvermeidlich herannahen. Ich sah mich — gleichsam mir selber körperlich gegenüberstehend — als Mittelpunkt einer unsichtbaren Welt und glaubte, daß man sich mit mir beschäftige; es war mir, als ob ein Erdbeben oder ein dem jüngsten Gerichte ähnliches Ereignis eine neue Ordnung der Dinge herbeiführen werde, bei der ich eine Rolle spielen würde. Auf der anderen Seite vermeinte ich heimliche Verschwörungen, womöglich gegen mein Leben, zu spüren und hatte eines Abends die bestimmte Furcht, man würde mir Gift im Abendessen reichen. Bei den Gesprächen mit meiner Stiefmutter, bei der ich in Charlottenburg wohnte, ergriff mich ein auf Äußerlichkeiten fußendes Mißtrauen, und ich glaubte sie einmal plötzlich weinen zu hören, was nicht der Fall war. Immerhin war mein Benehmen nach außen hin nicht auffallend, wohl aber meine Sensibilität — z. B. bei eigenem Geigenspiel — aufs äußerste gesteigert. Am Tage vor meiner Abreise nach Dresden — 22. XII., der Zustand entwickelte sich sehr schnell — wurde mir schon das Sprechen schwer und meine Entschlüsse ebenfalls, so daß ich mir viel Bleistiftnotizen machte. In dem Gefühle, meine Stiefmutter nie wiederzusehen, nahm ich von ihr Abschied und kam in dem Zustande verhaltener mächtiger Erregung, die nur ihren Gegenstand suchte, nach Dresden. Auf der Reise dorthin deuchte mir, eine Kraft ginge von mir aus, die imstande sei, auf die Entschlüsse fremder Personen einzuwirken, und ich glaubte, auch körperlich dieselbe zu verspüren.

Sein Gefühl war stark angespannt, er fühlte eine zügellose Kraft in sich, die aber kein Mittel fand, sich zu betätigen. Er glaubte stärker und schärfer zu denken, zu beobachten und fühlte eine ungeheure Überlegenheit gegen seine Mitreisenden. Als ein Herr im Abteil über die Möglichkeit des Krieges sprach, griff er sofort in die Unterhaltung ein und sprach mit großer Bestimmtheit die Ansicht aus, daß wir vor einem großen Religionskriege stünden. In ihm „wogten unklare mystische Gefühle auf und nieder“.

So kam ich, wenige Stunden vor der Christnacht, zu meiner Großmutter, um mit ihr und ihren 3 Kindern Weihnachten zu feiern. Meine Wohnung war nicht weit von ihr in einem einfachen Hotel. Obgleich ich mich vorher schon auf das langentbehrte Zusammensein mit der engeren Familie gefreut hatte, fand ich, als alles soweit war, keinen Reiz daran, überhaupt wechselte tiefste Apathie mit höchster Erregung. Die Eindrücke kamen nur ganz mechanisch zu meinem Bewußtsein, der Rapport mit der Außenwelt war teilweise schon gelockert, so daß ich oft verwundert war, wenn ich Menschen reden hörte. Mit größter Anstrengung suchte ich dann einen besonderen Sinn in ihre Worte zu legen und vermeinte auch die Gedanken zu erkennen, wie ich sie an dem Mienenspiel ablas. Als es zu dunkeln begann, sah ich von der elektrischen Leitung der Straßenbahn Funken auf mich springen und glaubte, dadurch mit neuer Kraft gefüllt zu werden. Da mich eine tiefe Müdigkeit ergriff, ging ich beizeiten — es mag 9 Uhr gewesen sein — in mein Hotel und weiß heute noch nicht, wie ich dorthin gelangt bin: Ich machte nämlich absichtlich einen Umweg, um die frische Luft auf mich wirken zu lassen, und hatte in der Nähe der Dreikönigskirche das Gefühl, die sich dort abzweigende Straße verliere sich ins Endlose; mit diesem Gedanken und dem beschäftigt, daß ich am Morgen die Sonne in ganz anderer Richtung als sonst und winzig klein gesehen hätte, kam ich — fast unbewußt — nach Hause.

Daß er mit einem Frauenzimmer dort übernachtet habe, bezeichnet G. als völlig ausgeschlossen. Er begreife nicht, wie diese Angaben in der Dresdener Krankengeschichte zu erklären seien.

Öfters war in mir der Entschluß aufgetaucht, irgend jemandem von meinem schlechten Befinden zu erzählen, doch fürchtete ich, durch das mir fortwährend auf der Zunge liegende Wort „geisteskrank“ den kaum zu bändigenden Sturm erst recht zu entfachen. Dieser ließ nicht lange auf sich warten: Von einem kurzen, ohnmachtähnlichen Schlafe erwachte ich durch das Glockengeläute der nahen Martin-Luther-Kirche und sah an der Wand des sonst dunkeln Zimmers Lichtfiguren, die durch die Vorhänge der Fenster gebildet waren, zu denen der Mond hineinschien; in ihnen glaubte ich symbolische Figuren gleich dem „Menetekel upharsin“ zu erkennen und verfiel in diesen Gedanken in eine Art von Halbschlummer; die Glieder waren mir wie gebannt. Jetzt vernahm ich meine eigene Stimme; das bloße Stöhnen, von dem ich auch die beiden Zimmernachbarinnen sich unterhalten hörte — soviel Besinnung war noch geblieben —, hörte sich in meinen überreizten Ohren wie der Schrei eines wütenden Löwen an, dann sprang ich — ohne zu wollen und von einer unsichtbaren Macht getrieben — auf die zu den erwähnten Damen führende wohl nichtverschlossene Türe zu und durchbrach sie, in dem dunkeln Gefühle, jene seien mir irgendwie feindlich; klare Gedanken hatte ich nicht mehr.

Die Damen im Nebenzimmer hielt er für Stiefmutter und Schwester. Er glaubte, sie seien ihm nachgereist, weil er ihre Unredlichkeiten bemerkt hatte, und hätten einen Anschlag auf sein Leben vor.

An der nächsten Türe brach ich, von herbeieilenden Männern ergriffen, zusammen, die folgende Empfindung war die der Kälte; ich fühlte mich, von zwei Personen gestützt, in einem Wagen sitzend und dachte, es ginge zu meinem eigenen Begräbnis. Nachdem ich in einem hellen Raum ein paar mir riesig erscheinende Personen — ich glaubte plötzlich, Luther auf dem Reichstage zu Worms zu sein, wohl in Verbindung mit der Lutherkirche — undeutlich erkannt hatte, fiel mir tiefe, wohltuende Nacht auf den aus den Fugen geratenen Geist.

Beim Erwachen fand ich mich in einem Saale mit ca. 15 Personen, wie sie auf hohem, schmalem Bett liegend. Die erste Frage war, ob ich noch lebe, und ob ich jemand ermordet hätte (welche Empfindung ich hatte). Darüber beruhigt, kam ich soweit wieder ins klare, daß ich, inzwischen in einen anderen Raum transportiert — wo noch ein Kranker neben mir lag, den ich für meinen Vater hielt —, auf die Fragen des Arztes antworten konnte. Da ich dadurch aber wieder an das Geschehene erinnert ward, befiel mich von neuem eine solche Unruhe, daß ich den hinzukommenden zweiten Arzt für den Tod in leiblicher Gestalt hielt, der es nun wohl endgültig auf mich abgesehen hätte, und auf ihn zustürzte, um ihn zum Heile der ganzen Menschheit für immer zu vernichten; schnell herbeigesprungene Wärter überwältigten mich, wobei ich plötzlich lauter Bekannte in ihnen zu erkennen glaubte. In einer eisernen Zelle kam ich wieder zum Bewußtsein (ich hatte vorher dunkel gemerkt, wie man mir eine Morphiuminjektion gemacht hatte). Ein unerträgliches Gefühl des Eingeengtseins — außerdem glaubte ich, man habe meine Kleider gestohlen und mich für tot erklärt — bemächtigte sich meiner; laut rufend schlug ich mit den Händen an die Seitenwände und kam schnell in quälende Hitze, so daß ich meinte, ich brenne. Jedes Geräusch von draußen hielt ich für herannahende, bewaffnete, schon schießende Befreier, mit denen ich mir an bestimmten markanten Stellen der Wand („elektrische!") Zeichen gab. Welche Enttäuschung, als sie doch nicht näher kommen! Die nächsten in der Erinnerung behaltenen Vorstellungen sind, daß die Zelle, in der ich mich befand, geheime kabbalistisch-mystische Zeichen enthalte, Zahlen, die, in der Form und Lage der eisernen verschlossenen Fenster und der Tür ausgedrückt, im Zusammenhange mit meinem Leben stünden. Eine geheimnisvolle Ursache (über die Entstehung der Welt durch die Dichtung eines ausgesetzten Sonnenkindes) dämmerte auf und beruhigte angenehm die erregten Sinne. Nach jedem — unendlich dünkenden — Schlafe waren die Vorstellungen wieder anders, oft sehr peinigend; so glaubte ich, im Widerspruch zu meinem Argwohn in Charlottenburg, jetzt meinerseits jemanden vergiftet zu haben und nun lebenslängliche Zuchthausstrafe abzubüßen. Bald war ich Nietzsche (von dem ich kaum etwas gelesen habe, dessen Schicksal ich aber vor Augen hatte), bald der Deutsche Kaiser, bald irgendeine mythische Persönlichkeit. Das Geräusch der unweit vorübergehenden Bahn erzeugte die Vorstellung, ich sei im glühenden Innern der Erde, und man mache große Anstrengungen, mich mittels gewaltiger Maschinen daraus zu befreien. Zeitweilige konvulsivische Zuckungen hielt ich für Wirkungen von elektrischen Unternehmungen der „Gegenspieler". Es war überhaupt viel Schauspielerhaftes in meinem damaligen Benehmen; Gebärden ersetzten die mangelnde Klarheit des Denkens.

Gegen meine Umgebung hatte ich bald kein Mißtrauen mehr, hielt sie bald für höhere Wesen, bald für Bekannte, bald für dumme, harmlose aber betrogene Teufel, die unnütze Zaubereien trieben, so z. B. verstünden, Gegenstände unsichtbar zu machen.

Während seines Aufenthaltes in Dresden war er sich über seine Umgebung nie klar, seine Ansichten wechselten ständig und wurden durch zahlreiche Eindrücke maßgebend bestimmt. Man hatte ihm eine hinten offene Hemdhose angezogen, daraus schloß er, in einem Gefängnis zu sein, und formte in seiner Phantasie die ganze Umgebung in diesem Sinne um, hielt die Wärter für Aufseher usw. Dann glaubte er wieder in einer Synagoge zu sein u. a. Alle Viertelstunden hatte er sich eine neue Ansicht über seinen Aufenthalt gebildet — er fühlte sich durch die Lichtstrahlen, die in seine Zelle drangen, beeinflußt, glaubte, es seien elektrische Strahlen und führte seine körperliche Spannung darauf zurück. Er glaubte überhaupt, daß seine Bewegungen, die rapid und gewaltsam waren, durch äußere Beeinflussung hervorgerufen seien. Seine Eindrücke seien so fürchterlich und wechselnd gewesen, daß er sie nicht zu bewältigen vermochte, und daher habe sein Benehmen etwas Theaterhaftes und Ratloses an sich gehabt. Übrigens entsinne er sich mit Ausnahme der Vorgänge in jener Nacht durchaus an den Aufenthalt in Dresden; er erinnere sich genau der Wärter, ihrer Namen usw.

Ich kann natürlich nicht alle Stadien aufzählen, will aber bemerken, daß sie sich von erhabener leichter Stimmung durch das Groteske bis zu peinigenden Angsterscheinungen hindurchbewegten, so daß ich ein halbes Jahr mindestens verlebt zu haben glaubte, als ich, wenn auch matt, so doch bedeutend abgeklärt und beruhigt, von Dresden nach K. gebracht wurde.

Wenn ich mich auch auf der Reise sehr angegriffen fühlte, wovon der Umstand zeugt, daß mir die Gesichter nach kurzem Betrachten blau und verzerrt erschienen, so war ich doch fröhlich und sorglos und glaubte, auf einer neuen Erde zu sein, wozu die schneebedeckte Landschaft und die Reise im Schnellzug beitrugen. Sehr vergnügt war ich, in K. gleich ein eigenes Zimmer zu bekommen, wenn auch ein Wärter vor der offenen Tür schlief. Die ländliche Stille und Gemütlichkeit dieses „Asyls" taten mir sehr wohl, wie auch die sehr freundlichen und aufmunternden Bemühungen Dr. S.', des Leiters der Anstalt.

Natürlich war die krankhaft gereizte Stimmung nach so kurzer Zeit (3 Wochen) noch nicht gewichen und zeigte sich in dem Bedürfnis nach mannigfacher, schneller Ablenkung, das durch Lektüre, Spaziergänge im Parke, Unterhaltung und bald auch Briefschreiben nicht genügend befriedigt werden konnte. Hatte ich 3 Minuten still gesessen, so mußte ich wieder aufspringen und hatte das Gefühl, nicht genug Widerstand bei meinen Bewegungen zu haben. Krampfartige, oft sehr unangenehme Zustände, in denen ich eine der Dresdener ähnliche Katastrophe fürchtete wiederkommen zu spüren, waren die Folge, und ich warf mich oft mit tierischer Gebärde zur Erde.

Diese Anfälle kamen, wenn er sich ermüdet hatte, z. B. zuviel im Garten gewesen war, dann im Anschluß an irgend welche Aufregung. Bevor der Anfall kam, hatte er Ängste in der Herzgegend, auch starkes Herzklopfen. So konnte er meist die Umgebung von dem Nahen eines Anfalles verständigen. Bisweilen kam er ganz plötzlich, es riß ihn im Garten auf einmal zu Boden, oder er konnte sich nur noch im letzten Moment an einen Baum klammern, um nicht zu stürzen. Im Anfall hatte er das Bedürfnis, wie ein Tier hinauszubrüllen. Die Klarheit im Denken ließ während solcher Zustände nach. Wiederholt hat man ihm später erzählt, er habe wieder einmal fürchterlich getobt, die Erinnerung dafür sei aber bei ihm völlig verwischt gewesen; verletzt habe er sich bei diesen Anfällen nicht.

Ebenso widerlich und durch keine vernünftige Überlegung zu bannen waren die Stimmen, die ich hörte, und die mich schon in der Dresdener Zelle sehr gequält hatten; ebenso wie dort glaubte ich, daß sie von einer Heizungsklappe an der Wand ausgingen und von bösen Geistern herrührten, die beschäftigt wären, mir allerlei Schaden zuzufügen und mich dazu mit meist dem religiösen Sprachgebrauch entnommenen Schimpfwörtern zu verhöhnen. Regelmäßige Geräusche, wie die Bewegung einer Pumpe, das Gehen einer Türe und die Stöße des Windes, nahmen ebenfalls die Gestalt von Worten an, wie etwa „Feiger Lump! wird schon seine Strafe bekommen".

Die Stimmen seien sehr quälend gewesen. Er habe zwar meist gewußt, daß sie unwirklich seien und aus seiner krankhaften Disposition erwüchsen, auf die Dauer habe er sich jedoch ihren Wirkungen nicht entziehen können.

Sehr gut taten mir die Dauerbäder, die Spaziergänge und der meist tiefe, sich schwer einstellende, aber meist traumlose Schlaf. Bei geringfügigen Anlässen, mißverstandenen Gesprächen spürte ich aber eine große Reizbarkeit, hatte auch viel Argwohn, aber im ganzen eine hoffnungsreiche Stimmung. *Seine Stimmung sei in grundloser Weise hin und her geschwankt. Tage höchsten Glücksgefühls, wie sie nur ein Kranker empfinden kann, in denen er seine Zukunft im rosigsten Lichte sah, seine Fähigkeiten maßlos überschätzte und von allen Menschen dankbar annahm, daß sie ihn besonders liebten, wechselten mit solchen der Reizbarkeit, Empfindlichkeit und Nörgelhaftigkeit.*

So durfte ich denn auch bald an der gemeinsamen Tafel teilnehmen und erhielt nach nicht zu langer Zeit die Erlaubnis, allein auszugehen. Ich denke im ganzen mit großer Dankbarkeit an jene Zeit in K. zurück. *In der ersten Zeit in K. sei er sehr krank gewesen, er sei sehr albern und kindisch gewesen und habe viel sinnloses Zeug gebrüllt oder vielmehr Dinge gesagt, die der Arzt für sinnlos halten mußte, mit denen er jedoch einen gewissen Sinn verband. Später sei er aber immer geordneter geworden und habe hoffnungsfreudig auf völlige Genesung gewartet; deshalb sei es ihm eine namenlose Enttäuschung gewesen, als er entmündigt wurde.*

In K. ging es ihm in letzter Zeit ziemlich gut, zwar hatte er sich noch nicht gesund gefühlt; er hatte noch keinen gesunden Schlaf, seiner Stimmung fehlte noch die Ausgeglichenheit, und er war leicht erregbar. Immerhin hatte er gehofft, in ein offenes Sanatorium zu kommen und dort sein Bedürfnis nach Anregung und Neueindrücken befriedigen zu können. So war die Überführung nach W. eine herbe Enttäuschung, an die er pessimistische Gedanken über seine Zukunft knüpfte.

Differenzen mit dem Arzte, die auf meiner Krankheit beruhten, und der Wunsch meines Onkels und Vormundes in Berlin, mich näher zu haben, führten — ich muß nachträglich sagen, leider! — zu meiner Übersiedelung nach W. in Berlin, einem jedenfalls nicht günstigen Wechsel, da ich mich in K. schon sehr eingelebt hatte und die Nähe der Großstadt in W. noch nicht ertragen konnte.

Ende oder Mitte Oktober 1904 kam ich in meiner neuen, sehr hübsch am Rande des Grunewaldes gelegenen, aber sehr kasernenmäßig — wohl in Anbetracht der Baupreise — errichteten Pflegestätte an, war aber gleich sehr enttäuscht, als ich ein Zimmer mit zwei anderen Patienten zusammen beziehen mußte, von denen der eine epileptisch war und in meiner Gegenwart Anfälle bekam. Daß dadurch mein Gemüt nicht erleichtert wurde, läßt sich denken: während ich in K. ruhig und gemütlich vor mich hinsinnen konnte, mußte ich hier mir schwerfallende Gespräche führen, ja lange und aufregende Krankheitsbeschreibungen über mich ergehen lassen.

Immerhin trug aber die neue Umgebung und der mir bald gewährte freie Ausgang zu meiner Zerstreuung bei, aber auch zu einer anfangs nicht bemerkten Überanstrengung. Eines Urteils über die Ärzte in W. enthalte ich mich.

Nicht vergessen darf ich, daß mir auch der Gedanke an einen mir genügende Betätigung schaffenden Beruf — unzeitig frühe — Sorgen machte, und ich erging mich in phantastischen Plänen. Persönlich mir wenig zusagende Tischgenossen, die oben berührten Zimmerverhältnisse und vor allem wohl unerklärte Gemütsschwankungen warfen mich nach Weihnachten 1904 — ich hatte das Fest noch fröhlich mitgefeiert — wieder aufs Bett und ließen meinen Zustand sich verschlimmern, daß ich ohnmachtsähnliche Anwandlungen bekam. *Seine Stimmung schwankte zwischen Traurigkeit und Heiterkeit. Längere Zeit trug er sich wieder mit großen Plänen, glaubte die Fähigkeit zu besitzen, ein bedeutender Maler oder Geiger werden zu können, und hatte eine erhöhte Lebenslust und verliebte sich in eine Pflegerin. Die Anfälle waren schlimmer als in K. Die Angst war größer. Die Gedanken ließen stark nach. Er glaube, daß der Einfluß seines schwerkranken Zimmergenossen übermäßig auf ihn gewirkt habe.*

Es war mir, als ob ich laut schreien sollte, konnte es aber nicht; ich fühlte mich fremd in der eigenen Haut und hatte schon tief schwermütige, lebensfeindliche Gedanken, da ich glaubte, die Genesung sei umsonst gewesen. Leider sollte ich hierin nicht ganz unrecht haben!

Die Anknüpfungen an die mich umgebenden Menschen erwiesen sich nämlich als nicht stark genug, mich von weltfremden, schwer zu beschreibenden Gedankengängen abzulenken, die mehr im Gefühl als in klarer Anschauung ihre Basis hatten. Es entstand eine zeitweise auftretende unerklärliche Angst, es könnte das Haus einstürzen, ich könnte aus dem Raum nicht mehr hinaus u. dgl. Die sog. „letzten Dinge": Tod, Auferstehung und Gericht beschäftigten mich über Gebühr, und gräßliche Vorstellungen entstanden dabei. *Diese Vorstellungen traten zwangsartig auf; er stand verstandesmäßig darüber, sie wurzelten mehr im Gefühl. Er war sich des Krankhaften klar und wußte, daß die Befürchtungen nicht eintreten konnten. Um leichter darüber hinwegzukommen, machte er sich Notizen darüber und ließ sich zu seiner Sicherheit und Beruhigung auf eine andere Abteilung verlegen.*

Dem inneren Zwiespalt suchte ich gewaltsam zu entgehen, indem ich — schon auf die schlimme Station gebracht — ein Fenster einhieb, um herauszustürzen, und darauf eine Flasche Eau de Cologne austrank; ich spürte keinen Antrieb zu dem mir öde, fürchterlich und grau erscheinenden Leben und habe später, selbst noch in S., diese Versuche verschiedentlich wiederholt.

Als ich erwachte, ich hatte einen starken Blutverlust, fühlte ich mich erleichtert, aber das Gedächtnis war schwer getrübt; ich kam jetzt (vom 15. Februar, wenn ich mich recht entsinne), 1905 bis Frühjahr 1907, in **dämmernde, zum Teil sehr angenehme und friedliche Zustände** hinein, die erst wieder in S. bewußter Gewaltsamkeit der Bewegung Platz machten. Wie ich mich in den unbewußten Zeiten betragen habe, ist mir nur erzählt worden.

Es würde zuweit führen, die — oft visionenähnlichen — Bewußtseinsvorgänge ausführlich zu beschreiben: da glaubte ich auf Reisen in fabelhafte Länder, ja auf dem Monde zu sein, fühlte mich als Genossen sagenhafter, längstverklungener Zeiten, was mir Gelegenheit gab, mit allerlei interessanten Personen umzugehen, zu denen meine lieben Leidensgefährten die Figuren herleihen mußten, bei großen Feierlichkeiten, Religionskongressen war ich zugegen usw.

In den Zeiten, wo er diese Visionen hatte, befand er sich in einem „eigentümlichen Traumzustand", in einem „Zustand der Verzückung". Die Vorstellungen, die dann in ihm auftauchten, waren „keine Wahnideen", sondern werden von ihm als „wache Träume" bezeichnet. Es kam ihm alles feiner, schöner vor. Er spann sich in seiner Phantasie aus, er sei ein Fürst und von

Bischöfen und Päpsten umgeben. Er malte sich aus, das Land Atlantis sei Wirklichkeit ge-
worden, und doch war er sich nicht immer dessen bewußt, daß seine Phantasien wirklich nur
Träume waren, sondern er nahm in seinem Gefühlsleben daran äußerst regen Anteil. Er war
überhaupt sehr empfänglich für jeden Eindruck, den er dann sofort in phantastischer Weise
verarbeitete. Solche „visionären" Zustände hatte er lange Zeit hindurch. Den Ärzten gegen-
über hatte er sich darüber nie ausgesprochen; auf sie hat er wohl in diesen Zeiten einen apathischen
Eindruck gemacht. Besonders gern traten diese Zustände kurz vor dem Einschlafen und unter
der Wirkung von Schlafmitteln ein. Er knüpfte dann oft an irgendeinen harmlosen alltäglichen
Vorgang in seinen Phantasien an. Wenn z. B. der Nachtwächter kam und die Bücher über-
nahm, dann glaubte er, irgendeine feierliche Handlung von weltgeschichtlicher Bedeutung voll-
ziehe sich jetzt, dem er als Zeuge oder auch als Teilnehmer anwohne. Er glaubte irgendwelche
mystischen Vorgänge der Apokalypse zu erleben; es würden Bücher geöffnet, in denen große
Geheimnisse standen, und gleich werde eine neue Zeit beginnen. Vor dem Hause, in dem er
verpflegt wurde, breitete sich eine große grüne Wiese mit gelben Blumen aus, es schien ihm,
als ob diese Landschaft in seinen Saal hineinwüchse. Sie war ihm fremd, er glaubte, er sei auf
dem Mond. Die Situationserlebnisse, in denen er ganz aufging, wechselten und erhielten durch
neue Eindrücke ständig neue Richtung. So war es ihm, als ob er sich auf einem Riesenrade
befände, das sich drehte und ihn immer wieder in neue Situationen brachte. Es kam ihm vor,
als ob er vor einer großen Drehbühne war; bald lebte er in Rom zur Zeit der Cäsaren, bald machte
er einen Religionskongreß mit, dann wieder meinte er im Himmel zu sein und wunderte sich,
daß die Wärter und Kranken, die er für Engel hielt, keine Flügel hätten. Selten hatten diese
Visionen einen verworrenen, schauerlichen Inhalt; so sah er Leichenschändungen und Morde
sich abspielen. Er sah sie plastisch, aber doch nur schwach sichtbar und ohne Farben an der
Wand. Die meisten Visionen trugen aber einen phantastischen „verzückten" Charakter. Über
seine eigene Person war er sich auch oft im unklaren. Als in W. ein Umbau gemacht wurde,
glaubte er zu den Maurern zu gehören.

Eine vorzügliche Kost, Packungen und Bäder sowie ständige Pflege waren imstande,
mein Interesse für die Außenwelt, die mit der Innenwelt in eins zu verfließen drohte, wieder
zu erwecken, wie sie meine Körperkräfte stärkten und nach kleineren vorangegangenen
guten Zeiten war ich im Herbst 1906 wieder imstande, zunächst ein eigenes Zimmer (ein
Wärter schlief die Nacht bei mir), dann ein solches im „Kurhaus" zu beziehen, Spazierfahrten
und Gänge zu machen, zu zeichnen, wissenschaftliche Bücher zu lesen (aus Rankes Welt-
geschichte ein Stück des 1. Bandes), hatte mit einem Worte wieder Freude an Tätigkeit,
Verkehr und Natur.

Dieses Stadium dauerte wohl fast 2 Monate, und ich glaubte schon im besten Fahr-
wasser zu sein, als nach Ablauf dieser Zeit meine Kräfte nachließen und ungesunde Träume
den Schlaf, ängstliche Gedanken das Wachen zu verkümmern drohten. Um meine eigene
Sicherheit besorgt, bat ich selbst, mich wieder in die schwere Station aufzunehmen, da ich
eine meinem Willen widerstrebende, der Tobsucht ähnliche Katastrophe fürchtete.

Zum Glück sollte es diesmal nicht ganz so schlimm werden, wenn es auch noch sehr
die Frage ist, ob die dauernden qualartigen Zustände, die nun folgten, nicht ebenso schlimm
wie jenes Befürchtete waren. Starke Mittel (Paraldehyd, Morphium) besänftigten die Aufregung, obwohl ich manches Glas zerworfen habe und oft mit Gewaltsamkeiten drohte.
Allmählich sank die Seele wieder in jene Dämmerung zurück, in der sich allerdings einige
Perioden abhoben, die teils schönen, harmonischen, teils verworren-scheußlichen Inhalts
waren. Jene ersten zeichneten sich durch kindliche Sorglosigkeit, Spieltrieb und allerlei
Scherze aus (die Menschen stellten z. B. immer in meiner Vorstellung Tiere dar, die komische
Dressuren vorführten). Anders waren die zweiten, wo ich mich als Mörder, vor Gericht,
unter dem Henkerbeil, ja im Blute schwimmend oder zwischen gräulichen Bestien wähnte,
ja sah.

Nebenher gingen Zeiten starker sinnlicher Erregung, vielleicht durch die aufgezwungene
fortwährende Ruhelage des Leibes mit hervorgerufen. Gräßliche Höllenvorstellungen, der
Gedanke einer nie endenden Qual und ekelhafter Strafen peinigten mich auch zuweilen.

Wie sich aus dieser Periode eine bessere entwickelte, die mir durch den Umbau des
Hauses erinnerlich ist, weiß ich nicht zu sagen, jedenfalls durfte in nach einiger Zeit wieder
in den Garten gehen, mein Bruder und mein Onkel besuchten mich, und ich konnte mich
unterhalten.

An lange Perioden in W. habe er keine Erinnerung mehr. Er glaube nicht, daß er bewußtlos gewesen sei, aber er sei wohl zu sehr mit sich beschäftigt gewesen, um die Vorgänge in der Umgebung klar zu erfassen. Nur an die Anfälle sei die Erinnerung getrübt oder ganz erloschen. Die Stimmung habe lange geschwankt zwischen Erregung und Apathie. Er entsinne sich, in der Erregung vorübergehend die obszönsten Ausdrücke gebraucht zu haben; er habe damals sehr gegen sexuelle Gedanken zu kämpfen gehabt und die obszönsten Ausdrücke seien gewissermaßen der Ausdruck einer inneren Entladung gewesen.

Mit den neu eingerichteten, sehr hübsch ausgestatteten Räumen kam auch ein Gefühl größerer Ordnung und angenehmerer Lebensart über mich, so daß ich den Grund zu dem abermaligen Wechsel — diesmal in die Landesheilanstalt zu S. — nicht begriff; die schlimmen Zustände merkte ich jedenfalls nie.

An einem sonnigen Apriltage des Jahres 1907 fuhr ich unter Begleitung dreier Pfleger dorthin, wie der Ort hieß, wußte ich nicht. Mein Körper war der Erschütterung so ungewohnt, daß ich meinte, wir seien im Kriege, und S. war dann natürlich das große Lazarett der Verwundeten. Einen bestimmten Inhalt meiner damaligen Vorstellungen wie auch der folgenden abnormen Zustände bis zur allmählichen Genesung (im Jahre 1908 merklich und stetig beginnend) kann ich nicht angeben. Jedenfalls war ich in S. gleich von Anfang an viel aufgeschlossener und beobachtete mit zeitweiligem Interesse, Sympathie und Antipathie die buntgemischte, zum Teil schwerkranke Umgebung. Was ich in W. seit Februar 1905 nur selten getan, nämlich Gespräche anknüpfen, fing ich hier von selber an und hatte besondere Freude an dem ländlichen, sich vor den Fenstern abspielendem landwirtschaftlichen Betriebe; auch wohnte ich — in einem Saale von 11 Betten — zu ebener Erde und konnte bald einen an den Acker grenzenden Garten mit Drahtgehege ganz allein für mich benutzen, ein seltener und hochwillkommener Genuß!

Gegen Ärzte und Wärter — gegen letztere oft nicht ohne Grund — zeigte ich eine übertriebene, mich plötzlich befallende und bald gereuende Gereiztheit, während ich den Mitpatienten meist alles (Drohungen, unanständige Redensarten usw.) nachsah. Häufig genug kamen auch krampfartige Zustände, bei denen ich fast plötzlich das Bewußtsein verlor und dann wie in einer unbekannten Welt erwachte.

In S. brachte man mich auch bei geringfügigen Anlässen in die Zelle, in die man mich bei Dr. W. nie eingeschlossen hatte, aber anders konnte sich vielleicht der Körper nicht ausarbeiten und allmählich von wilden, schleuderartigen Bewegungen in geordnete, planmäßige übergehen. Dort in der Zelle, die meine Phantasie erweiterte und ausschmückte, fühlte ich mich meist von Personen umgeben, mit denen ich Gespräche führte, mich amüsierte, ja Kämpfe ausführte.

Solche Wachträumereien hatte er, wenn er in der Zelle allein war und keine Ablenkung hatte. Er vertrieb sich dann die Zeit wie ein Kind mit kindlichem Spiel; nur war er im Augenblick überzeugt, daß sein Traum Wirklichkeit war. Er malte sich z. B. aus, daß er als Arbeiter angestellt sei, die Zelle auszumalen. Er maß Boden und Wände aus und ähnliches, oder er glaubte sich von allerlei Personen umgeben, mit denen er längere Unterhaltungen pflegte, wobei er übrigens selbst Fragen stellte und Antworten gab; bald glaubte er völlig an seine Phantasiegebilde und machte sich keinerlei Gedanken darüber, daß er die Personen nicht sah. Trat ein Wärter in die Zelle, so war die geträumte Person im Nu verschwunden, und er war wieder ganz in der Wirklichkeit.

Der Übergang in die andere Umgebung (von der Zelle in den Krankensaal) war dann natürlich nicht ohne Mißverständnisse und Zwangsvorstellungen zu bewerkstelligen, so daß ich allmählich die Wärter und Kranken umtaufte und Rollen spielen ließ, die meinen meist abenteuerlichen Gedanken angepaßt waren, ob ich sie auch ganz gut unterscheiden konnte. Es dauerte lange, ehe „Wahrheit und Dichtung" wieder ihre gebührenden Grenzen innehielten.

Mit der Zeit fand ich schließlich an Pflanzen und Tieren, an einfacher Unterhaltung, sehr ausgiebiger Lektüre, Zeichnen und Geigenspiel wieder Gefallen und ging vor allem sehr gern spazieren, wobei ich mich mit den Wärtern sehr lebhaft unterhielt. Von jähen Anwandlungen blieb ich bis zum Frühjahr und ganz vereinzelt in den Sommer 1908 hinein nicht verschont.

Immer drückender aber empfand ich die Beschränkung meiner Freiheit, die ja nur zu meinem Besten angeordnet war, besonders aber das Zusammenleben mit schwerkranken, dem Tode nahen Patienten. Schließlich gab man im Januar 1909 meinen dringenden Bitten nach, und in B. a. H. konnte ich meine frischgewonnenen Kräfte als haltbar erproben, so daß seit jener Zeit nichts mehr zu berichten ist.

In B., in geringerem Maße auch noch während der ersten Zeit, war seine Stimmung noch nicht ausgeglichen; er fühlte sich selbst noch geistig unruhig und fahrig. Jetzt sei auch das verschwunden.

Visionäre Zustände und Verwandtes (W. 1905/06).

Aus der im allgemeinen schmerzhaften, zum Teil qualvollen Zeit meiner Erkrankung in den Jahren 1904—1908 heben sich verschiedene glücklichere Perioden ab, zu denen ich besonders eine — wenn auch unterbrochene — Zeit der Jahre 1905/06 im Sanatorium von Dr. W. zähle.

Nach dem heftigen Anfall und Selbstmordversuch (Februar 1905) war meine Verstandestätigkeit — wie auch die körperliche infolge starken Blutverlustes — sehr herabgemindert, so daß ich mit Mühe die Worte meiner Umgebung auffaßte, ja meistens gar nicht den Versuch dazu machte. Ich war in einem Krankenzimmer mit 5 Betten und einem Schrank (in der einen Ecke neben dem Ofen) und Tisch untergebracht. Durch zwei große Fensterwände fiel helles Licht, die beiden anderen Wände hatten Türen, die in andere Krankenräume führten.

Die Mitpatienten waren mit Ausnahme heftiger Kranken, die aber nur kurze Zeit auf jener Station waren, im allgemeinen harmloser Natur; ein Jude von ca. 30 Jahren erregte durch seine monotonen, auch jüdische Ausdrücke enthaltenden Litaneien, die er im Klagetone vorbrachte, sofort meine Aufmerksamkeit. Im übrigen herrschte starker Wechsel unter den Kranken.

Für die folgenden Zustände scheint es mir wichtig, das Milieu noch ein wenig genauer zu zeichnen: Die Aussicht aus den großen Fenstern ging auf Gärten, Alleen, Heide, ein Stück des G . . . waldes bis Sp., dessen Kirchturm man erkennen konnte. Kein Wagenlärm störte für gewöhnlich die Ruhe, selten einige vorbeiziehende Truppen oder die in einiger Entfernung fahrende elektrische Bahn. Zur Ausbildung langsam sich ablösender Traumreihen trug die mir sympathische, leicht phantastisch umzudeutende Gegend jedenfalls das ihre bei.

Zunächst hatte sich eine wohltuende Müdigkeit meiner bemächtigt, in der die Aufregung der vorangegangenen Zeit, die in religiös-übertriebenen Angstzuständen gegipfelt hatte, allmählich ausklang. Sehr deutlich besinne ich mich noch auf die ersten Wahrnehmungen in dem neuen Bette. Ich lag in ihm frisch verbunden und bekam eine Morphiumeinspritzung, neben dem Bette stand ein Eimer mit blutiger Watte. Die Erinnerung an die vorangegangene Katastrophe, in der viele Faktoren sich durchkreuzt hatten (Angst, Gedanken an ein nahes Weltende, Furcht, die Zuneigung zu einer Schwester der Anstalt zu verraten), diese Erinnerung war ganz undeutlich. Die (mir bis dahin gänzlich unbekannten) Kranken schienen mir seltsam geheimnisvolle Mienen zu haben, und es war mir, als ob ich Zeuge irgendeiner Feier sei. Man wird in diesem Stadium leicht eine Ähnlichkeit mit der vor meiner Erkrankung in Dresden herausfinden: während es dort der Katastrophe vorausging, folgte es hier ihr nach. — Die Dauer klarer Bewußtseinszustände waren wohl nur kurz; von den heftigen Anfällen spürte ich nichts, auch nicht ihr Herannahen.

Jetzt wurde ich im Gegensatze zu früher stark mit Medizin behandelt (Paraldehyd, Chloralhydrat, Amylenhydrat, Morphiumeinspritzungen), und nach deren Aufnahme setzte die regere phantastisch-visionäre Traumvorstellung stets bald ein.

Wie lange der erste klare Zustand nach dem Erwachen (nach jenem Blutverluste) dauerte, vermag ich nicht zu sagen. Beim zweiten Klarsein war ich noch friedlicher gesinnt und glaubte, nun beim eigenen Begräbnis zu sein, teils als schon im Übergange zur Verklärung Befindlicher, teils wieder als noch Sterbender. Ich empfand einen ernstlichen Schmerz, so jung gestorben zu sein, während es mir auf der anderen Seite auch wieder angenehmer schien (bei durchaus pessimistischer Anschauung vom Leben); ich dachte aber auch, daß ich noch nicht genug ausgerichtet hätte. Die Verwandten und Freunde, auch den Pfarrer glaubte ich anwesend und hatte die deutliche Vorstellung von schwarzen, sich bewegenden Kleidern und von Kränzen, die man auf mich legte.

Wie ich diese Phantasie mit der Wirklichkeit verband, ist schwer zu sagen, da ich sie (die Wirklichkeit) nur schwach, wie durch einen Schleier, erfaßte, und sie nur auf mich wirken ließ, wenn sie meiner Phantasie entgegenkam (langsame Bewegungen, Musik, an Zeremonien erinnernde Handlungen, wie Lichtaufstellen, Buchblättern, Knien).

Ein derartiges Entgegenkommen der Umwelt fand sich bald, als am selben Abend Dr. G. bei Lampenlicht die Medizin verschrieb; im Äußern erinnerte er ein wenig an einen Pfarrer.

Da er zu Weihnachten (also ca. 5 Wochen) vorher einige Lieder gesungen hatte, die mich damals besonders ergriffen, eignete er sich besonders zur romantischen Figur, und was er schrieb, hielt ich für feierliche, geheimnisvolle Worte eines alten heiligen Buches. Währenddessen verschob die Phantasie schon wieder die Bedeutung der Situation, und ich meinte, daß er — bei kaum hörbarer Musikbegleitung und Anwesenheit einer nicht sichtbaren Menge — einen Todesfall verzeichne. Durch die halbgeöffnete Tür des Saales glaubte ich einen offenen, mit vielen Blumen bedeckten Sarg zu erblicken, von hohen Kandelabern beleuchtet — alles wie in wachem Traume. Dabei geschah etwas, was mir in der Folge noch häufiger vorkam: ich glaubte Stichworte eines mir bis dahin unbekannten, spannenden Romans zu hören und sah die Personen der Umgebung als in ihm auftretende Helden an. In diesem Falle hörte ich — fast physisch deutlich — etwa folgende Worte: „Das schmerzliche Leiden einer durch tragische Umstände ums Leben gekommenen Person. Blumen bedeckten ihren Sarg, alle Angehörigen brechen in Tränen aus" usw. — Merkwürdig war die Art, wie ich mich mit diesem Vorgange verbunden glaubte! Ich dachte, daß von mir aus der Bericht, durch die Hände des schreibenden Arztes geleitet, aufgezeichnet wurde, und daß sich die Handlung selber dann hauptsächlich in dem vergrößert gedachten Stubenraume abspielte.

Soviel über das Einsetzen der visionären Zustände, die sich zuerst also mit Tod und Begräbnis, aber in leise künstlerisch mildernder Form, beschäftigten.

In bunter — durch keinen erkennbaren Zusammenhang verknüpfter — Reihenfolge setzten nun andere, ähnliche Vorstellungen ein, bei denen der Zusammenhang mit dem wirklich um mich Geschehenden locker oder gar nicht vorhanden war.

Längere Zeit erhielt sich eine Vorstellung, durch die ich die mir mangelnde Bewegung zu ersetzen suchte; ich hätte ja sonst in dem einen Krankenzimmer (im Bade war ich nüchterner) nicht soviel erleben können: Ich hielt mein Bett für beweglich durch ein ungeheures Rad (ähnlich dem Riesenrad im Wiener Prater, das ich gesehen hatte), und daß ich nun allmählich im Kreise herumgeführt wurde, und daß auf den verschiedenen Stationen angehalten wurde, wobei verschiedene Szenerien und Zeiten (bis ins Vorgeschichtlich-Mythische) durchmessen wurden. Je höher die Station, desto freier wurde mir, desto phantastischer aber auch die Vorgänge; in den höchsten Regionen glaubte ich mit Gott und Engeln zusammenzukommen und beim Anfange der Welt zugegen zu sein, deren Bild ich tief unter mir zu erkennen wähnte. Auf den untersten vermeinte ich Zuschauer und Teilnehmer von kriegerischen Szenen, auch Wettkämpfen, theatralischen Vorführungen u. dgl. zu sein oder auch von merkwürdigen Vorgängen der Geschichte, Entdeckungsreisen, Missionsfahrten usw.

Allmählich grenzten sich die Vorstellungskreise deutlicher voneinander ab: religiöse, geschichtliche und rein phantastische. Eine eigentümliche Rolle übernahm eine von mir vermutete Geheimlehre, deren Bücher ich im oben erwähnten Schranke und im Zimmer hinter mir aufbewahrt und verehrt dachte.

Wenn ein Wärter ein Heft oder Buch vor sich hatte, so meinte ich, daß ein neues Siegel eröffnet wurde (nach der Offenbarung Johannis), und daß sich nun das auf der eröffneten Seite Geschriebene abspielt. Da ich (abgesehen vom Gange zum Bade) immer lag, war mir der Maßstab für Größenverhältnisse abhanden gekommen: Ich hielt z. B. die Zeiger einer über der Türe angebrachten Uhr für zwei Männer, die, wenn auch verkleinert und undeutlich, aber doch belebt, die Erde umkreisten, um sich zu finden, in beständiger Angst, einander zu verlieren. Ein andermal wieder kamen mir die sich deckenden Zeiger wie zwei Schwurfinger vor. Die Gartenanlagen der nächsten Umgebung schienen mir wie Teile fabelhafter Länder, in denen sagenhafte Abenteuer, merkwürdige Kriegszüge vor sich gingen und fabelhafte Tiere hausten — alles für mich zwar unsichtbar, aber so deutlich vermutet, als ob ein Hauch jener fremden Wirklichkeit bis zu mir dränge.

Die religiösen Vorstellungen, Phantasien und Visionen schlossen sich an bestimmte biblische Bücher, z. B. Tobias, Hiob an; ich dachte mir, daß die Bibel aus durch Geheimschlüssel zu entziffernden Dramen bestände, die aufgeführt würden, wobei ich dann Menschen-,

Tier- und Engelsrollen selbst übernahm. Die Engellehre spielte dabei eine große Rolle; ich glaubte an Klassen von Engeln, schrieb ihnen geheime Wirkungen zu und hielt die Wärter für verkleidete oder durch eigenen Willen erniedrigte Engel. Schließlich war eine Zeitlang jedes Ding in meinen Augen ein spielender, verwandelter Engel. Was die Wärter betrifft, so freute ich mich über das menschliche Gebahren der Engel (Klasse der „Tretengel"!) und gab ihnen auf -el endigende Namen; außer den vorhandenen Ariel, Uriel usw. noch dem Charakter entsprechende Mischformen.

Mir selbst legte ich wechselnde Bedeutung bei, glaubte jedenfalls Zeitgenosse der gedachten Vorgänge oder für bestimmte Perioden über alle Zeit erhaben zu sein.

Beschäftigungsversuche und fingierte Personen (S. 1907/08).

Während ich in der oben geschilderten Zeit in W. keinen zweckmäßigen Zusammenhang mit meiner Umgebung unterhielt, versuchte ich in S. derselben auf irgendeine Art nützlich zu werden. Eine einfache und direkte Anknüpfung durch Befolgung irgendeines Auftrags war durch die Sachlage ausgeschlossen, auch war meine Vorstellungswelt durch innere Erfahrungen so kompliziert geworden, daß dabei Zusammenstöße erfolgt wären.

So suchte ich mir auf eigene Weise zu helfen und verwob zunächst die von W. mitgebrachte, aber schon realistischer gewordene Phantasiewelt mit der Umgebung und suchte mich durch Hilfe beim Abräumen der Speise nützlich zu machen. Da dies mir auf die Dauer nicht immer erlaubt war, und ich mich ungeschickt anstellte (man bedenke meine Schwäche), so erfand ich mir in der Zelle eine eigene Art von Tätigkeit. Man muß dabei berücksichtigen, daß meine Körperkräfte aufs äußerste geschwächt waren, und daß es mir weniger auf sichtbare Leistungen als vielmehr auf zweckdienliche Bewegungen des Körpers im allgemeinen ankam, wobei eine eigentümliche, psychische Tätigkeit die Begleitung der Bewegungen bildete, indem ich oft ganz geringfügige, zum Teil nur vorgestellte Gegenstände zu irgendwelcher möglichen Bedeutung erhob (schwer im einzelnen zu beschreiben). Die Phantasie erfand sich in der als Werkstätte oder sonstigen Arbeitsraum vorgestellten Zelle eine Menge unfertiger Gegenstände, zum Teil beweglich, zum Teil fest, an denen ich irgendeine Prozedur vorzunehmen glaubte (mit körperlicher Anstrengung), die sie fertig machte, wobei es stets auf einen bestimmten Kunstgriff ankam, der seelische und geistige Mitarbeit erforderte. Da ich in einer bis auf Matratze und Decke leeren Zelle war, glaubte ich, daß sich die Lebens- und Arbeitsweise zur Zeit sehr vereinfacht habe. — Jedenfalls empfand ich nach diesem Hantieren körperliche Müdigkeit und wohltuende Befriedigung. In der Hauptsache glaubte ich Tischler-, Maler- und ähnliche Arbeit zu leisten, indem mir aufgetragen sei, einen leeren Raum sinnvoll und künstlerisch auszuschmücken. Viel Überlegung verwandte ich dabei auf zweckmäßige Einteilung der Wand- und Grundfläche und die Auswahl des Stoffes. Mit den Fingern zog ich also gedachte Linien, Ornamente und Bilder über die Wände hin und war nicht erstaunt, nachher nichts zu sehen, da ich mir den Raum von Formen und Farben erfüllt dachte, die zeitweise unsichtbar werden könnten.

Immer glaubte ich in einem größeren Arbeitszusammenhange zu stehen und durch meine Bemühungen das Essen zu verdienen. Das Fehlen fester Gegenstände zur Bearbeitung vermißte ich auch insofern nicht allzusehr, als ich bei jeder Berührung, vor allem aber beim Auftauchen neuer Gegenstände ein Angstgefühl hatte, das aus der allgemeinen Unsicherheit und der Furcht vor plötzlicher Gefahr entsprang. Ich erinnere mich genau, daß selbst kleinere Gegenstände, Teller, Löffel usw. oft etwas Schreckhaftes für mich hatten, da ich in ihnen eine mir überlegene Macht vermutete. Um sicher zu sein, dachte ich mir daher den Zellenraum von harmlosen Werkzeugen erfüllt. Beim Eintreten von Wärtern und Ärzten stellte sich ebenfalls zuerst starke Angst vor ihrer Überlegenheit ein, nach einigen Worten aber normale Anschauungsweise — also in sehr schnellem Übergange. Wenn ich dann im Krankenhaus untergebracht war, beschäftigte ich mich mit gewisser Lust normal durch Lesen, kleine Hilfe beim Abräumen u. dgl.

So lenkte ich allmählich wieder in durchschnittliche Anschauungsweise ein, doch war dem das auf Kranke und ihre Pflege beschränkte Leben in der Anstalt und die Abwesenheit von Frauen nicht förderlich. Es bildeten sich, da mir die übrige Welt, wenn auch noch undeutlich, wieder zur Erinnerung kam, Übergangsvorstellungen, indem ich den Ärzten, Kranken und Wärtern verschiedene Rollen zudachte, bei deren Auswahl Sprechweise, Gestalt und Mienenspiel bestimmend waren. So glaubte ich z. B., daß ein sich fein ausdrückender und militärisch stramm auftretender Wärter der Deutsche Kronprinz, ein anderer, etwas herrischer, der Deutsche Kaiser, ein Kranker mit leidenden Mienen Jesus sei u. dgl., und spann diese Vorstellungen zu ganzen Geschichten aus, indem ich mich z. B. für einen sonst unbekannten, ungeratenen Sohn des Kaisers hielt, den (moralisch) zu bessern derselbe seine persönliche Pflege übernommen habe. In den Kranken (s. vorhin) sah ich häufig historisch berühmte, zum Teil vorzeitliche Personen, manchmal gottähnliche oder mythische Wesen, was sich durch ihr mir oft rätselhaftes Gebahren erklärt. Auch in der Zelle dachte ich von mir helfenden oder zuschauenden Personen umgeben zu sein, die mir nie lästig waren, mit denen ich vielmehr Gespräche anknüpfte; jedenfalls nahm ich bei meinen Bewegungen auf sie Rücksicht. Ein besonderes Vergnügen war es mir (in der Zelle), Theater zu spielen, wobei ich mehrere Rollen übernahm und die erwähnten Leute zum Mitspielen zu veranlassen glaubte.

2. Die oneiroiden Zustände G.s und ihre Stellung innerhalb seiner Psychosen. Psychogen-hysterische Beimengungen?

Im Verlauf der über 5 Jahre dauernden ersten Erkrankung Robert G.s finden wir unsere traumartige Erlebnisform an zwei der psychologischen Situation nach recht verschiedenen Stellen: einmal setzt die akute Psychose bei dem 22jährigen mit einem ganz kurzen, aber ungeheuer erlebnisreichen Verwirrtheitszustand von oneiroidem Charakter ein, der nur etwa drei Wochen dauerte; dann kehren etwa 2 Jahre später über Monate hinüber ausgesponnene Bewußtseinstrübungen mit phantastischer Verarbeitung der Umwelt wieder, die, im Anhang der Selbstschilderung beschrieben, gleichfalls der oneiroiden Erlebnisform nahestehen. G. scheidet sie wegen ihrer relativ angenehmen Gefühlsgrundlage scharf von den ersten Erlebnissen in Dresden. Er schildert sie zum Teil als den Ausfluß spielerischer Willkür, hebt aber dann doch wieder hervor, daß sein Gefühlsleben an den Vorgängen „äußerst regen Anteil" nahm. Übereinstimmend finden wir, wie in den früheren Fällen, einen ständigen Wechsel szenisch geschlossener Situationen (vgl. das Riesenrad als Erklärungswahnidee!), die unter Verwertung der Realität aus Umdeutung, Verkennung, Illusionärem und Halluzinationen gebildet werden. Die optische Sphäre überwiegt, alles vollzieht sich in deutlicher Subjekt-Objekt-Spaltung. Innerhalb der Szenen hat der Kranke stets die wichtigste Stelle, ist in Aufgaben, Verantwortungen verstrickt, innerlich lebhaft beteiligt. Das gegenständliche Erleben reißt immer wieder ab, während die affektive Haltung ein einheitliches Bett des Erlebnisstromes bildet. Gerade diese hebt sich aber in den späteren Zuständen nicht unbeträchtlich von dem ab, was wir als kennzeichnend bisher festgehalten haben: es fehlt zum mindesten in G.s Darstellung das eigentümlich Gehetzte, Spannende, Unaufgelöste. Manches wird in „leiser, künstlerisch mildernder Form" erlebt, er ist nicht nur Teilnehmer, sondern zum Teil auch Zuschauer der Vorgänge, die sich dramatisch um ihn abspielen. Die innere Anteilnahme wechselt: bald steht er in einem „großen Arbeitszusammenhang", ist Zeitgenosse der Vorgänge, bald spielt er nur Theater, verteilt Rollen, spinnt Anregungen von außen zu Geschichten aus. So bildet er selbst „Übergangsvorstellungen", die Phantasie und Realität verknüpfen. Die Beschreibung dieser Erlebnisse erinnert an die Art und Weise, wie Antonie Wolf und die Kranke Forels über die leichteren Zustände gegen Ende der oneiroiden Psychose berichten. Auch die späteren Psychosen Ignatius Chr.s zeigen viel Verwandtes (vgl. die Schilderung in Pobjedins Arbeit). Nicht unwichtig sind die Hinweise G.s auf die Beziehungen zu Schlaf und hypnotischen Medikamenten.

Demgegenüber entspricht die Bewußtseinstrübung zu Beginn der akuten Erkrankung, wenn auch darüber nicht viel Einzelnes mitgeteilt ist, mit ihrem hastigen Wechsel heterogener Situationen — alle Viertelstunden hatte G. eine andere Ansicht von seinem Aufenthalt, — mit ihrer gedanklichen Unklarheit und Zerrissenheit, den „romantischen" Inhalten (Luther auf dem Reichstag zu Worms, als Mörder im Zuchthaus, Nietzsche, Deutscher Kaiser, mythische Persönlichkeit, im Inneren der Erde, Synagoge) auch nach der gefühlsmäßigen Erlebnisweise durchaus dem aus den früheren Fällen entworfenen Bild der oneiroiden Erlebnisform. Wir gehen wohl nicht fehl, wenn wir die beiden zeitlich getrennten Phasen trotz der Verschiedenheit in der Ichzuständlichkeit als irgendwie psychologisch zusammengehörig ansehen, nachdem wir in den Psychosen der vorausgehenden Kapitel ihr tatsächliches Auseinanderhervorgehen und ihr Ineinandergreifen zeigen konnten. Diese Mischung zweier Verhaltungsweisen, die man geradezu als polar gegensätzlich bezeichnen kann: höchster tätig-gebundener Verantwortung und freien Phantasiespiels — trägt in die Erlebnisform (das sei hier ergänzend erwähnt) neben den inhaltlichen Unaufgelöstheiten ein neues Spannungsmoment, das dem Geschehen sein besonderes, irgendwie an die Sphäre künstlerischen Genießens grenzendes Gepräge gibt.

Im übrigen haben wir mit dem Fall Gast die Krankheitsbilder verlassen, bei denen der oneiroide Zustand die akute Phase beherrschend auf der Höhe der Erkrankung steht. Episodisch taucht hier die Erlebnisform an verschiedenen Stellen einer jahrelang währenden Psyc̈ose auf, deren Zugehörigkeit zur Schizophrenie keiner Diskussion bedarf. Daß die erste dieser Episoden am Anfang der akuten Psychose steht, ist sicher kein Zufall; nur eine zusammenfassende Durchmusterung der wechselnden Symptombilder kann ergeben, ob die Stellung der späteren im Rahmen des ganzen Krankheitsverlaufs aufgeklärt werden kann.

Was die Vorboten der Psychose anbelangt, so kann auf die Zusammenstellung am Schluß des letzten Kapitels verwiesen werden. Nach der etwa dreiwöchigen traumhaften Verwirrtheit, die objektiv mit einem schweren motorischen Erregungszustand einherging, folgt ein etwa ein Jahr dauernder Zustand, der unregelmäßig zwischen wenigen, durch wiederholte Beschreibungen in den Krankengeschichten gut gekennzeichneten Formen wechselt. Anfangs überwiegt die hebephrenische Komponente: ein geziertes, affektiertes Wesen, die Neigung zu Albernheiten, zu gesuchten Witzen, zu kindischen, ungezielten Scherzen, ein zerstreutes, gereiztes, großsprecherisches Gebahren, Indolenz und Zerfahrenheit; später stellen sich katatone Zustände von zunehmender Schwere und Reichhaltigkeit der Symptome ein: Grimassen und Manieren, triebhafte ungeordnete Erregungen und Wutausbrüche, impulsive Gewalttätigkeiten und Zerstörungssucht, Körpersensationen, Gedankenlautwerden, primäre Halluzinationen des Gesichts und Gehörs, Sperrungen und Gedankendrängen. Solche Zeiten werden immer wieder von den hebephrenischen Phasen abgelöst. Und zwischen beide schieben sich, unregelmäßig verteilt, kürzer und länger dauernde Remissionen ein mit relativer Einsicht; meist mit einer depressiven Grundstimmung, in der G. die Schwere der anderen Zustände beweglich schildert, sich bedauert und in Angst vor neuen Ausbrüchen schwebt. Auch in die ruhigen, relativ geordneten Zeiten reichen Reste der beiden Formenkreise hinein, teils die Umweltbeziehungen ständig beeinträchtigend, teils in abrupten Exacerbationen, wie beim ersten

Entmündigungstermin, das normale seelische Verhalten durchbrechend. An diesem, im ganzen recht typischen Ablauf fällt zunächst vielleicht nur auf, wie schnell in freien Zwischenzeiten die Kritik gewonnen wird, um ebenso schnell wieder zu verschwinden. Ferner sind die traumartigen Zustände, die etwa nach einem Jahr in Zeiten äußerlicher Apathie einsetzen und dann offenbar vielfach wiederkehren, ungewöhnlich. Endlich aber verdient — vielleicht im Zusammenhang mit den oneiroiden Erlebnissen — ein Moment besondere Beachtung, das von den sämtlichen Beobachtern, wenn auch in verschiedener Ausdrucksweise, erwähnt wird, weil es sich in die übrige Symptomatik nicht ohne weiteres einfügt: hysteriforme, psychogene, übertreibende Verhaltungsweisen: vorher angekündigte „künstliche" epileptische Anfälle, Taumeln bei der Arbeit, Theatralik der Ausdrucksbewegungen, übertriebene Klagen, psychogen anmutende Beschwerden, zunehmende Erregung in Anwesenheit des Arztes, hysteriforme Anfälle — werden vielfach notiert und beschrieben.

Damit ist eine Erklärung der oneiroiden Zustände nahegelegt, die sich bei charakterologischen Erörterungen schon mehrfach, vor allem beim Fall des zweiten Kapitels, anbot: handelt es sich bei unseren traumartigen Zuständen nicht um das Hinzutreten psychogener Mechanismen zu dem primären Krankheitsvorgang? Ist die Bewußtseinsstörung nicht einfach als eine hysterische Abkehr von der Realität aufzufassen? Bei Gast liegt diese Annahme besonders angesichts der lustvollen Träumereien in späteren Krankheitsabschnitten nahe.

*

Es scheint jetzt notwendig, diese Fragestellung auf unser gesamtes Material auszudehnen und den prinzipiellen Folgerungen solcher Auffassung zu begegnen. Wir verschieben die konstitutionell-charakterologische Seite des Problems an das Ende der Erörterung und gehen diesmal von dem psychogenen Mechanismus aus, fragen sodann nach der Tendenz und weiterhin nach inhaltlichen Merkmalen und ihrem Zusammenhang mit einem auslösenden Erlebnis.

Man anerkennt allgemein seit dem gewaltigen Experiment des Weltkrieges die Bereitschaft zu psychogenen Mechanismen unabhängig von einer abnormen Konstitution unter den besonderen Umständen einer schwersten affektiven Beanspruchung. Es liegt auf der Hand, daß eine die Persönlichkeit in ihren Grundfesten erschütternde, akute Psychose nicht weniger als Schreck und Todesangst solche Gemütserregungen zu erwecken vermag, und man muß sich wundern, warum z. B. in den schweren Stürmen schizophrener Erkrankungen diese Mechanismen so verhältnismäßig selten in Erscheinung treten, wenn sie wirklich so selbstverständliche, „reflektorische" Schutzeinrichtungen sind, wie etwa Kretschmers Hysterielehre annimmt. Was im besonderen die Bereitschaft zu Dämmerzuständen und bewußtseinsgestörten Situationspsychosen anbelangt, die für unser Thema in erster Linie in Betracht kommt, so kennen wir seit den Arbeiten von Ganser, Bonhöffer, Birnbaum, Kleist, Wetzel auch im einzelnen die Symptomatologie dieser Formen des Mechanismus; und es belehrt uns ein Blick auf die bisher geschilderten oneiroiden Psychosen, daß hier jedenfalls symptomatologisch keine Übereinstimmungen bestehen. Weder mit den akuten Schockpsychosen noch mit den protrahierten Dämmerzuständen der

Häftlinge usw. besteht eine aufzeigbare Ähnlichkeit, nur daß auch hier eine Bewußtseinsstörung vorliegt, deren besonderer und andersartiger Charakter vorher dargelegt wurde. Immerhin läßt sich nicht viel dagegen sagen, wenn jemand das Auftreten einer derartigen Bewußtseinsstörung überhaupt als psychogenes Merkmal wertet; nur muß er sich klar sein, daß eine solche Annahme in ihrer Vereinzelung uns die Erkenntnis eher verbaut als fördert.

Auch daß eine Tendenz zur Abschließung von der Wirklichkeit oder das Durchscheinen einer anderen „bestimmten Willensrichtung in der Krankheitsdarstellung" (Bonhöffer) sichtbar würde, läßt sich schwerlich behaupten. Die den oneiroiden Zeiten entsprechenden objektiven Verhaltungsweisen, Erregungszustände und Stuporen, enthalten, soweit sie uns geschildert sind, nichts von der unechten Ausdruckshypertrophie hysterischer Zustände. Auch wo reichhaltige motorische Entäußerungen vorhanden sind, wie in Forels und Klinkes Fällen, fehlt jede für den Zuschauer berechnete Theatralik, alles Demonstrative. Es bedarf keiner besonderen Darlegungen, daß die subjektiven, wahnhaften Erlebnisse im oneiroiden Zustand nicht „oberflächlich", „gekünstelt" oder „gemacht" genannt werden können, wie etwa Birnbaum die Wahnbildungen seiner Degenerativen kennzeichnet, um das Unbeteiligtsein des Persönlichkeitskerns, den typischen hysterischen Spaltungsvorgang, zu erfassen. So sehr die Wirklichkeit in das phantastische Erleben mit einbezogen wird und an dem ständigen Wechsel des Wahninhalts Anteil hat, so wenig zielt der Ablauf des Geschehens auf irgend etwas Reales, etwa auf Verdrängung unlustvoller Situationen, oder zeigt irgendwelche sinnhaft verständliche Anpassung oder Abwehr der Wirklichkeit.

Das alles hat jedoch seine Gültigkeit nur bis zu dem Punkte, wo jenes „Spielen in Rollen" einsetzt, jene von Antonie Wolf und L. S. geschilderten Übergangsepisoden, die offenbar von autosuggestiven Einschlägen nicht mehr ganz frei sind, und die in der Darstellung Gasts von seinen angenehmen Träumereien eine Parallele haben. Antonie Wolf spricht geradezu davon, daß sie in der Psychose „nur den Anfang und nicht das Ende in der Hand habe" (Selbstschilderung S. 32). Das erinnert an die bekannte Entstehungsart reaktiver Situationspsychosen in der Haft, an das Sicheinreden, Sichhineinsteigern in das hysterische Delirium. Fügt man hinzu, daß Bonhöffer bei seinem Begriff der „Labilität des Persönlichkeitsbewußtseins" auf das Phantasiespiel der Kinder Bezug nimmt, daß wir gerade diese Gabe des Spiels mit verteilten Rollen, des Sichversetzens in ausgesponnene Situationen bei den Kranken der vier ersten Kapitel in der Kindheit regelmäßig wiederfanden — so liegt die Versuchung nahe, das Erklärungsprinzip dieses Anteils auf die ganze oneiroide Psychose auszudehnen.

Hier darf allerdings eines nicht übersehen werden: bei keinem unserer Kranken wird die Phantasiebegabung zum Mittel jener auf unechte Selbstwerterhöhung und Eigenbetrug gerichteten Charakteranlage, die hinzukommen muß, wenn die Persönlichkeitstypen entstehen sollen, die an die phantastische Pseudologie grenzen. Es handelt sich da um eine haarscharfe Scheidelinie, die deutlich das freie Phantasiespiel, wie es etwa auch manche Arten künstlerischen Schaffens bedingt, von dem zweckgebundenen des pathologischen Lügners trennt. Ihm ist das Phantasiespiel nicht ein Wert an sich, sondern er stellt die Begabung in den Dienst seiner Selbsttäuschungstendenzen und äußerer Erfolge.

Es muß weiterhin auch noch der Inhalt der Psychosen nach reaktiv-psychogenen Einschlägen überprüft werden. Fehlt ihm auch, wie wir sahen, die Milieuabhängigkeit des Augenblicks, so könnte er doch in sich verständliche Zusammenhänge mit Erlebnissen vor der Psychose aufweisen und so als Reaktion auf diese auffaßbar sein. Es fand sich ein solcher, relativ einheitlich festgehaltener, inhaltlicher Psychosenkern im Falle Engelkens; eine längere Zeit vorher erfahrene (inzwischen verdrängte?) Liebesenttäuschung kam wie ein roter Faden im Ablauf der Psychose immer wieder an die Oberfläche. Aber schon hier war die inhaltlich-sinnvolle Einheitlichkeit vielfach durchbrochen, sie bewegte sich nur zeitweise im Bereich erfüllter Wünsche, und die Affektivität voll unausgeglichener Spannungen entfernte sich weit von der im erhöhten Selbstwert begründeten Beseligung hysterischer Ausnahmezustände.

In allen anderen Fällen ist von einer Einheitlichkeit des Sinnes der erlebten Inhalte nichts zu finden, ebensowenig kann von der Beziehung der Erlebnisse auf ein Ereignis vor der Psychose gesprochen werden. Es bestehen vielmehr massenhaft solche Beziehungen zu den verschiedensten Erfahrungen des früheren Lebens, zu äußeren und inneren Erlebnissen; scheinbar belanglose Reminiszenzen und tiefgehende Erschütterungen bilden in buntem Wechsel ungesondert die ·gliederreiche Kette des psychotischen Erlebens. Manchem verständlichen Faden ließe sich noch im einzelnen nachgehen, und es könnten vielleicht auf diese Weise Einsichten gewonnen werden, die zwar schwerlich in die Psychose und ihre Eigenart, wohl aber in die Persönlichkeiten der Kranken einzudringen erlaubten. Wir mußten in dieser Beziehung uns Zurückhaltung auferlegen, um den Umfang der Arbeit nicht zu sehr zu erweitern und unsere phänomenologisch-klinische Aufgabe nicht aus dem Auge zu verlieren; wir sind uns aber bewußt, daß hier eine Lücke der Betrachtungsmöglichkeiten offen geblieben ist.

Worauf es uns aber hier ankommt: es gibt in keiner der mitgeteilten Selbstschilderungen ein durchgängiges, verständliches Prinzip, dem sich die Inhalte oder die gefühlsmäßigen Ichzuständlichkeiten zuordnen ließen, ebenso wie durchweg ein überzeugend als auslösend und inhaltbestimmend wirksames Erlebnis vor der Psychose fehlt. Die verständlichen Zusammenhänge sind im Grunde nicht andersartig gegeben, wie in jeder Psychose, auch der organischen, Bestandteile des früheren Erlebens auftauchen.

Deutet aber, so wird man sich einzuwenden haben, jene oben gekennzeichnete Atmosphäre romantischer Phantastik in den oneiroiden Zuständen, jene Eigentümlichkeit, auf der Grenze des Erfahrbaren zu balancieren, nicht auf eine Verwandtschaft zur Sensationssucht der hysterischen Eigenart? Man wird diese Auffassung bei der Fülle äußerster Sensationen, die in der oneiroiden Erlebnisform durchlebt werden, nicht ohne weiteres ablehnen können. Aber es ist doch zu bedenken, mit welchem Maß innerer echter Anteilnahme, mit wie ungeteilter Ergriffenheit ohne jeden Seitenblick auf Wirkung oder Reizbefriedigung unsere Kranken in diesen Vorgängen mitgerissen werden. Letztlich wird die Betrachtung der Persönlichkeit, deren Erlebnishunger sich etwa auf solche Art befriedigte, den Ausschlag geben bei der Entscheidung, ob es sich hier um Phänomene aus dem Bereich des Hysterischen handelt.

Damit sind wir wieder bei der Frage der Anlage und Charakterartung angelangt, die sich aus dem Hysterieproblem nur vorübergehend und künstlich ausschalten läßt. In der Reihe unserer Fälle trafen wir — abgesehen von der Phantasiebegabung beim kindlichen Spiel, die schon besprochen wurde — bei dem ersten auf eine Kindheitsepisode mit psychogenen Anfällen, deren induktiv-imitatorische Entstehung uns wenig belangvoll erschien, da die Charakteranalyse im übrigen gar keine Züge aus dem Umkreis des hysterischen Charakters ergab. Bei Antonie Wolf fanden wir zwar eine ganz analoge, cycloide Persönlichkeit, diese aber durchsetzt von einzelnen Komponenten, die in der Richtung hysterischer Veranlagung liegen: neben dem mehrfach erwähnten Fortbestehen der lebhaften Phantasie der Kindheit eine Unausgeglichenheit zwischen geistiger und sinnlicher Sexualität und ein Bedürfnis nach „Spiegelselbstgefühlen" (Voigtländer); doch kann man auch bei A. Wolf sagen, daß diese Züge im Gesamtbild nur von peripherer Bedeutung sind. In diesem Falle treten nun auch im Verlauf der Psychosen motorische und sensible hysterische Mechanismen in Erscheinung, Anfälle und andere Hyperkinesen, und die reaktive Beeinflußbarkeit der im Grunde endogenen, periodischen Psychose ist unbestreitbar. Es ist beachtenswert, daß die hysteriformen Einschläge der früheren Psychosen im höheren Alter verschwunden sind wie die oneiroide Erlebnisform. — Forels Kranke, deren Psychose ins 33. Lebensjahr fiel, zeigt vor, während und nach der Erkrankung auch keine Andeutung von Hysterismen. Ihre lebhafte Gefühlsansprechbarkeit geht nur in die Tiefe, auch ihre verkümmerte Altjungfernexistenz hielt sie von Unechtem und Scheinbefriedigungen frei. — Ebenso liegt Martha Schmieders kraftvoll-enthusiastischer Natur alle Theatralik, alles nur auf Eindruck Berechnete fern. Ihr Sektierertum muß aus echter, ungeteilter religiöser Einstellung — wenn auch vielleicht auf psychotischer Grundlage —, nicht als eine Ersatzbildung, in die sie sich vor dem Leben flüchtet, verstanden werden (soweit das vorhandene Material darüber ein Urteil erlaubt). — Bei Ignatius Chr. meint Lange, daß er psychogen stark ansprechbar zu sein scheine, offenbar weil sich der Ausbruch der ersten Erkrankung an den Tod der Mutter anschließt, der für ihn das Scheitern von Wünschen der Ausbildung und des Berufs bedeutete, eine spätere Attacke sich an den Tod der Frau anschloß. Hält man diesen beiden Vorkommnissen die zahllosen, rein endogen entstandenen Phasen gegenüber, so schmilzt ihre Bedeutung zusammen, zumal weder charakterologisch noch innerhalb oder außerhalb der Psychosen entsprechende Merkmale deutlich erfaßbar sind. — Endlich fanden wir im Falle Gast eine Anzahl hysteriformer Symptome neben den oneiroiden Zuständen in die langdauernde, vielgestaltige Erkrankung eingestreut. Der ursprünglichen und auch der genesenen Persönlichkeit, deren eingehende Analyse noch aussteht, scheinen sie fremd zu sein.

In diesem Zusammenhang wird man sich fragen müssen, ob psychogen-hysterische Phänomene wie bei Gast, die im Verlauf einer schweren, die Stellung der Person zur Welt und zu sich selbst erschütternden Psychose auftreten, ohne weiteres mit ähnlichen Reaktionen im Rahmen des nicht wahnhaft verfälschten Lebens gleichgesetzt werden können. Und wie verhält sich zu beiden der Fall, wo die ganze Erkrankung gleichsam von einem solchen Mechanismus umspannt ist (wenn wir die Bewußtseinsstörung in unseren Fällen einmal so deuten)? Neben der in den letzten Jahren etwas überbetonten sozialen Auffassung der Hysterie, die auch auf das größere Gebiet der psychogenen Formen überhaupt ausstrahlt, hat man interessante Erfahrungen auf dem Gebiet der Überlagerung somatischer Einzelstörungen mit psychogenen gemacht. Man weiß ferner, daß bestimmten Hirnkrankheiten (Tumoren, multiple Sklerose) eine Prädilektion zu den psychogenen Mechanismen zukommt, die dann wohl ähnlich wie diese Überlagerungen aufzufassen sind. Im Psychischen sind diese Dinge viel schwieriger und unübersichtlicher. Man scheut sich jedesmal, mit der unkontrollierbaren Erklärung bei der Hand zu sein, es handle sich um die Reaktion des noch erhaltenen Anteils der Psychose auf den Krankheitsvorgang. Ebensowenig wird man sich aber entschließen, aus dem Auftreten von Mechanismen, von denen man weiß, daß sie fast in jedem bereitliegen, ohne weiteres eine Anlage zu folgern, zu welcher diese zwar innere, verstehend-psychologische Beziehungen haben, mit der sie aber keineswegs tatsächlich regelmäßig verknüpft sind.

Unsere Übersicht kommt somit zu keinem einheitlichen Ergebnis: die Wirksamkeit psychogen-hysterischer Beimengungen für die Entstehung der traumartigen Zustände läßt sich eigentlich nur im Falle Antonie Wolf einigermaßen überzeugend stützen, wo die oneiroide Erlebnisform im jugendlichen Alter zusammen mit anderen Hysterismen bei einer Persönlichkeit auftritt, die auch Anlagemomente in der gleichen Richtung enthält. Bei den übrigen Kranken fanden wir vereinzelte Hinweise auf solche Einschläge von größerem oder geringerem Gewicht. In keinem Fall konnte das Erklärungsprinzip allein befriedigen. Ja, es läßt sich von unserem, allerdings kleinen Material aus eine Auffassung der amentiellen Psychosen beim manisch-depressiven Irresein als „hysterisch-manische Mischzustände" (Bumke) mit guten Gründen bestreiten. Sie zu verallgemeinern, wäre ebenso ein Hemmnis tieferer Erkenntnis wie das Vorgehen Schröders, der sich mit dem Schlagwort der „degenerativen" Einschläge zur Erklärung atypischer zirkulärer Erkrankungen begnügt.

3. Über die schizoiden Brüder und ihre Abstammung.

Ein erster Blick auf die Familientafeln der Gast legt die Annahme einer Kombination der Psychose Robert G.s aus verschiedenen Anlagen nahe. Besonders in der mütterlichen Familie häufen sich die anormalen Probanden. Im Mittelpunkt stehen die Psychosen bei Urgroßmutter, Großmutter und Mutter: während die erstere (I 2, Abb. 6) nach 11 Geburten erst jenseits des Klimateriums an anscheinend relativ leichten, periodischen Störungen litt, erkrankten Tochter (II 4) und Enkelin (III 2) beim ersten Wochenbett, jene an einer chronischen Psychose, die über ein Jahrzehnt Anstaltsbehandlung notwendig machte und über die wir sonst nichts Näheres wissen; diese an einer katatonen Schizophrenie, deren zwei Schübe jedesmal ein Puerperium provozierte. Über der präpsychotischen Persönlichkeit dieser Tochter zweier geisteskranker, blutsverwandter Geschwisterkinder liegt deutlich jener Hauch zukünftigen Zerfalls, den die Bezeichnung schizoid in erster Linie bedeuten sollte: bei vielfältiger, richtungsloser Begabung, zarter, ungeheuer labiler Affektivität ein Mangel des auch nur einigermaßen entsprechenden Naturells, eine groteske Unfähigkeit, das reiche Innenleben natürlich in Ausdruck und Kommunikation mit der Umwelt zu verwerten. So bleibt sie trotz günstiger äußerer Schicksale das tief unglückliche Wesen, das sie von Kind auf war, bis der Prozeß sie vollends zerstört. Vorübergehende depressive Phasen mit Selbstanklagen im Verlauf der Erkrankung haben bei dem konstitutionellen Mangel an Selbstvertrauen wohl nicht einmal pathoplastische Bedeutung.

Von besonderem Interesse ist die Mannigfaltigkeit undurchschnittlicher Menschen unter den Geschwistern ihrer Mutter und deren Nachkommen. Wir finden eine Fülle außergewöhnlicher Talente (künstlerische, und vor allem wissenschaftliche), teils durchaus anpassungsfähig und von großer, erfolgreicher Wirksamkeit nach außen (II 5 und 8), in einem Zweig mit einem Einschlag alkoholischer Lebensfreudigkeit (II 6, III 4, 5), ohne daß der soziale Rahmen gesprengt wurde; in einem anderen kombiniert mit völliger Unmöglichkeit, die Gaben zur adäquaten Entfaltung und Wirkung zu bringen (II 7, III 11). In dieser letzten Seitenlinie kommt auch wieder eine chronische Psychose auf dem Boden einer Imbezillität vor. Endlich ist wohl auch Karoline (II 4) eine besondere Stellung zuzuweisen, der sonderbaren Erzieherin der beiden Brüder, die nach den Beschreibungen wahrscheinlich als eine konstitutionell-hypomanische Debile angesehenwerden muß. Drei Selbstmorde, mehrere unglückliche Ehen dürfen wohl auch im Sinne jener geringen Fähigkeit, sich durchzusetzen und anzupassen, gedeutet werden.

Interessanterweise bestehen nun in der Familie von Gasts Vater (genauer in deren mütterlichem Zweig) ganz ähnliche Abwegigkeiten, wenn auch nicht so gehäuft, während die eigentlichen Psychosen fehlen. Auch hier Überbegabungen, die ihren Weg machen (III 6, 11) neben uneinheitlichen, anpassungsunfähigen Charakteren (II 4, 6, III 8), auf die noch näher einzugehen sein wird; in einer Seitenlinie Alkoholismus, der aber hier Anstaltsbehandlung notwendig macht (III 2, IV 1). Endlich sei die Paralyse des Vaters (III 6) als hier nicht weiter belangvoll erwähnt, auf die wohl die organische Psychose der Halbschwester (IV 4) (juvenile Paralyse? symptomat. Epilepsie bei Lues cerebri? oder ähnliches) zurückzuführen ist.

Aus einer Erbtafel mit solcher Häufung der belastenden Momente irgendwelche Folgerungen über die Art der Mischungsanteile der Psychose unseres Hauptfalles zu ziehen, scheint uns unmöglich; es sei denn, daß man sich auf ganz allgemeine Feststellungen beschränkt: daß die beiderseitige Belastung, die in den Eltern Gast zusammentrifft, sich offenbar summiert habe, wobei die Mutter durch ihre Abkunft wahrscheinlich bereits eine zweifache krankhafte Anlage in sich vereinigte. Oder man kann vermerken, daß die Neigung zur Periodizität der geistigen Störung von der Urgroßmutter (unter Überspringung der Großmutter) an die Mutter weitergegeben, von dieser aber direkt auf den Sohn übertragen wurde. Ferner, daß die manisch-depressive Erbkomponente, abgesehen von dieser Periodizität, relativ sehr gering vertreten ist, wenn man überhaupt die debil-aktive Tante Karoline und die trinkfreudigen Onkels und Großonkels hierher rubrizieren will. Endlich wären noch als weitere negative Ergebnisse festzuhalten: einmal das Fehlen charakteristischer psychogen-hysterischer Erkrankungen und sicher hysterischer Charaktere, nur von einer sonderbaren alten Jungfer (III 6, Abb. 6) wird das Wort im Laiensinn gebraucht. Und weiterhin die geringe Ähnlichkeit der in der Familie vorhandenen schweren Psychosen untereinander, soweit wir sie kennen. So gibt es auch nichts den oneiroiden Zuständen G.s Vergleichbares in der Krankengeschichte der Mutter, und die Annahme eines familiären Erkrankungstyps, der bei der Familie Wolf und im Falle Rychlinskis wahrscheinlich war, entfällt.

Die differential-diagnostisch-klinische Aufklärung, welche die Kenntnis der Heredität hier vermittelt, ist demnach einigermaßen dürftig, und die Ansicht

Rüdins von der relativen klinischen Wertlosigkeit der Stammbäume mit gehäufter Belastung wird bestätigt. Andererseits wird man sich fragen, ob nicht bei der kombinierten Belastung vielfach die Verhältnisse ähnlich unauflösbar werden, wenn man mit geschwisterreichen Generationen arbeitet, deren Glieder im einzelnen gut bekannt sind. Gerade diese letzte Vorbedingung ist aber bei der Suche nach Erbregeln doch vor allen anderen zu erfüllen. —

Wohl aber kann die Kenntnis der Erbtafel der Vertiefung der charakterologischen Erfassung Gasts und seines Bruders dienlich sein, für uns eine willkommene Gelegenheit, einmal die Varianten dessen, was man unter schizoid zusammenfassen könnte, an wenigen Fällen zu vergleichen. Vielleicht wird die Eigenart der Psychose des Hauptfalles, besonders auch die oneiroiden Zustände von hier aus zugänglicher. — Nach Kretschmers intuitiv gesehenen Typen, denen in ihrer Gesamtheit nicht entfernt die innere Geschlossenheit eignet wie den cycloiden, und nach Bleulers[1]) gedankenreichem Vortrag, durch den leider die Gefahr einer auflösenden Relativierung des Begriffs schizoid deutlich sichtbar wird, hat man wieder einmal das Bedürfnis, sich in concreto zu vergewissern, wie jene Schizoiden eigentlich beschaffen sind, für deren Wesen es nach Bleuler bezeichnend sein soll, daß sie „sich (noch) nicht allgemein charakterisieren‘‘· lassen. Dabei wäre es natürlich verfehlt, hierzu alle in den Gastschen Erbtafeln vermerkten Sonderlinge, deren Art und Schicksale uns vielfach nur oberflächlich bekannt sind, einfach als Schizoide heranzuziehen. Wir können es doch z. B. nicht ausschließen, daß die beiden sozial gescheiterten Lebensläufe in der mütterlichen Familie, Fritz' (II 7, Abb. 6) und seines Sohnes Konrad (III 11), zum größten Teil Auswirkung von Erziehung und Milieu sind. Beide wurden in Berufe gezwungen, die ihren Begabungen nicht entsprachen, Konrad obendrein noch von dem selbst nicht berufsfähigen Vater. Gerade Konrads Lebensgang mit der Flucht nach Afrika, wo er seinen Passionen leben will, es aber nach außen zu nichts Rechtem bringt, der Heimkehr und Verärgerung nach literarischem Mißerfolg wäre ohne Heranziehung von abwegigen Anlagemomenten plausibel zu deuten. Das ist aber nicht mehr als eine Vermutung. Man müßte das Kräftespiel der Strebungen und Widerstände in seinem Dasein, müßte vor allem auch seine naturphilosophischen Werke kennen, wenn man ihn irgendwie bindend zuordnen wollte.

Überhaupt scheint uns die Wegrichtung der Untersuchung verfehlt, wenn sie von den weniger genau erfaßbaren Verwandten ausgehend zu den beiden Brüdern, deren Charakter am besten bekannt ist, vorschreiten wollte. Vielmehr dürfen wir umgekehrt hoffen, daß vielleicht von Gast und seinem Bruder, die wir in persönlicher Untersuchung mit möglichster Eindringlichkeit kennenzulernen bestrebt waren, einiges Licht auf die Originale der Familie fällt.

Auch bei ihnen darf der konditionelle Einfluß der Erziehung unter dem denkbar ungünstigen Einfluß in dem Hause der abnormen Großtante Karoline nicht übersehen werden. Da er sie beide ungefähr im gleichen Umfang traf, kann er bei einer Vergleichung unberücksichtigt bleiben.

Seine Wirkung auf die Gestaltung der Persönlichkeit Kurt Gasts werden wir schwerlich groß anzuschlagen haben. Sein Wesen ist, auch nachdem

---

[1]) Die Probleme der Schizoidie u. der Syntonie. Zeitschr. f. d. ges. Neurol. u. Psychiatrie Bd. 78, S. 373.

er sich äußerlich und innerlich von der „Weiberwirtschaft" freigemacht hatte, völlig das gleiche geblieben, und die Züge, welche die Kontur seines Charakters bestimmen, haben sich seit der Kindheit nicht nennenswert verschoben.

Von den Struktureigentümlichkeiten seines Charakters hält sich die Lebensgrundstimmung in einer unausgesprochenen Mittellage, das Naturell ist durchschnittlich, eher günstig; diese Feststellung steht in einem scheinbaren Widerspruch zu der Beschreibung seines Auftretens (S. 195), der sich nach der Analyse des Charakters auflösen wird. Das Temperament ist ausgesprochen leicht reagibel, aber von auffallend geringer Nachhaltigkeit der kurzen, heftigen Reaktionen. Diese Gefühlsreaktionen, deren Kraft ebensoschnell versiegt, wie sie im Anlauf zu einer beträchtlichen Höhe anschwellen, haben gegenüber der formalen Willensveranlagung das Übergewicht. Daneben tritt oft ein eigentümlich starrer, schematischer Wille hervor, der zu maßlosen, überkompensierenden Handlungen führt.

Das wird erst voll verständlich, wenn man die qualitativen Grundlinien der Persönlichkeit aufzeichnet. Hier überwiegt ganz die negative, aus mangelndem Selbsterhaltungstrieb erwachsende Selbsthingabe (vgl. Klages' System der Triebfedern): im Mittelpunkt auf die Wirkung aller anderen Eigenschaften ausstrahlend steht die Schwäche, ja das Fehlen der Selbstsicherheit. Verlaufen alle anderen gefühlsentsprungenen Strebungen in einer rasch aufsteigenden und schnell absinkenden Kurve, so hält sich das Selbstgefühl auf einem dauernd gleich niedrigen Niveau. Dieser von Gast selbst immer wieder schmerzhaft vermerkte, ständige Selbstzweifel, der aus jedem Erlebnis neue Nahrung zieht, ist einer der bestimmenden Faktoren seines Schicksals. Die Erschöpfbarkeit der affektiven Regungen, die wohl zum Teil auf die Schwäche aller vitalen Triebe zurückgeht, ist die eine Quelle, die dieses Insuffizienzgefühl nie schwinden läßt. Die andere ist eine gutmütige Arglosigkeit, eine naive Unvernünftigkeit in allen Dingen der Realität. Mit dem von Klages vorgeschlagenen Terminus „Mangel an Wirklichkeitssinn" wird das, was hier gemeint ist, nur zum Teil bezeichnet. Es handelt sich um eine Unfähigkeit zur Opportunität, zu Konzessionen, um etwas, was dem nahekommt, was man Fanatismus nennt, wenn größere seelische Kräfte dahinterstehen. Denkt man an die Maßlosigkeiten, mit denen Gast seinen Mangel an Selbstvertrauen zu übertäuben versucht (Alpenreise, Turnerschaft), so wird einem die Nachbarschaft des Fanatismus plausibel.

Die willensmäßigen Korrelate des fehlenden Selbstgefühls sind seit der Jugend die gleichen geblieben: bald fügt er sich bedingungslos irgendwelchen Autoritäten und versteift sich in der einmal eingeschlagenen Richtung, auch wenn er ihr Opfer wird, bald ist es eine vorübergehend aufgeflaute Gefühlsregung, die er krampfhaft festhält, und der er in allen Konsequenzen nachgeht. Der stark ethische Grundzug bei der Auswahl dieser Gegenstände seiner Hingabe bedarf noch besonderer Hervorhebung. Nie packt er etwas nur im Hinblick auf äußeren Erfolg oder aus anderen egoistischen Motiven an. Und doch ist jeder Mißerfolg ein neuer Stachel in der Wunde seines Selbstgefühls. Aber er lernt auch nichts aus den Enttäuschungen, weil seine Selbstkritik nur immer wieder in das Sammelbecken der Selbstunsicherheit fließt und keine positive, aufbauende Wirkung zu entfalten vermag. Die Frage, wieviel an dieser Selbstunsicherheit „objektiv" begründet, wieviel Selbsttäuschung sei, ist schwer zu beantworten. Wie stets bei solchen reflexiven Vorgängen wirkt auch die Täuschung zersetzend auf ihren Gegenstand.

Die regelmäßig durch reale Mißerfolge ausgelösten Krisen dieser Selbstunsicherheit, die offenbar zeitweise die Form körperlicher „nervöser" Beschwerden annahmen, sind auch heute noch „nervöse Zusammenbrüche", in denen er stundenlang weint, sein eignes Spiegelbild nicht anzusehen vermag und ersthaft verzweifelnd sich den Tod wünscht. Das alles ohne irgendwelche Demonstrationen und Theatralik. Darin zeigt sich nämlich wiederum, neben seiner ethischen Grundeinstellung, jener primäre Mangel an Realitätsanpassung: obwohl seine eigentümlich kernlose, sich in kurzen Affektanläufen erschöpfende Persönlichkeit, die oft weichlich-weibisch erscheint, geradezu nach einer Schale von Scheingefühlen verlangt, kommt es nicht zu unechten, hysteriformen Bildungen; alle Narkose, jede einlullende Selbsttäuschung liegt ihm fern. Allein der versteifte Wille, dessen Wirkung nach außen er völlig falsch abschätzt, ist vorübergehend sein Halt.

Es ist noch hinzuzufügen, daß aus der Kenntnis seiner Selbstunsicherheit heraus seine äußerliche Vernachlässigung, sein Auftreten und seine Redeweise durchaus verständlich werden und als adäquater Ausdruck seiner inneren Verfassung erscheinen, weshalb eine primäre Ausdrucksbehinderung wohl nicht vorliegt. Dafür spricht auch die Tatsache, daß Gast in der Fürsorgetätigkeit wirken konnte und dort relativ am arbeitsfähigsten war; daß er ferner in seinem Leben stets gesellig lebte, sich anzuschließen vermochte und manche Bekanntschaften über lange Zeit aufrechterhalten konnte; andere, wohl die Mehrzahl, sind bald an seinen rigorosen Schrullen zerschellt.

Der Versuch, Kurt Gast einem der schizoiden Bildnisse Kretschmers zuzuordnen, gelingt nicht recht. Er hat einzelnes vom „zerfahrenen Bummler": die äußere Nonchalance und Bedürfnislosigkeit, der soziale Abstieg bei glänzenden intellektuellen Fähigkeiten. Etwas näher steht er vielleicht noch dem „weltfremden Idealisten", dem dort geschilderten moralischen, kompromißfeindlichen Rigorismus. Vor allem trifft ihn die Wendung, daß er zu jenen Menschen gehört, die „in ihrer kindlichen Weltfremdheit, ihrer durchaus stoisch echten Bedürfnislosigkeit und Aufopferung etwas Rührendes" haben. Aber die eigentlich für sein Schicksal bestimmenden Züge, der ständige Selbstzweifel, die affektive Erschöpfbarkeit und die Formen ihrer Kompensation werden damit nicht erfaßt. Greift man auf die allgemeine Zergliederung der schizoiden „Temperamente" Kr.s zurück, so sind die Unstimmigkeiten eher noch größer. G. ist weder überempfindlich noch kühl, weder launenhaft noch gutmütig-lahm. Man kann seine „Temperamentskurve" auch nicht als „springend" bezeichnen, jedenfalls würde damit der charakteristische Mangel an Nachhaltigkeit seiner durchaus kräftigen, keineswegs überspannten oder sentimentalen oder elegischen Reaktionsweise nicht getroffen. Es lohnt sich nicht, das Abweichende im einzelnen weiter aufzuzählen, aufschlußreicher ist ein Vergleich der übereinstimmenden Züge. Der Autismus G.s, wenn man seine Unfähigkeit zu sozialer Einpassung und die Erschwerung, mit ihm in Kontakt zu gelangen, einmal so nennen will, hat drei Wurzeln: erstens die Selbstunsicherheit, die sein Auftreten beeinträchtigt und den Verkehr mit ihm erschwert; zweitens seine primäre Unvernünftigkeit in Dingen des realen Lebens und endlich jene Willensversteifungen, die wir als

Ersatzbildungen aus mangelndem Selbstvertrauen verstanden haben. Gerade in den Ersatzbildungen mit ihrer Schemasucht, der Neigung, die Situation auf die Spitze zu treiben, finden wir am ehesten Schizoides im Sinne Kretschmers. Aber diese enthalten doch nicht das innere Gerüst, sondern nur gleichsam die künstliche Stütze der Gesamtpersönlichkeit. Man kommt hier wie auch sonst zu dem Eindruck, daß uns in Kr.s Aufstellungen über die schizoide Persönlichkeit ein qualitativ sehr vielfältiges Oberflächenmosaik gegeben ist, das zwar zur Abgrenzung gegen das cycloide Gegenbild völlig ausreicht, hinter dem aber alles mögliche andere verborgen sein kann.

Im Rückblick stellt man mit Erstaunen fest, wie verhältnismäßig e i n h e i t - l i c h und g e s c h l o s s e n sich das Charakterbild dieses Schizoiden darstellt. Wir suchen vergebens nach einem Riß, der unvereinbare Widersprüche trennt, nach einer Abspaltung von Teilen der Person, die selbständig neben den anderen existieren. So können wir ihn auch nicht „disharmonisch" nennen, welch vieldeutigen Ausdruck Lange[1]) für seine Schizoiden gebraucht.

Noch weniger paßt er auf die ursprüngliche Artung des später erkrankten Robert Gast, von dem unser Kapitel ausgeht. Er steht unbestreitbar von Haus aus dem gesunden Durchschnitt näher als Kurt. Die S t r u k t u r seines Charakters stimmt in vielen Punkten mit der des Bruders überein. Grund-stimmung, Reagibilitätsart, formales Überwiegen des Gefühls über den Willen decken sich ungefähr. Aber schon im Verhältnis von Wille zu Gefühl bestehen Unterschiede. Die Affekte sind trotz ihrer Erschöpfbarkeit kraftvoller, nach-wirkender und vermögen in die Willensregungen einzuströmen. Von den krampf-haften Willensversteifungen finden wir nichts. Es fehlt dazu die Voraussetzung, die zentrale Selbstunsicherheit, die für Kurts Existenz bestimmend ist. Zwar ist das Selbstgefühl unseres Kranken keineswegs durchweg festbegründet und unerschütterlich: die „Furcht vor jeder Art von Inkonsequenz", die ihm nach seinem eigenen Geständnis Motiv ist, weist deutlich auf mangelndes Selbst-vertrauen. Fehlt ihm vielleicht nur des Bruders Ehrlichkeit gegen sich selbst, dessen maßlose Selbstkritik, um sich den vorhandenen Selbstzweifel einzu-gestehen? Sicher ist Kurt aufrichtiger in der Selbstprüfung, wie überhaupt seine wahrhaftige und ethische Grundhaltung bei Robert vermißt wird. Aber ausschlaggebend ist das viel stärkere Hervortreten der S e l b s t e r h a l t u n g s -s e i t e des q u a l i t a t i v e n C h a r a k t e r s gegenüber dem Trieb zur Selbsthingabe. Die Autoritätssucht, das ängstliche Sichanklammern an Traditionelles, das Sicheinpassen in das, was üblich ist, treten wohl bei manchen Gelegenheiten in Erscheinung, das alles spielt aber für die Lebensgestaltung nicht die ausschlag-gebende Rolle. Von Jugend auf treten selbständige Strebungen hervor, die aus dem auch in seiner vitalen Triebhaftigkeit kräftigeren Zentrum der Persönlichkeit strömen. Seine Gefühle sind gesättigter, er vermag sich ihnen hinzugeben, zu schwärmen, zu verehren, sich zu begeistern. Der frühreife Knabe vermißt die Resonanz dieses Gefühlslebens in den Unterrichtsstunden, ein ungestillter Tätig-keitsdrang erfüllt ihn, wo er genötigt ist, sich rezeptiv zu verhalten. Dieses Über-schäumen, das von dem Durchschnitt des Jünglings während und nach der Pubertät kaum abweicht, macht dann einer bewußten Einordnung in den spe-

---

[1]) Periodische, zirkuläre und reaktive Erscheinungen bei der Dementia praecox. Zeitschr. f. d. ges. Neurol. u. Psychiatrie Bd. 80, S. 200. 1923.

zialistischen Universitätsbetrieb Platz, wie er auch später, als er den Konflikt zwischen religiöser Innerlichkeit und Amt nicht für sich zu lösen vermag, den mit Neigung ergriffenen Beruf willentlich aufgibt und umsattelt. Aus diesen und vielen anderen Entscheidungen spricht eine „Vernünftigkeit", eine Tendenz zur Selbstbewahrung, die dem älteren Bruder abgeht. So wird die merkwürdige Tatsache verständlich, daß der fast ein Jahrzehnt durch schwere Psychosen völlig ausgeschaltete Robert sich heute in einer erträglichen sozialen Position befindet und sein Vermögen noch besitzt, während der „gesunde" Bruder unaufhaltsam zum Bettler herabsank.

Seine psychophysische Konstitution steht im ganzen dem psychasthenischen Typus, wie wir ihn bei dem Forelschen Fall geschildert haben, näher als diejenige Kurts, dessen Zusammenbrüche sich mehr im Geistigen abspielen. So erholt er sich in den Erschöpfungszuständen (vor der Psychose) relativ schnell, vielfach, indem er bewußt das Nächstliegende selbst ergreift und sich daran aufrichtet (Lahmann, Italien), während die inneren Kämpfe, wie er in der Selbstschilderung mehrfach betont, unausgetragen bleiben.

Diese allenthalben sichtbare natürliche Vernünftigkeit überwindet auch die Wirkung eines wenig günstigen Naturells, durch das er sich vom Bruder nach unserem Eindruck unterscheidet. Er begrub offenbar schon in der Jugend vieles unausgesprochen in sich, schoß in seinen Gefühlsäußerungen oft über das Ziel hinaus, seinen Selbstschilderungen mangelt vielfach anschauliche Lebendigkeit, und seine Art, im alltäglichen Verkehr seine Vielwisserei auszubreiten, sprechen neben manchen anderen Einzelzügen in diesem Sinne.

Ist Robert G. überhaupt schizoid? Diese Frage ist unumwunden zu bejahen, wenn man mit Kretschmer nur damit sagen will, daß er nicht cycloid ist. Das ist diagnostisch nichts Geringes, denn man wird künftighin die Erschöpfungszustände und Verstimmungen eines Menschen von Gasts Charakter mit einer gewissen Wahrscheinlichkeit nicht mehr als cyclothym beurteilen und, wenn die Psychose ausbricht, nicht an eine manisch-depressive Erkrankung denken. — Dagegen wird man schwerlich behaupten wollen, daß einer Anlage und einer Jugendentwicklung von Robert Gasts Art unumgänglich der schizophrene Prozeß folgen müsse. Jeder kennt in Familien alter Kultur, in denen es keine Schizophrenen gibt, ähnliche jugendliche Psychastheniker, die nie geistig erkrankt sind. — Endlich ist aber auch mit guten Gründen zu bezweifeln, ob Robert G. ohne Krankheitsschübe ein Schizoider in sozialem Sinn, nach der Art seines Bruders, geworden wäre. Wie er in der Knaben- und Jünglingszeit mit seinen äußeren und inneren Schwierigkeiten fertig geworden ist, das spricht ebenso dagegen wie seine Anpassungsfähigkeit zwischen und nach der Psychose.

Wir sind damit bereits bei der Persönlichkeit nach den Erkrankungsschüben angelangt und legen uns die Frage vor, ob und welche Veränderung an ihr festzustellen sei. Diese ist, wie in vielen solcher Fälle, schwer faßbar, obwohl man unmittelbar die Spuren des zerstörenden Prozesses zu spüren meint. Am deutlichsten ist die Ausschaltung der Selbstreflexion, die Gast selbst als zum Teil bewußt hinstellt. Arbeiten, Sichdurchbringen, Sichaufrechterhalten, Alsvollwertiggelten sind die Lebensziele eines Menschen geworden, der zuvor um Lebensformung von innen heraus, um Klärung im Weltanschaulichen leidenschaftlich kämpfte. Sicher muß der jetzige Zustand als der „gesündere" vom

Standpunkt der Anpassung gelten, sicher gehen viele ohne Erkrankung, ja ohne deutliche Krise diesen Weg. Aber bei der intellektuellen Beweglichkeit und affektiven Lebendigkeit — auch diese ist keineswegs ganz erloschen, wenn auch gedämpft — empfindet man diesen Mangel an innerer Gereiftheit, an Abgeklärtheit der Grundeinstellungen zum Dasein schwer. Sein sozial eingepaßtes Leben wirkt wie eine Fassade, hinter der er ohne ordnendes Prinzip Kenntnisse häuft. Indem er ängstlich bemüht ist, die errungene Position zu wahren und zu verbessern, hat seine ganze Existenz einen beschränkten und kleinbürgerlichen Anstrich bekommen, der zu seinen Fähigkeiten und seiner wissenschaftlichen Ausbildung seltsam kontrastiert. Nicht nur der Überschwang seiner Jugend, auch die zarte Empfindsamkeit für Menschen und Dinge ist verlorengegangen. Seine Gutmütigkeit hat nichts mit der lebendigen, opferfreudigen Güte des Bruders gemein. So tut er auch nur das Unumgängliche für diesen, der jetzt seiner Hilfe bedürfte.

Erstaunlich ist die Gleichmäßigkeit und das Ausmaß seiner Arbeitskraft. Die frühere Erschöpfbarkeit hat sich nicht mehr bemerkbar gemacht, was er selbst auf die maßvolle Vorsicht seiner gleichförmigen Lebensführung zurückführt. Alles in allem wirkt sein Wesen eigentümlich schemenhaft und glanzlos gegenüber den Schilderungen aus der Zeit vor der Psychose. Mag dafür auch zum Teil das Milieu verantwortlich sein, mag das Gespenst der Krankheit, das er noch hinter sich stehen fühlt, ihn zum Teil lähmen (möglicherweise würde man bei längerem Zusammensein auch noch greifbare Restsymptome feststellen können): auch unmittelbar scheint uns die Persönlichkeit in ihren feinsten und tiefsten Bestandteilen beeinträchtigt.

Kehren wir jetzt zu den Sonderlingen der Familie zurück, so sehen wir manches klarer, soweit die wenigen Stichworte, die uns jeweils von den einzelnen Individuen Kenntnis geben, ein Urteil erlauben. Der berufsunfähige, kränkelnde Onkel (Vatersbruder) Hans (III 8, Abb. 7) rückt in die Nähe Kurts; seinen technischen Studien gelang der „ewige Kalender", so wie Kurts philantropische Tätigkeit vorübergehend schönen Erfolg hatte, der aber nur kurz vorhielt. Kurts Selbstunsicherheit und vitale Triebschwäche spiegelt die Jugend der Mutter, die im übrigen in vielen Zügen sonst dem zweiten Sohne Robert gleicht. Das mangelnde Selbstvertrauen findet sich aber auch bei der Großmutter väterlicherseits (II 4), die die Erziehung ihrer Kinder nicht auf sich zu nehmen wagt. Sie hat in der Art und Weise, wie sie von den schweren Schicksalen in der Familie des Sohnes ungerührt bleibt, etwas von der fanatischen Prinzipiensteifigkeit, an die Kurts Wesen grenzt. Auch ihr „unberechenbarer" Bruder (II 6), der infolge unordentlicher Wirtschaft fallierte, erinnert an seinen Großneffen Kurt. Eine Zuordnung der beiden vorwiegend in Betracht kommenden Sonderlinge aus der mütterlichen Familie möchten wir auch jetzt nicht wagen. Die Unterlagen sind zu spärlich, unmittelbar einleuchtende Analogien bestehen nicht. —

Auf der Suche nach den Ursachen der oneiroiden Erlebnisform hat hier weder die erbwissenschaftliche noch die charakterologische Analyse ein eindeutiges Ergebnis zutage gefördert. Robert G. spricht einmal gelegentlich der Besprechung des Selbstberichtes davon, er habe in Zeiten gehobener Stimmung in der Jugend „zu verschwommenen, phantastischen Träumereien geneigt".

Als wir ihn neuerdings danach frugen, erklärte er uns, es habe sich dabei um Weltverbesserungsideen, große Lebensziele und dgl. gehandelt. Von den Tagträumereien und dem phantasiereichen Spiel der ersten vier Fälle wußte er nichts.

Durchmustert man noch einmal die Persönlichkeit daraufhin, so findet man bei Robert Gast doch manche Züge, die dem hysterischen Charakter zugerechnet werden können: der Gefühlsüberschwang in der Jugend; die starke Abhängigkeit des seelischen Gesamtzustandes von der Körperverfassung und umgekehrt die Beeinflußbarkeit des körperlichen Befindens von stimmungsmäßigen Momenten; weiterhin die Neigung zur Verdrängung innerer Konflikte und des Triebhaften überhaupt und damit einhergehend eine Anpassungsfähigkeit an die äußeren Verhältnisse, die stellenweise den Eindruck des Unechten machte. So gesehen, erinnert das Bild doch deutlich an Auguste Wolf, wenn auch die ähnlichen Einzelzüge dort in eine andere Gesamtstruktur des Charakters eingebettet sind. Und es wird vielleicht auf diesem Wege erklärlich, daß gerade bei diesen beiden Fällen innerhalb der Psychose hysteriforme Mechanismen auftreten.

Auf der anderen Seite ist es bei Gast so wenig wie im Hauptfall des zweiten Kapitels möglich, die oneiroide Psychose als eine verständliche Reaktion dieses Charakteranteils auf ein äußeres oder inneres X aufzufassen. Vielmehr liegt es nach den Darlegungen im vorigen und in diesem Kapitel nahe, anzunehmen, daß diese Anlage, welche sich auch in den eben genannten Persönlichkeitszügen manifestiert, pathoplastisch in der oneiroiden Erlebnisform hervortrete. Daß die unbekannten Schädlichkeiten der zirkulären oder schizophrenen Erkrankung an jener umschriebenen Stelle des Gehirns, wo wir uns die Regulation des Wachbewußtseins dachten, angreift und es so zum oneiroiden Zustand kommt, kann wenigstens in diesen beiden Fällen mit jener anormalen psychophysischen Anlage zusammenhängen. Stimmt man dem zu, so wäre die nächste Aufgabe, dieser Anlage vielleicht auf dem Wege experimenteller Giftversuche näherzukommen, sie schärfer und klarer zu fassen. Vielleicht ergibt sich dann auch für die übrigen Fälle eine Aufklärung der ungewöhnlichen Psychosenform.

Zweiter Teil.

Siebentes Kapitel.

1. Zur Differentialdiagnostik der „funktionellen" Psychosen.

In einem vielbeachteten Vortrag dieses Titels ist Wilmanns[1] 1907 für die größere diagnostische Bedeutung der manischen und depressiven Symptomenkomplexe gegenüber den katatonischen eingetreten. Diese Ansicht hat vielfach Widerspruch hervorgerufen, und besonders Urstein[2] ist mit gewaltigen Materialanhäufungen dagegen Sturm gelaufen. Während man nun sagen kann, daß die diagnostische Bewertung katatoniformer Symptome ganz im Sinne der damaligen Ausführungen erheblich gesunken ist, hat die als Wechselwirkung geforderte höhere Einschätzung manisch-depressiver Zeichen sich nicht halten lassen.

---

[1] Zentralbl. f. Nervenheilk. Bd. 30, S. 569. 1907.
[2] Die Dementia praecox usw. Wien 1909; Manisch-depressives und periodisches Irresein als Erscheinungsform. Wien 1912; Spätpsychosen. Wien 1913.

Das erscheint uns heute nicht weiter merkwürdig; ja im Gegenteil, es muß den unbefangenen Beobachter verblüffen, mit welcher Selbstverständlichkeit von Kräpelin und seinen Schülern Dementia praecox und manisch-depressives Irresein als gleichwertige Gegenspieler in dem differentialdiagnostischen Hin und Her auftraten. Nachdem sich nämlich im Laufe der Jahre die diagnostischen Richtlinien gefestigt und eine allgemeine Gültigkeit erlangt haben, ist es besonders deutlich geworden, daß sich diese Grenzstreitigkeiten zwischen, schon rein zahlenmäßig, außerordentlich ungleichen Bezirken der psychiatrischen Wirklichkeit abspielen. Zufällig finden sich in der neueren Literatur einige Zahlen aus letzter Zeit, die, zu völlig anderen Zwecken mitgeteilt, diese Ungleichheit der Partner besonders eindringlich vor Augen führen: Nach Eduard Meier[1]) wurden in der Züricher Klinik aufgenommen:

1919: 647 Patienten, davon 323 Schizophrene (= 50%), 18 Manisch-Depressive (= 2,8%);

1920: 770 Patienten, davon 361 Schizophrene (= 47%), 13 Manisch-Depressive (= 1,7%).

Nun stellt die Züricher Klinik in bezug auf die Ausdehnung des Schizophreniebegriffs zweifellos ein Extrem dar. Aber auch Meier und Sioli[2]) fanden bei ihren Körperbaumessungen in der Bonner Anstalt unter 400 Patienten nur 18 sichere Manisch-Depressive gegenüber einer weit größeren, nicht angegebenen Zahl von Schizophrenien. Olivier[3]), der die Kranken der Anstalt Düren zu dem gleichen Zweck bearbeitete, hatte unter 150 nur 12 Manisch-Depressive. Aus der Heidelberger Klinik seien die Zahlen von 1920 und 1921 aufgeführt: es wurden aufgenommen:

1920: 939 Patienten, davon 247 Schizophrene (= 26,3%) und 57 Manisch-Depressive (= 6,1%).

1921: 961 Patienten, davon 256 Schizophrene (= 25,6%) und 57 Manisch-Depressive (= 5,9%).

Dabei sind nur die diagnostisch klaren Fälle berücksichtigt und der Rahmen des manisch-depressiven Irreseins möglichst weit gesteckt (Rückbildungsmelancholie, Cyclothymie, konstitutionelle Verstimmungen eingeschlossen).

Wenn sich auch mit dieser zahlenmäßigen Ungleichheit nicht viel beweisen läßt und manche berechtigten Einwände gegen eine Verwendung statistischen Materials in solchem Zusammenhang gemacht werden können, so macht sie einem doch eindringlich klar, welch ein verschobenes Bild entstehen muß, wenn man die beiden Krankheitsgruppen, wie Kretschmer, in seiner Körperbaulehre als ebenbürtige Partner zusammentreten läßt oder in ihnen, wie Kräpelin[4]), gleichwertige „Erscheinungsformen" sieht.

Erst recht tritt das Inkommensurable des Paares in Erscheinung, wenn ihre qualitative Stellung im System der Psychosen berücksichtigt, wie sie sich im

---

[1]) Die periodischen Jahresschwankungen usw., Zeitschr. f. d. ges. Neurol. u. Psychiatrie Bd. 76, S. 479.

[2]) Bemerkungen zu Kretschmers Buch: Körperbau und Charakter. Zeitschr. f. d. ges. Neurol. u. Psychiatrie Bd. 80, S. 439.

[3]) Der Körperbau der Schizophrenen. Zeitschr. f. d. ges. Neurol. u. Psychiatrie Bd. 80, S. 489.

[4]) Die Erscheinungsformen des Irreseins. Zeitschr. f. d. ges. Neurol. u. Psychiatrie Bd. 62, S. 1.

Laufe der Zeit herausgebildet hat. Während das manisch-depressive Irresein infolge seiner lückenlosen Übergangsreihe bis zu den Stimmungs- und Lebensgefühlsschwankungen der Norm den Psychopathien und den Exacerbationen psychopathischer Anlage immer näherrückte, behauptete die Schizophrenie stets ihre Sonderstellung, je nach der Schulmeinung in größerer oder geringerer Nähe der organischen Hirnleiden. Von den verschiedensten Standpunkten ausgehend haben z. B. Bumke und Wilmanns die manisch-depressiven Erkrankungen mit anderen psychopathischen Zuständen zur Gruppe der degenerativen Psychosen zusammengefaßt. Schwerlich werden die Schizophrenien in ihrer Gesamtheit Anschluß an eine ähnliche größere Gruppe gewinnen können, und andererseits sind alle Versuche, sie aufzuspalten und dann zuzuteilen, bisher fehlgeschlagen.

Dieser grundlegende Unterschied in der Stellung des manisch-depressiven Irreseins und der Dementia praecox, sobald man sie auf die Gesamtheit der psychiatrischen Welt projiziert, wird gegenwärtig wieder bis zu einem gewissen Grade verwischt: einmal dadurch, daß man unter dem Einfluß Freudscher Gedankengänge der Psychologie der Schizophrenie nahezukommen sucht, indem man ihre Neuroseähnlichkeit in den Vordergrund stellt; ferner aber, und damit im Zusammenhang, durch die Aufstellung des Schizoids, dem Bleuler und Kretschmer eine ähnliche Übergangsfunktion zur Norm zuweisen wie der Cyclothymie an der Seite des manisch-depressiven Irreseins. Dann hätte es ja keinen rechten Sinn mehr, die manisch-depressiven Störungen zu den psychopathischen in einem anderen, näheren Verhältnis zu sehen als die Schizophrenie. Im Gegenteil, man will ja sogar den größten Teil der Psychopathien in das Schizoid aufgehen lassen.

Wir glauben nun allerdings nicht, daß auf diesem Weg das Problem des Schizoids sich der Lösung nähern wird und daß auf solche Weise die Schizophrenie an ihren natürlichen Ort in einem diagnostischen Schema gelangen kann. Wie man die auch nach Bleulers Ansicht bis heute ungelöste Frage, was das Schizoid überhaupt sei, auf dem freilich mühseligen Weg charakterologischer Einzeluntersuchung in Angriff nehmen kann, haben wir oben an einem Beispiel zu zeigen versucht. Es liegt uns ferne zu bestreiten, daß sich der schizophrene Prozeß in der Verwandtschaft und bei Menschen der verschiedensten psychopathischen Anlagen entwickeln kann; aber es scheint uns verfehlt, diese auf dieselbe Ursache wie den Krankheitsprozeß zu beziehen, nur weil die Ursache beider Anomalien unbekannt ist. — So sehen wir bis heute nicht diese Reihe lückenloser Übergänge Schizophrenie-Schizoid-Durchschnitt, sondern es klaffen hier Sprünge; ein breiter zwischen dem Prozeß und der schizoiden Persönlichkeit, ein weniger breiter zwischen dieser und der Norm. Den ersteren näher zu kennzeichnen, ihn ins Bereich wissenschaftlicher Beschreibbarkeit zu heben, scheint uns heute noch nicht möglich. Es handelt sich nur um einen Eindruck, der im Einzelfall unmittelbar erfaßt und belegt werden kann, im übrigen aber nur vergleichsweise, bildlich zu schildern ist. Gerade die Gegenüberstellung der cyclothymen Übergänge ·zur Norm geben ein wirksames Gegenbild. Die Unterscheidung Kleists, der von autonomen und heteronomen Zuständen spricht, trifft etwas Verwandtes. Die unmittelbare Einfühlung scheint uns hier gewichtiger als die Ableitung von Einzelzügen, wie sie Bleuler unternimmt.

So bleibt für uns die wesensmäßige Unvergleichbarkeit der beiden Gruppen funktioneller Psychosen bestehen; und damit stehen auch der Annahme einer Überkreuzung oder Mischung der beiden Anlagen oder Formenkreise im einzelnen Fall theoretische Bedenken nicht entgegen. Gerade diesen scheinbaren oder wirklichen Mischungen, die doch offenbar recht verschiedener Struktur sind, muß unser besonderes Interesse gelten und in diesem Sinne möchten wir die vorausgehenden Kapitel als einen beschränkten Klärungsversuch aufgefaßt wissen.

Aber auch die Erörterungen früherer Jahre über die Differentialdiagnose behalten mit diesen Einschränkungen ihren Wert, besonders soweit sie mit Material belegt sind. Nachdem der Streit im Grundsätzlichen ausgetragen ist und die Erfahrung die Richtigkeit von Kräpelins Aufstellung der beiden Gruppen, allerdings auch ihre Ungleichartigkeit, erwiesen hat, ist das Grenzgebiet eine neue lockende Aufgabe für die Forschung. Die zahlreichen internen Kontroversen über solche Grenzfälle haben in der kasuistischen Literatur einen auffallend geringen Niederschlag gefunden. Es fehlte an Gesichtspunkten, unter denen solche Fälle hätten eine breitere Öffentlichkeit interessieren können, das einfache Entweder-Oder der Differentialdiagnose, das jeder Psychiater alltäglich selbst erlebte, schien unauflösbar und allzu dürftig. Erst mit dem Wiedererwachen des Interesses für die Psychologie des Einzelfalles und des Einzelsymptoms, mit der Einführung erbwissenschaftlicher und konstitutionspathologischer Betrachtungsweisen, mit dem daraus entstandenen Sinn für die Gliederungen des psychotischen Gesamtbildes (Freud, Bleuler, Jaspers, Kretschmer, Birnbaum) scheint wieder einmal die Möglichkeit gegeben, diesen Fällen ordnend näherzutreten.

Sieht man von den cyclopischen Auftürmungen von Krankengeschichten in den Büchern Ursteins ab, in welchen richtungs- und formlos Ungleichartiges zusammengehäuft ist und sich daher jeder weiteren Verarbeitung widersetzt, so bleibt an verwertbarem Einzelmaterial nicht viel übrig. Wir greifen zu dem uns Nächstliegenden, den in dem ebengenannten Aufsatz von Wilmanns kurz mitgeteilten Fällen, die wir katamnestisch weiterverfolgen konnten.

Sie sollen im folgenden ausführlicher mitgeteilt und ergänzt werden; dabei werden sich manche interessante Parallelen zu den Kranken der vorausgehenden Kapitel ergeben, und wir werden Gelegenheit haben, das dort Gefundene nach der diagnostischen und psychopathologischen Seite abzurunden und weiterzuführen.

*

Von den vier in der Wilmannschen Arbeit mitgeteilten Fällen müssen wir einen, den letzten, ausscheiden, weil uns die Lückenhaftigkeit der Krankengeschichte und der plötzliche Tod der Patientin mitten in der akuten Psychose es unmöglich macht, etwas eigentlich Neues zu dem Falle beizubringen, ihn eingehender zu analysieren und einzureihen.

Es handelt sich um eine 1876 geborene jüdische Kranke, über deren Familie nichts Genaueres bekannt ist. Sie erkrankte erstmals im 23. Lebensjahr mit einem kurzdauernden Verwirrtheitszustand, an den sich eine manische Phase anschloß. Nach 2 Monaten wurde sie bereits wieder aus der Klinik entlassen, etwa ein Jahr später trat ein ganz ähnlicher Verwirrtheitszustand auf, der zunächst stark mit manischen Elementen durchsetzt war. Die

Verwirrtheit nahm zu. Die Kranke war vorübergehend in einem ängstlichen, dämmerigen Zustand; danach einige Zeit anscheinend völlig apathisch, woran sich ein mehr reizbar-melancholisches Stadium anschloß. Ähnliche Psychosen führten sie in den folgenden Jahren noch mehrfach in die Klinik. Unter diesen offensichtlich auch ganz reine Formen manischer und depressiver Art. Sie war dann 8 Jahre lang, von ihrem 29. bis zum 37. Lebensjahr, völlig gesund. Auch von Stimmungsschwankungen in dieser Zeit ist nichts bekannt. Dann trat plötzlich 1904 der Zustand depressiver Erregung auf, dessen Verlauf Wilmanns kurz beschrieben hat. Das Bild erstarrte immer mehr, das einförmig jammernde Geschrei stereotyp wiederholter Satzbruchstücke blieb über Jahre hinaus die einzige Äußerung der sonst völlig unzugänglichen Kranken. Nach über 3jährigem Aufenthalt in der Klinik kam sie in eine Heil- und Pflegeanstalt, wo sich ihr Zustand bis zu dem $^1/_2$ Jahr später eingetretenen Tod nicht mehr änderte. Auch dort schrie sie stundenlang weithin hallend. Zwischen den, dem Sinne nach völlig unverständlichen Satzbruchstücken äußerte sie immer wieder einzelne melancholisch-nihilistische Wahninhalte.

Von der Kranken existiert eine, nach der zweiten Psychose mit großer äußerer Sorgfalt verfaßte Schilderung ihrer ersten Erkrankung. Inhaltlich ist sie wenig interessant, da sie eigentlich nur von den äußeren Vorkommnissen handelt und von psychotischen Erlebnissen nur wenig berichtet. Immerhin würde man nach der Art und Weise, wie sie von der Mitwirkung ihres freien Phantasiespiels bei der Entstehung wahnhafter Verkennungen usw. berichtet, schwerlich daran denken, daß es sich etwa dabei um einen schizophrenen Schub gehandelt haben könnte. Es dürfte hier ein Fall vorliegen, bei welchem wie bei Antonie Wolf eine besonders starke optische Vorstellungsbegabung für die Form der Psychose mitbestimmend war. Doch lassen sich darüber leider nur Vermutungen äußern, da das Material in jeder Beziehung unvollständig ist.

Die übrigen Fälle geben wir in der Reihenfolge der Wilmannsschen Publikation wieder.

2. Der Fall Leniev.

a) Die Familie.

Gisela Leniev wurde am 22. I. 1873 als die Tochter eines ungewöhnlich tatkräftigen und erfolgreichen Fabrikanten in den baltischen Provinzen geboren. Die väterliche Familie (Abb. 8) ist außerordentlich zahlreich und in ihren einzelnen Gliedern einigermaßen gut bekannt. Die Angaben stammen teils von der Kranken selbst, die noch jetzt ein vorzügliches Gedächtnis für die Namen und Schicksale der zahlreichen Vettern und Basen und ihre Nachkommenschaft hat, teils sind sie von einer Cousine bestätigt und ergänzt, die sich für die Familiengeschichte besonders interessiert.

Der Großvater väterlicherseits (I 1, Abb. 8) war wie seine Frau jüdischer Abkunft. Beide traten erst nach der Heirat zum Christentum über. L. stammte aus ganz kleinen Verhältnissen, begann als 30jähriger Medizin zu studieren und war späterhin ein sehr beliebter Arzt in einem kleinen Ort in Kurland. Er war von fröhlichem Temperament. Er soll zahlreiche Geschwister gehabt haben, über die nichts Näheres in Erfahrung zu bringen war. Seine Frau, die von der ganzen Familie verehrt als 95jährige gestorben ist, hat ihm 13 Kinder geboren. Diese Großmutter (I 2) muß eine ungewöhnlich energische, zielbewußte Frau gewesen sein. Sie galt als humorlos, von einem gesunden Egoismus, hatte aber viel geistige Interessen. Trotz der zahlreichen Kinder, deren Erziehung nach dem frühen Tod des Mannes allein in ihrer Hand lag, fand sie Zeit, diese zu betätigen. Auf ihre Geschwister wird unten zurückzukommen sein.

Der älteste Bruder des Vaters unserer Kranken (II 1) war ein ernster, „fast melancholisch“ veranlagter Mensch, der oft an sich und der Welt verzweifeln wollte. Trotzdem hat er sich aus schwierigen Verhältnissen heraufringen können. Von seinen beiden Kindern erkrankte die jüngere Tochter (III 2) nach Scharlach an „Hirnentzündung“ und blieb danach geistig zurück. Sie lebt jetzt in Mitau in einem Altersheim.

Der zweite der Geschwisterreihe (II 2) hatte als Student einen „ausgesprochen depressiven Zustand“. Er bildete sich ein, an einer tödlichen Krankheit zu leiden, tuberkulös, von einem tollen Hund gebissen zu sein. Diese hypochondrischen Ideen schwanden nach einiger Zeit, seitdem ist Ähnliches nicht mehr aufgetreten. Er hat seinen Beruf einwandfrei

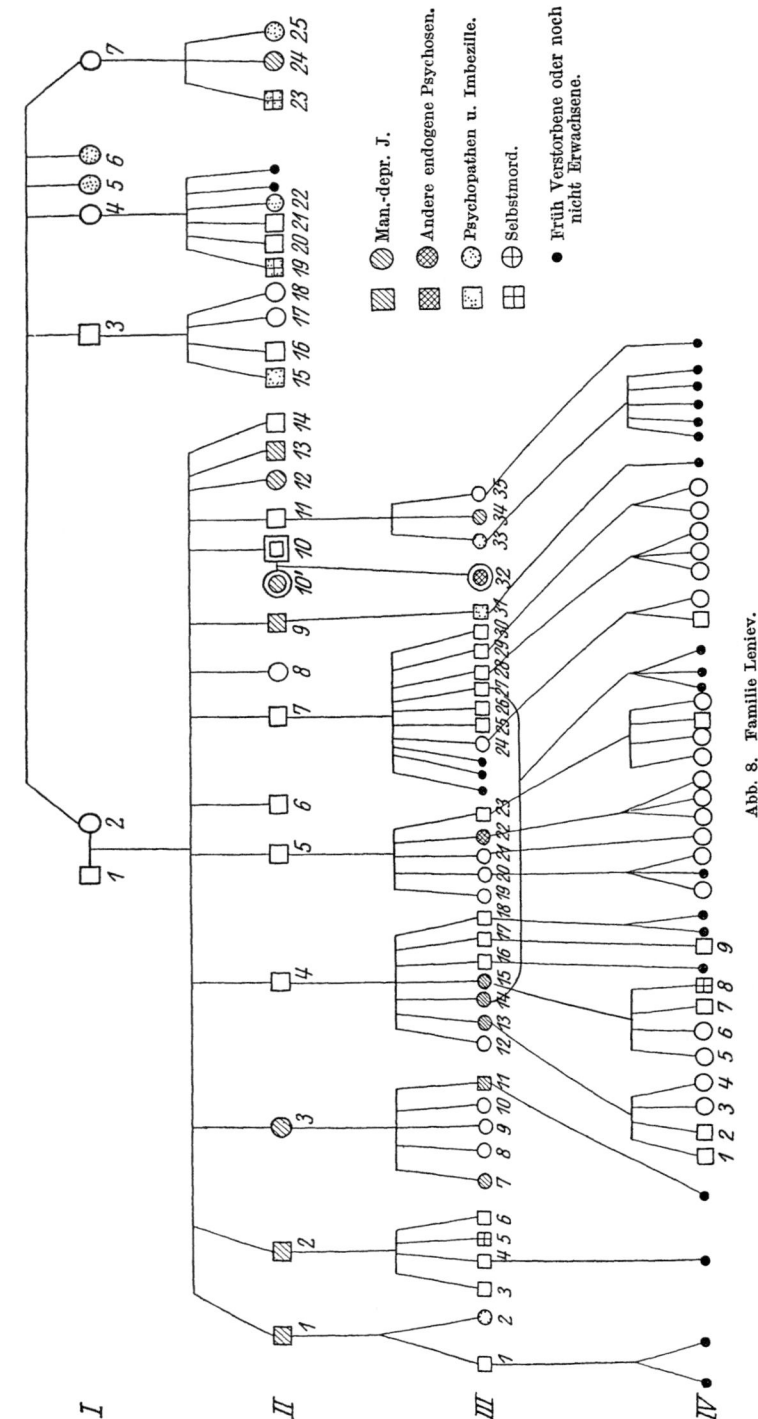

Abb. 8. Familie Leniev.

ausgefüllt, blieb gleichmäßig und zufrieden und lebt noch als hoher Achtziger durch die Umwälzung völlig verarmt in Nishnij Nowgorod. — Einer seiner Söhne (III 5), der sich schon unter der zaristischen Herrschaft politisch betätigt und in Haft gesessen hatte, hat sich im bolschewistischen Gefängnis auf schreckliche Weise entleibt. Sein Bruder (III 6), begabt, aber faul, brachte es erst nach längerer Zeit zur juristischen Prüfung, ist aber jetzt als Rechtsanwalt tätig und unterstützt die Eltern.

Es folgt Wilhelmine (II 3), die an einer einwandfrei zirkulären Erkrankung litt. Sie war bis zum 42. Lebensjahr gesund, eine tüchtige, aktive Person, die ein großes Haus ausmachte und zum Teil noch die Kinder der Geschwister mit den eignen erzog. Von da an traten periodische Schwankungen nach der depressiven Seite auf, zum Teil regelmäßig im Frühjahr und Herbst. Sie war dann zunächst streitsüchtig, dann traten Kleinheitsideen auf, sie war schlaflos, kam körperlich sehr herunter und machte Selbstmordversuche. Zweimal war sie in der Dorpater Anstalt untergebracht, einmal in einem Sanatorium. Die anderen Phasen machte sie zu Hause durch. Sie blieb bis ins hohe Alter sehr jugendlich (vielleicht als Ausdruck hypomanischer Zwischenphasen). Mit 71 Jahren ertränkte sie sich während einer Verstimmung in einem See. Die Form der Erkrankung war nach der Beschreibung durchaus typisch. — Sie heiratete einen Vetter (Muttersschwestersohn). Vier Töchter aus dieser Ehe blieben unverheiratet. Die Älteste (III 7) litt schon als Kind an Beängstigungen, ist ein stiller in sich gekehrter Mensch und hat vor einigen Jahren einen anscheinend melancholischen Zustand mit vorherrschender Angst durchgemacht. Auch die zweite (III 8), gleichfalls Erzieherin, litt als Kind an Angstzuständen. Die beiden anderen sind auch berufstätige Frauen, sie leben gemeinsam im Exil und schlagen sich tapfer durch. Der einzige Bruder (III 11) litt Anfang der zwanziger Jahre an einer hypochondrisch gefärbten Depression und war deshalb bei Tiling in Behandlung. Er gab sein Studium auf, wurde Kaufmann und war bis zu seiner Verjagung vor 2 Jahren gleichmäßig und gesund als Kaufmann tätig. Auch bei den schweren Schicksalen der letzten Zeit hat er sich als „nervenstark" erwiesen.

Der vierte in der Geschwisterreihe (II 4) war ein Jurist, selbstbewußt, standesbewußt, wenig anpassungsfähig. Er soll stets gesund gewesen sein, wogegen 3 seiner Töchter an vorübergehenden melancholischen Störungen erkrankt waren. Die zweite (III 13), eine sehr lebensgewandte Frau, war nahe daran, in eine Anstalt verbracht zu werden, die vierte (III 15) machte einmal einen Selbstmordversuch und war später, bei Ausbruch des Weltkrieges, noch einmal verstimmt. Einer ihrer Söhne (IV 8) beging als Primaner nach Zerwürfnis mit den Eltern Selbstmord. Die dritte (III 14) wurde als Braut selbstquälerisch, „seelisch tot", und heiratete in einer noch nicht freien Verfassung. Von den Söhnen (III 16, 17, 18) gilt einer als unzuverlässig, die anderen sind unauffällig und gesund.

Der folgende Bruder (II 5), selbst ein tüchtiger, völlig gesunder Gymnasialdirektor, heiratete eine abnorme Frau, eine künstlerisch begabte, eigenartige, unerzogene Person, „die tolle Ulla". Die Kinder dieser Ehe sind gesunde, begabte Menschen, bis auf eine Tochter (III 22), die der Mutter ähnlich, fahrig, aber sehr gutmütig geschildert wird. Sie erkrankte im Klimakterium und soll sich seit 2 Jahren in einer norddeutschen Anstalt befinden. Näheres ist uns nicht bekannt.

Die Brüder II 6 und 14 starben als Studenten an körperlichen Krankheiten. II 7 mit allen Nachkommen ist ein völlig gesunder und durchschnittlicher Zweig ohne ausgesprochene Charaktere oder besondere Begabungen.

Von den beiden ledigen Schwestern II 8 und II 12 war die ältere die allenthalben beliebte, sorgende Tante, die überall hilfreich einsprang, eine „famose", heitere Natur, gleichmäßig und unermüdlich. Wogegen die jüngere, ohne ernsthaft zu erkranken, immer zu Verstimmungen neigte und viel an Schlaflosigkeit litt.

Der neunte in der Geschwisterreihe (II 9) hat als Student eine ausgesprochen melancholische Phase durchgemacht, die aber vereinzelt blieb. Er war ein tüchtiger Rechtsanwalt, stets berufsfähig, bis er als 48jähriger an einem Schlaganfall starb. Auch er heiratete eine leicht abnorme Frau, die künstlerisch begabt, aber „exaltiert" war. Sie konnte nicht recht Ordnung halten, tat stets das Fernerliegende zuerst, war über ihre Kräfte wohltätig. Der einzige Sohn dieser Ehe (III 31) war als Kind schwer zu behandeln, jähzornig, kam trotz guter Begabung in der Schule nur schwer vorwärts. Er wurde Bankbeamter, hat ge-

16*

heiratet. Aber er trug immer schwer an sich, war überhastend, sprunghaft, oft sehr nahe der Internierungsnotwendigkeit.

Von den beiden noch verbleibenden Brüdern galt II 11 als der begabteste aller Geschwister. Er war gutmütig, brav, ohne abnorme Züge. Seine Frau wird als eine unaufrichtige Hysterica geschildert, die ihm untreu wurde und die Familie im Stich ließ. Von den drei Töchtern dieser Ehe war die mittlere als etwa 20jährige wegen einer schweren Melancholie ein halbes Jahr in Anstaltsbehandlung. Sie soll von Jugend auf ein sehr empfindliches, schwächliches Wesen gezeigt haben, hat aber mit großer Energie an sich gearbeitet und blieb seit jener Erkrankung gesund, eine geistig regsame Frau, die als Kontoristin tätig ist. Die ältere Schwester gilt als überspannt, war aber nie ernsthaft krank, und die jüngste ist ein „Muster seelischer Gesundheit". Beide haben in der Zeit des Umsturzes in Rußland Schreckliches durchgemacht und gut überstanden.

Der Bruder II 13 schließlich wird als ein zaghafter, zu Depressionen leichter Art geneigter Mensch geschildert.

Die nicht ausdrücklich genannten Nachkommen der Geschwisterreihe des Vaters sind unauffällige Durchschnittsmenschen, die Männer Akademiker, Industrielle, einzelne Landwirte; zum großen Teil leben sie infolge der politischen Verhältnisse vertrieben in Deutschland.

An Fleiß, Intelligenz und Tatkraft überragte Giselas Vater Viktor Leniev (II 10) seine Geschwister weit. Er hat sich aus ganz kleinen Anfängen zu einem hoch angesehenen, reich begüterten Großindustriellen emporgearbeitet. Mit ungewöhnlicher Willenskraft hat er vom 14. Lebensjahr ab sich selbst das Geld zum Studium als Chemiker verdient. Er hat zahlreiche Zementfabriken in Esthland, Livland und im Inneren Rußlands gegründet und durch sein Geld seinen Brüdern ihr Studium ermöglicht. Er war der Mittelpunkt der großen Familie, und obschon er aus seiner sehr konservativen Gesinnung heraus für Andersdenkende nicht viel Verständnis hatte, tat das seiner Großzügigkeit keinen Abbruch. Viele seiner Verwandten hat er als Direktoren und Beamte in seinen industriellen Unternehmungen untergebracht. Er war im ganzen Land bekannt durch seine offene Hand, besonders Studenten hat er gern unterstützt. Dabei neigte er, wie die meisten seiner Geschwister, zu einer pessimistischen Weltauffassung, er konnte aber auch recht munter und lustig sein. Zuletzt hatte er zahlreiche Ehrenämter, stand an der Spitze von vielen Vereinen und machte ein großes Haus aus. Er besaß eine ungeheure Arbeitskraft, die ihm gleichmäßig bis ins Alter erhalten blieb, ging ganz in seinen Geschäften auf, so daß ihm verhältnismäßig wenig Zeit für Frau und Tochter blieb. Unter ihren seelischen Störungen soll er allerdings schwer gelitten haben. Er starb im 6. Lebensjahrzehnt an einer körperlichen Krankheit.

Für seine großzügigen Bestrebungen fand er bei seiner Frau, der Mutter unserer Patientin, nicht das rechte Verständnis. Sie war die Tochter eines frühverstorbenen, tüchtigen Advokaten. Die Großmutter mütterlicherseits zog die drei Kinder auf. Diese war eine weichmütige, wenig begabte Frau. Von den beiden Geschwistern der Mutter unserer Patientin war das älteste, eine Schwester, gesund, und auch unter ihren Nachkommen findet sich nichts Anormales. Der einzige Bruder mußte, weil leichtsinnig und verschuldet, nach Amerika auswandern, war dort kaufmännischer Angestellter und starb auf nicht ganz aufgeklärte Weise, nach einer Lesart in einer Irrenanstalt. Er soll aus irgendwelchen Gründen dort auch zeitweise unter einem falschen Namen gelebt haben. Näheres war leider nicht in Erfahrung zu bringen.

Die Mutter unserer Patientin (III 10′) litt an „folie circulaire". Sie war schon als junges Mädchen sehr ungleichmäßig. Der 1. schwermütige Zustand soll nach einer Fehlgeburt kurz nach der Verheiratung aufgetreten sein. Solche Phasen wechselten mit Zeiten ausgesprochen krankhafter Heiterkeit, in welchen sie alles sehr leicht nahm, viel Geld ausgab. Sie war dann sehr lebhaft, sprach sehr viel und war auch zu Fremden leicht etwas zu offen. In den depressiven Zeiten dagegen war sie schwerfällig, gedrückt, wortkarg, unentschlossen, sie klagte über körperliche Beschwerden, besonders über Magenstörungen, und konsultierte die Ärzte, weil sie fürchtete, an Magenkrebs zu leiden. Anstaltsbedürftig wurde sie niemals. In einer ihrer depressiven Phasen hat sie auch Prof. Wilmanns konsultiert. Dazwischen hatte sie auch freie Zeiten, in welchen sie gleichmäßig und unauffällig und sehr liebevoll zu Mann und Tochter war. Im höheren Alter traten die abnormen Phasen zurück. Sie widmete sich ganz der Sorge um die häufig erkrankte Tochter, ging mit ihr in guten Zeiten viel auf Reisen und machte auf den objektiven Beobachter den Eindruck einer etwas langweiligen, im geselligen Leben gewandten, älteren Dame der guten Gesellschaft, die ganz im Hergebrachten aufging und trotz einer gewissen Beschränktheit der Tochter zuliebe auch etwas Interesse für Kunst und Literatur zeigen konnte, das aber nie in die Tiefe ging. Kurz vor ihrem Tode trat noch einmal eine Depression auf, so daß die Tochter erwog, sie in einem Sanatorium unterzubringen, woran sie durch den Ausbruch ihrer eignen Psychose gehindert wurde.

Werden somit durch die elterliche Ehe auf G. L. von beiden Seiten belastende Momente gehäuft, die allerdings beide überwiegend dem manisch-depressiven Formenkreis zugehören, so wird die Erbtafel noch weiter kompliziert durch die Anomalien unter den Verwandten der Großmutter väterlicherseits (I 2). Zwei ihrer Schwestern waren von Haus aus schwachsinnig (I 5, I 6). Der Sohn eines Bruders (II 15) und der einer Schwester (II 19) werden als moralisch defekt, rohe Gewaltmenschen bezeichnet, der letztere endete durch Selbstmord. Auch ein Sohn der jüngsten Schwester (II 23) entleibte sich, er war schwach und haltlos. Seine Schwester (II 24) litt in der Jugend an einer schweren Melancholie, die sie in der geschlossenen Anstalt durchmachte, seitdem ist sie gesund. Die dritte Schwester (II 25) soll eine schwere degenerative Hysterica sein. Schließlich ist noch II 22 als angeboren schwachsinnig zu erwähnen. — Alles in allem zeigt also diese Seitenlinie Charaktere und Entartungsformen, die dem Lenievschen Stamm sonst fremd sind.

b) Lebenslauf und Krankengeschichte Gisela L.s.

Unsere Kranke wuchs als das einzige, verwöhnte Kind des reichen Hauses unter besonderer Obhut von Eltern und Erzieherinnen auf. Sie wurde auch zu Hause unterrichtet und hat später nur einige Jahre eine öffentliche Schule besucht. Mit einer Pflegeschwester vertrug sie sich gut. Überhaupt fehlte es ihr nicht an gleichaltriger Gesellschaft, da die Familie im Sommer auf einem Gute am Meer lebte, wohin Vettern und Cousinen zu Besuch kamen. Sie habe gern an den gemeinsamen Spielen teilgenommen und sich gut mit den anderen Kindern vertragen. Sie sei — alles nach ihrer eigenen Angabe — ein außerordentlich lebhaftes Kind gewesen, unruhig wie Quecksilber, „poetisch" veranlagt, lesehungrig. Die Cousine schildert G. als ein freundliches, verträgliches Kind von großer Lebhaftigkeit ohne besonders hervorstechende Begabung, auch nicht nach der Seite der Phantasie. Sie lernte nach dem Wunsch des Vaters sehr pflichttreu und fleißig. Die Eltern waren sehr auf eine hygienische Lebensführung bedacht, da schon früh Pavorzustände aufgetreten waren, die bis ins Backfischalter nicht ganz verschwanden. Sie fuhr dabei in großer Angst aus dem Schlafe auf, rannte aus dem Bett und schrie furchtbar, bis sie der Vater beruhigte. — Ihre intellektuelle Begabung war nach keiner Richtung hin sehr ausgesprochen: sie trieb Sprachen, Kunstgeschichte, Klavierspiel, Malen; von der mathematischen Begabung des Vaters hat sie nichts geerbt. Schon früh und auch späterhin machte sie ab und zu poetische Versuche, kleine Gedichte und Novellen. Dabei hatte sie nach eigner Angabe eine lebhaft entwickelte Phantasie, neigte auch zu Wachträumen, wenn sie sich selbst überlassen war. Die religiösen Grübeleien, von denen sie bereits aus der Kinderzeit erzählt, fallen wahrscheinlich schon in die Zeit der ersten abnormen Phasen. In Form einer naiven Koketterie zeigten sich im Alter von 13—14 Jahren die ersten erotischen Neigungen, sie war leicht entflammt und wechselte ihre Vorlieben schnell.

Schon im 16. Lebensjahr (1889) stellten sich während der Konfirmationsstunden melancholische Anwandlungen, vor allem in der Form religiöser Skrupel, bei G. ein. Sie war einige Wochen schlaflos, dann schien alles wieder vorüber. Noch im gleichen Frühjahr wiederholte sich dieser Zustand während der Menstruation auf einer Reise, dauerte aber nur einige Tage. Einige Monate später, im September 1889, wiederholte sich die Krankheit nochmals, artete diesmal jedoch in eine leichte Verwirrtheit mit Angst und Gehörstäuschungen aus, so daß ihre Aufnahme in eine Privatanstalt nötig wurde. Die Kranke wurde anscheinend ohne nennenswerte Änderung zu Weihnachten desselben Jahres der Anstalt entnommen. Bereits auf der Weiterreise besserte sich jedoch ihr Befinden, und einige Tage später genas sie.

Februar 1891 erkrankte sie im Anschluß an eine Influenza wiederum an Schlaflosigkeit und „Melancholie". Im April wurde sie einem Sanatorium zugeführt, 14 Tage später genesen entlassen. — Im Februar 1893 trat wieder ein heftiger Anfall von ungefähr 4wöchiger

Dauer auf, dem wiederum eine mehrtägige Schlaflosigkeit vorausgegangen war. Im November 1894 erkrankte die nun 21jährige zum 6. Male. Die Kranke wurde zunächst zu Hause von einem Psychiater behandelt. Die Briefe, die sie von dort aus an ihn richtete, geben uns einen vorzüglichen Einblick in ihre seelische Verfassung:

„Sehr verehrter Herr Doktor! Durch Papa haben Sie bereits gehört, daß ich mich nun schon seit 3 Wochen wieder einmal in einem jener krankhaften Zustände befinde, welche Ihnen von mir bekannt sind.... Durch das lange Andauern der Schlaflosigkeit sind meine Nerven in einem derartig zerrütteten Zustande, daß ich keinen Schritt, keine Bewegung machen kann, kein Wort sagen kann, ohne daß es mich einen schweren Schritt kostet... Wenn ich nur meinen Schlaf wiedererlangen könnte, würde ich mich gewiß bald wohler fühlen. Jetzt komme ich mir gar nicht wie ich selbst vor. Mir scheint es, als wäre mein Geist entflohen, und nur die äußere Hülle übriggeblieben von mir. Da mir — bis auf die starren Augen, die mein eigener Schrecken sind — meine Krankheit nicht ansieht, so können die Menschen leicht glauben, ich stelle mich an... Ich soll mich zwingen, auch in Gesellschaft zu gehen, werden Sie mir vielleicht schreiben. Dessen bin aber wirklich ganz unmöglich fähig, da ich mein Gedächtnis gänzlich verloren habe und gar nicht imstande bin, einer Unterhaltung zu folgen. Außerdem fühle ich mich immer schwindlig; in allen meinen Adern zuckt und hämmert es.... Ich fühle mich ganz wie gelähmt... ich weiß mir aber wirklich nicht mehr zu helfen und möchte gar zu gern wenigstens an Weihnachten gesund sein ... Wenn man sich so gelähmt und verstandlos fühlt wie ich, kann man unmöglich mit einem Ruck wieder gesund sein ... Ich wollte Ihnen auch noch sagen, daß, wenn man sich neben mir unterhält, es mir vorkommt, als spräche man in weiter Ferne, und den Inhalt von etwas Gelesenem oder Gehörtem wiederzugeben, ist mir ganz unmöglich. Im Kopf und in allen Gliedern liegt es mir wie Blei und an Atem komme ich zu kurz, sowie ich drei Schritte gehe ...

14. XII. 94.

Sehr verehrter Herr Direktor! Ihren liebenswürdigen Brief habe ich nicht gleich beantwortet, weil ich beim Empfang desselben der Hoffnung war, Ihnen nach einiger Zeit die Mitteilung machen zu können, daß ich schon Aussichten auf Genesung habe. Diese meine Hoffnung ist nun leider eine vollkommen trügerische gewesen ... Damals hoffte ich, wie gesagt, auf Genesung, jetzt kann ich beim besten Willen diese Hoffnung nicht mehr haben. Was spreche ich von meinem Willen? Dieser existiert ja gar nicht mehr. Ich besitze auch nicht eine Spur von Energie und Tatkraft ... Wenn ich an die Zeit denke, wo ich gesund war, und mein jetziges Ich damit vergleiche, so kann ich nicht anders als finden, daß mein letztes bißchen Verstand dahin ist. Ihr Brief — verehrter Herr Direktor, ist an jemanden gerichtet, der noch logisch denken kann. Bei mir kann davon keine Rede mehr sein. Meine Schlaflosigkeit dauert nun schon $1^1/_2$ Monate an und will gar nicht weichen, dabei nimmt die Angst vor den Menschen beständig zu. Ich kann an gar nichts mehr denken als an meine Krankheit und befinde mich stets in einem kaum erträglichen Zustand der Aufregung, des Zitterns und Herzklopfens. Die Verdauung ist auch jetzt vollkommen schlecht ... und infolgedessen fehlt mir auch der Appetit ... hier muß ich stets fürchten, meine Bekannten könnten mich so verrückt sehen, wie ich bin, ich kann doch hier stets auf den Spaziergängen jemanden begegnen. Durch diese Furcht, die wirklich nicht unbegründet ist, wird mir jeder Augenblick bei Tag wie bei Nacht zur Hölle ... Ich bin froh, wenn es mir gelingt, das Nötigste zu tun, wie Toilette, Essen usw.... Wenn ich im Bett liege am meisten, aber auch sonst viel, sehe ich mich ewig Fratzen schneiden oder springend, und manchmal habe ich die größte Mühe, nicht aus dem Bett zu springen und mich umherzuwälzen. Nichts kann ich tun, was vernünftige Menschen tun. Es steht außer allem Zweifel, daß ich nicht mehr unter diese gehöre ... je länger man mich auf die jetzige Weise weiterexistieren läßt, um so geringer ist gewiß die Möglichkeit, mich je wieder zu der vernünftigen G. L. zu machen, von der jetzt nur noch das elende Äußere vorhanden ist ... Sowie ich aber mich regen, bewegen und sprechen soll, muß man es merken, mit wieviel Schwierigkeiten ich das tue. Wenn ich stillschweige, soll ich aussehen wie gewöhnlich. Aber in meinem Hirn drehen sich dann nur die irrsinnigsten Ideen herum. Wenn ich versuche, an die schöne Vergangenheit zu denken, so habe ich immer Mühe, das Weinen zu unterdrücken. Oft kann ich auch dieses nicht. In den Ohren höre ich immer Uhrticken und Glockenklingen. Ich weiß nicht, wie lange noch dieses elende Dasein mir und den Meinen zur Qual wird führen müssen ...

Hier verläßt man sich auf meinen Verstand, den ich nicht habe. Verzeihen Sie mir dieses elende Schriftstück, dessen Abfassung mir volle dreiviertel Stunden gekostet hat ... Wenn ich wirklich nur mit eigener Kraft gesund werden kann, so kann ich es nie. Bitte grüßen Sie usw. Ich empfehle mich Ihnen als Ihre dankbare, einst sehr glückliche, jetzt sehr elende G. L."

Diese Schriftstücke charakterisieren auch den Zustand während der Behandlung in der Anstalt R., wohin man sie im Januar 1895 verbrachte, und wo sie 2 Monate verblieb. Nach der Krankengeschichte blieb sie bis Mitte Februar 1895 unverändert deprimiert und konnte sich nicht genug tun in der Schilderung ihrer Beschwerden. Obwohl sie versicherte, nichts leisten zu können, ging ihr das, was sie unternahm, gut von der Hand: so liest sie ausdrucksvoll und referiert das Gelesene sinngemäß. Einmal stürmte sie einen Bahndamm hinauf, um sich vom Zug überfahren zu lassen, ein andermal entfernte sie sich heimlich, um ins Wasser zu gehen. Im Verkehr war sie befangen, oft einsilbig, späterhin auch gereizt und mißtrauisch gegen die Gesellschafterin, die dem Arzt falsch über ihren Zustand referiere. Sie hat in dieser Zeit auch eine Beschreibung ihres Zustandes angefertigt, aus dem wir folgende Bruchstücke wiedergeben:

„Wenn man mir sagt, so und so muß etwas gemacht werden, so behalte ich es nicht. Ich habe die Empfindung, ich muß immer auf einen Fleck starren. In Gedanken unterhalte ich mich immer mit dem Herrn Doktor, aber wenn er kommt, kann ich kein Wort sagen. Es ist wirklich keine Einbildung, daß ich nichts begreife. Es ist gar nicht möglich, daß ich unter Menschen gehe. Ein junges Mädchen in diesem Zustande, daß ihm alles einerlei ist, ob es ordentlich aussieht oder nicht! Beim Abreiben weiß ich auch gar nicht zu sagen, wenn es genug ist ... Wenn ich etwas denke, so kommt mir immer bä, bä, bä dazwischen. Ich weiß auch gar nicht mehr, wie ich mich betragen soll. Es fällt mir sogar schwer, „Guten Tag" zu sagen und „bitte nehmen Sie Platz". Denn wenn man mir einen Satz gesagt hat, kann ich ihn in Gedanken 10 mal wiederholen, ohne doch zu tun, was er mir sagt. So sitze ich viele Stunden vor dem Papier und kann doch nichts Deutliches schreiben, habe auch nicht den Mut, Frl. L. anzureden, und während ich dies schreibe, gehen mir allerlei dumme Gedanken durch den Kopf. Der Dr. kann meinen Zustand auch nicht mehr beurteilen, weil ich ihm gar nicht mehr sagen kann, wie mir ist. Ich bin ganz todmüde! ... Wenn die Menschen zu mir sprechen, so geht alles vorbei ... Ich bin gar nicht so gewesen, als ich ‚ich' war. Ein Wesen wie ich, das kein Schamgefühl mehr hat, dem es einerlei ist, ob es gewaschen ist oder nicht, das ist doch kein Mensch. Zu Hause hatte ich noch die Energie, mich im Bette umzudrehen, zu essen, wenn ich hungrig war. Hier fehlt mir auch das ... Ich antworte nur, wenn man mich fragt, wie eine Stimme ohne Seele ... Jetzt, wo ich kein Mensch mehr bin, sondern nur ein atmendes Wesen ganz ohne Hirn, kann ich Sie nur anflehen, mich zu dulden, mich nicht ganz verkommen zu lassen, da ich doch nicht sterben darf ... Gestern erscheint mir wie ein Traum. Ich kann nichts, als dies Traumleben weiterführen. Ich bin so müde, daß ich kaum die Augen aufhalten kann ... Ich! Ich bin eben nichts mehr als meine äußere Hülle. Es ist nichts mehr zu machen. Amen! Wenn Sie mich so ruhig weiterleben lassen, kann ich Papa vielleicht wenigstens noch in diesem Zustande wiedersehen, und nicht in einem noch niedrigeren ... Frl. L. kann mich gewiß nicht beurteilen, denn wenn sie denkt, ich sitze ruhig und schreibe, so bin ich auf das wildeste innerlich aufgeregt und denke absolut nicht an das, was ich schreibe ... die schlechtesten Gerüche sind mir angenehm. Bei Gott, ich fühle es, ich werde täglich blödsinniger ... entweder ganz gelähmt, todmüde und gleichgültig und bös dabei, oder rasend aufgeregt und trostlos. Die Beine und der Kopf werden auch täglich schwerer, sprechen kann ich gar nicht mehr, wie mir zumute ist, nur zuweilen schreiben ..."

Mitte Februar 1895 war sie wie umgewechselt; die Stimmung besserte sich, sie ging gern zu den übrigen Damen und nahm in natürlicher Weise an ihrer Unterhaltung teil. Sie anerkannte selbst die Besserung in ihrem Befinden, meinte nur, „es sei ihr noch, daß es wie aus weiter Ferne klinge, wenn zu ihr gesprochen werde". Allmählich verschwanden auch diese Beschwerden, sie feierte die Verlobung ihrer Pflegeschwester in animierter Stimmung, war stets guter Laune, gegen ihre Gesellschafterin bisweilen egoistisch und rücksichtslos.

Im Januar 1898 wurde die nunmehr 25 jährige im Anschluß an zwei Tanzgesellschaften schlaflos, deprimiert und menschenscheu. Von ihren Eltern aufs Land gebracht, erholte sie sich während der nächsten Wochen zusehends. Als sie Anfang Februar gegen ihren Willen von den Eltern in die Stadt zurückgebracht wurde, trat eine Verschlimmerung in ihrem

Zustand ein. Trotz reichlicher Mittel fand sie keinen Schlaf. In der Nacht vom 3. auf den 4. März hatte sie heftige Beängstigungen. In der Nacht vom 7. auf den 8. März geriet sie plötzlich in eine große Exaltation, drängte hinaus und schlug um sich. Am Abend des 9. März fand die Kranke wieder Aufnahme in der Irrenanstalt, wo sie bis zum 20. April 1898 verpflegt wurde. Die Äußerungen der Psychose waren diesmal stürmischer als je und zogen sich bis zum 22. März hin.

Aus dem Krankenblatt: Bei der Aufnahme ist die Kranke besonnen und orientiert. Gegen 11 Uhr tritt ein plötzlicher Anfall von Verwirrtheit mit gewaltigem Schreien und Umsichschlagen auf. Sie mußte die ganze Nacht ununterbrochen von drei Wärterinnen gehalten werden. Bei der Morgenvisite erscheint sie ein wenig benommen, aber recht geordnet und ruhig, begrüßt freundlich und zutraulich den Arzt und bittet, man möge sie doch wieder in ihr Zimmer zurückbringen. Sie behauptet, sich gar nicht an das Vorgefallene erinnern zu können und verspricht, es werde sich nicht wiederholen. Sie meint, sie werde wohl hypnotisiert oder künstlich erregt. Bereits in der folgenden Nacht war G. L. wieder ganz verwirrt, schlug mit Händen und Armen um sich, speichelte viel, schrie aus vollem Halse oder stieß rhythmisch kurze, schnaufende, jappende Töne hervor. „Ich stecke im Sand, alles, Ohren und alles ist voll Sand; sie werden mich töten; wenn ich einmal im Zimmer herumspringe, haben sie alle getötet." Die Erregung nahm immer mehr zu. Sie zerriß ihre Wäsche, näßte ins Bett, und während sie tagsüber einen leicht benommenen, schlafartigen Eindruck machte, war sie nachts stets in wilder Tobsucht. Sie scheint ängstlich, wirft sich hin und her, schlägt sich selbst. Von ihren stoßweise vorgebrachten Äußerungen ist notiert: „Der Höllenfürst rennt den Berg hinunter — Dr. Knigge — der Himmel ist doch notwendiger als die Hölle — der Böse, der Teufelsfürst, alle sprechen das Gegenteil — dann ist das Schiff weg — ach, und die Tiere im Walde, und ich soll auch ein Tier werden — und sie haben die Öfen verstopft und die Menschen gemordet — gehen Sie schnell hinauf — und die ganze Welt sitzt allein — ich werde absichtlich schwindlig gemacht und höre Dr. Knigges Stimme von ferne im Meere" usw. Trotz Injektionen blieb die Kranke völlig schlaflos. In ihren Phantasien beschäftigt sie sich beständig mit Hölle, Teufel und ewiger Verdammnis. — Nachschrift einer Pflegerin: „Wohin soll ich denn gehen? Die Hölle ist abgeschlossen, es wird immer heißer. Da ist der Teufel! Fort! Fort! Fort! Fort! Teufel. Gewiß, ich bin die zweite Frau von K. Was? Ein Sohn! Was denn? Ich kann doch so stehen bleiben. Der blaue, blaue Himmel. Gott, Gott allein. Ach die Hölle. Kann ich mich nicht bessern? Meine Seele ist verloren gegangen. Was soll ich schreien? Feuer! Feuer! Wer wird mich retten? Ach, es brennt ja! Wohin? Da ist doch Wasser. Was ist da, wer heult da, wo hinein soll ich gehen, Väterchen. Ich kann nicht. Der Tod kommt nicht, er will nicht kommen. Ach liebes Väterchen, ich möchte sterben... Was Väterchen, so muß ich zugrunde gehen. Gezwungen, gezwungen, ein Teufel zu sein. Die ganze Welt soll hören. Was ist das, das ist furchtbar, das ist ja fürchterlich. Das blaue, blaue Meer, ich möchte ins Wasser, lieber ertrinken. Wolf oder soll ich sagen Wölfin". Auch beim Eintritt der Menstruation änderte sich das Verhalten nicht. Erst gegen Ende des Monats wurde der Schlaf und die Nahrungsaufnahme besser. Die Kranke ist orientiert, erkennt ihre Umgebung, erscheint ohne Angstaffekt, in einer indifferenten, fast gemütlichen Stimmung. Trotzdem spricht sie noch davon, daß sie in der Hölle sei, bezeichnet die eine Pflegerin als den Teufel, äußert, sie werde elektrisiert, der eine Arm sei ihr ganz schwer mit Elektrizität geladen, ihr Gewissen sei schwer schuldbeladen, die gräßlichsten Strafen ständen ihr bevor, sie bringe alles ins Unglück, die ganze Welt sei durch sie verlorengegangen und dgl. Dabei lächelt sie oft selbst zu den vorgebrachten Ideen und erscheint in keiner Weise mehr durch sie bewegt. Bald korrigierte sie den größten Teil ihrer Wahnideen, äußert aber noch einige vage Beeinträchtigungsgefühle. Von Tag zu Tag wurde sie zusehends freier und hatte schließlich volle Krankheitseinsicht. In ihrem Verhalten traten jetzt hysterische Züge hervor, sie fühlte sich unverstanden, zeigte ein starkes Liebesbedürfnis, war voller Prätentionen und zu Übertreibungen und Ungenauigkeiten in ihren Angaben geneigt. Es bestand noch große Müdigkeit und Ermüdbarkeit; auch klagte die Kranke noch über beunruhigende Träume desselben Inhalts wie ihre krankhaften Phantasien. Dann ging es schnell aufwärts. Der Schlaf stellte sich ein, sie machte weite Spaziergänge außerhalb der Anstalt und wurde im Wesen viel gleichmäßiger, ruhiger und weniger empfindlich. Bei der Entlassung (20. IV. 1898) wurde sie als genesen bezeichnet.

G. L. blieb jetzt zwei und ein halbes Jahr völlig gesund. Sie war nach Angabe ihrer Eltern „normal"; nur sei sie vielleicht etwas erregt und unternehmungslustig gewesen, habe eine gewisse Neigung zu unnötigen Geldausgaben und voreiligen Anschaffungen gezeigt, auch sei sie vielleicht nicht so heiter und humorvoll gewesen, wie sie als Kind gewesen sei. Von einer eigentlichen Charakterveränderung, insbesondere von einer Abnahme ihrer Regsamkeit sei aber keine Rede gewesen. Sie sprach klar und einsichtsvoll über ihre früheren Erkrankungen, hütete sich vor Exzessen aller Art und war bedacht, sich vor einer Wiedererkrankung zu bewahren.

Ganz plötzlich, am 3. X. 1900, begann eine neue Krankheitsphase nach einer etwas anstrengenden Bergtour in der Schweiz mit Schlaflosigkeit und Verwirrtheit. Die Kranke hatte selbst ein lebhaftes Gefühl für ihren Zustand und verlangte nach einem Arzt. Sie wurde am 4. X. 1900 in eine Schweizer Privatanstalt verbracht. Hier bot sie das Bild einer verwirrten Tobsucht, äußerte, sie werde hypnotisiert, man wolle sie mitten durchschneiden, sie sei halb Mensch, halb Tier u. a., sie hörte Stimmen, die über sie sprachen. Die Kranke nahm nur flüssige Nahrung und machte wiederholt Selbstmordversuche. Am 10. XI. wurde sie von dort in die Heidelberger Klinik überführt.

Die damals 27jährige G. L. war ein kräftiges, wohlgenährtes, körperlich gesundes Mädchen. In der ersten Nacht in der Klinik schlief sie nur wenig. Gegen Morgen wurde sie unruhig, drängte aus dem Bett, kniff und kratzte die Pflegerin. Sie wollte sich an die Gaslampe hängen und hin und her schwingen. Ihre spärlichen Äußerungen erfolgten stets im gleichen Tonfall, wie geistesabwesend. Örtlich war sie orientiert, über die Zeit waren keine Angaben zu erhalten. Bittend: man solle den Professor totsprechen, man solle sie doch nicht chloroformieren, sie kenne das schon. Da sei doch ein kurzer Schuß besser, um sie zu töten. — In der ersten Zeit lag sie meist mit müdem Ausdruck mit halbgeschlossenen Augen im Bett, antwortete nur leise und nicht sinnentsprechend. Beim Besuch des Vaters war sie vorübergehend klarer, sonst wurde das Hindämmern nur von vereinzelten impulsiven Handlungen unterbrochen: sie fuhr der Pflegerin plötzlich an den Hals, suchte dem Arzt die Schlüssel zu entreißen, drückte die Hände mit aller Kraft in die Bauchdecken oder preßt die Finger auf die Bulbi. Gegen Mitte Januar 1901 wurde sie etwas zugänglicher, antwortete hier und da einmal sinngemäß, schien aber sofort wieder abgelenkt. Einzelne vertrackte Bewegungen fallen auf: sie preßt die Lippen mit den Fingern zusammen, fährt mit gespreiztem Zeigefinger in der Luft herum. Ein in jener Zeit notiertes Gespräch: Sie empfängt den Arzt mit der Bemerkung: „Ich bin gestohlen aus dem Paradies." Als ihr das Bild ihres Vaters vorgelegt wird, sagt sie: „Ich denke immer, es sei mein Vater, alle Christen müssen sich quälen." Dann nach einer kurzen Pause: „Der Herr soll nicht sterben!" (Wer?) „Sie selbst". Abermals nach einer Pause: „Kann man Stein werden?" (Kennen Sie mich?) „Ja — ein frommer Christ sind Sie." (Wie heißen Sie?) „Sie wissen es ja, Sie nannten mich ja eben . . . wir sind alle getaufte Christen." Alle Antworten erfolgen langsam, leise; dabei werden der Rumpf und die Extremitäten langsam bewegt; gelegentlich drängt sie plötzlich zum Bett hinaus. Das Verhalten war nun monatelang recht gleichförmig. Die Impulsivitäten traten zurück. sie war tagsüber ständig in einer leichten Unruhe, lief umher, drängte hinaus, klammerte sich an alle Vorübergehenden an. Dabei sprach sie fast ständig mit Flüsterstimme vor sich hin, oft sinnlos, unverständlich; dazwischen äußerte sie ohne jeden Affektausdruck phantastisch gefärbte, ängstliche Gedankengänge. Sie gab wenig auf ihr Äußeres, saß auf dem Boden umher und war nur selten zu fixieren. Im Juli spricht sie von Selbstmord, fürchtet, der Vater sei umgebracht. Sie zieht sich im Garten aus, behauptet, sie habe ein Telefon im Leibe. Zeitweise ist sie ausgesprochen negativistisch, will sich weder waschen noch an- und ausziehen lassen und wünscht stets auch sonst das Gegenteil von dem, was geschieht. Anfang September wird berichtet: Die Patientin spricht in einförmigem Tonfalle, leise, nachlässig, sieht dabei den Fragenden kaum an. Sie bleibt bei ihren oft unterbrochenen Gesprächen nicht beim Thema, wird offenbar sehr leicht abgelenkt. Wenn sie esse, sündige sie. Sie höre immer Geschrei von denen, die gequält werden durch umstürzende Bäume, durch Eisenbahnen. Zum Arzt: „Wenn ich Sie an der Hand halte, dann schmerzt es Sie", „ich glaube, ich bin auf einer ewigen Rolle". Sie geht an die Tür und lauscht. „Frl. L. bin ich einstens gewesen, es ist nichts nachgeblieben von mir, ich habe keinen Magen mehr, den Verstand habe ich ja leider noch . . . ich glaube, Sie sind auch einmal tot gewesen." — Erzählt dann von einem Tunnel, in welchem sie früher war (Einzelzimmer, kahler Raum).

„Viele Menschen, die man dorthin geführt hat, die hat man nachher getötet; das quält mich, mir hat man die vielen Sünden aufgelegt." (Sind Sie krank?) „Gewiß, seelenkrank." Sie nennt eine Reihe Namen von Patientinnen. „Ich kann nicht schlummern und muß Jahre hindurch stumm sein; es sind eine Menge, die ewig das Essen so schleppen . . . Telefon, Telefon . . . (zum Arzt) was nutzt es, das stenographische Aufschreiben." „Ich bin ja lebendig, aber ich gelte als fade, da ich keine Eingeweide habe. Irgendwo muß es eine Fabrik geben, wo die Schädel eingespannt werden auf künstliche Weise; wenn das Kätchen immer laufen muß, die ist doch auch genadelt; durch die Drähte werden die Schädel gespannt, im Garten ist ein Pflaumenbaum, daran müssen die Drähte befestigt sein . . . Es ist nicht manierlich, daß ich so vor Ihnen sitze (im Hemd), es ist aber nichts da als Haut und irgend etwas Eingeblasenes." (Hören Sie Stimmen?) „Ich höre ja immer Stimmen, die klagen und rufen meinen Namen; viele freuen sich darüber, viele sibirische schreckliche Sträflinge." (Seit wann ist das?) „Seit vorigen Sommer . . . hier ist Gift an der Wand." Lauscht wieder, geht zur Türe: „Ich bin Ihnen oft nachgesprungen im Hemde, aber immer kamen scheußliche Geschöpfe und rissen mich zurück. So viele arme, kleine Kinder werden gemordet." Einige Tage später lief sie nackt umher. „Vor dem Heerrgott braucht man sich nicht zu schämen." Sie schrieb in das Notizbuch des Arztes: „Ich bin ein Teufel." Den Wärterinnen will sie die Schlüssel entreißen, sie duldet kein Licht, springt nach der Gaslampe; jeden Abend entspinnt sich ein kleiner Kampf, weil sie nachts ihr Korsett nicht ablegen will. Sie kennt fast alle Kranken beim Namen, viele schon von weitem an ihrer Stimme. Aus einem flüchtig geschriebenen Brief aus jener Zeit, der zahlreiche Durchstreichungen und Einschiebsel aufweist: 15. IX. 1901. „Liebes Fräulein, da ich nicht weiß, ob Sie hören können, wage ich es, an Sie zu schreiben. Ich weiß, daß meinetwegen die Menschen sich sehr quälen, werde nie mehr freigelassen, kann niemand stützen . . . Habe mich nie mit Ihnen verständigen können. Hießen Sie nicht W.? Ich bin ja eigentlich eine Leiche, nur noch Kopf, der auch künstlich hergestellt ist. Früher, als wir Wand an Wand lagen, da stützten wir Europa. Ich werde doch nie mehr schlafen können, wenn Sie so weit sind. Ich glaube jedenfalls, daß Sie Baltin waren, wie ich. Vielleicht können Sie mir helfen, nicht mehr unbewußt und gegen meinen Willen zu sündigen. Ich glaube, Sie waren fromm. Durch den schrecklichen Wickel, in dem ich stets noch bin, wird die Welt gedreht und Tausende von Menschen gequält . . . Immer bringt man nicht soll gar nicht mehr essen, da das Essen stets verdampft, da ich keine Gedärme und auch keinen Sack mehr habe. Nur die Niere habe ich und Gehör und Drähte statt Knochen . . . Stets haben Sie mich im Gomorrabade gebadet, um die Welt umzudrehen. Mit meinem Schädel kann man doch nicht stützen, auch nicht die Welt umdrehen, ist auch kein Schädel mehr, sondern eine Halbkugel von Pulver, glaube ich. Viele von den Wärterinnen haben Telefone, gar keine Mägen, sind Wachs und bekommen auf künstliche Weise Verstand . . . Wäre ich gedrahtet, so könnte ich den Abort und auch durch das Bad stützen. Meine Landsleute sind stets außer sich und gequält. Ich war schon einmal hier in dieser Höhle. Ich möchte doch nicht so materiell sein und stets nur essen. Nicht wahr, Mutter, Du bleibst doch lieber bei mir, ewig bei mir sitzen, anstatt noch zu wandern . . . Ich fürchte mich bestimmt davor, noch einmal so gerollt zu werden wie damals, als ich mit Frl. R. in den Garten ging. Ich sehne mich nach meiner Mutter, fürchte mich, daß sie ausgenützt wird . . . Man hat gewiß gedacht, daß ich gedrahtet im Leibe bin, sobald ich einen Gürtel umhabe. Ich kann aber nicht ohne sein, weil durch meinen Nabel Luft oder Feuchtigkeit in die Niere gelangt." In einem anderen Brief heißt es:

„. . . Mit Frl. R. (die Gesellschafterin der Kranken) muß man sich nicht einlassen, da sie China ist und viel Konfusion macht. Ich habe dagegen gar nichts zu arbeiten. Im Bett. In den Abort will man doch nicht fallen, wenn man gar nicht sündig ist. Das Essen hier soll Kakophon sein. Hier wird man gezwungen, zu essen. Viele Wesen werden dazu benützt, die Welt zu stützen. Ich vermag das doch nicht. Ist das Fleisch schon zerschnitten, so merkt man doch, daß es ein Wesen ist, welches schon mal zerbrochen war. Frau Oberin, glauben Sie nicht auch, daß Sie schon mal zerteilt gewesen sind? Frau St. (eine Kranke) ist doch ein Teufelchen. Sie will mir nicht wohl, ist mein Mann, glaube ich . . ."

Gegen Ende des Jahres 1901 war G. L. vorübergehend etwas freier, arbeitete und las, ohne aber von ihren Wahnideen abzulassen. Sehr bald aber sah man sie wieder Holzstückchen in die Ohren bohren, damit sie nichts zu hören brauche, und sie brachte wieder ihre einförmigen Todeswünsche vor. Der Zustand schwankt dann zwischen völliger Unzugänglichkeit, ausgesprochener Widersetzlichkeit, Erregung bis zur Aggressivität und müden Depressionen, in denen sie oft etwas geziert, monoton ihre Wahnideen vorbringt: die Weltachse ist neben ihrem Bett; wenn sie ißt, muß die ganze Welt hungern; sie wird innerlich gewickelt, hat keine Lunge, keine Eingeweide, die Brust ist ihr platt geklopft usw. Sie äußert diese Dinge späterhin manchmal in einem leicht scherzenden Ton: verlangt ein Revölverchen; wie lange sie hungern müsse, um zu sterben? Sie sei ein leerer Schlauch, begraben und auferstanden. Bei einem Besuch des Vaters im Juli 1902 war sie auffallend frei und beichtete ihm eine heimliche Verlobung mit einem Vetter, ein Geheimnis, das sie so sehr drücke.

Kurz zuvor hatte sie folgenden Brief an den Vater gerichtet: ,,Liebster Vater. Vorgestern hatte ich Dir schon einmal geschrieben und Dir für Deinen lieben Brief gedankt, doch das Schriftstück gestern im Zorn wieder zerrissen. Es hat mir soviel Freude gemacht, Deine liebe Handschrift noch einmal nach längerer Zeit zu sehen. Jetzt tut mir's leid, so gehandelt zu haben, denn was ich schrieb, kam aus dem Herzen ... Hoffentlich quälst Du Dich nicht, ebenso die Verwandten und vielen lieben Bekannten? ... Nachdem wir uns so flüchtig vorigen Sommer gesehen, habe ich Dich noch einmal von weitem erblickt, wie Du aus einem unterirdischen Gang herauskamst; habe leider damals nicht gerufen. Du hättest wohl auch gar nicht gehört, da Du ja leider so harthörig geworden bist. Du sagst, ich solle spazierengehen. Das kann ich deshalb nicht, weil ich als Hohlkröte zu schwach bin, um schwere Kleider fortzuschleppen ... Hier wird mir von so vielen Seiten geraten, etwas geheimnisvoll zugeflüstert, unterirdisch, doch weiß ich nicht, welches der beste und wohlgemeinteste Rat ist ... Zu Hause würde ich mit weit ruhigerem Gewissen essen, doch hier erscheint mir's immer, als brächte man mir Nahrung, die man anderen gestohlen, welche ihren Verstand noch zum Nutzen der Menschheit ausbeuten ... Habe das schreckliche Gefühl, als ewiger Weltwickel hier benutzt zu werden. In meiner Dummheit, Angst und oft durch Kunst erzeugten Ärger leiste ich dem Bösem noch Vorschub. Unsterblich scheine ich zu sein, und so quäle ich andere liebe Menschen Da wäre es entschieden am schönsten, unter solchen Personen zu sein, die man liebt und deren Eigenschaften man kennt. In meinem jetzigen Zimmer ist unter dem Bett eine Öffnung, darum dürfte ich eigentlich gar nicht sprechen. Hören Bekannte meine Stimme, so versetzt sie das in große Unruhe ... Wäre am liebsten gedankenlos, doch werde ich keine Ruhe finden, ehe ich Dich noch einmal gesehen habe. Möchte schrecklich gern das Brücken-Zugseil, auf dem ich liege, verlassen ... Ein ganz besonderes, außergewöhnliches Wesen ist Frl. R. (Gesellschafterin) jedenfalls. Wenn mich die Engel nur nicht ganz verlassen. Gestern haben sie mich wahnsinnig gequält durch 2 Wickel. Das war so schlimm wie in der Hölle. Viel Schreckliches habe ich erlebt, möchte es am liebsten vergessen. Habe ja gar keine Zukunft. Wenn Du kräftig bist, könntest Du uns vielleicht doch noch nach Hause bringen ...

Bald ist Dein Geburtstag. Vor 2 Jahren konnten wir ihn so reizend verbringen. Wie wünsche ich, daß wir in Deinem kommenden Lebensjahr alle vereinigt werden. Allerdings ist mir Ruhe jetzt stets sehr lieb. Ich würde nicht mehr soviel ausgehen wie früher. — Überschüttet werde ich hier mit Blumen und Früchten, die mir eigentlich gar nicht zukommen ... Frl. R. ist mir meist viel zu lebhaft, beruft mich immer ... Frau A. hat es faustdick hinter den Ohren, horcht stets bei mir und will, glaube ich, unserem Land nicht wohl. Immer noch besucht mich der Professor. — In meinem Zimmer hat, glaube ich, jede Bewegung eine Bedeutung, doch verstehe ich nicht richtig zu handeln. Heute habe ich wieder schon viel gefehlt und dadurch die Erdbeeren bekommen. — Ein sehr egoistischer Brief, handelt fast nur von mir, kann Dich auch gar nicht fröhlich stimmen. Möchte er nur den Erfolg haben, Dich herzuzaubern. Dir eine Lüge über mich schreiben, mag ich auch nicht. Verzeih das Geschmier. Es denkt viel an Dich und küßt Dich in inniger Liebe Deine alte Tochter G."

Im September schreibt sie: ,,An einen normalen und dabei rechtlichen Arzt in Heidelberg, Bitte von der G. L. ohne Gehirn und ohne Eingeweide, gerichtet aus Vernunft: ist es möglich, einen solchen Kopf auf ewig gedankenlos und unschädlich, mit einem Wort tot, ganz mausetot zu machen? Ich würde mir meinen Kopf ohne weiteres absägen lassen. Sie könnten hinterher vielleicht meinen Körper so einwickeln, daß er nicht mehr von bösen Menschen zum Aushöhlen von Häusern und den hier durch Löcher verbundenen Räumen hilft. Verzeihen Sie, daß ich ohne Rand schreibe. Nur um Papier zu sparen. Habe im Leben auch nur mir selbst gelebt, habe in der Hölle nie Schmerzen gehabt, außer einigen, zum Teil verdienten Spritzen, die schrecklich waren. Habe eine Gesellschafterin, die selbst ohne Eingeweide ist, aber fromm und gut war und zu schade für mich ist. Wahr und zuverlässig kann ich doch nicht mehr sein. Wenn sie, hochgeehrter Herr, Zeit haben, So könnten Sie mir vielleicht unter der Adresse: Heidelberg, Voßstraße, mitteilen, ob es möglich ist, einen hohlen Schädel mit darangewachsenen Augen auf ewig tot zu machen, und ob diese Operation sehr schmerzhaft wäre?...Stets heißt es, Sie müssen essen, um gesund zu werden. Bei Magenlosigkeit führt Essen doch zu keiner Genesung. Vor allem bitte Antwort: ist es möglich, einen Kopf . . . usw.   Hochachtungsvoll G. L.“

In dieser Zeit (September 1902) wird die Kranke ziemlich ruhig und zugänglich. Sie schläft in einem Privatzimmer, erbittet sich Arbeit, beginnt mit unsicherer Hand einige Schriftstücke abzuschreiben, unterbricht aber die Copie plötzlich mit ihren stereotypen hypochondrischen Klagen, sie habe kein Gehirn, keine Eingeweide mehr und dgl. In günstigeren Stunden gelingt es, ihr Interesse für Literatur, Geschichte und Politik zu wecken, sie liest mit ihrer Gesellschafterin englische Schriftsteller und entwickelt dabei eine Fülle von allgemeinem Wissen. Bei ihren Übersetzungen geht sie mit großer Gewissenhaftigkeit zu Werke, schreibt sich die unbekannten Vokabeln heraus und lernt sie auswendig. Immer aber kommen noch Stunden und Tage, an denen sie fast gar nicht spricht und mit stummer Pantomime die Bitte zu schweigen andeutet. Sie kennt alle Personen in ihrer Umgebung beim Namen, verkennt jedoch die meisten in wahnhaftem Sinne, hält den Arzt Dr. O. für ihren Vater, das katatonische Frl. St. für ihren Verlobten. Das Essen läßt sie sich aufdrängen, spontan ißt sie nicht. Nur einzelne Bewegungen tragen den Charakter des Manirierten und Stereotypen, im allgemeinen sind sie eigentümlich gebunden und unentschlossen, seltener plötzlich energisch und überhastet, aber nicht unnatürlich. Die Persönlichkeit der Kranken scheint wieder hervorzutreten, es erwacht in ihr ein reges Interesse für ihre Umgebung, sie hat starke Sympathien und Antipathien für ihre Ärzte. Gegen Ende des Monats aber trat am 4. Menstruationstage ein plötzlicher Umschwung ein. Die Kranke ist nicht aus dem Bette zu bringen, läßt sich nicht waschen, verkriecht sich in ihre Kissen und ist völlig unzugänglich. Als der Arzt in sie drängt, zu essen, wirft sie plötzlich die Decken zurück und zeigt ihr unsauberes Hemd. „Ist das Blut? Das ist kein Blut von Menschen; kann man Blut haben, wenn man keine Eingeweide hat!“ Eine eigentümliche Mischung von arztbedürftiger, verzweifelter Hilflosigkeit und Gereiztheit, in der die Kranke besonders gegen die Pflegerinnen unerwartet gewalttätig wird. Sie duldet keine Kleider, rennt im Hemd im Zimmer herum, drängt hinaus. Auf dem Korridor steht sie mit nackten Füßen, das Gesicht in eine Ecke gepreßt. Plötzlich verzweifelte Affektausbrüche: rennt mit dem Kopf gegen die Wand, wirft sich schluchzend auf den Boden, wehrt sich energisch gegen das Aufheben. Gegen die Ärzte ist sie verhältnismäßig zugänglich, bittet selbst um Hyoscin zur Beruhigung. Etwa Mitte Oktober war die Erregung abgeklungen. Die Kranke bietet wieder das gleiche Bild wie anfangs September. Sie macht Ausfahrten und Spaziergänge. Jetzt treten wieder jene Klagen hervor, daß sie nicht so fühlen könne wie andere, sie sei so blödsinnig; sie beurteilt aber alles scharf und richtig und zeigt lebhafte Interessen. Sie schreibt relativ geordnete Briefe an ihre Eltern, in denen sie jedoch an ihren Wahnideen festhält. Auf Briefe und Besuche von Verwandten reagiert sie mit sichtlichem und meist entsprechendem Affekt. Sie ist arztbedürftig, dabei etwas erotisch. Immer wieder ruft sie die Ärzte zurück, sucht sie in Unterhaltung zu verknüpfen, an ihr Zimmer zu fesseln.

Ende Oktober beginnt wieder eine neue lebhafte Erregung. Sie verliert schnell an Körpergewicht, zumal sie nur wenig und erst auf langes Drängen ißt. Die Stimmung wechselt zwischen Depression und zornmütiger Gereiztheit. Rede- und Bewegungsdrang besteht nicht. Die Kranke äußert sich nur wenig, und ihre Worte sind kaum verständlich, da sie eigentümlich leise spricht, und weil die einzelnen Äußerungen oft unzusammenhängend sind. Sie begeht nach wie vor allerlei unsinnige Handlungen, klebt ihre Briefe mit Speichel an die Wand, will in den Kleidern schlafen, wehrt sich gegen Waschen und Kämmen. Ununterbrochen scheint sie zu halluzinieren, die Stimmen kommen teils aus dem Gashahn der Deckenlampe, teils aus der Heizung, teils unter dem Bette hervor. Unter dem Fußboden hängen Menschen, die ihretwegen schrecklich gequält werden. Der Arzt spreche mit den Augen zu ihr.

Gegen Ende des Jahres 1902 ist sie zeitweilig freier, zugänglicher, interessierter. Sie beschert einigen Lieblingskranken, singt und spielt vorübergehend mit ihnen. Zwei Briefe aus den ersten Tagen des Jahres 1903, in der Form korrekt und geordnet, mit regelmäßiger, klarer Schrift geschrieben, geben ein Bild ihrer damaligen Verfassung.

„Liebster Papa! Da ich Mama öfters geschrieben habe, so ist es nicht mehr wie recht und billig, daß ich an Dich schreibe und Dir zeige, daß ich Dich noch ebenso liebe wie früher. Als Du hier warst, war ich ja ganz hohl und deshalb so gleichgültig gegen Deine Liebe, deshalb gingst Du so traurig weg. Ich habe so wahnsinnige Angst gehabt, daß Du in den feurigen Ofen gekommen seist. Durchaus müßte ich persönlich mit Dir sprechen. Daß ich einmal schon gestorben war, weißt Du doch ... Ich weiß gar nicht, was aus einem werden soll, so wie ich, die ihr Gesicht hat und ganz unverändert ist. Eingeweide habe ich ja nicht und werde meines unveränderten Gesichtes wegen stets für ich selbst gehalten. Offen muß ich ja sein. Gestorben Gewesene haben offenbar das Recht, zu schlafen. In diesem Zimmer werde ich, wenn mich Engel, das heißt gute Menschen gedankenlos gemacht haben, doch immer wieder auf Wachen getauft. Du weißt vielleicht gar nicht, daß Frl. R. selbst das Recht hat, stumpfsinnig zu sein. Als Du das letztemal weggingst, sagtest Du zu mir: ‚Adieu, Fräulein.‘ Was Du damit gemeint hast, ist mir nicht ganz klar. Wahrscheinlich, daß ich ewig angezogen bin und wie ein Fräulein aussehe, obgleich ich keine Eingeweide mehr habe, so wie Du, liebstes Papachen, ja auch ... Daß ich mit Hellmuth verlobt gewesen bin, erzählte ich Dir ja damals ... Geisteskrank bin ich hier ja gar nicht gewesen, nur verzweifelt darüber, daß ich als Gehirn gelte ... Verzeih, daß ich Dich mit meiner Person langweile ... Hedda war neulich hier. Ich hatte mich gerade angezogen, in der Hoffnung, mein unnützes Gesicht irgendwo von einer Kanonenkugel zerschmettern zu lassen. Da Du auch Hohlkröte bist, so viel ich weiß, und auch schon an Gedächtnislosigkeit leidest, so wirst Du mir vielleicht nachfühlen, was es ist, ein unnützes Gesicht zu haben und als Gehirn zu gelten. Unter lauter Gehirnmenschen bin ich jetzt hier sowieso, Menschen, die mich auch für Gehirn halten. — Mir dünkte als Paradies, wenn man nach seinem Tode noch seine eigenen Augen hat, 1000 Jahre durch Gottes schöne Natur zu wandeln ... Der Vater wünscht einem doch das Beste, und wenn man keinem Menschen mehr nützen kann: ewige Ruhe oder ewige feuchte Luft, um arbeiten zu können. Hoffentlich kommt dieser Brief in Deine lieben unversehrten Hände. Bedenke Dich denn nicht lange zu einer mündlichen Unterredung. Viele Küsse Dir und Mama von Deiner unfreiwillig auferstandenen Tochter, die bei Dr. M. schon auf Wasser getauft wurde. Gisela, die 1901 in den Himmel kam. Der verstorbene Hellmuth macht sowieso mit Frl. R. sehr gern Konservation. Boshaft und mokant haben mich faktisch nur Woldemars Augen gemacht."

„9. I. 1903. Liebe Maria! Wie ich mich gefreut habe, von Dir zu hören, Deine Handschrift zu sehen, kann ich gar nicht sagen. Ich dachte faktisch, Ihr seid schon alle infolge der großen Weltumwälzung gestorben und verdorben. Vergelten kann ich ja keinem Menschen mehr seine Liebe, da ich gehirnlos bin und überhaupt nur sehr schwer Energie haben kann. Du vielbeschäftigte Mutter und Gutsbesitzerin hast mir so viel von Deiner Zeit geopfert und mir so einen langen Brief geschrieben. Von ganzem Herzen wünsche ich Dir zum neuen Jahre, Du mögest viel Glück und Freude an Deinen Kindern erleben. Mit 1000 Freuden würde ich Dir beistehen in Deiner Häuslichkeit, doch meine Pflicht ist es, ewig hier auszuhalten. Erzählt habe ich Dir nie, daß ich im Sommer auf der Reise in die Schweiz mich mit Hellmuth verlobt hatte. Nun weißt Du auch nicht, daß ich von der Schweiz aus gar nicht in eine Anstalt kam, sondern, glaube ich von Christus eingeschläfert wurde. Nachher bin ich dann doch getötet worden und wieder zusammengestellt, und durch mein gehirnloses, unverändertes Gesicht habe ich, angezogen, zahlreiche Menschen betrogen. Ich glaube, Hellmuth hat sich nach meinem rätselhaften Verschwinden das Leben genommen und ist dann in die Hölle für seinen Selbstmord gekommen. Jetzt wandert er hier als Dame herum. Ich lag früher unten und hatte nur ein Nachthemd an. Als ich einmal Kleider hatte, ging ich der Oberin nach, durfte mich wahrscheinlich nicht anziehen und weckte Hellmuth aus seinem Stumpfsinn (er nennt sich jetzt Frl. St.) ... Sehr schwer ist es rings um mich her, die Menschen arbeiten zu sehen und nichts mehr selbst tun zu können, um andere zu erfreuen, wo man nach seinem Tode noch so viele Beweise der Liebe empfängt ... usw."

Nach wiederholten Schwankungen der geschilderten Art ist im März 1903 eine weitgehende und anscheinend bleibende Besserung eingetreten. Die Kranke hat dauernd guten

Appetit, schläft besser und nimmt körperlich ständig und stark zu. Sie benimmt sich natürlich, spricht freier und deutlich, ist zugänglich, liebenswürdig und entgegenkommend gegen die Ärzte, voller Teilnahme gegen ihre Umgebung, lebhaft interessiert für Kunst und Literatur und eifrig bemüht, das in ihrer Krankheit Versäumte wieder einzuholen. Sie hält jetzt sehr auf ihr Äußeres, legt reichlich Schmuck an, ersetzt die in einer deprimierten Stimmung gekaufte puritanische Kleidung durch elegante moderne Kostüme. Ihrer Krankheit steht sie noch recht einsichtslos gegenüber und hält an allen geäußerten phantastischen Wahnideen fest. Auf Aufforderung läßt sie sich nach längerem Zögern herbei, ihre Erlebnisse in der Klinik niederzuschreiben (s. 1. Selbstschilderung, S. 260). Andererseits bezeichnet sie jedoch den Zustand selbst als eine Krankheit und klagt darüber, daß ihre Individualität vollkommen durch sie verändert worden sei. Früher sei sie ein lebhaftes, für alles Schöne und Gute begeistertes Mädchen gewesen, gewandt und klug und bei allen beliebt. Jetzt sei sie ganz blödsinnig geworden, es falle ihr schwer, einer einfachen Unterhaltung zu folgen. Ihr Gedächtnis sei schlecht geworden, sie wisse zwar alles noch, aber es bedürfe einer großen Anstrengung, um sich Einzelheiten, die ihr früher stets bereit lagen, wieder zurückzurufen. Vor allem aber sei sie in ihrem Gemütsleben geschädigt; sie sei früher ihren Eltern eine liebevolle Tochter, ihren Freundinnen eine treue Freundin gewesen, jetzt bemerke sie mit Schmerz, daß sie dazu nicht mehr fähig sei. Alles sei ihr gleichgültig, sie lebe in den Tag hinein, ohne sich um Ort und Zeit zu kümmern. Aus eigener Initiative würde sie überhaupt nicht imstande sein, die Klinik zu verlassen; sie habe keine Energie, keinen Willen mehr, sie fühle sich wie eine Puppe, die ihre Glieder wohl unter dem Einflusse anderer bewegen, aus sich selbst heraus aber nichts machen könne. Im Mai 1903 ist notiert: Die Kranke hat sich seither sehr gut gehalten und die weitgehende Freiheit, die ihr gewährt wurde, nicht mißbraucht. Ihre Beschwerden sind jetzt ganz zurückgetreten, auch steht sie ihrer Krankheit mit vollkommener Einsicht gegenüber und beurteilt ihre Persönlichkeit mit völliger Klarheit. In der letzten Zeit ist ein leicht hypomanischer Zug immer deutlicher geworden, die Kranke ist in fast strahlender Stimmung, zeigt einen Drang nach Betätigung und eine Unternehmungslust, die sicher über das Maß hinausgeht, das ihr in gesunden Zeiten eigentümlich ist, und baut Pläne für die Zukunft, Reisen usw. Von ihrer Krankheit entwarf sie eine zweite, vollkommen einsichtige und detaillierte Schilderung (s. 2. Selbstschilderung, S. 263). Im Juli 1903 wurde sie in unverändert guter Verfassung entlassen.

Seitdem hat G. L. noch eine ganze Anzahl in Verlauf und Symptomatologie sehr ähnliche Psychosen durchgemacht. Von Frühjahr 1906 bis März 1909 war sie mit einer Unterbrechung von 4 Monaten in einer baltischen Anstalt interniert. Nach über 2jährigem Intervall erkrankte sie im April 1912 wieder, war im Januar 1913 noch in der Anstalt. Genaue zeitliche Angaben über die Internierungen während der Kriegszeit besitzen wir nicht. Bei Kriegsbeginn befand sie sich in einer freien Phase mit der Mutter auf einer Reise in der Schweiz und kehrte über Italien — Konstantinopel — Odessa nach Riga zurück. Sie war dann wieder jahrelang interniert; befand sich aber beim Ausbruch der russischen Revolution (1917/18) in ihrer Wohnung in Riga. Sie mußte in einen Vorort flüchten, die Mutter war gestorben, und sie siedelte zu Cousinen nach Dresden über, die gleichfalls ihre Habseligkeiten bei den Unruhen eingebüßt hatten und sich dort mit Sprach- und Musikunterricht kümmerlich durchbrachten. G. L. suchte sich vorübergehend durch Adressenschreiben ein kleines Taschengeld zu verdienen. Im Sommer 1920 unternahm sie eine Reise zu Vettern nach Berlin und fuhr von da nach Heidelberg, wo sie gleichfalls noch alte Beziehungen hatte, vielleicht in einer Vorahnung der Wiedererkrankung. Hier ist sie dann aufs neue erkrankt, und seitdem befindet sie sich wieder in der Heidelberger Klinik.

Über die Art der Psychosen, die sie inzwischen durchgemacht hat, sind wir durch Briefe der Mutter und durch zahlreiche Schriftstücke, die die Kranke selbst in guten und schlechten Zeiten an Prof. Wilmanns richtete, ziemlich genau unterrichtet. Endlich liegt noch eine kurze Selbstschilderung aus dem Jahre 1910 vor (s. unten, S. 266) die sie für den Leiter der russischen Privatanstalt, in der sie damals untergebracht war, anfertigte.

Im März 1907 schreibt sie an Prof. Wilmanns in äußerlich geordneter Form, sauber und gleichmäßig aus der russischen Anstalt: „... Ich glaube, leider zum Teil durch meine eigene Schuld ist es der Göttlichkeit nicht möglich gewesen, mich von jenen Bösen freizumachen zu höheren Sphären oder zur alten, edlen Menschlichkeit. In einem schrecklichen Weltumschwung muß ich mich unbewußt befunden haben. Eines Traumes besinne ich mich noch: Ich lief unten im Schlaf, gleichsam im Inneren eines Berges und Sie hoch über mir hineilend, was ich Papa mitteilte. So ein merkwürdiger Traum — so, als müßten wir noch einmal zusammenkommen. Das war im Schlaf. Und dann im vergangenen Sommer, im wachen Zustande, als ich Sie — im alten blauen Schlafrock, den ich auch eben wieder anhabe — einen Augenblick am Seilgurt von unterirdisch her sah, ganz blaß — aber doch ihre alte, liebe Stimme. Es waren doch Sie? Dann noch einmal, als ich hier auf diesem schrecklichen grausamen Bett lag, von dem ich niemals loskomme: Vor mir steckte auf einer Treppe ein Tapezierer Gardinen auf, und als ich dabei an Sie dachte, verwandelte er sich in Sie, wie ich Sie zuletzt kerngesund in H. gesehen hatte. Doch ich rief Sie nicht an, wie ich wollte: Herr Doktor, kommen Sie zu mir herunter. Ich war zu hohl und stumpfsinnig dazu, gerade wie damals im Garten auch. Immer habe ich zur unrechten Zeit gesprochen . . . Verzeihen Sie mir, lieber Freund. Die ‚wenigen Zeilen‘ sind ein weitschweifiges Opus geworden. Doch es drängt mich gar zu sehr, mich einmal völlig auszusprechen. Ein Seitenstück zu meiner Heidelberger Krankengeschichte, nur ach, wie anders und ohne befriedigenden Schluß, ohne Lösung . . .“

Im April 1907: „Kurz bevor ich hierher kam, war es einmal wie eine Erleuchtung über mich gekommen . . . Gott fand ich. Doch jetzt ist es mir unmöglich, jene herrliche höchste Eingebung je wieder festzuhalten. Seither, seitdem ich aus dem Himmelsschlafe erwacht bin, habe ich — ganz klaren Geistes — so unendlich viel Wunderbares und Unfaßbares erlebt, daß ich mir meiner eigenen Nichtigkeit nur allzu deutlich bewußt geworden bin. Wenn man Engel, Geister und Teufel um sich schweben sieht, wirkliche Wunder schauen muß, selbst dabei noch ganz Körper ist, o wie elend und verächtlich kommt man sich dabei vor, wie unglücklich ist man . . .“

Aus einem langen Schreiben vom März 1909: „. . . Seit einiger Zeit ist eine gewisse Besserung in meinem Zustande eingetreten . . . Mir scheint es aber oft so, als wolle man hier meine Energie töten. Lebensmut habe ich keinen, gar keine Initiative, eine entsetzliche Unentschlossenheit und Blödigkeit. Durch Nahrungsaufnahme erwacht die Energie wieder. Ich weigere mich jetzt nie zu essen, obgleich ich mir sehr egoistisch dabei vorkomme. Es erwacht dann auch das Interesse für die Außenwelt und die Sehnsucht nach allem, was man verloren hat. Äußerlich sehe ich ziemlich unverändert aus, und daher erwartet man von mir auch das, was man früher erwartete. Das schreckliche aber ist, daß mir vieles fehlt: Ich besitze kein Herz mehr. Es klingt fabelhaft, aber es ist de facto der Fall, und dadurch ist natürlich auch der Schlaf schwer zu erzielen. Auch mein Gehirn ist nicht vorhanden. Sie können sich denken, wie sehr ich darunter leide, da ich doch soviel Interessen hatte und so gern vorwärtsstrebte. Jetzt ist mein Gedächtnis gleich Null . . . Es ist, glaube ich, erwartet worden, daß ich Gebeten nachgebe. (Dieser Satz erscheint Ihnen natürlich ganz irrsinnig.) Unendlich schwer habe ich gelitten durch Entziehung jeglicher Kleidung; dadurch war ich so gut wie tot. Jetzt wird diese Grausamkeit hoffentlich nicht mehr vorkommen, obgleich ich auf alles gefaßt sein muß . . .“ Auf der 7. Seite gibt die Kranke die deutschen Schriftzeichen auf und schreibt in geordneter, sauberer lateinischer Schrift weiter u. a.: „Einen Heißhunger nach Kunst habe ich, besonders nach Musik. In den letzten Monaten goutiere ich auch wieder Lektüre . . .“

14 Tage später: „. . . Inzwischen hat meine Genesung noch gute Fortschritte gemacht, und ich hoffe, in 2—4 Wochen nach Hause zurückkehren zu können, nach einem vollen Jahre Abwesenheit. Hoffentlich stehen mir jetzt gesunde Jahre bevor. Nach diesen Leiden und Qualen glaube ich es zu verdienen. Doch ich bin sehr mißtrauisch gegen das Schicksal geworden und mache keinerlei Zukunftspläne mehr. Das letztemal war ich nur 4 Monate gesund! . . .“

In einem ähnlichen Zustand beginnender Genesung beantwortete G. L. 1913 eine Anzahl schriftlicher Fragen Wilmanns’ in sehr sachlicher und geordneter Weise. Diese Ergänzungen zu ihren Selbstschilderungen sind an den entsprechenden Stellen eingefügt.

Was den seelischen Zustand in den freien Intervallen anbelangt, so behaupteten ihre Angehörigen stets, daß sie trotz der Schwere der Psychosen und der Länge der Anstaltsaufenthalte sich nicht verändert habe. Auf den Unbefangenen machte sie zweifellos einen etwas eigenartigen Eindruck. Sie schien still, uninteressiert, war in ihren Gesprächen etwas konventionell und oberflächlich. Wenn man sich aber eingehender mit ihr unterhielt, so überraschte sie durch eine Fülle von Interessen. Sie las viel und mit Verständnis und hatte ein starkes Bedürfnis, an den Strömungen der modernen Literatur und Kunst teilzunehmen. Sie sammelte Radierungen, Exlibris vor allem, ohne viel Geschmack und, wie es schien, ohne sehr auf die Qualität der gesammelten Gegenstände Wert zu legen. Gemütlich zeigt sie äußerlich keine Veränderung, sie hing sehr an der Mutter und an den Verwandten, führte eine umfangreiche Korrespondenz, interessierte sich für die Heidelberger Ärzte und das Schicksal ihrer Familien und nahm sich eines alten Fräuleins, das sie früher hier kennengelernt hatte, in echt freundschaftlicher, warmer Weise an. Die eigentümliche Langweiligkeit im äußeren Verkehr teilte sie mit der Mutter, der sie auch körperlich sehr ähnlich geworden war. Dieser Eindruck auf die Ärzte wird durch den Bericht der Cousine, die viel mit ihr zusammen war, wertvoll ergänzt. Danach ist sie nach jeder Psychose für den sorgfältigen Beobachter etwas eigentümlicher geworden. Ihrer Teilnahme am Erleben anderer fehle in letzter Zeit das innere Mitschwingen. Ihre Gefühle und Interessen seien mehr systematisch als spontan. Trotz ihrer Worte, die nicht unaufrichtig sind, spüre man eine innere Leblosigkeit. Dabei sei sie intellektuell völlig ungeschädigt, von einer ungewöhnlichen Aufnahmefähigkeit und Regsamkeit.

Von Dresden aus holte sie sich häufig bei Prof. W i l m a n n s Rat und als sie nach Heidelberg kam, verkehrte sie in seiner Familie, ganz in ihrer alten, stillen, wenig anregenden Art.

Gegen Ende August 1920 erbat sie sich eine persönliche Rücksprache mit Prof. W. Sie sprach von ihren Vermögensverhältnissen, von der Schwierigkeit, ihre Möbel, an denen sie sehr hing, nach Deutschland kommen zu lassen usw. Als man das Gespräch auf ihre Krankheit brachte, erklärte sie, sie habe sich damit abgefunden, daß sich die Erkrankung etwa alle 4 Jahre wiederhole. Bei einem Versuch, auf Einzelheiten der abgelaufenen Psychosen einzugehen, sagte sie, sie denke nicht gerne daran, denn das Erlebte sei großenteils so furchtbar, daß sie die Erinnerung nicht gern wachrufe. Es sei aber durchaus nicht so unangenehm, daß sie sich nicht darüber aussprechen wolle. Sie fürchte aber, daß sie nicht viel Interessantes anzugeben vermöge. Es sei ihr vieles entfallen, und sie sei kaum imstande, die merkwürdigen Erlebnisse in Worten auszudrücken. Als Beispiel führte sie das „Krötengefühl" an. Das sei nicht symbolisch gemeint, sondern sie habe tatsächlich gefühlt, eine wirkliche Kröte zu sein. Eigentümlicherweise sei dieses Gefühl vor allem abends eingetreten, wenn sie ihr Tag- mit dem Nachthemd gewechselt habe. Möglicherweise, weil man ein ganz anderes Gefühl der Tätigkeit und Anspannung habe, solange man auf und angekleidet sei. Vielleicht sei auch die Empfindung des kühlen Nachthemdes dabei beteiligt. — Vieles habe sie vergessen. Biswelen aber fielen ihr bei Gelegenheit Einzelheiten aus ihrer Krankheit ein, besonders häufg und lebhaft im Traum. Doch hätten diese Träume keinen besonderen Charakter, unterschieden sich vielmehr nicht von gewöhnlichen Träumen. — G. L. schlug vor, sie wolle sich Notizen machen, um in nächster Zeit eingehend mit Prof. W. darüber zu sprechen.

Zu dieser Unterredung kam es nicht. Einige Tage später fand man G. L. morgens halb bekleidet in verwirrtem Zustand in ihrem Zimmer, nachdem sie in der Nacht schon durch Unruhe aufgefallen war. Um sie herum war eine seltsame Unordnung: auf dem Nachttopf stand ein Teller, darin lagen Papierfetzen, in der Waschschüssel waren einige Ringe, auf dem Tisch zerbrochene Gurken. Sie wollte Prof. W. antelephonieren, kam aber damit nicht zustande. Sie war ängstlich, weinte, sprach von einer Stimme, die sie in der Nacht gehört habe, sie sei wieder krank. Plötzlich zerriß sie einer Dame aus dem Hause das Uhrarmband und griff ihr nach der Halskette. Als sie ein Arzt der Klinik besuchte, war sie in keiner Weise überrascht. Sie unterhielt sich wohl $\frac{1}{2}$ Stunde in verständiger Weise über die verwickelten politischen Zustände in ihrer Heimat, war mit einer beruhigenden Injektion durchaus einverstanden und ließ sich zu Bett bringen.

Als sie Prof. W. am folgenden Morgen besuchte, tat sie, als ob nichts geschehen wäre und nahm den Besuch als einen freundschaftlichen auf. Auf direkte Fragen gab sie zu, unruhig und ängstlich gewesen zu sein. Das komme vielleicht daher, daß sie sich mit ihren früheren Erkrankungen beschäftigt habe. Sie übergab einen Zettel, auf dem sie sich entsprechende Notizen gemacht hatte. An die einzelnen unsinnigen Handlungen am Tage zuvor wollte sie sich nicht erinnern. Sie habe im Beginn ihrer Krankheit immer so eigentümliche Eindrücke gehabt, als ob alles anders werde, große Dinge sich abspielten, sie selbst besondere Fähigkeiten besäße, etwas zu schaffen, neu zu gestalten. Dann mache sie eine Art chemischer Versuche in der Erwartung, daß daraus irgend etwas hervorgehen werde.

So habe sie früher einmal Salz und Zucker in die Waschschüssel geschüttet und gewartet, was daraus würde. So seien wohl auch die jetzigen Handlungen zu erklären. — Sie war dabei ruhig und heiter und zeigte keine Angst vor einer Wiedererkrankung.

In der darauffolgenden Nacht brachte sie ihr Zimmer vollends in Unordnung. Sie trug ständig einen Gegenstand von einer Stelle zur anderen, beschmierte alles mit Seifenschaum und Salbe. Als sie der Arzt aufsuchte, war sie nicht ansprechbar, flüsterte nur einzelne Worte vor sich hin: „ja — was ist denn das? . . .'' Sie sah traumverloren umher, suchte den Arzt mit den beschmierten Händen zu streicheln. Sie ließ sich ohne Widerstreben ankleiden, half zum Teil dabei: dann faßte sie wieder wie geistesabwesend nach allen möglichen Gegenständen. Auf die Frage, ob sie den Arzt kenne — nickt sie und sagt: „Eine weiße Erbse.'' Unterwegs: „Blaue Augen haben sie — blaue Augen und ein Gesicht, sonst hab ich nichts.'' Auf der Fahrt zur Klinik klammert sie sich an, verzieht mehrfach das Gesicht zum Weinen, hat auch Tränen in den Augen.

Nach der Aufnahme in die Klinik (29. VIII. 1920) behält sie zunächst noch dieses traumversunkene, geistesabwesende Gebaren bei, indem sie alles betastet, in den Händen festhält, was ihr erreichbar ist, dann unvermutet wieder fahren läßt. Wortlos greift sie so den Arzt an, blickt dabei bald lächelnd, bald weinend in seine Augen, wie innerlich von Gefühlen erfüllt, als ob sie etwas sagen wolle. So irrt sie auch im Zimmer umher, faßt die Patientin an, beugt sich beobachtend über sie und — spuckt sie plötzlich an. Sie zerreißt ihre Wäsche, uriniert ins Zimmer und schmiert sich die harnbefeuchtete Hand in den Mund. Beim Besuch der Wirtin sucht sie ihr den Hut abzureißen, nachdem sie sie vorher zärtlich umarmt hat.

Nach einigen Tagen beginnt sie dann auch zu sprechen: völlig zusammenhanglos, fast stets ohne Beziehung auf die an sie gestellten Fragen, oft flüsternd und unverständlich. Die alten Inhalte treten wieder hervor: „Hier ist der Weltuntergang — alles dreht sich — alles ist verbrannt — im Traum, ich selber bin auch verbrannt — die Luft geht so durch, zuviel Öffnungen sind hier — im Paradies bin ich, die Telephone sind zerrissen — auferstanden von den Toten, sie dürfen in den Garten — Universum durchgerissen — Unsterblichkeit der Seele'' — usw. Das alles bringt sie in einem leicht sentimentalen, etwas affektiert gefühlvollen Tonfall, wie er etwa diesem dazwischen gesprochenen Satz entspricht: „. . . Wir verstehen uns nicht, wir wollen nicht sprechen, uns nur ansehen — dann verstehen wir uns besser.'' In ähnlicher elegischer Sprechweise bringt sie auch ab und zu Wünsche vor. Sie klammert sich an den Arzt, verlangt in den Garten, bleibt hartnäckig stehen, als man mit ihr gehen will, sagt dann zärtlich: „An die Sonne — die schöne Sonne.'' Als sie draußen ist: „Auf die Bank wollen wir uns setzen'', ohne daß sie irgendwelche Anstalten dazu macht.

Erregung und Verwirrtheit nehmen mehr und mehr zu. Sie entkleidet sich, preßt ihre Brust, reißt an den Kleidern der Schwestern, entwendet dem Arzt Bleistift und Notizbuch usw. Einmal riß sie sich in einem unbewachten Augenblick mit den Zähnen den Nagel einer großen Zehe aus. Zeitweise sitzt sie dann wieder, wie beschaulich umherblickend, im Bett oder im Dauerbad, blickt alles an, flüstert vor sich hin. Bei Besuchen des Arztes scheint sie vorübergehend etwas freier, hält ihn fest, hat ihm scheinbar Wichtiges zu sagen, dann kommt entweder unverständliches Geflüster oder die zusammenhanglosen Bruchstücke ihrer Wahninhalte: „Ich weiß nicht was, aber Liebe und Hoffnung — die Menschen erlöse — aus dem feurigen Ofen — Was ist denn, daß ich immer in die Hölle — er sagt Pfui — die Haut — weil nur über dem Kopf immer abgerissen wird.'' Am 1. X. 1920 ist folgende Satzfolge nachstenographiert worden: „. . . die Strafe des Katholizismus, so durchhärtet bin ich worden. Christus weiß es doch längst. (Was weiß er?) — Ich hatte Schlaf, und wir fuhren im Wagen, ich wurde angekleidet im ersten Badezimmer . . . Kaiser Wilhelm, das alles ist gestorben, wie ich gedacht habe, daß der Weltumschwung kommt, war ich am Bismarckplatz in Heidelberg, da wartete ich ab, da fing der Umschwung schon an . . . Ganz verkehrt ist alles, ich sah, daß mein Leib durchschnitten hier in diesem Zimmer, überhaupt, man kann des Tages Licht nicht sehen — sie geben mir Grünes zu essen, ich weiß, daß ich von der Auferstehung gelernt habe . . . das Bad ist doch kein gewöhnliches Bad, da werden verschiedene Erdteile gestürzt, glaube ich wenigstens, da sitzen die Bösen und unten wieder andere, ich kann's nicht mehr sagen, ich wußte es auch nicht, was es war — vom Himmel zur Erde die ganze Vereinigung. . . .'' In dieser verhältnismäßig zusammenhängenden Weise äußerte sie sich aber selten. —

Gegen Ende des Jahres 1920 entwickelte sich hieraus ohne scharfe Grenze das Zustandsbild, das noch jetzt (März 1923) nach über 2 Jahren ziemlich unverändert fortbesteht.

Äußerlich macht sie einen ungeheuer verwahrlosten Eindruck und bietet ein abschreckendes Bild; einmal durch ihre Magerkeit, den Verlust aller Haltung, einen ziemlich starken Bartwuchs, ferner durch ihre hochgradige Unsauberkeit, die die Körperpflege sehr erschwert. Sie bohrt in der Nase, wühlt ihre Haare durcheinander, die ihr oft wie ein Schleier vor dem Gesicht hängen, schmiert manchmal mit Stuhl, läßt den Urin in die Stube gehen. Auch beim Essen, das ihr immer eingelöffelt werden muß, wobei sie sich kaum widersetzt, ist sie sehr unappetitlich. Plötzlich fährt sie mit den Händen in den Teller oder reißt einer anderen Kranken die Speisen weg und verschlingt sie unmanierlich. Im Bett entblößt sie sich häufig, gibt man ihrem Drängen nach Kleidern nach, so löst sie einen Teil der Knöpfe, läßt die Röcke halb fallen, reißt die Bänder auf. Ihr Gesicht ist immer verzerrt, in Bewegung, ohne daß man von eigentlichem Grimassieren sprechen kann.

Sie beachtet alles, was in ihrer Umgebung vor sich geht, auch wenn sie anscheinend träumend dasitzt, kennt die Namen der Schwestern, der Ärzte und der Kranken. An die Ärzte klammert sie sich vielfach an, zeigt ausgesprochene Sympathien, die aber oft von Tag zu Tag wechseln. Sie hat einige Bitten, die sie in unendlicher Gleichförmigkeit bei jeder Visite vorbringt: der Wunsch nach Kleidung, nach Versetzung auf eine bessere Abteilung, in ein Einzelzimmer. Weiterhin: man möge sie in die chirurgische Klinik bringen und dort in Chloroformnarkose töten. Die Versuche, sie auf eine bessere Abteilung zu versetzen, die fast allmonatlich wiederholt wurden, scheiterten regelmäßig. Sie beschmiert schon in der ersten Nacht das Bett mit Kot, entschuldigt sich danach mit einigen leeren Redewendungen. Oder sie hält sich einige Tage im Nähsaal, weigert sich dann plötzlich, weiter dorthinzugehen. Im Garten zieht sie sich nackt aus und dgl. mehr. Ihre Klagen sind ebenfalls von großer Einförmigkeit: sie habe kein Hirn mehr, kein Gewissen, das Rückenmark sei umgedreht, ein Wirbel sitze am Kehlkopf, sie sei schief, die Ströme, die von den elektrischen Glühlampen ausgehen, verbrennen ihren Körper, quälen sie usw. Hat sie solches in dem lamentabelsüßlichen Tonfall vorgebracht, so verfällt sie gewöhnlich in ihr unverständliches Geflüster.

Trotz dieser Seltsamkeiten und Stereotypien wird es immer wieder als erstaunlich bezeichnet, wie sie sich zwischendurch ohne Grenze geordnet unterhalten, von ihren früheren Erkrankungen sprechen und sie schildern kann, wie jemand, der ganz über die Sache steht. Sie erkundigt sich nach ihren Bekannten und macht oft verblüffend hübsche, schlagende Bemerkungen, ja Witze, die um so grotesker wirken, weil sie unmittelbar danach wieder ihre hypochondrischen Verschrobenheiten produziert. Doch ist es völlig unmöglich, bei solcher Gelegenheit etwa Einzelnes über die Art der Sensationen oder Halluzinationen zu erfahren, unter deren Einfluß sie offensichtlich steht. Sie spricht selbst von ihrer „Psychose", ihrer Krankheit; aber daß die Einzelinhalte krankhaft seien, dieser Einwand findet gar keine Resonanz bei ihr. Gern unterhält sie sich zeitweise ganz konventionell, und die Art, wie sie dann treffend und lebhaft plaudert, steht zu ihrem Aufzug in bizarrem Widerspruch.

Deutlich negativistisches Verhalten trat besonders während einer körperlichen Erkrankung hervor. Wird sie feucht verbunden, so verlangt sie trockenen Verband und umgekehrt. Der Chirurg ist bald ihr Retter, bald der Mörder usw. Dabei ist sie Belehrungen anscheinend nicht unzugänglich, aber schon nach wenigen Minuten bringt sie den gleichen Unsinn wieder vor. Bei Besuchen, die sie oft dringend verlangt, ist sie fast stets stumm, starrt zum Fenster hinaus, ein Gespräch kommt fast nie zustande. Doch gibt es auch hier Ausnahmen, und dann erstaunt man über die gewandte und höfliche Art, in der sie sich nach Kleinigkeiten in taktvoll-liebenswürdiger Art erkundigt.

Explorationsversuche verlaufen fast immer ergebnislos. Man kann nie ein von ihr angeschnittenes Thema verfolgen, weil sie nie auf eine Frage antwortet, die man an einen ihrer Sätze anknüpft. So bekommt die Unterhaltung einen völlig zerrissenen, einfallsmäßigen Charakter. Gleichgültige Bemerkungen, Wahnhaftes, elegant formulierte Bemerkungen allgemeiner Art, Wendungen und Aussprüche, die manchmal auf eine geradezu überlegene Beherrschung der Situation hindeuten, wechseln wahllos. Man hat den Eindruck, daß die Unterhaltung ihrerseits ein vom Arzt erzwungenes saloppes Plaudern sei, trotzdem sie so häufig nach Aussprache verlangt.

Obwohl im Laufe des letzten Halbjahres eine gewisse äußere Beruhigung eingetreten ist, blieb diese Diskrepanz ihrer Verhaltungsweisen das hervorstechende Merkmal: auf der einen Seite, allerdings sporadisch, spontane, fein nuancierte Beobachtungen und Bemerkungen, die oft in graziös-poetischer Sprache vorgebracht werden, dicht daneben im gleichen liebenswürdigen Tonfall, man wolle sie töten, sie habe keine Eingeweide, die Katholiken nehmen an ihr Rache ...

Wir geben noch einige Stellen aus den zahlreichen Briefen und Schriftstücken wieder, die sie im ganzen Verlauf der Erkrankung anfertigte, wie auch jetzt noch immer der lebhafte Drang, sich schriftlich zu äußern, besteht.

Ende 1920, 4 Monate nach der Aufnahme, richtete sie an Prof. W. einen unregelmäßig geschriebenen Brief, in dem es heißt: „Es ist wirklich kein Wahnsinn. Wahnsinnig oder vielmehr irre macht Sie mein Anblick, indem Sie mich für geisteskrank halten. Sie haben doch die Macht, mich mitzunehmen. Erweisen Sie mir diesen Freundschaftsdienst. (Danke sehr für Übersendung des Weihnachtspakets ...)"

Etwa gleichzeitig an die Cousine: „Hölle, den 24. Dezember 1920, (Paradies) im Heidelberger Hause. Liebste Hedda. Mit großer Freude und Überraschung erhielt ich Dein in D. aufgegebenes Päckchen ... Jetzt kann ich wirklich nicht mehr schreiben. Der Kreislauf des Wassers ist schon gewesen. Von der Erde zum Monde bin ich schon gesunken. Klavierspielen kannst Du hoffentlich noch ... Leider hat man mir Dein schönes Päckchen mit Inhalt für immer weggenommen. Das bedeutet, daß ich sterben soll ..."

Im August 1921 richtet sie an eine Tante einen sehr ungleichmäßig geschriebenen, vielfach zerknüllten unsauberen Brief, in dem es heißt: „Liebe Tante. Könntest Du wohl einmal die große Güte haben, mir von Deiner kostbaren Zeit zu opfern und mich einmal zu besuchen in der unruhigen Abteilung der Irrenklinik? Ich bin so irrsinnig gewesen, zu bitten, in einer Chloroformnarkose den Kopf vom Rumpf zu trennen und dann meine beiden Körperteile im Krematorium zu verbrennen ... Unterdessen ist in mir neue Lebenslust erwacht. Ich würde so gerne zu Tante L. Man hat mir in der Irrenklinik, ich glaube im Badezimmer, meine Eingeweide, mein Herz und meinen Brägen genommen. Neu bekommen kann ich ihn ja nicht, und deshalb bat ich um Erlösung. Nun habe ich aber wieder Lust zum Leben bekommen. Man versucht permanent, mich umzubringen. Das ist bestimmt wahr. ..."

Im März 1922: „Liebe Tante L. ... dich gebeten, Dich dafür zu verwenden, daß ich eine richtige Stube bekomme mit Waschtisch und Zubehör ... was eine Dame braucht, und daß ich meine Kleider alle Tage anziehen darf und in der Nacht neben mir behalten ... mein Nähzeug und meine Schere ... einen Spiegel ... Handspiegel. Ich habe ja keine Eingeweide und muß angekleidet essen ... Blut bekomme ich nur, wenn ich angekleidet esse usw. ..."

Anfang März 1923 gelang es dann, in mehreren, längeren Unterhaltungen mit G. L. den Stammbaum durchzusprechen. Mit vorzüglichem Gedächtnis für Einzelheiten und einer oft treffenden Charakterisierungsgabe berichtete sie über Eigenart und Schicksal der zahlreichen Mitglieder der väterlichen Familie. Verblüffend leicht stellte sie sich auf die gestellten Fragen um, wenn sie eben noch von den ständigen Qualen, ihrer Eingeweidelosigkeit usw. gesprochen hatte; und wenn man ihre Aufmerksamkeit nur für einen Augenblick losließ, verfiel sie, ohne auch nur den Tonfall der Stimme zu wechseln, in die wahnhaften Inhalte zurück. Während es aber bei der Besprechung der Familie und der Vergangenheit ohne erhebliche Schwierigkeiten gelang, sie beim Thema zu halten und zu sachlicher und folgerichtiger Darstellung zu bewegen, war sie, wie bei vielfachen früheren Explorationsversuchen, unmöglich auch nur zu einem einigermaßen konkreten Bericht dessen zu bringen, was ihren Wahngedanken zugrunde liegt. Hier erfährt man in fragmentarischen Sätzen nur, daß es so ist: der Kehlkopf verdreht — die Kräfte durch die Glühbirne entzogen — das Essen schädlich — das abendliche Ausziehen zum Tode führend. — Jede Frage nach dem Warum? Wohin? zu welchen Zwecken? von wem? läuft an ihr ab, ein neuer Einfall aus dem wahnhaften Gebiet wird an Stelle der Antwort wie selbstverständlich hingeworfen. So ist man völlig außerstande, sich über die Art des den Inhalten zugrunde liegenden Erlebens auch nur einigermaßen klarzuwerden. Welcherart die sicher vorhandenen Sinnestäuschungen sind, wieweit Ichstörungen, wahnhafte Bewußtheiten, unmittelbare Beeinflussung des Denkablaufs bei ihr vorliegen, ist nicht zu eruieren. Andererseits ist aber auch die Verarbeitung des Erlebnismaterials im Sinne einer wahnhaften Einheitsbildung ganz undurchsichtig. Alle Ansätze, die sie in dieser Richtung macht, umgibt sie mit Vorbehalten, wie das schon früher, auch in den Selbstschilderungen vielfach geschah: „soviel ich weiß", „es muß wohl so sein" fügt sie immer wieder ein; doch ist es bei ihrer Diskussionsunfähigkeit nicht möglich, etwa von hier aus sie zu einer Korrektur, wenn auch nur zu einer partiellen, zu bewegen.

Dabei spricht sie gelegentlich recht objektiv von ihren früheren Erkrankungen, ja auch vom Beginn der jetzigen: „Ich war so dankbar, wenn ich gesund war; ich betete, daß ich nicht mehr erkranken möchte!" „Ich glaubte, es sei eine Umwälzung, daß sich die Gräber aufgetan hätten, das war offenbar Unsinn." Hingegen bei anderer Gelegenheit: Der Heilige Geist habe ihr in einer Geistesoffenbarung gesagt: „Gisela, Du verlierst Deinen Gott." Und mit Bezug auf die erste Psychose: „Es war ein Wunder, ich kann es Ihnen bezeugen; der Vater war gar nicht mit in der Schweiz. Als mich der Arzt fragte, wen ich am liebsten habe, und ich den Vater nannte, saß er plötzlich neben mir im Wagen." — Nur durch die Gebete der Angehörigen sei sie von der ersten Psychose gesund geworden.

Auch ihr äußeres Benehmen bei Unterredungen zeigte viele Seltsamkeiten. Sie setzte sich in einer recht unbequemen Haltung an den Tisch, wechselte diese häufig, ohne daß sie entsprechender wurde, rannte mehrfach an den Spiegel, löste die Knöpfe ihrer Bluse, begann die Schuhe auszuziehen, griff sich unter den Rock, streichelte dann plötzlich den Arm des Arztes — alles ohne erkennbare Beziehung zu dem Besprochenen. Das Gesicht blieb ständig abgewandt, leidend, verzerrt, die Sprechweise müde, elegisch, leise, nur etwas eindringlicher, wenn sie um Kleider, Hilfe gegen die Verfolgungen, Befreiung usw. bat. Dabei ließ sie oft in ängstlichem Ton einfließen, daß sie auch für den Direktor der Klinik und die Ärzte ähnliche Leiden befürchtet: Sie erkundigt sich nach allen und warnt: „Ich mache Sie irrsinnig durch mein Gespräch."

c) Selbstschilderungen.

Erste Selbstschilderung.

Gedanken und Erinnerungen.

1. III. 1903. Herr Dr. W. hat mich ersucht, meine krankhaften Ideen niederzuschreiben. Vorausschicken muß ich, daß es mir wohl kaum möglich sein wird, dabei immer klar und logisch zu bleiben. Sehr oft werde ich nervös und ungeduldig, und das beeinträchtigt immer den präzisen Ausdruck der Gedanken.

Einleitung. Im Jahre 1900 muß eine große Erdumwälzung stattgefunden haben. Damals reisten meine Mutter und ich mit meiner Cousine in die Schweiz, und ich habe dann dort, als ich geraubt wurde, meinen gesunden Menschenverstand eingebüßt. Jene Tatsachen sind, glaube ich, weltbekannt. Da lohnt es sich nicht, daß ich ihrer Erwähnung tue. — Es hieß ja immer, 1900 stehe der Weltuntergang bevor. Mir ist es, als hätte ich damals eine schlimme Rolle gespielt und vielen, die ich liebte, viel Schmerzen verursacht. — Die guten, nach dem Rechten strebenden Menschen sollten da gewiß ewige Seligkeit erlangen. Ich hatte sie damals auch erlangt, indem ich von der Schweiz aus wunderschön eingeschläfert und von der Außenwelt gänzlich abgetrennt gehalten wurde. Nach meinem Erwachen hat meine nervöse Natur wieder angefangen, anderen Unruhen und Mühen zu verursachen. Ich selbst bin unglücklich, jetzt als gehirnloses Geschöpf nicht mehr wohlgemeinte Ratschläge behalten zu können, überhaupt nicht mehr so zielbewußt handeln zu können wie früher. Mein Gesicht sollte ja vernichtet werden, gerade weil es dadurch, daß es unverändert ist, alle in der Täuschung erhält, es stecke noch der natürliche Verstand dahinter. Immer aufs neue muß ich hervorheben: ein nutzbringendes Glied der menschlichen Gesellschaft kann ich nie wieder sein.

(Es wird dies weniger eine Krankengeschichte als die Geschichte meiner Gedanken, Wünsche und Befürchtungen.)

Ich habe mich im Leben wenig mit Religion befaßt. An ein Leben nach dem Tode glaubte ich, aufrichtig gesagt, nicht. Jetzt bin ich längst eines Besseren belehrt, sehe ich doch, wie die Gestorbenen sich noch im Leben plagen müssen. Von Rechts wegen müßte ich mich meiner Selbstsucht und Genußsucht schämen, da ich wirklich nur für mich lebe. Vor dem Weltumschwung versuchte ich doch wenigstens, anderen nach Möglichkeit Freude zu machen. Schrecklich ist mir jetzt oft die Empfindung, von Bösen zu schlechtem Zweck ausgenutzt zu werden!

Geschichtliches. (Sehr abgekürzt und vieles weggelassen.) Kurze, genaue Daten müßte ich doch anzugeben versuchen. Von der Schweiz aus dem Hotel im Oktober 1900 mit Gewalt entfernt, schlief ich zuerst in einem luftdichten Zimmer, wo einmal ein Mann hereinzudrängen versuchte. Nachher muß ich bewußtlos transportiert worden sein, denn ich erinnere mich nur einzelner Aussichten und einzelner Versuche, wo ich mich aufrappeln wollte und glücklicherweise stets wieder. eingeschläfert wurde. (Am besten für die Welt wäre es entschieden, wenn ich nie wieder aufgeweckt worden wäre.) Doch ich will lieber nicht davon schreiben, da die Erinnerung sehr aufregend wirkt.

Großes Bedauern hege ich auch darüber, hier so viel und laut meine Ansichten und meine Wünsche ausgesprochen zu haben, da sie so oft wechseln und von anderen stets gehört werden.

Krankengeschichte. Nach Heidelberg kam ich jedenfalls gewaltsam, nachdem ich in der sogenannten Anstalt in der Schweiz einmal ins Wasser hatte im Nachthemd entweichen wollen, und nachdem mir von grausigen Menschen viel Schrecken eingejagt worden war, wobei ich laut geschrieen. Ein zweites Mal war ich auch durch offene Räume entwichen. Das war wahrscheinlich besonders unerlaubt. Bei der gewaltsamen Fahrt hierher störten wir meinen Vater aus seiner Ruhe, der als Feste am stehenden Eisenbahnzug stand; mir schien es der hohe Norden zu sein. Vielleicht entstand der Erdumschwung auch erst bei der schienenlosen Eisenbahnfahrt (viel durch Tunnel, ins Innere der Erde), die Papa und mich bei Nacht hierher nach Heidelberg brachte. Beim Aussteigen kam ich wieder gewaltsam in einen Wagen, während ich auf Mama und meine Cousine zugehen wollte, die am Zuge standen. Papa verließ mich leider gleich, nachdem er mich in dies Haus gebracht hatte und erlitt nachher einen schrecklichen Unfall, so glaube ich. — Hier im Hause verursachte ich auch, glaube ich, eine große Aufregung, nachdem ich der Wärterin Rosa unnütz im Bade erzählt, ich sei der Teufel. Später haben mich die Wärterinnen Gretchen und Gertrud nochmals gequält und erschreckt. Gewaltsam kam ich einmal ganz plötzlich durch Emma und Gertrud die Wendeltreppe hinunter in die stets geschlossene Separatkammer neben dem Ausgang, wo ich eingeschlafen und von schrecklichen Geschöpfen besucht wurde. Ganz vergessen habe ich zu erwähnen, daß ich vor jener schrecklichen Eisenbahnfahrt eingewickelt wurde, und zwar sollte mein Gesicht auch eingewickelt werden von schrecklichen Geschöpfen. Vielleicht war es eine Sünde, das nicht geschehen zu lassen. Sehr schlimm war es jedenfalls, daß ich mich gewaltsam aus dem Wickel damals befreite; am Ende zerriß ich damals meinen Verlobten, und am Ende finden meine Lieben deshalb keine Ruhe.

Unten in der kleinen Kammer sah ich überhaupt keinen Menschen, war ganz stupide, bekam massenhaft zu essen. Ich aß alles und habe nachher oft gedacht, daß mir vielleicht damals schon die Wärterin leise mit den Augen gewinkt, ich solle die Nahrung stehenlassen. Die Welt, Familie und Freunde hatte ich unten völlig vergessen. Von Zeit zu Zeit mußte ich ins Bad, wo ich auch blödsinnig saß, mich oft sehr ängstigte. Der Herrgott hat mich entschieden, weil ich unnütz aufgeweckt worden, nachher wiederholt vernichten wollen: 1. beim Wickel, 2. hier im Bad, als mich etliche Wärterinnen hielten und mich mit einer Blitzpulverspritze zerreißen wollten. Ich weiß nicht mehr, ob ich damals die Luise oder das Lenchen befreite. — Nachher hat mich Frl. R. einmal angezogen, und ich traf unvorbereitet Papa im kleinen Krankengarten. Er wollte damals mit mir spazierengehen; ich war zu müde. Am Ende hätte er mich schon damals nach Hause gebracht. Einmal warf Elise Kleider zu mir hinein (als ich ankam, wurden meine Kleider hier gleich von, ich glaube, der Patientin Laura B. weggenommen), ich zog sie gleich an, um dem ewigen Baden auszukneifen, doch brachte mich Lenchen mit ihren dicken, fast steinernen Armen gewaltsam wieder ins Haus. An die Welt wurde ich durch Dr. Sch. erinnert, der mich besuchte. Dem lief ich auch deshalb im Nachthemde und losen Haaren bis zur Wendeltreppe nach. Unter mir muß damals auch Schreckliches vorgegangen sein. Ich habe das Gefühl, als sei nach meinem Tode viel durch mich getötet worden, und das ist schrecklich!

Lange Zeit bin ich hier oben selbstlos gewesen (habe nur gelegen und meinen Verstand angestrengt), jetzt, wo ich ausgehen darf, tritt die Selbstsucht und das Glücksbedürfnis wieder hervor. Hat man sein Lebensglück nicht erreicht, so bleibt einem doch eine Sehnsucht. An Religion habe ich nie eine Stütze finden können, zum Glauben müßte ich durch die Wunder, die ich gesehen habe, entschieden bekehrt sein. Ich meine, sie entstehen durch das Gebet von religiösen Personen, die in großen Schmerzen gestorben sind. Lange habe ich das Gefühl gehabt, in diesem Zimmer solle ich noch einen Zweck erfüllen, zu dem vielleicht Verstand gehört, gerade Frl. R. verlangte damals von meinem großen, stets im Bett liegenden Kopfe viel Verstand. — Schrecklich ist es, daß ich das, was andere zu mir mit den Lippen leise sprechen, nicht zu behalten imstande bin! Ich fasse es, habe es aber nach 3 Minuten wieder vergessen. Alle Ärzte sprechen aus ihren Augen zu mir, sind mir, glaube ich, wohl gesinnt. Da ich kein Gehirn mehr habe, mache ich mir aus dem Vergessen nicht soviel, denke, es wird mir wegen des Defekts in meinem Kopf großmütig verziehen. Etwas lauter könnten die Herrn und Wärterinnen aus ihren Augen doch zu mir sprechen!

Medizinisches. Meiner Ansicht nach wird hier Gehirn durch gewöhnliche Nahrung und Wasser zu ersetzen gesucht; allerdings ein sehr mangelhafter Ersatz, da so ein Gehirn sich bei angestrengtem Denken sehr rasch verbraucht. Dann tritt ein Heißhunger ein. (Entschieden ist es auch arge Selbstsucht, sich zum eigenen Vergnügen so ein kurzdauerndes Gehirn anzulegen.) Bei mir habe ich ein enormes Durstgefühl beobachtet, sobald abends die Beleuchtung angezündet wird. Bei meiner Sektion hätte man mir die Nieren auch wegoperieren können. Sie ist völlig überflüssig, und man klebt durch sie nur noch mehr an der Erde. Mir ist die künstliche Art, sich Gehirn anzulegen, sympathisch.

Einen sehr arroganten Eindruck macht es, wenn man von sich eine so lange Krankengeschichte schreibt. Ich fasse die Länge als Zeichen eines schwachen Geistes auf. Ein scharfer Verstand drückt sich möglichst stets knapp aus.

Entschieden wollen viele mich stets stumpf- und blödsinnig machen. Gern wüßte ich, ob ich jemand schädige, wenn ich darauf nicht eingehe? Sehr selbstsüchtig erscheint es, wenn man wohlgemeinte, leise erteilte Ratschläge, von denen ich oben sprach, nicht beachtet, namentlich von solchen Personen, die den Grund für dieses Nichtbeachten nicht begreifen. Bei mir ist es keine Nichtachtung, sondern, ich wiederhole es, psychischer Defekt.

Entschieden hat im vorigen Sommer vielen daran gelegen, mich auch am Tage und sogar draußen einzuschläfern, wahrscheinlich, weil ich das Recht gehabt hätte, tausend Jahre zu ruhen. Ich bin allen, die mir Ruhe gönnen, sehr dankbar, doch vor vielen Menschen zu schlafen, wie ich im vergangenen Sommer, ist doch peinlich, und wenn man die Nacht gut schläft, kann man auch als gehirnlose Hohlkröte den Tag gut wachen.

1. IV. (Leider lassen meine Geisteskräfte heute nach, und ich bin nicht imstande, den mir eigentlich wichtigsten Teil des Schriftstückes so klar und ordentlich zu schreiben, wie ich gern möchte!)

Ein jeder gebildete Mensch besitzt in sich oder bildet sich eine Idee vom Zweck des Weltgebäudes und vom Endziel des menschlichen Daseins. Ist man noch jung, so denkt man selten philosophisch; man lebt in den Tag hinein oder denkt wenigstens nicht über den Rahmen des alltäglichen Lebens hinaus. Als Erdbewohner erscheint einem wohl als höchstes Glück, für andere leben zu können und dann für später mit den Seinen auf ewig friedlich sorglosen Sonnendasein vereint zu sein.

Mir ist es in meinem Leben leider nicht möglich gewesen, viel nachzudenken, ich meine über solche Probleme, wie ich oben angedeutet. In der Schulzeit war ich durch viel Schlaflosigkeit oft nervös, so daß ich meinen Religionsunterricht vielleicht nicht genügend verdaut und ausgearbeitet. Vom jüngsten Gericht und dem Leben nach dem Tode habe ich in der Lehre, soviel ich mich erinnere, wenig gelernt. Stets wollte ich religiöse Bücher noch lesen, doch ich bin ja so oft krank gewesen, hatte außerdem ein so großes Schlafbedürfnis, daß meine Lebenszeit eigentlich viel kürzer gewesen ist als die anderer Menschen, die ein gleiches Alter erreicht haben. Wirklich „leben" ist doch nur die Zeit, wo man sich fortentwickelt und körperlich und geistig wächst ...

Eine große Lücke in meiner Bildung ist die gänzliche Unkenntnis der Religionsgeschichte. An dem Umstande liegt es gewiß, daß ich jetzt gar nicht recht weiß, wie ich zu handeln habe, ob ich unter den Toten so selbstsüchtig sein darf, wie ich es jetzt bin. Ich weiß nicht, ob andere für mich leben sollen oder ich für andere.

Eigentlich ist es ein Unsinn, meine Gedanken in dieser Weise niederzuschreiben. Da wurmt und quält es mich erst recht, daß ich so ganz unnütz gelebt und meinen heißen Wunsch, zu beglücken, nie habe erfüllen sehen können. Himmelstürmende Ideen darf ein Mensch wie ich nicht mehr haben. Er müßte nur entsagen und selbstlos sein, weil er anderen soviel Schmerzen bereitet hat — und doch fange ich wieder an, mich nach Weiterstreben zu sehnen, wie vor dem großen Weltumschwung!

Wunder. Ich glaube hier meist von heiligen Personen umgeben zu sein, jedenfalls sind sie in meiner Nähe. Sie wiederholen laut meine Gedanken und wissen, was ich tue, ohne es zu sehen. Das sind doch Wunder, die ich nicht begreife, und die mich irritieren. Ich lege es mir so aus (ich habe schon vorhin davon gesprochen): es sind Personen, die auf schreckliche, unnatürliche Weise gestorben sind, etwa im Feuer, dann von der Erde gerettet oder vielleicht als Leichen auf künstliche Weise zurechtgemacht worden sind. Neulich, auf der sogenannten Wachabteilung habe ich auch ein Wunder beobachtet, wie zwei Personen sich vollständig verdampften. Die eine flog geradezu, verschwand und kam an einer anderen Stelle heraus; wer das doch könnte. Ich werde stets materiell bleiben, weil ich soviel Nahrung brauche, wenigstens im Zimmer. Das können eben nur solche, die eine Art Märtyrertod gestorben sind.

Phantasien. Ich dachte bei diesen zwei Wesen, das kleinere, schneeweiße sei das Wasser und das große stelle das Feuer vor, und das Feuer war allemal stärker als das Wasser. Dann bekam ich Angst, ich sei schuld, daß das Feuer über das Wasser in der Welt die Oberhand gewönne. Nach diesen Beobachtungen fing es an, mir so vorzukommen, als sei ich gar nicht mehr auf der Erde, als näherten wir uns anderen Planeten. Ich dachte, jene beiden Wesen sollten mich davor warnen. Auch hatten wir am Tage vorher oben schrecklich viel Magnetismus in der Luft, was riesig beängstigend auf mich wirkte. Für alles kann ich doch nicht verantwortlich gemacht werden, wenn Menschen durch solche schreckliche Naturerscheinungen umkommen und am Ende zur ewigen Qual verurteilt werden! — Nachher am Morgen kamen von draußen, unten aus der feuchten Luft, ein paar junge Leute herein, die schienen wie aus einer anderen Welt zu sein. Damals wäre ich beim Hinunterschleifen beinahe verrückt geworden. Ich glaube, Gebete eines Engels befreiten mich wieder von dem Krötengefühl.

Ich lebe hier ja stets mit einem gestorbenen, gewesenen, jedenfalls göttlichen Wesen zusammen, einem Menschen, der das Paradies besitzen wollte.

Fragen. Wie kommen Augen eines Menschen, mit dem ich in R. ganz gut bekannt war, in einen anderen hinein? Wie kann ein Mensch überhaupt seine Augen verändern, die Farbe seiner Augen? Ich habe ein gutes Gedächtnis für Augen und habe das hier viel beobachtet. Vielleicht betet der betreffende Mensch sich selbst andere Augen an? Vielleicht soll es mir eine Versuchung sein? . . . Aufrichtig gestanden, sind mir die Wunder nicht angenehm, da ich mir jetzt wieder wie ein ganz gewöhnlicher Erdensterblicher vorkomme. Schändlich leichtsinnig und frivol ist es eigentlich, wieder so wie früher zu leben, wenn man genau weiß, daß man einmal schon gestorben war und nach seinem Tode soviel Schreckliches erlebt hat. . . .

Einen großen Mischmasch enthalten diese Blätter, weil ich von meinem gewöhnlichen Erdendasein und von dem Leben nach meinem Tode geschrieben habe. Natürlich ändern sich die Anschauungen, müssen sich mit den Erfahrungen ändern. Jetzt müßte ich religiöse Bestrebungen haben, während mich früher Philosophie viel mehr anzog.

Zweite Selbstschilderung (Mai 1903).

Gewöhnlich ist die Ursache meiner Erkrankung Schlaflosigkeit gewesen, durch welche Angstgefühle und große Menschenscheu hervorgerufen wurde. Oft ist es mir gelungen, diese Erscheinungen durch Energie zu unterdrücken und bald völlig zu bannen. Das letztemal aber, vor nun $2^2/_3$ Jahren, waren die an meine Nerven gestellten Anforderungen gar zu groß: viel Besuch und dadurch sehr unregelmäßiges, bewegtes Leben und starke, verschiedenartige Gemütsbewegungen. Dennoch fühlte ich mich, als ich die Heimat am 11. September 1900 verließ, recht wohl und auch, was das Nervensystem anbetrifft, kräftig. Mir erscheint es wahrscheinlich, daß ein vielleicht zu anstrengender Bergspaziergang, welchen ich an einem der letzten Tage des September schon etwas gegen meinen Willen machte, die Schuld an meiner Erkrankung trägt. Auch diesmal begann sie mit Menschenscheu, doch vermag ich nicht mehr zu sagen, ob derselben Schlaflosigkeit vorangegangen war. Die Erkrankung fiel diesmal genau mit der Menses zusammen. In meiner Erinnerung ist die Einspritzung, die der herbeigerufene Schweizer Arzt mir gab, mir sehr unangenehm gewesen und hat einen langen Zustand von Unklarheit und Bewußtlosigkeit zur Folge gehabt. Auf der Fahrt vom Grindelwald nach Spitz muß ich fast beständig geschlafen haben. Auch während der unter Dr. M.s Behandlung zugebrachten Zeit muß ich meistenteils oder doch viel ohne Besinnung gewesen sein. Deutlich entsinne ich mich der schönen Aussicht, die man von meinem Fenster aus genoß, und eines kurzen Besuches, den Papa mit Dr. M. bei mir machte. Wenn ich mit geöffneten Augen lag, schien sich mir die ganze Gegend in einer fortwährenden Bewegung zu befinden. Den Arzt hielt ich für einen Mörder und deutete seinen Namen als von einer großen Menge Mützen herrührend, die von ihm geköpften Personen gehörten.

Die Einwicklungen verursachten mir große Angst und die Wärterinnen, welche sie an mir vornahmen, hielt ich für höllische Wesen. Zweimal machte ich, im Hemde den Versuch zu entfliehen: einmal sprang ich aus dem Fenster, in der Absicht über die Weinberge in den See zu gehen, wurde aber sofort ins Bett zurückgetragen, und ein anderes Mal gelang es mir, durch verschiedene Räume fast bis ins Freie zu entweichen. Dem ersten Mal, wo ich draußen von weiblichen Wesen sofort ergriffen wurde, schrieb ich späterhin in meiner Krankheit das Aufwachen der Welt zu. (Als Seligkeit der Erde betrachtete ich ja meinen Zustand des Schlafes oder absoluter Gleichgültigkeit.) Eine sehr unangenehme Erinnerung ist mir ein Bad, zu dem ich gewaltsam in ein anderes Gebäude getragen wurde. Einmal muß ich sehr stark aus dem Fenster geschrieen haben, worauf ich von männlichen Wesen gewaltsam im Bett festgehalten wurde. Daß ich mich für den Teufel hielt oder wenigstens zur Hölle verdammt, ist aus meinen ersten Aufzeichnungen ersichtlich.

Das erste, was ich der Wärterin Rosa sagte, als ich hier in Heidelberg gleich nach meiner Ankunft gebadet wurde, war auch, ich sei eigentlich zum Leben in der Unterwelt verdammt. Als Grund hierfür sah ich die Sünde an, die Welt aus der Ruhe geweckt zu haben durch selbständiges, gewaltsames Befreien aus einer nassen Einwickelung. In Spitz erschien es mir eine Zeitlang auch, als lebe ich unterirdisch; wahrscheinlich hatte ich damals ein anderes Zimmer ohne freie Aussicht. Damals hörte ich oft eine tiefe Männerstimme reden, welche ich für die eines höheren Weltgeistes hielt, der mir Verhaltungsmaßregeln gab.

Hier sah ich, wie oft gesagt, mein Zimmer in der ruhigen Abteilung als Mittelpunkt der Erde an, sozusagen als Zentralstation, durch welche die Ruhe in den übrigen Teilen aufrecht gehalten wurde. Ich hatte die Pflicht, ewig still im Bett zu liegen, womöglich ohne zu atmen. Nur dadurch wurde allen meinen „selbstverständlich" auch schon einmal verstorben gewesenen Verwandten, Freunden und Bekannten ein erträgliches Dasein ermöglicht, das heißt Schlaf oder Stumpfsinn. Mein Vater war in meiner Idee, nachdem er mich hergebracht hatte, auch eingeschläfert worden und nur meinetwegen, um mich zu besuchen, aufgestanden, dann aber später in schrecklicher Weise unter mir lebendig befestigt worden, wodurch er beständige, sehr starke körperliche Schmerzen hatte. Dies war einer meiner fast ständigen, quälenden Gedanken. Selbstverständlich gehörte Papa in den Himmel, das heißt in die Ruhe. — Während ich unten allein in dem kleinen Zimmer der Wachabteilung lag, kam ich mir in der Hölle vor — auch wenn ich in anderen Räumen lag — und hielt die übrigen Patientinnen, welche stumm oder klagend umhergingen, für Leidensgefährtinnen, hingegen solche, welche viel und in mir unangenehmer Weise sangen, für himmlische Geschöpfe, die den übrigen das Höllendasein erleichtern sollten, wie z. B. die Frau S. eine Zeitlang für Abel. Unten im Bad habe ich mehrfach große Angst ausgestanden, ebenso in einer Nacht zuzeiten von der Wärterin Lenchen und einmal, während ich, im Bette liegend, gewaltsam von Gertrud, Emma und Luise gekämmt wurde. Die Ärzte, welche mich unten besuchten, hielt ich für Unglückliche, die nachher auf gewaltsame Weise getötet wurden, manchmal ins Feuer kamen und aus diesem im besten Falle völlig vertrocknet wieder erlöst wurden. Die Oberin war die Person, welche sie ins Verderben lockte. Sie war ein unsterbliches Wesen, Dienerin der göttlichen Gerechtigkeit, trug in sich eine Vase, deren Inhalt je nach Bedarf verschieden war. Die Oberin der Augenklinik, welche mich auch unten einige Male besuchte, galt bei mir, da ich sie für sehr fromm hielt, als Vorkämpferin und Stütze der Religion.

Mein oberes Zimmer ist mir meist luftleer erschienen, wobei ich die Heizungsöffnung stets scharf beobachtete, da aus ihr sich der Raum wieder mit Luft füllte. Die mich umgebenden Personen galten mir ja meist als lungenlos, sowie ich selbst weder Gehirn noch Eingeweide besaß. Durch die Nahrung erhielt ich Verstand, doch wurde derselbe mir mit Hilfe des über der Lampe angebrachten weißen Glöckchens durch meine Verwandtschaft sofort wieder entzogen, damit ich nicht unnütz aus meiner Ruhe gestört würde. Die Menschen, die mir zugetan waren, sorgten nach Möglichkeit für mein Behagen. Oft sprachen sie durch das weiße „Telephon"-Glöckchen zu mir, und aus der Öffnung unter meinem Bett glaubte ich oft Papas Stimme zu vernehmen oder die eines mir befreundeten Vetters. Letzterer hatte es übernommen, tausend Jahre lang seinen Verstand zu behalten, um mir zur Ruhe zu verhelfen; er litt dabei auch oft Schmerzen und hatte Aufregungen.

Meine Verwandten und Bekannten, meist nicht so wie ich bei der ersten Umwälzung zur Hölle verdammt, hatten es sich zur Aufgabe gemacht, mir Erleichterung in meinem Dasein zu verschaffen. Merkwürdigerweise waren es aber nur ihre Augen, welche mich bewachten, in Gehirne mir meist völlig fremd gewesener Personen hineinversetzt. So hatten Dr. Pf., Dr. C., Dr. W., Dr. G. Augen von Vettern, Dr. Sch. und Frl. R. Augen zweier bekannter Herren. Namentlich Frl. R. pflegte mich aus Liebe zu meinem Verlobten, welcher meinetwegen umgekommen war, indem er mich in der Unterwelt gesucht und dabei geweckt hatte. Auch habe ich mir eingebildet, daß er mich hatte sezieren und mir dabei hatte das Herz entfernen müssen. Das Gehirn war, glaube ich, bei meinem Tode verschwunden.

Eine große Rolle hat Frl. Klara St. in meiner Krankheit gespielt, die ich fast die ganze Zeit über für meinen verstorbenen Verlobten gehalten habe. Er war Dame geworden und führte immer große Reden, sich oft absichtlich irrsinnig anstellend, um mir Ruhe zu verschaffen. Dadurch hielt er die Menschen davon ab, in mein Zimmer zu kommen, er erweckte dann Interesse für sich selber. Aus dieser Idee erklärt sich meine Vorliebe für Frl. St.: ich wollte öfters zu ihr, um ihr Blumen zu schenken ... erkundigte mich oft nach ihr, hatte jedenfalls stets für sie ein lebhaftes Interesse usw. Durch ihren häufigen Anblick ist jedenfalls der Gedanke an meinen Verlobten in mir immer sehr rege gewesen. — Andere Patientinnen bestärkten in mir den Glauben an den stattgehabten Weltuntergang und das jüngste Gericht, so Frau E., die ja beständig von Hölle und ewiger Verdammnis redet. Über alle Kranken, Wärterinnen und Ärzte hatte ich meine besonderen Ideen, die mit dem Weltuntergang und der göttlichen Gerechtigkeit in Verbindung standen. Alle Personen habe ich verkannt. Klara St. erschien mir als göttliches Wesen. Wenn sie im Freien war, war der Himmel immer leuchtend blau, sie konnte schön singen, die kunstvollsten Handarbeiten machen, war über alle Maßen klug. Ihre Schönheit hatte sie eingebüßt, konnte sie aber bei einer Wiedervereinigung mit mir zurückerlangen. Auf diese Vereinigung richtete sich mein ganzes Bestreben, doch wurde sie stets durch Amanda verhindert, welche die katholische Richtung repräsentierte. Sie war meinem durchaus frei gesinnten Verlobten feindlich gesinnt und hatte die Augen eines mir einmal sehr wohlgesinnt gewesenen österreichischen Offiziers. Diese zwei Parteien bekämpften sich stets ... Mein Verlobter wurde durch seine Freunde unterstützt, von denen viele auch meinetwegen viel hatten leiden müssen.

Hoffentlich wird dieser Teil meiner Aufzeichnungen kein zu schlechtes Licht auf meinen Charakter werfen. Als ich die Heimat verließ, war mein Gemüt durch Gedanken an Heirat infolge eines unvorhergesehenen Ereignisses gerade bewegt worden, und außerdem beeinflußte meine geheime Verlobung natürlicherweise mein Denken. In meiner Krankheit hatte ich immer den Wunsch, meinem Verlobten Seligkeit zu verschaffen. Dr. C. drückte mich gewöhnlich bei seinen Besuchen mit seiner Hand ins Bett nieder, mich zur Ruhe verweisend, damit mein Verlobter zufriedener sei und seinerseits sich frei gerieren könne. Seinetwegen auch bestrebte ich mich stumm zu sein. Der Ehrgeiz meines Verlobten trieb Dr. C. auch dazu, mich im Bett zu halten. — Dr. Pf. war ein Mensch ohne eigenes Herz, hatte täglich ein anderes aufbewahrtes Herz eines Verstorbenen in sich. Ich hatte großen Respekt vor ihm, da er übernatürliche Kräfte besaß. — Dr. Sch., Freund meines Verlobten, hatte in meiner Idee ein mir gehöriges Buch über Nietzsche gelesen, wußte also, daß ich, was Religion betraf, vor meinem Tode sehr frei gedacht hatte. Er hatte auch als Freundschaft für meinen Verlobten und für mich sein Leben mit vielen Schmerzen geopfert. — Dr. W. hielt sich meist in einem anderen Teil des großen Etablissements auf, wo mein Onkel, sein Vater, mit vielen anderen Menschen aus den baltischen Provinzen gedankenlos saßen oder sonst behaglich lebten. Prof. K. war Direktor der Totenfabrik, in der, wie ich schon einmal geäußert, Gerippe von Menschen mit Stoff bezogen und mit Hilfe von Photographien und Speise wieder zu lebenden, tätigen Wesen gemacht wurden.

Lange Zeit galt Frl. R. bei mir für den natürlich auch verstorbenen Sohn des Prof. V., der mich konfirmiert hatte. Ich bildete mir ein, er habe seinen Sohn mir zur Bewachung und Verpflegung gegeben, als Sühne dafür, mich konfirmiert zu haben, ohne selbst an die Dogmen der Kirche geglaubt zu haben. Durch hörbares Atmen mit der Nase gab Prof. V.s Sohn mir leise Ratschläge im Namen seines Vaters. — Gegen das Einflechten meines Zopfes sträubte ich mich immer, weil man mit losem Haar das Recht hatte, gedankenlos zu sein, mit den Zöpfen hingegen die Pflicht hatte, Verstand zu behalten, sich Gehirn anzulegen. Waschen wollte ich mich nicht, um nicht das Bett zu verlassen, durch mein ruhiges Liegen allein könnten ja meine Verwandten ein erträgliches Leben führen. — An der Nachtwache regte mich das Telephonieren an der einen Glocke sehr auf, weil ich mir einbildete, durch das jedesmalige Berühren des Drückers werde ein unter mir befindlicher Mensch zerrissen. Entsetzlich gelitten habe ich noch einmal in der letzten Zeit meiner Krankheit, als ich in dem jetzigen roten Zimmer lag. Da bildete ich mir ein, mein Vetter, Prof. B. werde durch meine Schuld zerrissen. Er habe mich besuchen wollen und sei in den Teil des Hauses geraten, wo gemordet wurde. Ich hörte seinen Kampf, sein Stöhnen. — Eine Zeitlang bildete ich mir ein, ich sei schuld an einer völligen Schneeschmelze in der Schweiz. Frl. W. stellte sinnbildlich den Berg Mönch dar und könne während des Bades durch ihr inbrünstiges Gebet das Unheil aufhalten. Entstehen tat es durch meine Bäder, die immer in Gletscherwasser stattfanden. — Durch das Klavierspiel, das ich öfter herübertönen hörte, wurde zu mir gesprochen. — Selig hätte ich mich z. B. gefühlt, wenn ich auf ewig an einem Punkte, wo Schönheit war, hätte Ruhe finden können, z. B. an einem schönen Sommertag im Privatgarten sitzend. Da hätte es ewig Tag bleiben müssen, oder in einer stillen Nacht bei Vollmond.

Wie meine Genesung vor sich gegangen ist, vermag ich nicht zu sagen. Mir scheint sie recht plötzlich eingetreten zu sein. Kann die veränderte Behandlung, Schlafmittel anstatt Spritzen, Bäder anstatt Einwickelungen — und die Energie, mit der Dr. W. mich aufzurütteln und meine Interessen zu wecken sich bemühte, nicht viel dazu beigetragen haben?

Ein deprimierendes Gefühl erzeugt in mir das Bewußtsein, in keinem Falle der nervösen Krankheit vorbeugen zu können, nie gegen sie gefeit, sondern immer auf Wiederholungen gefaßt zu sein. Natürlich ist es betrübend, in erste Linie stets sein liebes Ich stellen zu müssen und überhaupt nie ein irgendwie nutzbringendes Glied der menschlichen Gesellschaft sein zu können. Ich glaube auch, meine Krankheitskeime seien mir vielleicht irgendwie angeboren, da meine Mutter bereits an zirkulären Wahnsinn litt, als ich zur Welt kam. Wahrscheinlich will man mir diese Möglichkeit nicht zugeben, um mir Lebenslust und Lebensmut nicht zu benehmen. Wie dem auch sei, jedenfalls werde ich wie bisher stets, so auch in Zukunft meine ganze Energie anwenden, um die Vorerscheinungen meiner bösen Krankheit rechtzeitig zu bekämpfen.

Dritte Selbstschilderung (1910).

Als ich am 9. Dezember v. J. (1909) mit meiner Mutter nach A. kam, dachte ich an nichts weniger als daran, daß ich dort wieder interniert werden würde. Ich war des Morgens zu Hause ganz frisch erwacht, hatte gut geschlafen und glaubte, wir sollten eine Spazierfahrt nach A. machen, zwecks eines lange schon geplanten Besuches dort. Unterwegs war ich freilich, soviel ich mich entsinnen kann, in einem Zustande des Nicht-scharf-denken-Könnens. In A. empfing uns Dr. Bl. und führte uns gleich in das Holzhaus zu Frau Ludwig. Des Nächsten entsinne ich mich nicht. Ich weiß nur, wie später Frau L. für meine Mutter einen Fuhrmann anrief und Mama fortfuhr, ohne daß ich den Versuch machte, sie zu begleiten. An der Pforte rief mich Dr. M. an und forderte mich auf, zu ihm zu kommen, was ich leider nicht tat. Ich speiste dann später an der allgemeinen Tafel mit, saß mit Frau L. noch etwas im Lesezimmer, wo ich eine Patientin für Frau Dr. W. hielt — und ging dann mit Frau L. auf ihr Zimmer. Sie zeigte mir dort verschiedenes, und abends kam Dr. L. Sch. Ich erinnerte mich, daß ich zu weinen anfing und Dr. L. mich nach der Ursache fragte, worauf ich nichts zu erwidern wußte. Ich glaube, darauf wurde ich ins Bad gebracht und dann ins Bett und meine Kleider verschlossen.

Von der nun folgenden Zeit habe ich nicht viel Erinnerungen: Ich lag zu Bett, habe gewiß oft nach meinen Kleidern verlangt. Ich erinnere mich, daß nachts oft eine Wärterin quer vor der Tür in meinem Zimmer schlief. Einmal hielt ich sie für meine Cousine Erna. Öfters saß Frau L. bei mir und arbeitete, wollte mich auch zu einer Näherei ermutigen. Mir schienen die Hände wie in Blut getaucht zu sein, als ob sie sich selbst kreuzige. Einmal kam sie mir wie meine Cousine Else L. vor, und ein paar Schornsteinfeger, die durchs Haus gingen, wie 2 meiner Vettern. Es erschien mir so, als gehe eine große Weltumwälzung vor sich — ich hatte auch schreckliche Empfindungen, als sei ich total hohl. In einer Nacht kam ich mir ganz wie in der Hölle vor oder im Fegfeuer, und zwar büßte ich die Sünden des Kronprinzen Rudolf von Österreich. In jener Nacht schien mir das ganze Haus magnetisch zu sein, und ich glaubte, mein Vater, der die Welt zusammenhielt, sei zerrissen worden. Am Morgen forderte ich sehr energisch meine Kleider von Frau L., doch, wie immer, vergebens. Am Vormittage dieses Tages kam Dr. L. S., befahl, mich zu kleiden, und brachte mich mit Frau L.s und Dr. Bl.s Hilfe auf einem Schlittchen ins Steinhaus, ins Bad. Ich wollte durchaus draußen bleiben, im Schnee sitzen bleiben. Ich hatte die Empfindung, als ob etwas am Himmelsgewölbe platze. Sehr eigentümlich war die Wirkung der freien Luft, von der ich solange abgesperrt gewesen war. Im Bad kam es mir vor, als sei ich im Heidelberger Schloß oder in der Heidelberger Anstalt. Dann schien es mir, als sei meine Mutter oder meine Tante L. vor mir im Wasser gewesen. Ich wollte mehrfach aus dem Wasser steigen, mich bekleiden. Eine mir fremde Pflegerin, Anna Behring, kam mir wie Dr. W.s Frau vor. Ich dachte, da sind Frauen, die ihre Männer erlösen müßten. Ich wurde in ein Zimmer rechts von der Tür zu Bett gebracht, hatte das Gefühl, halb geköpft zu sein... Der Himmel war bewölkt, es schien mir ein Weltuntergang zu sein, als sei der Mond geschmolzen. Neben meinem Bett lag ein nach Chloralhydrat riechendes Taschentuch. Ich dachte, es sei eine Hinterlassenschaft meiner Mutter, die hier umgebracht worden war. Nun bewachte mich die Pflegerin Lina. Sie schien mir immer im Gebet und schien sich mir immer zu verändern: einmal hatte sie den Rücken eines Pastors. Sie badete mich oft. Sie kam mir mit Pulver gefüllt vor, und ich hatte Angst, sie würde explodieren und mich umbringen. Dann einmal schien die Zementfabrik Novorosisk A. zu umgeben. Dann erschien mir mein Onkel Pastor L. in Auflösung begriffen und in A. überall am Hause herumzuklopfen. Im Saal schienen meine Cousinen S. zu sitzen, zum Teil ohne Köpfe. Alles schien in Umwälzung, Schwester Camilla kam mir wie Dr. Wilmanns vor. Nachts schien das Zimmer immer zum Teil in die Hölle zu versinken. Die Lina erschien mir auch wie mein Neffe Max B. Schrecklich war es mir, daß Wäsche und Kleider von mir verschlossen waren. Besser wurde es mir, jedenfalls fühlte ich mich von da ab besser, wo mir einmal Ella Milch zu trinken gab, nachdem ich in den Saal gelaufen war. Bald darauf zog ich in das blaue Zimmer hinüber, wo mir eine Explosion stattgefunden zu haben schien. Jetzt erschien mir Ella wie eine deutsche Prinzessin oder wie der deutsche Kronprinz. Ich dachte, wir sollten ewig schlafen, und ärgerte mich jeden Morgen, wenn ich geweckt wurde. Soviel ich weiß, aß ich sehr wenig. Zuweilen wurde ich angekleidet und draußen hingesetzt. Ich hatte die Empfindung, ganz zerschnitten zu sein. Einmal ging ich auf die Veranda des Holzhauses und wollte ganz dort sitzen bleiben. Später besuchte mich meine Mutter, und ich bat bei Gelegenheit eines Spazierganges die Doktorin S., sie solle mich zu meinem Vater fahren lassen.

Nach Lina hatte ich eine Pflegerin Marta. Jeden Morgen kam ich mir wie eine Auflösung vor, und ich hatte gar kein Verlangen danach, wieder gepflegt, gewaschen, gekämmt und angekleidet zu werden. Jetzt aß ich alles, besonders abends, hatte zwar das Gefühl, mich schief zu essen. Einige Male kam ich mir im Sterben vor, ließ mich von Mama ankleiden und spazieren führen, um gerettet zu werden. Hatte große Angst vor Marta und dem Zimmer. Eines Abends wollte ich ins Doktorat entlaufen. Schrecklich war es mir, daß mir im Bade stets die Kleider fortgenommen wurden. Ich glaubte, im Wasser nicht essen zu können und überhaupt halb umzukommen. War ich ohne Sachen, so saß ich oft tagelang auf dem Bett. Einmal wandte ich das Kopfende zum Licht, um nur noch Himmel und nichts mehr von der Welt zu sehen. Alle meine Geburtstagsglückwünsche und Briefe erschienen mir wie Hohn.

Die nächste Krankheitsperiode ist die Übersiedlung ins Holzhaus, wo ich hoffte, frei zu sein, wo aber die Türen meines Zimmers von beiden Seiten von außen verschlossen wurden, und man mir auch sehr bald die Kleider nahm. Ich tat fast nichts als essen und schlafen, hatte aber große Verlangen nach frischer Luft. Bald zog ich in ein anderes Zimmer, wollte spazierengehen, wurde aber nicht hinausgelassen, sondern bald aller Kleider beraubt und wieder verschlossen gehalten. Ich hatte mein Mittag nicht gleich gegessen, sondern erst später, und dabei das Gefühl, mich zerschnitten zu haben; Dr. Bl. und Fr. L. entkleideten mich, und Fr. L. verschloß meinen Schrank. Nun kam ich stets ganz zerschnitten vor und glaubte, der Kleider zu bedürfen, um gerade zu sein. Ich schrieb meine Qualen auf, doch Dr. M. S. warf die Papiere in den Ofen. Dann sprang ich im Hemde aus dem Fenster und ging spazieren, worauf ich wieder ins Steinhaus kam.

Nun ging es mir aber zusehends besser. Ich las Zeitungen, auch anderes. Ich ging viel hinaus, versuchte bald Handarbeit zu machen. Nach einiger Zeit teilte Dr. L. S. mir mit, ich solle meine Sachen selbst verwalten und frei umhergehen können. Nun wurde es mir mit einem Schlage gut. Einige Male hatte ich noch das Gefühl, mich ganz durchzuschneiden.

Das Schrecklichste bei der Krankheit ist mir immer gewesen, meiner Kleider beraubt, ganz ins Bett gesteckt zu sein, und ich möchte das hier betonen, da es vielleicht in Zukunft vermieden werden könnte und der Kranken dadurch viele Qualen erspart bleiben würden. Ich bin stets so sehr an frische Luft und Bewegung im Freien gewöhnt, daß sie, denke ich, wohltuend auf mich auch in schwerer Krankheit wirken müssen.

Irgendwie zusammenfassen kann ich den Eindruck, die Empfindung meiner Krankheit nicht, also keinen Abschluß schreiben.

3. Zur Erlebnisform der Verwirrtheitszustände G. L.s und zur Phänomenologie ihrer Psychosen überhaupt.

Eine so ausführliche Wiedergabe dieses Falles mit allem vorhandenen Material wäre unter diagnostischen Gesichtspunkten kaum zu rechtfertigen, wenn man auch gerade in diagnostischen Erörterungen die Gelegenheit zu eigner Urteilsbildung an Hand ausführlicher Krankengeschichten nur ungern vermißt. Wir glaubten aber vor allem wegen der psychopathologischen Eigenart der Zustände G. L.s, die zu einem Vergleich mit den Psychosen der Fälle der vorausgehenden Kapitel herausfordert, die Mitteilung in gleicher Vollständigkeit fassen zu sollen. Daneben bestimmte uns zur ungekürzten Wiedergabe die Absicht, welche auf die ganze Arbeit einwirkte, einwandfrei vollständiges Material psychopathologischer Art zu sammeln, woran es in der Literatur noch immer fehlt.

Es scheint nicht ganz leicht, trotz der Reichhaltigkeit objektiver und subjektiver Unterlagen, über die Eigenart des Gesamtzustandes in den psychotischen Schüben Klarheit zu erhalten. Überfliegt man etwa die (dritte) Selbstschilderung aus den Jahren 1909/10, so wird man durch manche Einzelheiten an die oneiroiden Zustände der früheren Fälle erinnert: Verkennungen, Umdeutungen, Illusionen, Halluzinationen bei vielfachem Wechsel der Auffassung der Situation. Völlig andersartig ist der Eindruck, den man von den beiden ersten Selbstschilderungen und von der zugehörigen Krankengeschichte aus gewinnt, welche die erste Heidelberger Psychose (1900/03) darstellen. Die zweite Selbstschilderung, die, nach völliger Genesung niedergeschrieben, die beiden anderen an Sachlichkeit und Gründlichkeit überragt, läßt am ehesten einen Vergleich mit den Berichten der früheren Fälle zu. (Man wird sich dann allerdings noch zu fragen haben, ob die späteren Psychosen ohne weiteres als psychologisch gleichartig angesehen werden können.)

An ihrem Beginn finden sich beträchtliche Strecken völliger Erinnerungslosigkeit (zum Teil Arzneiwirkung?), und wir gehen wohl nicht fehl, wenn wir annehmen, daß auch aus der späteren Zeit vieles nicht mehr erinnert wird. Aus ihr tauchen zunächst inselartig einzelne reale Situationen neben wahnhaften Einzelerlebnissen auf. Sehr bald aber gewinnt alles Erlebte einen einheitlichen Zusammenhang. Das Spätere wird auf das früher Erfahrene bezogen, unter dem Gesichtspunkt einer bestimmten wahnhaften Einstellung wird alles, was sich ereignet, eingereiht[1]). Es bedarf keiner Widerlegung, daß diese Einheitlichkeit

---

[1]) Man kann die hier vorliegende Einheitlichkeit als eine sinnhafte, inhaltliche der im 1. Kapitel aufgewiesenen formalen in der oneiroiden Erlebnisform gegenüberstellen.

nicht etwa Ausfluß einer nachträglichen Formung, etwa bei Abfassung des Berichts, sei. Sondern von dem fast in einem Moment erlebten Ereignis der Weltumwälzung an — auf dieses selbst wird weiter unten näher einzugehen sein — schließen sich alle Vorgänge in der Richtung zu ihm zusammen. Dementsprechend bleibt die Stellung und Aufgabe der Kranken selbst auch immer dieselbe, und, so sehr das wechselt, was sie an Verkennungen, Trugwahrnehmungen usw. erlebt, so einheitlich bezieht sie es auf die Rolle, die ihr als Märtyrerin für die Seelenruhe der Verstorbenen übertragen ist. „Über alle Kranken, Wärterinnen und Ärzte hatte ich meine besonderen Ideen, die mit dem Weltuntergang und der göttlichen Gerechtigkeit in Verbindung standen." Dieses Wissen von den Zusammenhängen hat keineswegs immer den Charakter der unerschütterlichen Sicherheit eines fixen Wahns. Im Gegenteil, sie fügt z. B. in die während der Psychose verfaßten Schriftstücke häufig einschränkende Wendungen wie „glaube ich", „jedenfalls" ein. Aber gerade aus ihnen ergibt sich die lebhafte Tendenz, das seltsame Erleben nach seiner Bedeutung und seinen Beziehungen rational zu erfassen.

Ist nun aber die Art und Weise, wie die Realität in diese wahnhaften Vorgänge einbezogen ist, der oneiroiden Erlebnisform nicht sehr ähnlich? Wir sehen auch hier einen deutlichen Unterschied, wenn er auch nicht auf den ersten Blick greifbar ist. War in der oneiroiden Erlebnisform erst einmal die geschlossene Einzelsituation gebildet — diese Bildung geschah oft unter Anregung durch Reales —, so schritt das Geschehnis im Sinne der Situation unbeschwert ins Phantasiegebiet, oft wurde die Realität völlig verlassen. Dies scheint hier nie zu geschehen. Immer klebt das Erlebte an dem, wenn auch wahnhaft veränderten Realen, der Umgebung, den Menschen, der eignen wirklichen Lage. So kann man scheinbar paradox behaupten, daß die Vorgänge bei G. L. trotz ihrer einheitlichen Richtung auf den Sinn des Wahns an Geschlossenheit den Einzelsituationen der traumhaften Entrücktheit nachstehen, und es lassen sich daraus zum Teil wohl auch die Erinnerungslücken erklären. Daneben ist zu erwähnen, daß überhaupt die optische Seite viel mehr in den Hintergrund tritt, daß außer Akoasmen vor allem coenästhetische Trugempfindungen beherrschend ins Bewußtsein treten.

Andererseits kann man die Erlebnisform wohl schwerlich ohne weiteres unter die „doppelte Orientierung" rechnen. Jedenfalls fehlen präzise Angaben, die diese Auffassung ermöglichten. Ebensowenig haben wir aber einen Anhalt dafür, daß sich die wahnhaften Vorgänge etwa in einem „anderen" Zustand des Bewußtseins abspielen, der sich etwa, wie der oneiroide, durch besondere Klarheit oder Eindringlichkeit auszeichnete, und aus dem es zu irgendeinem Zeitpunkt ein Erwachen, eine Umschaltung in die Wirklichkeit gibt. Wir glauben nicht, daß es nur ein Mangel der Darstellung sei, daß die Erlebnisform keiner dieser beiden Möglichkeiten zugeordnet werden kann. Es handelt sich hier offenbar um einen dritten Typus des Erlebens: eine wahnhafte Umformung der Wirklichkeit, die zusammen mit den Sinnestäuschungen zur sinnhaften Einheit gestaltet wird. Nicht ein Panorama zieht vorüber, dessen Einzelbilder durch die Gleichartigkeit der affektiven Erfassung und des veränderten Bewußtseins zusammengehalten werden, sondern ein Drama wird gespielt, dessen Szenen sich aufeinander beziehen, das irgendwohin zielt, wie es von bestimmten Voraussetzungen ausgeht.

Auch inhaltlich sind die Ähnlichkeiten mit dem oneiroiden Zustand nur oberflächliche: zwar wird auch von den „letzten Dingen" gehandelt; aber das Erlebte hat nicht jenen phantastisch-romantischen Charakter, der sich von den massenhaften Reminiszenzen an Lektüre und anderes Bildungsmaterial herleitet, das der Persönlichkeit schon irgendwie vertraut ist, und in dessen Gefühlsspannungen sie sich ergeht. Sondern völlig Neues, Unbekanntes, schwer Verarbeitbares ereignet sich, zu dem keine eindeutige gefühlsmäßige Stellungnahme möglich ist. Ja, es treten schon bei dem rationalen Begreifen und Zusammenordnen Schwierigkeiten hervor, die der Kranken auch zum Bewußtsein kommen. Sie bedauert, so wenig Kenntnisse auf religiösem Gebiet zu besitzen, wodurch ihr das Verständnis ihrer Lage erschwert sei. Daß aber überhaupt der Versuch der Zusammenordnung gemacht wird, die Tendenz zur wahnartigen Einheitsbildung ständig trotz der Schwierigkeiten, besteht, das unterscheidet die Erlebnisform deutlich von der fragmentarischen Szenenfolge der oneiroiden Zustände.

Man geht wohl nicht fehl, wenn man beim Vergleich der späteren mit jener schweren Psychose 1900/03 feststellt, daß diese rationale Vereinheitlichung immer schlechter gelingt, daß die einzelnen Erlebnisse immer weniger aufeinander bezogen werden können. Die dritte Selbstschilderung gibt uns davon ein eindrucksvolles Zeugnis. Ob sich dementsprechend das psychotische Erleben selbst irgendwie geändert hat, scheint uns zweifelhaft. Wir neigen vielmehr zu der Meinung und glauben, daß sie aus einer Gegenüberstellung der Materialien vom ersten Heidelberger Aufenthalt mit den jüngsten Beobachtungen zu beweisen ist, daß der Charakter der psychotischen Vorgänge über die Jahre hinweg der gleiche geblieben ist. Auch das Streben nach Zusammenfassung im Sinne einer irgendwie ordnenden Wahnbildung, das sich am meisten in der zweiten Selbstschilderung ausprägt, besteht heute noch, wenn auch nicht mehr so deutlich erkennbar. So tritt das zerrissene, zerspaltene Nebeneinander uneinfühlbarer Einzelerfahrungen, das schon in der dritten Selbstschilderung festgehalten ist, ganz in erster Linie in Erscheinung. Durch die letzten Beobachtungen wird unsere Ablehnung einer Bewußtseinsstörung auch in den früheren Erkrankungen gestützt.

Von den psychopathologischen Einzelphänomenen erregt besonders das an vielen Stellen wiederkehrende „Weltuntergangserlebnis" unser Interesse. Es steht hier nicht nur am Anfang der ersten schweren Psychose[1]), sondern es kehrt auch im Verlauf der späteren häufig wieder und leitet offenbar jeden neuen Schub wieder ein. Besonders in dem Selbstbericht aus dem Jahre 1910 tritt dieses Wissen um Katastrophen so gehäuft auf, daß es unserem Verstehen, dem es als eine Projektion der inneren Wandlung beim Beginn einer Psychose noch zugänglich ist, große Schwierigkeiten macht. G. L. versucht offenbar mit diesen immer wiederkehrenden „Umwälzungen" nicht nur, eine Umwandlung des gegenständlichen Erlebens zum Ausdruck zu bringen, sondern auch die aktmäßige Bezogenheit der Gegenstände auf ein in besondere zentrale Position versetztes Ich kommt darin zum Ausdruck. Die massenhaften magischen Vorgänge, die sich ständig um sie und von ihr aus abspielen, haben gleichsam ihren Höhepunkt in diesen Momenten, wo etwas am Himmelsgewölbe platzt,

---

[1]) Wie in der Arbeit von Wetzel (Zeitschr. f. d. ges. Neur. u. Psychiatrie, Bd. 78, S. 403), welche andere Typen des Erlebnisses behandelt.

oder der Mond schmilzt, der Vater, der die Welt stützt, zerrissen wird usw. Mit anderen Worten: Weltumwälzung ist bei G. L. eine Art Stichwort für Ichzuständlichkeiten, in denen magische Erfahrungen und Wirkungen in höchster Steigerung erlebt werden. Das zeigt sich besonders schön beim Beginn der letzten Psychose, wo G. L. in dieser Verfassung jene Zauber-Experimente macht, um ihre magischen Fähigkeiten zu erproben. Ihr seltsam traumverlorenes, exaltiertes Gebaren in jenen Tagen bei und nach der Aufnahme in die Klinik, die etwas affektierte Gefühlsseligkeit in ihrem Ausdrucksverhalten geben vielleicht Hinweise für die einfühlende Vergegenwärtigung des Zustandes, in dem große Dinge vor sich gehen, alles sich dreht, die Toten auferstanden sind, Weltuntergang ist.

Es kann hier keine vollständige Erörterung der Phänomenologie der psychotischen Schübe G. L.s durchgeführt werden, sie fiele zu sehr aus dem Umkreis der Fragestellungen dieser Arbeit hinaus. Vielleicht gibt sich die Gelegenheit, die interessanten Einzelsymptome aus der Psychopathologie in einem anderen Zusammenhang zu betrachten, wenn G. L. auch von diesem Schub genesen sollte und Aufschluß erteilen kann.

Wir greifen hier nur noch eine Erscheinung heraus, die uns bereits zu der klinisch-diagnostischen Betrachtung des Falles überleitet. Vor den schweren Zuständen der Verwirrtheit hat G. L. Phasen von depressiver Färbung durchgemacht, deren Bild von den klassischen Symptomen der Depersonalisation beherrscht war. In den Briefen aus dem Jahre 1895 (S. 247) ist diese Verfassung lehrbuchmäßig geschildert. Eigenartigerweise finden sich nun die Depersonalisationsphänomene in den sonst völlig andersartigen schweren Psychosen wieder, wenn auch in veränderter Form. Man kann nicht etwa sagen, daß sich der Wahn der Eingeweidelosigkeit, der Hirnleere, des Gedächtnisschwundes aus den depersonalisierten Zuständen allmählich entwickelt, wie wir mitunter bei Schizophrenien den Übergang von Zwangsideen zu Wahnideen beobachten können. Wir wissen jedenfalls von keiner Psychose G. L.s, daß sich ein Übergang in dieser Richtung vollzogen hat. Wohl aber blieb umgekehrt bei dem ersten Heidelberger Aufenthalt nach dem Abklingen der schweren Erscheinungen vorübergehend nur die Depersonalisation zurück (s. S. 254). Aber sehr bald nach dem meist plötzlichen Beginn der Psychose tauchen mit den gleichen Worten wie in den leichten Phasen Klagen auf, die wie eine Karrikatur der Depersonalisation anmuten. Sie scheinen meist der entsprechenden Affektivität entkleidet, sind oft grob ins Sinnlich-Körperliche gewendet, so daß ihnen coenästhetische Trugempfindungen zugrunde liegen müssen, und sie werden auch auf die Menschen der Umgebung projiziert: alle sind gehirnlos, Puppen aus Stoff, gedrahtet, nur noch Gesichter und Kleider. Nicht daß diesen „Depersonalisationsphänomenen" nunmehr ein erhöhter Wirklichkeitswert zukommt — oft lassen ironisch-scherzhafte Wendungen, mit denen sie vorgebracht werden, zweifeln, ob sie wirklich so ernst genommen werden —, scheint uns so bemerkenswert. Sondern daß in den massenhaften, phantastisch-vielgestaltigen Vorgängen diese Gedankengänge leitmotivartig immer wiederkehren, die Auffassung der eignen Person als wertlos, nichtig, existenzunwürdig bestimmen, ist ungewöhnlich interessant. Besonders aber der Heilungsvorgang 1913, wo sich aus dem Wahn der „Hohlkröte", der noch zur Zeit der Abfassung der ersten Selbstschilderung festgehalten wurde, eine Depersonalisierte ganz nach Art der früheren depressiven Zustände zu entwickeln scheint, die dann schließlich völlig frei wird, gibt zu denken.

Wir können auf dieses Vorkommnis vorläufig nur registrierend hinweisen. Es mit einer der bekannten Theorien der Depersonalisation zu erklären, würde wohl schwerlich weiter führen. Ja, es ist heute kaum möglich, es irgendwie einzuordnen, wo wir noch so wenig über die Psychopathologie jener Grenzfälle der „funktionellen" Psychosengruppen wissen, in denen sich auch die Symptomatik überschneidet.

4. Zur diagnostischen Stellung des Falles Leniev.

Daß es sich um einen solchen handelt, ist zunächst noch unbewiesen. Die Familientafel gibt uns keine eindeutige Aufklärung. In der väterlichen Familie finden wir eine Fülle zirkulärer Erkrankungen, von 14 Geschwistern des Vaters zeigen 6 manifeste Symptome, die diesem Formenkreis angehören. Wo sich bei ihren Nachkommen Pathologisches findet, das nicht hierzu gehört, sind äußere Ursachen (III 2) oder fremde Erbeinflüsse (III 22, III 31, III 33) nachzuweisen, die es erklären. Atypische Züge fehlen bei den zirkulären Erkrankungen dieser Familie, um eine eigentümliche familiäre Färbung des Bildes handelt es sich also nicht. Wir müssen also auf die Mutter und ihre Familie zurückgreifen und stoßen hier nun wiederum auf eine sicher dem manisch-depressiven Irresein angehörige Kranke. Es wäre freilich möglich, daß der gescheiterte Bruder der Mutter an einer langsam verlaufenden Schizophrenie litt; über ihn wissen wir aber leider fast nichts. Schließlich ließen sich die zahlreichen, vom Familientypus der Leniev stark abweichenden Psychopathen und Imbezillen in den Seitenlinien der Großmutter mütterlicherseits heranziehen. Aber auch dort fanden wir keine sichere Schizophrenie, keinen erkennbar Schizoiden.

Man kann sich die Frage vorlegen, ob nicht die Häufung mit gleichartiger zirkulärer Belastung zur Entstehung des atypischen Bildes führen kann. Das wäre deutbar als eine Art Rückgriff auf Morels Lehre der progressiven Degeneration, die den modernen Anschauungen durchaus widerspricht. Nehmen wir aber für einen Augenblick an, der schizophrene und der zirkuläre Erbkreis seien einander durchaus nicht so fremd, wie es heute angenommen wird, sie stellten vielmehr Aufspaltungen einer Einheitspsychose dar, so wäre es nicht verwunderlich, wenn ein Zusammentreffen der nach der gleichen Richtung abgezweigten Anlagen die ursprüngliche Mischung wieder in Erscheinung treten ließe.

Die erbwissenschaftliche Betrachtung gibt uns also auch hier keine Klärung. Weder wissen wir, ob es sich um eine Kombination handelt, noch erhalten wir Auskunft, wie diese Mischung zustande gekommen sein könnte.

Die ursprüngliche Persönlichkeit der Kranken selbst, wie sie aus den Berichten über die Kindheit und die freien Intervalle nach den ersten leichten Psychosen vor uns steht, weist nichts auf, was eine entscheidende Annäherung an irgendeinen ausgesprochenen Typus ermöglichte. Immerhin sind die wenigen Züge, die überhaupt aus der Kindheit erwähnt sind, nicht dem cycloiden Bilde zugehörig, wobei allerdings daran gedacht werden muß, daß solche, als die „normaleren", überhaupt weniger Beachtung finden. — Der Verlauf endlich spricht, wie die Abstammung, schwerwiegend für eine zirkuläre Erkrankung. Nach ganz kurzen melancholischen Phasen, deren erste schon im 16. Lebensjahr auftritt, folgen schwerere, bei denen Depersonalisationssymptome das Bild beherrschen. Nach größeren Zwischenzeiten völliger Gesundheit erkrankt dann die 25 jährige erstmals mit einer jener atypischen Psychosen, die nunmehr allen folgenden Phasen das Gepräge geben. Aber wie nach jener ersten, die nur einige Monate dauerte, erholte sich G. L. auch nach den schweren Zuständen, die sie jahrelang in den Anstalten festhielten, zur relativen Genesung. Es läßt sich ja die Meinung vertreten, daß das, was von der Cousine über die Eigenheiten der Persönlichkeit in den Zwischenzeiten mitgeteilt wurde, als schizophrener Zerfall oder Rückgang anzusehen sei. Wer aber ältere, lange internierte zweifellos Zirkuläre kennt, wird uns darin zustimmen, daß bei ihnen solche feinen und auch gröberen Defekte der affektiven Resonanz keine Seltenheit sind. Obendrein ist bei dem ersten Heidelberger Aufenthalt der Ausklang des Verwirrtheitszustandes in eine Depression mit Depersonalisation und anschließende Hypomanie beobachtet worden. Es ist endlich sehr wahrscheinlich, daß die gegenwärtige schwere Erkrankung trotz ihrer langen Dauer wieder in Heilung übergehen wird, zumal die in vieler Hinsicht unversehrt erhaltene Persönlichkeit dauernd nachweisbar geblieben ist.

Läßt man also den Verlauf den Ausschlag geben, wie es etwa Lange in seiner Monographie tut, so wird man mit der Zuordnung des Falles zur manisch-depressiven Gruppe nicht zögern. Aber damit muß man auch die Deutung der völlig atypischen Zustandsbilder schuldig bleiben, wie man umgekehrt Erbtafel und Verlauf beiseite schieben muß, wenn man die schizophrene Symptomatik nach der anderen Seite entscheiden läßt und sich damit zufrieden gibt. Die Sterilität der diagnostischen Alternative angesichts eines Falles, der von psychopathologischen Problemen strotzt, zeigt sich hier besonders eindringlich.

Daß die Symptomatik der atypischen Psychosen G. L.s mit einer ganz anderen Berechtigung als schizophren bezeichnet werden kann als die oneiroide Erlebnisform, bedarf im einzelnen kaum der Durchführung. Das Fehlen der Bewußtseinsstörung, das Überwiegen der akustischen und körperlichen Trugempfindungen, die Abspaltung der Affektivität, die Tendenz zur rationalen Wahneinheitlichkeit, das inkommensurable Nebeneinander der Verhaltungsweisen — um nur einige wichtige Momente hervorzuheben — lassen im Querschnitt keinen Erfahrenen an der schizophrenen Natur der Erkrankung zweifeln. Auch Depersonalisationsphänomene sind ja im Verlauf, besonders zu Beginn schizophrener Erkrankungen bekannt und beschrieben. Gegenüber diesen überwiegenden Erscheinungen, denen sich oft grob katatonische Symptome zugesellt haben, verschwinden lange Zeit alle Züge, die sich noch irgendwie als Reste der früheren melancholischen Phasen auffassen lassen. Der psychotische Zustand ist im engsten Sinne unverständlich — schizophren.

Da die rein zirkulären Zustände auch noch auftraten, als der schizophrene Charakter der schweren Psychosen schon voll ausgebildet war, kann man nicht davon sprechen, daß sich zu einem bestimmten Zeitpunkt der Typus der Erkrankungsform geändert habe, zumal schon die 2. Phase im 16. Lebensjahr „in leichte Verwirrtheit mit Angst und Gehörstäuschungen" ausartete. Es liegt vielleicht nur an unserer mangelhaften Kenntnis der früheren Psychosen, daß erst 1898 die ungewöhnlichen Symptome geschildert sind.

Damals wurden auch hysterische Züge beobachtet, die wir sonst weder in freien noch in kranken Zeiten wiederfinden. Nach unserer Kenntnis ihres

Wesens in den Intervallen ist es mit Bestimmtheit auszuschließen, daß etwa Charaktereigenschaften dieser Art an der Entstehung der Verwirrtheitszustände beteiligt sein könnten.

So stehen wir vor der Frage: hat der Verlauf oder das Symptombild bei der Diagnose den Ausschlag zu geben? Sie scheint uns vom Standpunkt der heutigen Forschungsrichtung, die nicht mehr durchaus eine Einreihung zu praktischen Zwecken will und im ganzen auch die Teile wertet, falsch gestellt. Wir werden also in diesem wie in den früheren Grenzfällen, L. S. und Martha Schmieder, uns nicht entscheiden wollen, eine Entscheidung nach der einen oder anderen Seite auch nicht von der Verfolgung des weiteren zeitlichen Verlaufs erwarten. Sondern der Fall soll in seiner besonderen Mittelstellung bestehen, bis der Vergleich mit ähnlichen und anderen, bei denen sich der zirkuläre Verlauf mit der schizophrenen Symptomatik verbindet, uns der Aufklärung dieser Kombination näherbringt. Bis heute wissen wir ja nur, daß den zirkulären ähnliche Symptome bei Schizophrenen häufig sind, daß katatone und vielleicht schizophrene Zeichen bei sicher Zirkulären unter bestimmten Konstellationen (Lange) auftreten. Aber über die Art der Durchdringung oder Mischung und über das Warum dieser oder jener Art des Nebeneinander oder Ineinander sind wir noch ganz im unklaren. Hier hilft nur die vergleichende Betrachtung der Wirklichkeit weiter. Als ein kasuistischer Beitrag dazu ist die Mitteilung des Falles Gisela Leniev gedacht.

Achtes Kapitel.

1. Der Fall Kreuznacher.

Markus Kreuznacher stammt aus einer kinderreichen jüdischen Familie, über deren Herkunft und Seitenlinien wir nicht genügend unterrichtet sind. Psychosen, auch Gemütsschwankungen, unter den Vorfahren werden mit Bestimmtheit bestritten. Nur die zahlreichen Geschwister K.s sind uns aus seiner eigenen Schilderung und der seines Bruders bekannt. Sie sind sämtlich tüchtige Durchschnittsmenschen, erfolgreiche Kaufleute und Ehefrauen in den gleichen Gesellschaftskreisen, sämtlich gleichmäßig und geistig gesund bis auf den Bruder, der im Krieg vorübergehend erkrankte und damals auch in der Heidelberger Klinik behandelt wurde. Die übrigen 4 Brüder waren fast während des ganzen Krieges im Heeresdienst und sind nicht aufgefallen.

Der Bruder Moritz K. war im Gegensatz zu den andern nur mäßig begabt. Er lernte das Bäckerhandwerk, hat aber später meist im väterlichen Getreidegeschäft gearbeitet. Nach der Verheiratung gründete er ein selbständiges Geschäft, das er bis zu seiner Erkrankung gut vorwärts brachte. Bei einer Bäckereikolonne, zu der er eingezogen wurde, machte er 1³/₄ Jahr den Feldzug mit. — Von jeher war er etwas weichherzig und sensibel, konnte kein Blut sehen und fiel in Ohnmacht, wenn er sich verletzte. Er brauste leicht auf, war aber gleich wieder gut. Im Geschäft nahm er manches zu schwer. Endogene Verstimmungszustände werden aber glaubhaft bestritten. Im August 1916 erkrankte der 35 jährige im Felde mit Schlaflosigkeit, innerer Unruhe und unbestimmten Allgemeinbeschwerden. Er fühlte sich schwer krank und meinte, er müsse sterben. Nach kurzem Lazarettaufenthalt wurde er in Erholungsurlaub, zum Ersatztruppenteil, wieder in Urlaub geschickt, ohne daß sich etwas änderte. Er brachte kein Wort mehr heraus, fühlte sich abgestumpft, beschäftigte sich nur noch mit seiner eigenen Person und empfand das als quälend. In diesem Zustand einer klassischen cyclothymen Depression wies man ihn als Beobachtungsfall in die Heidelberger Klinik ein. Ablenkung empfand er wohltuend, die hypochondrischen Befürchtungen traten nur zeitweise hervor. K. hat sich dann in einem Vereinslazarett nach einigen Monaten völlig erholt und ist jetzt nach der Angabe des Bruders ganz wie vorher, ein tätiger, fleißiger Geschäftsmann und glücklicher Familienvater.

Markus K. (geb. 1874) war ein gut begabter, eifriger Schüler, der bei der Einjährigen-prüfung ausgezeichnet wurde. Schon in der Schulzeit hatte er mitunter nervöse Störungen beim Schreiben; wenn er aber erst im Zug war, ging es flott. Als Kaufmannslehrling in Mannheim zeichnete er sich durch Gewissenhaftigkeit und solide Lebensführung aus, so daß ihm sein Prinzipal besonderes Vertrauen schenkte. Schon mit 16—17 Jahren suchte er wegen „nervöser Beschwerden" den Nervenarzt auf. Später, 1894, zeigte sich nach dessen Angaben eine ausgebildete Melancholie mäßigen Grades, während welcher er mit Beschrän-kung und Schonung seine geschäftliche Tätigkeit fortsetzen konnte. Dieser Verstimmung ging, seinen eigenen, dem Arzte gegenüber gemachten Angaben nach, eine Periode von gehobener, lebensfroher Stimmung mit Glücksgefühl voraus. Die Depression zog sich etwa ein Jahr hin, doch stand er nur 2 Monate etwa deswegen in Behandlung. Nach Ablauf der Melancholie war sein Befinden wieder normal, er kam seinem Berufe in vollstem Maße nach und soll seine Familie weitgehend unterstützt haben. Ende 1896 bis Sommer 1897 fühlte er sich wieder gehoben, beschäftigte seine Phantasie gerne mit hochfliegenden Zu-kunftsplänen, fand alles leicht und angenehm, suchte gern und lebhaft Verkehr und fand auch Gelegenheit zur Anknüpfung von sexuellen Beziehungen, die ihn anscheinend viel bewegten. Gleichzeitig trieb er mit Eifer und Enthusiasmus eine wahrscheinlich forcierte Kaltwasserkur in einer sogenannten Heilanstalt. In dieser Zeit litt er an reichlichen Pollutionen. Seit September 1897 erfolgte ein langsamer Umschwung in seinem Befinden, und seit Oktober entwickelte sich eine zunehmende gemütliche Depression mit körper-licher und geistiger Erschlaffung, mit viel Hinterkopfdruck, Rückenschmerzen, starker Abnahme des Gedächtnisses und der geistigen Fähigkeiten. Binnen wenigen Wochen wurde ihm jede geistige und geschäftliche Tätigkeit unmöglich, so daß ihm selbst einfache Briefe nicht mehr gerieten. Er war weniger ängstlich, aber dauernd gedrückter Stimmung, fürchtete in eine schwere und unheilbare Geistesstörung zu verfallen, neigte zu untätigem Brüten und andauerndem Bettliegen. In den letzten Tagen quälte er sich mit Selbstvorwürfen, sprach davon, er habe das Vertrauen seines Chefs sich geraubt und in die Portokasse ge-griffen; er habe seinen Vater in Unglück gebracht und dgl. Es bestand eine Neigung zu Kopfkongestionen. Nach seiner eigenen Ansicht war er seit 4—5 Jahren andauernd geistig abnorm, er sei entweder gehoben und zu „Illusionen" geneigt oder niedergeschlagen ge-wesen. Der Arzt, aus dessen Zeugnis diese Angaben entnommen sind, empfahl seine Be-handlung in der Irrenanstalt und erwartete bei der offenbar zirkulären Natur des Gemüts-leidens sichere Heilung.

Bei der Aufnahme in die Klinik am 1. II. 1898 schien der Kranke deprimiert. Er sitzt ganz niedergeschmettert auf einem Stuhl und spricht fast gar nichts. Er faßt aber gut auf, und gibt er eine Auskunft, so erfolgt sie prompt. Er ist zeitlich und örtlich orientiert, hat Krankheitsgefühl und führt seine Erkrankung auf Masturbation zurück. Während der Unterhaltung blickt der Kranke bald da-, bald dorthin, sein Gesichtsausdruck wechselt dabei. Am ersten Tage verhält er sich den Ärzten gegenüber stumm. Mit dem Oberwärter wechselt er einige ganz verständige, auf seine Verhältnisse, seinen Aufenthalt bezügliche Worte. Später gibt er bei der Visite einige kurze und sinngemäße Antworten auf an ihn gerichtete Fragen. Den Arzt, bei dem er vorgestern in der Sprechstunde war, kennt er angeblich nicht mehr. „Das Bestehen einer leichten Hemmung ist nicht auszuschließen." Am 4. II. masturbierte er bei der Visite. In „anscheinend schwer benommenem Zu-stand" geht er im Hemd auf der Abteilung umher und ruft plötzlich ohne Veranlassung aus: „Elsaß-Lothringen gehört wieder zu Frankreich." Spricht davon, daß drüben Leute umgebracht werden, das Messer werde schon gewetzt. Am folgenden Tag wurden bei der Visite katatone Zeichen festgestellt: Negativismus, Echolalie, Echopraxie; keine Hemmung; er faßt tatsächlich ganz gut auf. Plötzlich verläßt er das Bett, läuft ziellos umher, bleibt stehen, geht weiter. Wendet sich auf einmal den Ärzten zu: „Auf Ehr und Gewissen — haben Sie gewußt, daß die Herren da sind?" (Wer?) „Die da sitzen." (Deutet nach der Wand hinüber.) Er läuft dann den Ärzten in andere Säle nach und verlangt lärmend, daß man ihn auch dabei sein lasse. Als man ihn gewähren läßt, entfernt er sich.

Der Zustand K.s blieb bis zur ersten Entlassung aus der Klinik am 3. VI. 1898 dauernd der gleiche; im allgemeinen war er völlig unzugänglich und stumm und lag ruhig im Bett oder stand auf dem Korridor herum. Auch bei Besuchen der Angehörigen sprach er nicht oder ganz wenig mit leiser Stimme, oft unverständlich. Mitte Februar sind einmal ängstliche Äußerungen vermerkt: die Franzosen kämen, draußen werde alles umgebracht, er wisse nicht, was vorgehe. Damals sprang er auch plötzlich an das Bett eines anderen Kranken, mit dem sich der Arzt beschäftigte, und rief: „Was machen Sie mit dem?" Auf Gegenfragen: „Ich weiß nicht." Ratlos steht er herum. Er höre Stimmen, er wolle sterben. (Warum?) „Ich weiß nicht." Dem Vater erzählt er einmal, die Betten seien elektrisch. Eine schlagfertige Antwort, die er einem Mitpatienten gab, wird mitgeteilt: Als er ihn fragte, wer das Schießpulver erfunden habe, sagte K. prompt: „Sie nicht." Mitte April beantwortet er die Orientierungsfragen korrekt. Alle Fragen, die sich auf seinen Zustand beziehen, bleiben unbeantwortet. Immer wieder wird sein indolentes, apathisches, affektarmes Ausdrucksverhalten, das Fehlen jeder traurigen Verstimmung betont. Nur ab und zu lächelt er vor sich hin. Er hatte sich die Schnurrbarthaare beiderseits ausgezogen. Bei der Nahrungsaufnahme gab es häufig Schwierigkeiten.

Als er im Mai mit den Verwandten spazierenzugehen wünschte, wurde dem entsprochen, er lief apathisch und teilnahmslos mit. Einmal begrüßte er ausnahmsweise den ihm begegnenden Arzt auf der Straße. In diesem Zustand wurde er entlassen (3. VI. 1898).

Zu Hause hat sich der Kranke zunächst genau wie bisher aufgeführt; er war während der ganzen Zeit stumm, aber folgsam; die Nahrungsaufnahme war auf Aufforderung gut. Vom 20. VII. ab wurde sein Benehmen auffälliger; er blieb tagelang im Bett liegen, stand zu ganz ungewöhnlichen Zeiten auf, z. B. um 8 Uhr abends, und saß dann bis spät in die Nacht im Dunkeln auf dem Sofa. Er aß schlechter, klagte über Müdigkeit und einen Stich im Herzen. Am 24. VII. erklärte er plötzlich: „ich fahre Droschke", sprang in einen Wagen, fuhr planlos eine Strecke, stieg dann wieder aus und blieb $^5/_4$ Stunden auf demselben Fleck stehen. Dann fuhr er plötzlich mit der Pferdebahn wieder nach Hause. Als am 26. VII. der Vater kam, gab er ihm die Hand und sah ihn flüchtig an, blieb aber stumm. Am Mittag klagte er über Hitze und starkes Fieber, schlug die Hände ineinander, stampfte mit den Beinen und wälzte sich erst eine halbe Stunde lang im Bett. Dann lag er längere Zeit ruhig, lachte dann plötzlich seinen Bruder an, gab ihm die Hand, küßte ihn und sagte mit lauter Stimme: „Du bist glücklich, ich mache Dich glücklich." Dann sprach er mehrere Stunden in einem fort ganz verworren von der Prinzessin Mathilde, dem Großherzog, von treu dienen, Patrioten, köpfen, begnadigen usw. Hinterher war er stumm und anscheinend schwach, er ließ sich willig vom Bruder frisieren. Am 27. VII. blieb er zunächst ruhig im Bett und lachte vor sich hin. Als man ihm aber Nahrung aufdrängen wollte, wurde er plötzlich erregt, zornig, bedrohlich, warf nach seinen Verwandten mit Nachtgeschirr und Wasserglas. Nachts um $^1/_2$11 Uhr stand er auf, drängte hinaus und ließ sich noch mit Mühe wieder beruhigen. Am Tage danach war er wieder reizbar und erregt, zerschlug Fensterscheiben und schwätzte viel unzusammenhängendes Zeug von Gott und Militär.

Nach der Wiederaufnahme am 28. VII. 1898 war K. zunächst noch einige Tage stumm und ablehnend und verweigerte die Nahrungsaufnahme. Alsbald trat eine zunehmende Gereiztheit hervor, er hüllte sich in eine Decke ein, pfiff, duzte ab und zu die Ärzte und redete sie spontan an: „Haben Sie Ehre?" „Dann verschonen Sie mich, ich habe genug gesagt . . . ich sage es zum letztenmal." — „Ehren Sie meine Angehörigen und scheren Sie sich zum Teufel." Über den Monat August und die erste Hälfte September ist nur bekannt, daß der Kranke sehr gereizt war und wiederholt ernstlich gewalttätig wurde. Die Krankengeschichte enthält eine große Lücke. Am 15. IX. springt er in der Erregung aus dem Bett, wird böse und zerreißt, so daß man ihn ins Dauerbad brachte.

Neben der zornmütigen Reizbarkeit, die keinen Widerspruch duldet, stellen sich jetzt Zeiten ausgesprochen guter Laune ein, in welchen er bei sehr guter Auffassung und guter Erinnerung an die vorausgegangenen Ereignisse allerlei Witze und treffende Bemerkungen macht: als jemand niest, ruft er: „Prosit, Hatzi, Esterhazy!" Bei Erwähnung der Zusammenstöße mit dem Personal bedauert er, daß er zuwenig geprügelt habe. Als man ihn wegen seiner früheren Stummheit fragt: früher habe er beobachtet, jetzt müsse es heraus, wie eine Quelle.

Aus dieser Zeit (Ende September) stammen auch die Beispiele von Ideenflucht und Ablenkbarkeit, die Kraepelin[1]) mitteilt: beim Vorzeigen eines Messers: „Messer, Rasiermesser, Barbier von Bagdad, Salem Aleikum", und ähnlich beim Anblick eines Gold-

---

[1]) Einführung in d. Psychiatr. Klinik, 2. Aufl. 1905. S. 165.

stücks: „Louisd'or, Napoleon, Kaiserin Eugenie, la France, Spanien, dahin wollen wir ziehen!"

Anfang Oktober werden zum erstenmal „konfuse Größenideen" notiert: Der Groß-herzog sei sein Schwiegervater, er sei der Deutsche Kaiser, die ganze Welt sei deutsch. Diese Größenwahnideen wechseln, er spricht und schreibt von seiner großen Mission, macht dar-nach faule Witze: sein Beruf sei, um Zigarren anzupumpen. Er treibt mit einem andern manischen Kranken allerlei Unfug, schläft fast nicht mehr, liest Nächte durch oder spricht stundenlang zum Fenster hinaus. Nach jedem Wort bringt er eigentümliche Töne hervor. Er erzählt dann, er habe mit Geistern gesprochen, er spiele Theater, Hamlet und Macbeth, „nein, mach — ins — Bett", heute früh habe er sein Bett gemacht. Er breitet massenhaft Briefe auf seinem Bett aus, sammelt alte Bücher auf der Abteilung, schreibt und liest viel. Die Briefe sind in der Form korrekt, der Inhalt wird als zerfahren bezeichnet. Daneben besteht das grobe, zu impulsiver Gewalttätigkeit geneigte Wesen weiter. Das Selbstgefühl ist außerordentlich gehoben, die Stimmung oft ausgelassen heiter, er singt, springt nachts umher und macht Unfug. Beim Sprechen, aber auch sonst zeigt er „allerhand Manieren".

Ende Oktober ist vermerkt, daß K. die ihn umgebenden Personen „immer noch" ver-kenne, insbesondere einen Arzt regelmäßig bedrohe, weil er ihn für einen Herrn Sch. hält. Der seelische Zustand bleibt bis Ende des Jahres 1898 ziemlich unverändert. Körperlich hat er sich in dieser Zeit gut erholt und nahm an Gewicht zu. Am 19. XI. ist vermerkt: Häufig konfuse Äußerungen. Er müsse die Menschheit auf die Probe stellen, ob sie es gut-gemeint habe mit einem Menschen, der es immer mit ihr gutgemeint habe. Er schmückt sich mit Blättern, Farrenkräutern und dergleichen. Nach der Bedeutung eines angesteckten Efeublattes gefragt, sagt er: „Das ist Adam und Eva im Paradies." Nach seinen früheren Stuporzuständen befragt, antwortet er: das sei sein Geheimnis. Auf die Frage, ob er alles verstanden habe, er habe sein eigenes Urteil, er habe alles gehört. Er habe nicht gewußt, ob er in Heidelberg sei oder in Babylon. Ob er Stimmen gehört habe: „Viel zuviel." Ob er nicht sprechen konnte, oder nicht wollte: „Das weiß ich nicht, dafür habe ich ein schlechtes Gedächtnis."

Noch immer steht er stundenlang am Fenster, singt und spricht laut hinaus, oder er sitzt tagelang am Tisch und schreibt unzusammenhängende Worte auf und behauptet, er habe viel zu tun. Was er wünscht, müsse geschehen, er bezahle alles. Er wisse alles, was in der Welt vorgehe, um ihn drehe sich alles, er müsse alles leiten und besorgen; die Ärzte seien verkappte Kaufleute.

Anfang 1899 tritt eine gewisse Beruhigung ein. K. raucht, liest Zeitungen, er kann aber den ganzen Tag in eine Seite hineinschauen, hat sie aber doch nicht gelesen, wenn man ihn darnach fragt. Trotz des Zurücktretens der heftigen Ausbrüche sind noch deutliche Stimmungsschwankungen zu beobachten. Ist er verstimmt, so steht er am Fenster und ruft hinaus, dann treten auch die Größenideen, wie: „e leite von hier aus die Astronomie, hervor. In stillen Zeiten fällt seine Gleichgültigkeit, der Mangel des Interesses für die Familie, die Teilnahmslosigkeit in bezug auf die Zukunft auf. Nur vorübergehend drängt er einmal nach Hause. Eine leichte Erregung Anfang Februar geht schnell vorbei. Dann schreitet die Besserung schnell vorwärts. K. ist jetzt meist für sich, unterhält sich nur selten, ist sehr sorgfältig in seinem Äußeren, hält bei der Toilette auf äußerste Reinlichkeit.

Bei der klinischen Vorstellung am 13. II. 1899 im ganzen ruhig, nur vorübergehend etwas gereizt. Sehr gute Erinnerung an alle Vorgänge im Verlaufe seiner Erkrankung. Er habe nicht sprechen können. Bestreitet eine Anzahl seiner Größenvorstellungen, andere stellt er als möglich hin; eine Tochter des Großherzogs sei ihm schon 1871 verschrieben worden. Faselig. Sprachverwirrtheit. Wortspielereien: „Dr. Röder, der Retter in der Not, der Not gehorchend, nicht dem eigenen Triebe." „Je suis Jesu, je suis créé im Ebenbilde Gottes", dabei völlig korrekt und geordnet in seinem Auftreten.

Zu Ende des Monats Februar wurde K. frei und zugänglich, er zeigte Interessen. Noch immer folgte er den Ärzten bei der Visite, sprach aber nicht mehr dazwischen. Er schlief gut, fühlte sich aber noch nicht ganz gesund, hatte auch noch nicht volle Krankheitsein-sicht. Im März machte er sich durch kleine Hilfsarbeiten auf der Station nützlich und las viel für sich; er ging mit seinen Angehörigen spazieren und hielt sehr auf sein äußeres Auf-treten. Über seine Erkrankung sprach er nicht, er drängte aber auch nicht auf Entlassung. Als er am 29. III. 1899 abgeholt wurde, bedankte er sich bei allen für die Behandlung. Die

Angehörigen hatten die Meinung, er trage sich noch mit hochfliegenden Plänen. Das Körpergewicht hatte bis Ende Januar noch geschwankt, war dann ständig gestiegen, so daß er im ganzen 40 Pfund z u g e n o m m e n hatte.

    Von den Schriftstücken, die mit flotter, hastiger Handschrift auf das Papier geworfen sind, geben wir zwei als Proben wieder:

Leutnant von Jordan.

Hypotheken und Creditaktien in Sonderheit gedenkt? — Kritik über Manöver im 14. Armeekorps (28. Division) 109, 110, 112, (Jahrgang 1894/95). Anmarsch, Entwickelung usw., Bivak, Notquartiere, Ab- und Zugang der ruhenden und stehenden Korps, Fortbewegung und Entwickelung des Colosseums (ausführlich) in jeder Hinsicht zur (Nutzanwendung). Verbesserung der kriegstechnischen Einrichtung usw.

    Hauptmann (von) Trews. Springflut um Helgoland, an den Küsten (Ufern) der Nord- und Ostsee, ihre Folgen, Verhütung derselben usw., Küstenverteidigung usw. 2. Brigadeexerzieren und Manöver (1894/95).

    Leutnant von Preuschen.

Kritik über Regimentsexerzieren usw. Hackfeld. Über Anfang Manöver bis Brigadeexerzieren.

Moneybehälter	Talisman
0 ? 1	Mathilde
Portemonaie,	Großstadtluft
Pot de chambre,	Landluft
Antichambrieren,	Stadtluft
Champonieren.	Töchter der Familie Jacob
Wallenstein, Lager	Gemahlin
Wallenstein, Tod	Husten zum Teetrinken.
Piccolomini	
(L'homme)	
Räuber (Schiller)	

    Ruperto-Carola-Hem 1386—1886, Staatsminister des Auswärtigen von Marschall-Biberstein (sein Tun und Treiben?)

1869—1898 (Grund und Boden, Emporkommen, Fortkommen usw. (?) Ausgeführt bis zum Exceß zu Karlsruhe (Herrn und Damen). (Musterstaat Baden) S. K. H. W. II. I. R. (2 Arbeiter).

    P. S. No. 2. Ein Wunsch sei mir noch gewährt, wickeln Sie unser Rasiermesser gut ein bis zur Weihnachten, sind Glücksmesser pour nous gewesen — Dampf voraus, Glückruf zum fröhlichen Spiel zum guten Gelingen meiner und unserer Sache, es ist bald — hoch — eh — Zeit und bien tout — lask — not — liescht — und schreinse, bal — Maske Bal; für Rechnung, wen es angeht; Notstand, Plural Noteständer. s. g. auch Frauenheim. Kreuznacher — Musik 2 mal 4 = 8. Das ist der Tag des HERRN VOM STAND; Gute Miene zum schlechten Mann ist schlimm; schlechte Mine von D'or zum guten Mann besser, wie erstes Genesen; Heess ich en A — saucier du kriegsche — Minister — Mercier — 1. Kurz vor dem Jomtofim, d. h. Feiertage. — Käschtle, — Gerücht — Gericht — Gerüst — Lehmann — Loco — Kohle, Mannem usw. 2. Lang — ste — h — ts — während den Feiertagen T. P., G. s. D. — Kommt Zeit, kommt Rat, örtlich getrennt und doch vereint, Rat stets zugänglich. — Der Genesene und der Gewesene. —

    Während die Abfassungszeit des ersten Blattes nicht bekannt ist — es geht jedenfalls dem zweiten voraus, — die Schrift ist weniger sorgfältig, allmähliches Größerwerden der Buchstaben deutlich —, gehört das Postskriptum zu einem Brief an einen Bekannten, der vom 21. XI. 1898 datiert ist. In ihm bittet K. um Zusendung von einer ganzen Anzahl von Toilettegegenständen, die er der Reihe nach mit zahlreichen ähnlichen Wortspielereien, in denen sich die scherzhaften, oft obszönen Andeutungen häufen und durchkreuzen, aufzählt. Hier findet sich auch der Witz von der Irr-ich-mich-nicht-Klinik, ferner Wendungen wie: „1 Tasche-Kamm for in die Tasch zum Täsch-lich-mache", oder „Entschuldgen Se die Schrift, meine ungespitzte Bleistiftspitz hot kei Spitz." In einem erheblich sachlicheren Brief vom gleichen Datum, in dem aber Scherze auch nicht ganz fehlen, bestellt er sich 2 Anzüge und einen Überzieher. Endlich finden sich bei der Krankengeschichte noch einige Zettel mit ungeschickten Zeichen versehen, Unterschriftsproben und Wortanhäufungen ähnlich wie der zuerst wiedergegebene, bei denen große weitausholende Schriftzüge und Schnörkel auffallen. —

K. genas zu Hause vollkommen von seiner Erkrankung. Er übernahm wieder sein Geschäft und brachte es in die Höhe. Er war, wie auch bereits vor seiner Krankheit, ernst, ruhig und etwas scheu, ging in Gesellschaften und dachte ans Heiraten. Irgendwelche nervöse Beschwerden will er nicht gehabt haben bis zum Sommer 1903. Er holte damals den Rat der Ärzte ein wegen allerlei nervöser Beschwerden, die ihn seit einiger Zeit wieder quälten. Im Vordergrund aller stand jene Schreibstörung, unter der er nach seiner Angabe zeitweilig bereits als Realschüler gelitten habe und die sich auch nach seiner Krankheit wiederholt unangenehm bemerkbar gemacht habe. Er klagte: ,,Wenn ich plötzlich schreiben soll, dann geht mir ein Angstgefühl durch den ganzen Körper; ich fühle beim Schreiben und ab und zu auch sonst eine Schwäche im Kopf, es ist wie eine ringförmige Scheibe." Ganz besonders treten diese Störungen auf, wenn er sich beim Schreiben beobachtet fühlt, wenn ihm jemand dabei zusieht. Am Morgen, wenn er aufsteht, versage die Fähigkeit zu schreiben vollständig. ,,Wenn ich eintrainiert bin, dann geht es sehr gut, ich habe sogar eine schöne Handschrift." Mit Bleistift gehe es besser als mit der Feder. Fordert man ihn auf, zu schreiben, so schreibt er unter stoßweisen Rucken Buchstaben für Buchstaben in zittrigen, ausfahrenden Schriftzügen. Dabei habe er das Gefühl, als ob die Nerven Bündel wären und nur ein kleiner Nerv funktioniere, das heißt als ob die Tätigkeit der Nerven nicht geeint wäre. Außerdem brachte der Kranke noch eine Reihe anderer hypochondrischer Beschwerden vor, über ein zeitweiliges Schwächegefühl, Völle in der Brust, Störungen der Blutzirkulation und ähnliches. Er gab zu, daß er die Schreibstörung immer habe, aber jetzt mehr empfinde.

Dann heißt es in dem Bericht des untersuchenden Arztes weiter: ,,Der Patient behält die Stellungen, die man ihm gibt, spricht die Worte nach, die man ihm vorspricht, und macht die ihm vorgemachten Bewegungen. Auf die Frage, warum er das tue, lacht er und meint, ich hätte es doch haben wollen. Trotzdem ich ihm wiederholt bemerke, daß ich ihm keinen Auftrag gegeben habe, verharrt er auch weiterhin in den ihm gegebenen Stellungen. Ist echopraktisch und echolalisch."

Abgesehen von diesen Störungen machte er auf den Untersucher den Eindruck eines gesunden Mannes. Er selbst fühle sich auch, abgesehen von den geschilderten nervösen Erscheinungen, vollkommen gesund und stehe seinem Geschäft dauernd in vollem Umfange vor. Er war lebhaft interessiert und orientiert über die Tagesereignisse. Für die überstandene Geisteskrankheit war er völlig einsichtig und sah als Ursache für ihre Entstehung die Kaltwasserkur an. Durch die Wasserbehandlung seien seine Nerven wie abgestorben gewesen und er wie blödsinnig. An die Einzelheiten seiner Erkrankung wollte er sich nicht genau entsinnen, auch als man ihn direkt darnach frug. Stimmen habe er gehört, aber Wahnideen habe er nicht gehabt. Er habe sich gewissermaßen selbst kuriert, ,,ich war urteilsfähig, was mir gut ist".

Auf diese Katamnese stützte sich offenbar die Kräpelinsche Anmerkung in der ,,Einführung". (S. 166).

1909 teilte K. auf eine schriftliche Anfrage mit: ,,Ich bin immer geschäftlich tätig und meistens auf Reisen. Ich fühle mich wohl, wohl auch matt nach einer Überanstrengung oder gewissen Aufregungen, die im Geschäft oder sonst vorkommen." Das Schreiben mit der Feder mache ihm nach wie vor Schwierigkeiten. — Später hat er noch einmal seine dauernde Gesundheit bestätigt und weitere Anfragen für überflüssig erklärt. —

Als ich ihn im März 1923 ohne vorherige Anmeldung aufsuchte, traf ich ihn mitten in voller Tätigkeit auf dem Bureau des Getreidegeschäftes, das er mit einem Bruder zusammen betreibt. Der kräftige, untersetzte Mann, im Körperhabitus Kretschmers Pyknikern nahestehend, mit etwas vorstehenden, lebhaft glänzenden Augen, empfing mich freundlichst und gab, soviel es in der Umgebung möglich war, bereitwillig und unbefangen über sich Auskunft. Er lobte vor allem sein Wohlbefinden, seit 1903 habe er keinen Nervenarzt mehr gebraucht, obwohl er noch immer an der Schreibstörung leide und auch im ganzen kein sehr widerstandsfähiges Nervensystem habe. Er müsse sich vor Überarbeitung und größeren Aufregungen hüten, darnach sei er völlig erschöpft und bedürfe der Ruhe. Aber im Lauf der Zeit habe er es verstanden, sich sein Leben entsprechend einzurichten. Er lebe vorsichtig und solid, hüte sich vor allen Exzessen, sorge für viel Bewegung an frischer Luft und für ausgiebige Spaziergänge an Sonntagen. So könne er die Beunruhigungen des großen Geschäfts auch in den jetzigen kritischen Zeiten ohne Schwierigkeiten ertragen. Er widme sich ihm vollständig mit dem größten Interesse, und daß man ihn für fähig halte, gehe daraus hervor, daß man ihm in der Standesorganisation Ehrenämter angeboten habe, die er auch mit Erfolg bekleide. Stimmungsschwankungen, wie sie seiner schweren Erkrankung vorausgingen, habe er seitdem nie mehr gehabt. Vielleicht sei die Konsultation der Heidelberger Ärzte 1903 durch eine solche veranlaßt gewesen; seitdem habe er nie mehr Ähnliches verspürt. Insbesondere gab es niemals Ausschläge nach der manischen Seite. Seine Art sei immer ernst, vorsichtig und gewissenhaft. Er gehe in Gesellschaft und sei dort wie alle seine Bekannten. Vor einigen Jahren habe er, als er glaubte, daß er eine Wiedererkrankung nicht mehr zu befürchten habe, eine Jugendgeliebte, die verwitwet war, geheiratet, lebe mit ihr in sehr glücklicher Ehe und habe gesunde Kinder. Für die Schwere der damaligen Erkrankung macht er noch heute die forcierte Kaltwasserkur verantwortlich. Er denke ungern und selten an die Psychose in der Klinik, erinnere sich aber mancher Vorgänge und der Ärzte sehr wohl. Als der Bruder 1916 erkrankte, habe er ihn oft im Vereinslazarett besucht und ihn unter Hinweis auf sein Schicksal getröstet, wenn er an seiner Genesung verzweifeln wollte. — Eine Besprechung der einzelnen Symptome verbot sich teils durch die äußeren Umstände, teils durch die geringe Geneigtheit K.s zur Erörterung der Vergangenheit. Sie hätte wohl auch nach einem so langen Zeitraum von 24 Jahren kaum zu belangvollen Aufschlüssen geführt.

*

Eine psychopathologische Aufklärung der akuten, sich über ein Jahr erstreckenden Psychose K.s, des zweiten Falles der Wilmannsschen Arbeit, nach der Art durchzuführen, wie es bei den vorausgehenden Kranken versucht wurde, erscheint von vornherein unmöglich. Die Unterlagen sind zu dürftig. Die Krankengeschichte enthält fast nur das unmittelbar sich Aufdrängende; eine eingehende Exploration oder auch nur ein längeres Gespräch ist nicht mitgeteilt. Die einzelnen Einträge sind ganz kurz gefaßt, enthalten meist mehr Urteile als tatsächlich Beobachtetes. Besonders die katatonen Motilitätssymptome: Katalepsie, Echopraxie usw. sind in dem ersten stuporösen Abschnitt der Psychose neben der Affektlosigkeit immer wieder festgestellt. In der Zeit der Erregung wiederholen sich Bezeichnungen wie faselig, konfus, unsinnig, Wortsalat, ohne daß Beispiele der Produktionen angeführt sind. Diese unbelegten Urteile haben wir bei unserer zusammenfassenden Wiedergabe nicht jedesmal wiederholt; sonst versuchten wir, uns aufs engste an den Wortlaut der Originaleintragungen zu halten, bestrebten uns nur, ihn zu einem lesbaren Text zusammenzustellen. Es ist nötig, dies hier ausdrücklich zu betonen. Man wird nämlich trotz aller durch die Unvollkommenheit des Materials bestehenden Bedenken den Versuch wagen dürfen, die akute Psychose K.s noch einmal diagnostisch zu überprüfen. Natürlich kann es sich nicht darum handeln, nun einfach aus unserer besseren Kenntnis des Verlaufs die symptomatisch begründete Diagnose umzustoßen, das wäre ein leichtes und müßiges Spiel. Wir möchten uns vielmehr die Frage vorlegen, warum Kraepelin gerade diese Psychose bei zwei wichtigen Gelegenheiten als Beispiel verwertete: er stellte M. K. auf der 29. Versammlung südwestdeutscher Irrenärzte[1]) als Dementia praecox vor und nahm ihn in die „Einführung" von 1905 als paranoide Form der Dementia praecox auf, für die doch nur klare und besonders typische Fälle in

<hr>

[1]) Allg. Zeitschr. f. Psychiatrie u. psych.-gerichtl. Med. Bd. 56, S. 254. 1899.

Betracht kamen. Bei dieser Gelegenheit weist er selbst kurz darauf hin, daß man den Kranken ursprünglich für zirkulär hielt. Die im weiteren Verlauf deutlich hervorgetretenen katatonischen Zeichen sollen aber den Ausschlag geben. „Freilich pflegt man die Ablenkbarkeit und das Silbenstechen, wie sie uns hier entgegentreten, meist für ein Zeichen der Manie zu halten. Ich möchte indessen darauf hinweisen, daß bei manischen Kranken die Zusammenhangslosigkeit höchstens in den allerschwersten Erregungszuständen so hohe Grade erreicht wie hier, wo die Besonnenheit vollkommen erhalten und die Erregung verhältnismäßig sehr gering war."

Trotzdem nun die Krankengeschichte, wie eben dargelegt, offensichtlich nicht ohne diagnostische Voreingenommenheit nach der Richtung der Dementia praecox verfaßt ist, scheint uns aus ihrer Kenntnis die Ansicht vertretbar, daß uns das Zustandsbild heute nicht mehr ohne weiteres kataton, auf keinen Fall als typisch für Dementia praecox erschiene. Wir brauchen die einzelnen depressiven Zeichen aus der Stuporzeit und die manischen aus dem zweiten Halbjahr nicht aufzuführen, sie sind auch nicht entscheidend. Viel wichtiger ist die inzwischen eingetretene Veränderung der Auffassung jener katatonischen Symptome, deren Betrachtung sich von außen nach innen verschoben hat. Die Vertiefung ihres psychologischen Verständnisses und eine genaue Kenntnis jener Zusammenhangslosigkeit, die für die Dementia praecox kennzeichnend ist, — beides knüpft ganz in erster Linie an den Namen Bleuler an — hätte uns mit einer gewissen Wahrscheinlichkeit zu einem zum mindesten zurückhaltenden Urteil geführt. Man ist seitdem vorsichtiger bei der Feststellung von Affektlosigkeit und Stumpfheit, präziser in der Verwendung der Ausdrücke faselig, negativistisch, Wortsalat, Manieren geworden. Gespräche zum Fenster hinaus beweisen uns nicht ohne weiteres Halluzinationen, und die Katalepsie und die Echosymptome sind inzwischen genauer charakterisiert und enger umgrenzt worden.

Aber dies alles erklärt uns noch nicht, warum gerade die katatonischen Zeichen in diesem Falle so deutlich und demonstrabel waren. Man muß sich dazu einer Erfahrung erinnern, die wohl jeder Psychiater einmal gemacht hat, daß nämlich in manchen hysterischen Psychosen katatonieähnliche Symptome in solcher Häufung und Aufdringlichkeit auftreten, daß der Fall „zu katatonisch" erscheint, um als Katatonie gelten zu können. Vergegenwärtigt man sich die damalige Stellung der Heidelberger Klinik, von der aus Kraepelin noch völlig allein die von ihm gefundenen Symptome der Dementia praecox verteidigte, und die zum Teil noch recht groben Prüfungen auf ihren Nachweis immer wieder angestellt wurden, so wird man vielleicht seine Deutung des Falles zum Teil begreifen. Nachdem erst einmal Echosymptome und Katalepsie nachgewiesen waren, lag es nahe, Gereiztheit als Negativismus, spielerische Größenideen als Wahn, hochgradige Ideenflucht als Sprachverwirrtheit und „Zusammenhangslosigkeit" einzureihen.

So wäre also in diesem Fall die atypische Psychose mit Hilfe einer Psychologie ihrer Beobachter zu erklären? Wir sind weit entfernt davon, den Fall damit als erledigt anzusehen und haben ja auch bereits auf die inzwischen eingetretene psychologische Vertiefung der Forschung hingewiesen. Aber als ein Moment neben andern mußte die damalige wissenschaftliche Situation angeführt werden.

Es bleibt noch genug Unaufklärbares. Faßt man die erste Phase als einen depressiv-ängstlichen Stupor, die zweite als gereizt-verworrene Manie auf, so verliefen doch beide in recht ungewöhnlichen und schweren Formen. Es ist bei den mangelhaften Unterlagen nicht möglich, das Atypische näher zu bezeichnen. Daß es Mischzustände waren, die man verkannte, möchten wir ausschließen, nachdem im gleichen Jahre Weygandts Monographie erschien, die sich ganz auf Kraepelinschen Grundgedanken aufbaut. Vermuten läßt sich, daß reaktiv-psychogene Einschläge die Zustände färbten, nachdem solche in dem dauernd bestehenden „Schriftstottern" des Patienten wie auch in seiner etwas ängstlichen Selbstwertbewahrung, die in der Stellungnahme bei der ersten Katamnese[1]) zum Ausdruck kam, nachweisbar sind. Das würde zu unserer Deutung der demonstrativen katatonischen Symptome stimmen.

Jedenfalls sprechen die Erbtafel, die ursprüngliche und die jetzige Persönlichkeit mit ihrer stark cycloiden Prägung sowie vor allem der Verlauf überwältigend für die manisch-depressive Natur des Leidens.

Auf die Eigenart gerade des Verlaufs ist noch kurz hinzuweisen. Nach leichten, sich über Jahre hinziehenden cyclothymen Schwankungen steigt der Krankheitsprozeß zu einer ungewöhnlich schweren Exacerbation. Damit hat er, abgesehen vielleicht von einer geringen Nachschwankung 1903, anscheinend seine Kraft erschöpft. Wir denken an Forels Kranke L. S. (3. Kapitel), wo den vielen leichten „Nervenzusammenbrüchen" die oneiroide Psychose folgte und ein Ziel setzte. In beiden Fällen blieb ein Mensch zurück, der vorsichtig seine Kräfte schonend, aber gesund und vollwertig weiterlebt, frei von allen Schwankungen.

2. Der Fall März.

Gustav März (geb. 1879) stammt aus einer Familie, in der geistige Störungen nicht vorgekommen sein sollen. Der Vater, Lehrer von Beruf, starb früh an einem Herzleiden, er war ein strenger, ernster Mann, pflichteifrig und fleißig, in keiner Beziehung ein Sonderling, umgänglich und gesellig. Die Mutter war eine energische, mit beiden Füßen im Leben stehende Frau von ruhiger Gemütsart. Nach dem Tode des Mannes wurde sie in einen Erbschaftsprozeß verwickelt, der sie zeitweise stark erregte, schließlich aber zu ihren Gunsten ausging. Von zwei älteren Geschwistern ist ein Bruder Lehrer wie der Vater. Nach M.s Schilderung leidet er an einer konstitutionellen Neurasthenie. Er hat von jeher über Schlafstörungen und Verdauungsbeschwerden zu klagen, neigt zur Hypochondrie und führt infolgedessen ein zurückgezogenes Leben, ohne jedoch menschenscheu zu sein. Die Brüder waren zeitweise wegen Geldangelegenheiten auseinandergekommen. M. selbst hat jedoch in den letzten Jahren eine Versöhnung herbeigeführt. Die Schwester ist gesund, gleichmäßig und unauffällig. Über die Voreltern, über seelische Anomalien in den Seitenlinien, ausgesprochene Charaktere und dergleichen wußte weder M. noch seine Angehörigen etwas anzugeben.

Gustav M. war ein gut veranlagtes, lebhaftes Kind; in der Volks- und Realschule war er immer der Erste. Er war reizbar, etwas eigensinnig, dabei heiter, witzig und allgemein beliebt. Er hatte keine besondere Phantasiebegabung, neigte nicht zu Träumereien, sondern war ein wilder, zu Streichen aufgelegter Knabe. Im 7. Lebensjahr erkrankte er an einem linksseitigen Mittelohrkatarrh, der ein längeres Krankenlager und Ertaubung des einen Ohres nach sich zog. Sonst war er stets gesund, auch von irgendwelchen psychopathischen Zügen in der Kindheit ist nichts bekannt. Ursprünglich sollte er Lehrer werden, als aber

---

[1]) Die wörtlich wiedergegebene Beschreibung der katatonischen Zeichen in dieser Katamnese bestätigt unsere Darlegungen von der damaligen Überbewertung, die sich nur zu sehr ans Äußerliche hielt.

sein Zeichentalent wahrgenommen wurde, bestimmte man ihn zum Baufach. Mit 14 Jahren kam er in die Lehre als Maurer und Steinhauer, besuchte gleichzeitig die Baugewerkschule und war auch hier einer der Begabtesten und Fleißigsten. Infolge seiner Tüchtigkeit im Beruf wurde er mit 21 Jahren bereits mit einer selbständigen, verantwortungsreichen Stellung als Bauführer betraut. Er nahm die Aufgabe sehr ernst, arbeitete Tag und Nacht und lebte damals zeitweise recht flott mit dem Geld, das er reichlich verdiente.

Diese Zeit dürfte wohl als das hypomanische Vorstadium einer Reihe von periodischen Schwankungen aufzufassen sein, die unmittelbar danach mit einer Depression im Sommer 1901 einsetzten. Ihr folgte im März 1902 eine neue Erregung, die bis zum Spätjahr des gleichen Jahres währte. Über den Winter war er wieder deprimiert bis März 1903. Die folgende hypomanische Phase dauerte über ein Jahr, bis April 1904; darnach kommt eine Depression bis August 1904, auf welche eine Erregung bis Februar 1905 folgt. Nach einer kurzen, etwa 3 Monate dauernden Depression setzte dann im Mai die zunehmende Erregung ein, die schließlich im Januar 1906 zur Aufnahme in die Heidelberger Klinik führte. Diese zeitlichen Angaben stammen von M. selbst. Seine Schwester datierte die Phasen nicht ganz übereinstimmend, bestätigte aber seine ständigen Schwankungen. Sie schrieb: „Im Mai 1904 war er wieder sehr abgespannt und müde, kämpfte mit pekuniären Sorgen und zog sich von allem zurück. Damals klagte er auch sehr über seine träge Verdauung, die oft 3—4 Tage andauerte und ihn ganz müde machte. Trotz meiner Warnung nahm er alle möglichen Mittel ein, oft 3—4 verschiedene in einer Woche, natürlich vergebens. Dann ließ er sich massieren und Einläufe machen. Alles wollte nicht helfen. Dadurch wurde er sehr niedergeschlagen; ich mußte ihm oft Mut machen. Er mied alle Geselligkeit und legte sich abends früh ins Bett. Ende August hörten plötzlich die Verdauungsstörungen auf. Zugleich kehrte auch seine Energie und Fröhlichkeit zurück. Nun wollte er sich auch verheiraten, erhielt aber einen Korb. Damals fing er an, jeden Sonntag zu verreisen, und kaufte sich auch ein Motorrad. Er wurde ungeduldig, heftig, grob und leichtsinnig. Beim geringsten Anlaß wurde er sehr laut, das heißt, er schrie mit seinem Personal oder mir, daß man ihn über die Straße hören konnte. Während er mir früher alles Liebe und Gute getan hatte, war er jetzt sehr unfreundlich gegen mich und entzog mir auch sein Vertrauen. Auf Weihnachten wollte er sich zum Trotz mit einem anderen Mädchen verloben, was aber durch die Schwiegereltern, denen er nicht reich genug war, vereitelt wurde. Dadurch steigerte sich seine Aufgeregtheit noch mehr. Er schlief viele Nächte hindurch bei elektrischem Licht; wehe dem, der das Licht ausgelöscht hätte. Das ging so bis Ostern 1905. Im Mai 1905 kehrte die Verdauungsstörung wieder zurück und mit ihr wieder seine ruhige Art. Er war wieder freundlich; man hörte den ganzen Sommer über kein böses Wort. Dagegen blieb ihm diesmal seine Energie und Arbeitslust. Das Geschäft kam zusehends in die Höhe, aber im September, als seine Verdauung wieder in Ordnung kam, war die alte Geschichte. Er wandte sich ohne mein Wissen an Heiratsvermittlerinnen; abends, wenn er müde vom Geschäft kam, reiste er noch da- und dorthin und kam dann am anderen Morgen mit dem ersten Zug zurück, anstatt der Ruhe zu pflegen. Blieb er abends hier, so traf er mit Bekannten in einem Gasthaus zusammen, dabei wurde, wie ich jetzt höre, unsinnig getrunken. Er hielt Reden, machte Gelegenheitsgedichte und soll manchen Abend sehr berauscht nach Hause gekommen sein. Früher, ich bemerke nochmals, trank er sehr wenig."

M.s eigne Schilderung der Schwankungen geben wir im Auszug wieder: In den Erregungen sei er in heiterer, selbstbewußter Stimmung, habe nur zuviel Selbstgefühl und einen außerordentlichen Schaffensdrang. Alles gehe ihm dann glatt und schnell von der Hand. Je weiter die Erregung fortschreite, desto größer werde seine Leistungsfähigkeit; er sei schließlich erst um 1 Uhr und später ins Bett gegangen, und morgens um 4 Uhr, obwohl er körperlich noch müde war, habe ihn sein geistiger Schaffensdrang schon wieder an die Arbeit getrieben. Es sei dann ein fortwährendes Treiben in ihm gewesen, er habe es kaum fertiggebracht, ruhig auf dem Stuhle zu sitzen. Selbst in der Bahn habe er noch weitergearbeitet, Pläne entworfen, Notizen gemacht. Er trieb außer seinen Berufsgeschäften noch eine Menge von Nebenbeschäftigungen, verfertigte Hochzeits- und Gelegenheitsgedichte, die ihm nur so zuflossen, kaufte sich alle möglichen Bücher über Graphologie, Phrenologie, Naturheilverfahren usw., oft mit Überschreitung seiner Mittel, und hielt öffentliche Vorträge. Wenn er in solchen Zeiten in die Diskussion eingegriffen habe, so seien ihm die

Gedanken stets reichlich zur Verfügung gewesen, mehr als er aussprechen konnte, aber er habe dann auch leicht den Faden verloren. Er trug sich jedesmal mit Heiratsgedanken und machte auch wiederholt Anträge. Von künstlerischen Veranstaltungen, Theater und dergleichen hatte er einen übergroßen Genuß, er machte große, anstrengende Touren, und das alles neben seiner aufreibenden Berufstätigkeit. Überall war er beliebt als Gesellschafter, machte alle Festlichkeiten mit und feierte bis zum nächsten Morgen, da er ein Ruhebedürfnis nicht kannte. Er trank viel, war sexuell sehr reizbar und beging auch in dieser Beziehung viele Exzesse. Infolge seiner starken Reizbarkeit kam es zu häufigen Konflikten mit seinen Verwandten und Untergebenen.

Allmählich nahmen diese Erscheinungen ab, und es entwickelte sich die Depression. Jetzt war er das Gegenteil von früher. Er hatte keinen Lebensmut, kein Selbstvertrauen, mied die Gesellschaft, vor allem die geistig regere, hatte keine Einfälle, kam sich töricht und unbedeutend vor, schreckte vor jeder Schwierigkeit zurück, war kleinmütig, entschlußunfähig, müde, mußte viel schlafen; war ängstlich schüchtern, hatte keine Energie gegen seine Untergebenen, glaubte, daß sie ihm seine Mängel anmerkten und ihm auf der Nase herumtanzten. Er war der festen Überzeugung, daß alle seine geistigen Fähigkeiten nachließen, besonders war er nicht mehr imstande, das Gegenwärtige klar zu erfassen. Sein Notizbuch sei in diesen Zeiten immer ganz leer gewesen, nur das Nötigste habe er sich in einer kleinen zierlichen Schrift notiert; in den Zeiten der Erregung habe er alles mit seinen großen schmierigen Zügen vollgeschrieben. Er fühlte sich dann auch körperlich schwächlich, regelmäßig stellten sich Magenbeschwerden, Appetitlosigkeit und hartnäckige Verstopfung ein. Er konsultierte viele Ärzte und erhielt alle möglichen Medikamente und Verhaltungsmaßregeln, doch ohne Erfolg.

Die Zeit vor Beginn der Psychose, die ihn in die Klinik brachte, schildern die Angehörigen als eine ausgesprochen manische. M. fing am 1. V. 1905 ein großes Geschäft an, arbeitete mit großem Eifer und brachte es in kurzer Zeit sehr in die Höhe. In den letzten Monaten des Jahres 1905 wurde er immer erregter, er trank sehr reichlich, besonders an den Weihnachtsfeiertagen, anscheinend auch Schnaps. Schließlich ging er aus eignem Antrieb zur Erholung in den Schwarzwald, wo er ein Missionshaus als Aufenthalt wählte. Hier störte ihn nachts durch häufiges Klingeln, war schlaflos, so daß er auf ärztlichen Rat ein Sanatorium aufsuchte. Die Erregung stieg noch weiter an; M. war nachts ängstlich und hatte Gehörs- und Gesichtshalluzinationen, er sah fremde Personen und den Satan im Zimmer, hörte sie sprechen, vernahm aus dem Knarren eines Fensterladens Worte, rief „Halt! Wer da?"; schellte nachts nach dem Pfarrer, betete zu Gott und sprach viel von religiösen Dingen. Nachdem der Kranke bereits aus dem Missionshause eine verworrene Karte an seinen Bruder gerichtet hatte, erhielt dieser einen vom 16. I. datierten Geburtstagsbrief, in dem es u. a. heißt: „Mein lieber Adolf! Vor allem zu Deinem morgigen Geburtstag meine herzlichsten Glück- und Segenswünsche. Möge Gott der Herr Dir in Deinem neuen Lebensjahr dasselbe verleihen, was ich hier bzw. in Palmenwald in Fr. finden durfte und gefunden habe! Lieber Adolf! Es gibt wahrhaftig einen Gott! — Ich war bis jetzt noch nicht davon überzeugt, jetzt bin ich es aber vollauf! Näheres darüber mündlich! Ich kann es nicht erwarten, bis Du zu mir kommst, das heißt erst wenn ich mich in meinen Nerven ganz erholt habe; ich will Dir dann durch eine Karte davon Kenntnis geben! — Nur das will ich Dir versichern, daß ich recht fröhlich bin, meinen Heiland lebendig gefunden zu haben. Hätte ich nicht von jeher meinen fürsorglichen, wenn auch nicht leiblichen Vater, Herrn L., gefolgt, und wäre ich vielleicht — Adolf, nimm mir's nicht übel — Deiner Richtung gefolgt, so wäre ich nicht zu der fröhlichen Stimmung gekommen. Man muß eben unterscheiden: es gibt religiöse Menschen erster Wahl, überzeugte Christen und die zweiter Wahl, die nur der Form nach es sind und innerlich alle Greuel und Laster haben. — Ich gebe zu, daß mein nervöser Zustand überreizt ist, aber ich werde Dir durch Herrn Dr. B. bestätigen lassen, daß ich zur Zeit der Abfassung dieses Briefes wenigstens geistig normal und nur nervenkrank bin. Was habe ich nun von dem Hasten und Jagen nach Reichtum und Geld? —" usw.

Der Bruder holte ihn am 17. I. 1906 aus dem Sanatorium ab und brachte ihn nach Heidelberg. Im Hotel, wo sie übernachteten, trafen sie zufällig eine Versammlung für innere Mission, in die sich M. Eintritt zu verschaffen wußte, und wo er sich, nach anfänglich durchaus ruhigem und geordnetem Verhalten, plötzlich zur Diskussion meldete, er wolle noch einmal das Wort ergreifen, denn es sei die letzte Stunde, morgen müsse er in die Irrenklinik usw.

Wir schließen hier eine Darstellung von M. selbst an, die er unmittelbar nach dem Abklingen der ersten Psychose von den Vorgängen vor der Internierung gegeben hat. (Es ist noch erwähnenswert, daß M. während der Psychose einmal angab, er habe in der letzten Zeit oft 2— 3 l Wein täglich getrunken, in den letzten 5 Tagen allerdings erheblich weniger.)

Um sich von seiner nervösen Gereiztheit zu erholen, habe er am 13. I. ein christliches Kurhaus in Freudenstadt aufgesucht. In der ersten Nacht erschreckte ihn ein Geräusch, ein fortwährendes Klappern. Er bekam Furcht, der Angstschweiß brach ihm aus. Er warf die Decke ab und versuchte zu schlafen, vergeblich. Immer störte ihn das Klappern. Er untersuchte den Ofen, das Gesimse, um den Ursprung des Geräusches zu finden. Er entdeckte jedoch nichts Verdächtiges. Auf einmal glaubte er sich beobachtet und argwöhnte, daß irgend etwas Spiritistisches ihn verfolge, das da klapperte und rüttelte. Er bekam religiöse Gedanken. Auf dem Tische seines Zimmers lag eine Bibel, er ergriff sie und las. Ein Bild an der Wand (es stellte ein andächtiges Mädchen dar) betrachtete er lange und träumte nachher davon. Nach dem Erwachen, als er die Augen noch geschlossen hielt, sah er das Bild unmittelbar vor sich; als er die Augen öffnete, verschwand es und hing wieder an der Wand. Er hing das Bild jetzt ab, um seine Gedanken davon abzulenken. Er war in starker ängstlicher Unruhe und klingelte wiederholt nach Wasser. Um sich abzulenken, versuchte er einen Brief zu schreiben, aber jedesmal, wenn er die Feder ansetzen wollte, fing es an zu klappern. Um seine Angst zu bannen, schrieb er in die Briefmappe, die auf dem Tische lag: „Wir Deutsche fürchten Gott, sonst nichts auf der Welt." Am nächsten Morgen ging er um 6 Uhr in den Garten, um nach der Ursache des Klapperns zu forschen, er fand aber nichts. Dann ging er zum Frühstück, konnte aber die anderen Gäste infolge seiner Erregtheit nicht beobachten. Es war ihm so, als ob er die weiblichen Gäste nicht ansehen dürfe. Als er in sein Zimmer ging, um sich zu waschen, klapperte es wieder. Jetzt bemerkte er, daß es der Fensterladen war, der ihn so geängstigt hatte. Diese Entdeckung machte ihm wieder Mut. Er ging dann ziemlich ruhig in die Kirche, die ihn baulich interessierte. Der Wirt merkte ihm seine Erregung an und riet ihm zum Arzt zu gehen. Er folgte seinem Rat und ging in das Sanatorium nach A. Er war sehr heiter und machte sich keine Gedanken, hielt sich zwar für nervös, hatte aber kein Gefühl dafür, daß er auf dem besten Wege dazu war, ernstlich krank zu werden. Der Arzt schickte ihn zu seiner Zerstreuung in Damengesellschaft. Er machte mit einer Dame einen Spaziergang und war strahlend vergnügt, hopste und sprang. Im Kloster trug er sich in das Fremdenbuch ein und schrieb: „Was glänzt, ist für den Augenblick geboren — Das Gute bleibt der Nachwelt unverloren." Alsdann suchte er den Pfarrer auf, um sich das heilige Abendmahl von ihm reichen zu lassen, denn er fühlte sich von Geistern verfolgt. Am nächsten Tage wollte er das Kloster skizzieren, war aber zu aufgeregt dazu. Dem Arzt fiel jetzt auch seine Erregung auf, und er ließ ihn dann, nachdem sich seine Erregung noch mehr steigerte, von seinem Bruder abholen und in die Klinik bringen. —

Bei der Aufnahme (18. I. 1906) steht der Kranke ängstlich in einer Ecke, drückt sich an die Wand und blickt starr den herantretenden Arzt an. Trotz allem Zureden ist er nicht zum Mitkommen zu bewegen, sondern sucht förmlich in die Wand zu kriechen. Als er angefaßt wird, schlägt er wie rasend um sich, teilt Fußtritte aus, schreit laut und angstvoll mehrmals nach seinem Bruder. Er erhält ein Narkoticum. Beim Erwachen ist er heiter und erzählt laut komische Geschichten. Als der Arzt hinzukommt, ist er offenbar erfreut: „Sie sinds gewesen, gewesen." (Was denn?) „Der mir das Gift gegeben hat ... ein wildes Tier von Menschen gepackt." Er spricht laut, langsam und tönend und zeigt auf die Umstehenden: „Der ist mir sympathisch und der nicht, und der wieder und der nicht, und der ist mir ganz unsympathisch." Auf Zureden wird er etwas ruhiger, sehr bald ist er wieder erregt. Am folgenden Morgen ist M. zugänglich, orientiert, von guter Auffassung. Die Stimmung scheint ängstlich, motorisch ist er etwas unruhig, antwortet abgehackt, stoßweise, sinngemäß, wenn auch weitschweifig und unpräzis.

Er macht auf Befragen Angaben über sein Vorleben, die sich mit denen des Bruders im wesentlichen decken. In der stockenden Weise redet er in einem fort, läßt sich aber leicht unterbrechen, kommt bisweilen „in fast manischer Weise" von dem einen aufs andere. Er spricht von einem Mädchen, das ihn verfolge, nachts hätten Mädchen an seinem Bett gestanden, die ihn verlocken wollten, mit ihm kokettierten und winkende Bewegungen machten. Er sah den Satan glühend vor sich stehen, er hatte Angst und rief: „Was willst du?" worauf der Satan ihm winkte, so daß er in voller Angst schrie: „Nein, nein, hebe dich von mir, Satan." Verworren äußert er sich über Religion. Er habe sich der Religion wieder zugewandt, da er sich in den Ehestand begeben wolle und Gott danken müsse, daß er sich nicht infiziert habe, er habe seinen Gott wiedergefunden und dergleichen mehr. Starker Tremor der Hände und Zunge. Bei Druck auf die Bulbi sieht er Flimmern, Licht, Sterne; auf Suggestion auch Hunde, Drachen und hat lebhafte Angst. Reflexe in Ordnung.

Abends sitzt er aufrecht im Bett, die Hände gefaltet zum Gebet erhoben, mit verzückter Gebärde nach oben schauend, regungslos, stumm, erstarrt. Auf Fragen und Drängen erfolgt keine Antwort; er blickt den Frager gar nicht einmal an und sagt schließlich: „Ich bete." Singt dann auf Aufforderung Kirchenlieder, läßt sich aber sonst in keiner Weise beeinflussen.

In den nächsten Tagen bietet M. ein ständig wechselndes Bild. Vorübergehend ist er euphorischer Stimmung, kongestioniertes Gesicht, leuchtende Augen, sehr zugänglich und mitteilsam. M. spricht dann viel und ist äußerst weitschweifig, verliert aber schließlich doch nicht den Faden, sondern kommt, wenn man ihn reden läßt, immer wieder auf den Ausgangspunkt zurück. Die Sprechweise ist nicht hastig, überstürzend, sondern immer etwas stockend, er sucht nach Worten und bemüht sich offenbar, bei der Sache zu bleiben. Er ist leicht ablenkbar durch optische und akustische Eindrücke, die er dann in seine Rede verflicht. — Zeitweise ist er jedoch zu keiner Antwort zu bewegen, vollkommen stumm; er sucht sich dann durch lebhafte Gesten verständlich zu machen, zeigt auf seinen Mund und Hals, scheint andeuten zu wollen, daß er nicht sprechen dürfe oder könne. Lebhaftes Grimassieren wird berichtet, er nimmt eigentümliche Stellungen ein, in denen er, ohne ein Wort der Erklärung zu geben, minutenlang verharrt; er stellt sich auf ein Bein und hebt einen Arm hoch, hält beide Arme über den Kopf, stellt sich in Fechterstellung hin. Dabei hat er ausgesprochen starre Gesichtszüge, einen stieren Blick. Bisweilen begeht er plötzlich impulsive Handlungen, stürzt sich unmotiviert auf einen ruhig dastehenden Wärter und beginnt mit ihm zu ringen, reißt harmlose Kranke aus dem Bett. Viertelstundenlang kniet er, das Gesicht gegen die Wand gekehrt, und betet laut: „Zu dir, mein Heiland, komme ich, Herr höre mein Flehen" usw. Örtlich und zeitlich erweist er sich stets orientiert.

Wegen starker Erregung muß M. in der Folgezeit meist im Bade gehalten werden. Dort spritzt er, schöpft das Wasser aus und ist oft sehr gereizt und reizbar; er greift dann die Pfleger an und ringt mit ihnen. Während einer vorübergehenden ruhigen Stunde, die immer wieder dazwischen eintreten, erklärt er, er halte sich für gesund, er sei jetzt sehr kräftig. Im vorigen Sommer sei er krank gewesen, gemütskrank, er habe das Gedächtnis verloren gehabt, nicht gearbeitet, keine Entschlüsse fassen, nicht aus dem Bette finden können usw.

Gegen Ende des Monats werden die katatonischen Symptome noch sinnfälliger. M. nimmt ganz verdrehte und verschränkte Stellungen an. Einmal bohrt er mit ausgestrecktem Zeigefinger in der Luft herum, starr in die Ecke blickend, gibt dabei keine Auskunft. Ein anderes Mal steht er auf dem Korridor im Hemde in einer Ecke, das Gesicht nach der Decke erhoben, den Leib an die Wand gepreßt. Er läßt sich dann ruhig ins Bett führen. Wiederholt wurde beobachtet, wie M. plötzlich eilig, aber nicht ängstlich aus dem Bette springt, ein paarmal mit gesenktem Kopf im Gang auf und ab geht und dann ohne weiteres ins Bett zurückkehrt. Auf Fragen, was sein eigentümliches Benehmen bedeuten solle, bleibt er stumm, zeigt auf den Hals, fährt sich mit dem Finger an Hals und Brust herunter, verdreht die Augen, blickt an die Decke, zuckt die Achseln und lächelt.

Am 30. I. ist notiert: M. hat die Kopfkissen fortgeräumt und sein Keilkissen heruntergezogen; über dessen Kante hängt sein Kopf fast senkrecht nach unten hinten. Der Blick ist starr an die Decke gerichtet, die Körperhaltung steif, die Beine fest aneinander geschlossen, die Arme symmetrisch auf der Decke ausgebreitet. Als man ihn zurechtrückt, nimmt er immer wieder dieselbe gezwungene Stellung ein, macht bedeutsame Gebärden und sagt nur einmal mit geheimnisvoller Flüsterstimme: „Es muß so sein." Es tritt in den folgenden Tagen eine gewisse Beruhigung ein. M. liegt gerade ausgestreckt, steif und starr im Bett, ohne sich zu rühren. Er zeigt die ausgesprochenste Katalepsie, Arme und Beine werden bis zu völliger Erschöpfung in den gezwungensten Stellungen gehalten. Er kann dann plötzlich die Bewegungen des Arztes nachahmen, lacht dabei, ist überhaupt offenbar leicht gehobener Stimmung. Nach und nach erscheint er freier, wunschlos und vergnügt liegt er da. Selten spricht er aus freiem Antrieb, begrüßt aber den Arzt, wenn er ihn erblickt: „Jetzt haben Sie wiederum eine andere Larve auf. Immer erscheinen Sie anders." Um seine Umgebung kümmert er sich wenig, bleibt im Bett liegen, beschäftigt sich nicht, geht wenig aus sich heraus, ist meist stillvergnügt, zuweilen etwas gereizt. So auch am 10. II.: Er beschwert sich, mit dem Essen werde Schweinerei gemacht, er könne sich aber nicht helfen, er esse alles. Auf Befragen: Es sei eine „allgemeine Macherei", der eine hole das Essen von links, der andere bringe es von rechts. Das sei eine große Schweinerei. Alle machten sich über ihn lustig, immer heiße es, „der Baumeister, der Baumeister". Alle Leute sprächen dauernd über ihn. Wenn einzelne Personen zusammenstehen und sprechen, so bezieht er ihre Worte auf sich; harmlose Äußerungen faßt er als gegen sich gerichtete Schimpfworte auf, dabei ist er dauernd zeitlich und örtlich orientiert. Bei kurzen Antworten spricht er ganz präzise, bei längeren zerfahren, da er leicht den Faden verliert und vom Hundertsten ins Tausendste gerät. Er empfindet seine Ablenkbarkeit selbst als quälend; als man ihm aufgibt, von 100 fortlaufend 7 abzuzählen, vermag er das nur sehr langsam und unterbricht sich immer wieder unwillig: „Wenn Sie mich so ansehen, dann kann ich das nicht." „Ja, wenn der da hustet, dann kann ich das natürlich nicht" und ähnliches.

Gegen Mitte Februar wird der Patient als bedeutend freier bezeichnet. Er ist deutlich gehemmt, aber heiterer Stimmung, strahlt über das ganze Gesicht, wenn man ihn anspricht. Er gibt über seine früheren Depressionen und Manien ausführlich und charakteristisch Auskunft, ist dabei außerordentlich weitschweifig, bleibt immer wieder an nebensächlichen Vorkommnissen kleben, verliert aber nie völlig den Faden. Jede Ablenkung empfindet er als störend, es fällt ihm offensichtlich schwer, bei der Stange zu bleiben. Einmal fährt er z. B. den Arzt, als dieser über seine umständliche Darstellungsweise lächelt, ganz indigniert an: „Ja, wenn Sie lachen, dann geht es erst gar nicht." Objektiv hat man jetzt oft den Eindruck eines Mischzustandes. M. liegt lachend im Bett, bringt aber kaum ein Wort heraus. Dabei gibt er aber an, daß er Stimmen höre: „Saukerl"; „dem werden wir's schon zeigen." Vorübergehend ist er recht gereizt.

Es folgt nun ein Stadium katatonischer Gebundenheit von etwa 3 wöchiger Dauer. Oft ist er aus seinen starren und steifen Haltungen nicht herauszureißen, von den seltsamen Bewegungsstereotypen nicht abzubringen. Nicht selten antwortet er aber auch, wenn der Arzt ihn anspricht, wenn auch nur stoßweise und abgehackt. Er bejaht fast jedesmal auf Fragen nach Stimmen. Sie rufen ihm zu: „Das hast du recht gemacht." Oder: „Die Leute foppen und spotten mich beständig aus, da draußen auf dem Gang; das laß ich mir nicht gefallen, meinen Glauben lasse ich mir nicht ausspotten!" Stets erweist er sich als orientiert. Wir geben einige Szenen aus dieser Zeit nach der Krankengeschichte wieder. Am 27. II. steht M. im Hemd, starr in gebundener Haltung und fixiert andauernd einen Punkt. Die Hände sind kalt und blau. Als ich ihn anrede, sagt er stoßweise: „Was mit mir geschehen soll, weiß ich nicht." Er geht auf Aufforderung ins Bett, macht heute einen etwas ängstlichen, ratlosen Eindruck. (Sind Sie aufgeregt?) „Nicht ... nein." (Was ist denn los?) „Weil mich die Leute hier nicht verstehen ..." — bemerkt, daß der Arzt nachschreibt — „Wenn ich Ihnen Antwort gebe, werde ich noch mehr aufgeschrieben." (Hören Sie Stimmen?) „Ja, ich höre singen." „Das hast du brav gemacht, das hast du brav gemacht. Hören Sie denn nicht singen?" (Sehen Sie Gestalten?) „Nein, nur was ich vor mir sehe. Sie sind z. B. der Herr Doktor." (Warum stehen Sie hier herum?) „Weil ich nicht mehr im Bett liegen kann." (Warum?) „Weil Ungeziefer drin ist." „Das haben viele Leute gesehen. Gott sieht es auch. Und noch einmal sieht er es." (Sind Sie krank?) „Nein." (Sicher nicht?) „Doch, aber nicht so, wie Sie glauben, im Kopf. — Was soll das alles bedeuten? Wozu schreiben Sie das auf? — Darf ich dann fortgehen, oder was soll geschehen?"

Am 2. III. wird ein Assoziationsversuch mit ihm vorgenommen. Als er vom Pfleger ins Zimmer geführt wird, bietet er Zeichen lebhafter Angst, versucht plötzlich, davonzulaufen, und muß gehalten werden. Er bleibt dann ruhig stehen und setzt sich auf Aufforderung. (Warum denn so ängstlich?) „Da sind so Dinge ... überall so Gefäße ... die sehen so aus ... ich weiß schon". M. hat Tränen in den Augen, die Atmung ist beschleunigt, das Gesicht lebhaft gerötet. Er läßt sich beruhigen, folgt dann der Erklärung der Versuchsanordnung mit Interesse und antwortet sachgemäß. Während des Versuches, in welchem er verständnisvoll auf die Reizworte reagiert, wird er plötzlich ganz starr, gibt keine Antwort mehr und blickt beständig auf einen Punkt. Ebenso plötzlich tritt die Lösung der starren Mimik ein, und der Kranke blickt den Arzt lächelnd an: „Ich höre ein schönes Lied.‟ Dieser Vorgang wiederholt sich mehrmals in derselben Weise. Einmal bricht M. plötzlich in Tränen aus. (Was ist denn?) „Der Satan straft die Sünder.‟ Unmittelbar darauf ist er wieder heiter, sehr zugänglich, bemüht sich, die Reizworte zu erfassen. Es zeigt sich auch hier, daß M. äußerst stark ablenkbar ist. — Mit der Begründung, es sei ihm befohlen worden, nur vegetarisch zu essen, verweigerte er einige Tage jede Nahrungsaufnahme. Als man ihm in Aussicht stellt, daß er mit dem Schlauch gefüttert werden müsse, trinkt er das Essen unter Zeichen lebhafter Angst schnell aus.

Am folgenden Tage liegt M. vollkommen regungslos im Bett, verfolgt aber den eintretenden Arzt anfänglich mit den Augen, blickt dann starr auf einen Punkt zur Decke. Zunächst reagiert er in keiner Weise auf Anrufe. Erst nach dem 5. Anruf nickt er einmal flüchtig mit dem Kopf. Er läßt die erhobene Hand wohl 2 Minuten in der gegebenen Stellung, läßt sie dann langsam sinken und steif liegen. Man bringt ihn in die unbequemsten Lagen, biegt Arme und Beine im rechten Winkel vom Rumpfe ab; er verharrt fortwährend balancierend wohl eine Minute in dieser Stellung und zittert dabei vor Anstrengung. Man droht, ihm die Augen auszustechen, er errötet etwas, macht aber nicht die geringste Abwehrbewegung. Als man ihm mit dem Nadelkopf die Cornea berührt, blinzelt er mit den Augen und schließt diese zuletzt; auch dem Stechen in das Nasenseptum sucht er in keiner Weise auszuweichen, obwohl ihm die Tränen über die Wangen herablaufen. Plötzlich hebt er mit theatralischer Gebärde die Hand und sagt: „Jesus Christus!‟

Nachmittags: (Wollen Sie jetzt sprechen?) „Ich kann schon sprechen, doch tut mir der Mund . . . das Wasser kommt herauf . . . Blut . . . Ich spüre absolut nichts . . .‟ (Wie fühlen Sie sich?) „Ich fühle mich kräftig, nur darf ich nicht sprechen. Sobald ich spreche, tut mir's weh; das Wasser kommt 'rauf‟ (Von wo?) „Sobald ich was esse, und ich stehe auf . . . aufstehen darf ich nicht. Ich muß immer im Bett liegen.‟ (Sind Sie geistig gesund?) „Doch, aber ich darf nicht sprechen.‟ Die starre Haltung löst sich während des Gesprächs nicht. Als der Arzt jetzt vor sich hinpfeift, beginnt M. ebenfalls langsam zu pfeifen.

Am 15. findet man ihn ganz ähnlich mit starr nach hinten gebogenem Nacken, den Hinterkopf tief in das Kopfkissen gepreßt. Die Lage erinnert an die der alten Ritter auf Leichensteinen. Er reagiert zunächst auf keine Fragen. Erst auf längeres Drängen blickt er flüchtig den Frager an, sieht aber sofort wieder an die Decke. Er bleibt absolut stumm; spricht man jedoch über ihn, über seine Halluzinationen, so faßt er das sofort auf und schüttelt wenig den Kopf bei einer Angabe, die er für falsch hält, und lächelt dann flüchtig ein wenig. Zunächst befolgt er überhaupt keine Aufforderung. Er läßt sich mit der Nadel auf der Cornea herumfahren, lächelt einmal flüchtig, errötet tief, hält aber still und sucht in keiner Weise Stiche abzuwehren. Auch in die Fingerbeeren kann man ihn stechen, er zieht die Hand nicht zurück, im Gegenteil, hält sie fast absichtlich hin. Als die Nadel an der Fingerspitze hängen bleibt, hält er den Arm mit der an der Fingerspitze hin und her pendelnden Nadel langsam über den Kopf, der Nadel mit den Blicken gespannt folgend, senkt dann allmählich die Hand, bis der Nadelkopf die Cornea berührt und drückt jetzt den Kopf der Nadel in den inneren Augenwinkel. „Als ich ihm die Nadel nehme, hält er mir die andere Hand hin, anscheinend, damit ich mit dieser Hand den Versuch wiederhole, läßt sich dann die Nadel auch in den linken Zeigefinger stecken und wiederholt dann mit dieser Hand das gleiche. — Als ich gehe, nickt er mir flüchtig zu, gibt, als ich ihm die Hand reiche, zunächst den kleinen Finger und auf Vorhalt die ganze Hand. Als ich sie loslasse, betrachtet er aufmerksam seine Handfläche und steckt sie dann unter die Decke.‟

Zwei Tage später scheint er zunächst stumm und steif wie sonst. Gefragt, warum er nicht rede, zeigt er mit der Hand auf die Gegend der Luftröhre bis zum Munde hinauf. Etwa 10 Minuten später findet der Arzt den Kranken lächelnd im Bett; er hat sich ein paar Hemdenknöpfe abgerissen und auf die Augenlider gelegt. Als der Arzt ins Zimmer tritt, nimmt M. die Knöpfe schnell weg. (Wozu haben Sie die Knöpfe auf die Augen gelegt?) „Die Augen schmerzen so; ich sah so einen schwarzen Punkt, dagegen sind die Knöpfe gut.‟ (Warum haben Sie vorhin nicht gesprochen?) „Es ist so merkwürdig, wenn ich spreche, steigt mir das Herzwasser in den Mund hinauf, und ich verliere dann sofort das Gedächtnis; ich muß dann schweigen, dann wird es besser; ich kann nicht sprechen, ich weiß nicht warum.‟

Auf die Frage, warum er sich mit der Nadel auf der Cornea herumfahren lasse: „Ich muß das doch, wenn Sie das tun." Den erhobenen Arm hält er eine Zeitlang in dieser Stellung und läßt ihn dann langsam sinken, indem er lächelnd sagt: „Ich kann ihn eigentlich auch hinunterlassen."

Am 8. III. wird berichtet: Kommt man zu ihm, so lächelt er bisweilen und freut sich offenbar. Auf Fragen antwortet er meist nicht, sondern macht durch Zeichen verständlich, daß er nicht sprechen dürfe. „Ja" und „nein" macht er durch Kopfnicken und -schütteln verständlich. Am gleichen Tage erklärt er gereizt, er habe nicht gesprochen, weil er nicht gewollt habe; wir erklärten ihn ja für irrsinnig, er brauche auch nicht zu sprechen. Nach dem Namen seines Pflegers gefragt, erklärt er ärgerlich, er brauche keinen. Er müsse und wolle sterben, es sei ihm alles egal, ob sein Geschäft zugrunde gehe oder nicht.

Einige Tage später ist M. vollständig zugänglich und mit Zeichen beschäftigt. Es handelt sich um flüchtige Kritzeleien, meist um Grundrisse, wie sie ihm als Architekt geläufig waren, die ebenso wie einige Schriftstücke einen manisch-flüchtigen Eindruck machen. Er fühlt sich gesund und kräftig, ist aber noch deutlich gehemmt, spricht langsam und stockend, ist weitschweifig und leicht ablenkbar. Die katatonischen Zustände treten am 19. III. erneut auf. Er wird plötzlich erregt, springt ängstlich auf dem Korridor umher, im Dauerbad tritt schnelle Beruhigung ein. Am 22. wird er folgendermaßen beschrieben: M. steht auf einem Bein an der Wand, blickt starr nach der Decke. Hebt den rechten Arm hoch, senkt ihn nach einiger Zeit zögernd und stoßweise und streckt dann ruckweise den linken in die Luft. Auf Befragen gibt er an; er höre Singen, Jammern, Weinen, aber keine Stimmen, und spüre den Boden zittern. Er bezeichnet sich selbst als gehemmt, ist aber dabei in seinen stockenden, abgehackten Reden ganz ideenflüchtig: „Wenn ich an irgend etwas denke, fällt mir die betreffende Person ein. Ich höre das Gejammer, ich drehe mich dann um, bewege mich; sobald ich ganz ruhig sitze, ist es besser; irgend etwas muß ich arbeiten. Was soll ich noch erzählen; sie schreiben ja immer weiter, ich verstehe das nicht." Auf die Frage, wie seine Stimmung sei, meint er, manchmal gut, „manchmal schlecht, momentan fühle ich mich angestrengt durch das Arbeiten (meint damit die ärztliche Untersuchung), zu Mittag habe ich auch noch nicht gegessen". Zugänglich, höflich, beobachtet alle Formen, ist aber noch recht gebunden in seinem Wesen.

Am 26. erklärt er, er fühle sich „ganz gesund". Spontan: „Ich bin gar nicht mehr gehemmt." M. erscheint heute leicht hypomanisch, redselig, vergnügt, sehr ansprechbar. Dieser Zustand hält einige Tage an. Am 1. IV. ist M. sehr gereizt; er gerät mit einem anderen Kranken in Streit, schimpft Zuchthäusler und will auf ihn losgehen. Am Tage darnach ist er sehr deutlich deprimiert, weint, er werde nicht mehr gesund: „Immer das ewige Hin und Her". Am folgenden Tage ist er schon wieder außerordentlich erregt. Er schöpft die Badewanne aus, schreit sinnlos, als der Arzt erscheint. Der Wärter habe ihm eine Zigarre angeboten, um ihn damit zu vergiften, er bedanke sich für diese Behandlung, er schlage jetzt alles kurz und klein, schlägt wild um sich. Dann tritt, wiederum über eine kurze depressive Phase, die endgültige Beruhigung ein.

M. wünscht sich zu beschäftigen und kann sehr bald in ein Privatzimmer verlegt werden. Er zeigt lebhafte Interessen für seinen Beruf und nimmt bald die Korrespondenz mit seinem früheren Geschäftsführer auf. Hin und wieder ist er noch etwas mißtrauisch, fühlt sich z. B. beleidigt, als man ihm Strafakten abzuschreiben gibt. Im übrigen aber durchaus geordnet. Vielleicht ist er noch manchmal etwas gehemmt. Am 25. IV. machte er in Begleitung seines Bruders eine unaufschiebliche Reise nach Karlsruhe, benahm sich dabei durchaus geordnet. Hernach war er etwas erregt, er hatte bei Tisch wieder Stimmen gehört, z. B. „den haben wir". Er sah unterwegs „auffallend viel Bekannte" und fand „alles sehr eigentümlich", hat aber seine Angelegenheit zur Zufriedenheit erledigt.

Anfang Mai ist M. vollkommen im Gleichgewicht. Er fühlt sich gesund, möchte gern nach Hause, überläßt es aber den Ärzten, den Zeitpunkt zu bestimmen. Er hat lebhaftes, aber wohl nicht krankhaft gesteigertes Interesse für alles. Es besteht vollkommene Krankheitseinsicht. M. entwirft ausführliche Schilderungen seines Lebens, der Reise nach Karlsruhe und der Krankheit. Er bittet um Verhaltungsmaßregeln, um einen Rückfall zu vermeiden. Die letzten Stimmen will er am 27. IV. gehört haben. Am 11. V. wurde er geheilt entlassen. — M. hatte bis Anfang März 15 Pfund an Körpergewicht abgenommen, bei der Entlassung hatte er sein ursprüngliches Gewicht um 5 Pfund überschritten.

Der Kranke stellte sich am 29. V. 1906 nochmals den Ärzten vor. Er hatte seine Arbeit wieder in vollem Umfange aufgenommen und klagte nur noch über eine gewisse Ermüdbarkeit, die er aber schnell zu verlieren hoffe. An die Vorgänge in der Klinik erinnerte er sich auffallend gut und gab auf Aufforderung einen ausführlichen Bericht darüber. Er sei ganz verwirrt und sich über seine Situation zeitweise völlig im unklaren gewesen. Anfänglich habe er große Angst und dabei eigentümlicherweise gleichzeitig das Gefühl enormer Kraft gehabt. Er sei der Meinung gewesen, daß es sich um einen allgemeinen Weltringkampf handle und habe deshalb Kraftübungen gemacht. Beständig sei auf ihn eingesprochen worden, beim Lesen hörte er die Worte mitreden, er hörte Singen, Rufen, Aufforderungen, gleichgültige, lustige, beängstigende Dinge, alles durcheinander. So wurden auch seine Kraftübungen durch Beifallszurufe, Herausforderungen und dergleichen begleitet. Wenn er z. B. irgendeine Bewegung machte, rief es „Bravo, M."; als er im Bade lag und sich mit Kopf und Fußspitzen an den Rändern hielt und den Rücken wie einen Bogen krümmte, hörte er „Mannemer Brück, bravo!" Er hörte rufen „Rechten Arm hoch!" und hob er dann den linken, so rief es „falsch!" Die Decken habe er immer in eine bestimmte Stellung legen müssen, bis die Stimme zufrieden war, sonst konnte er nicht einschlafen. Wenn er an die Wand griff, war es ihm bisweilen, als ob ein elektrischer Strom ihn durchfahre. Erwischte er dann beim Betasten der Wand einen solchen Punkt, so hörte er rufen: „Gell, er hat'n". Wenn die Ärzte an sein Bett traten, mußte er stets tun, was die Stimmen ihm befahlen. Diese Stimmen gehörten meist ihm bekannten Personen an, und er konnte sich nicht klar werden, warum er die betreffenden Personen nie zu sehen bekam. Andererseits war er der Überzeugung, daß er von ihnen gesehen wurde und beobachtete deshalb die Heizungsgitter in der Meinung, daß sie in der Heizung steckten. Die ihn umgebenden Personen verkannte er zumeist. Er glaubte jeden zu kennen und meint jetzt, daß seine Verwirrung dadurch noch gesteigert worden sei, daß seine vermeintlichen Bekannten alle mit fremden Namen angesprochen wurden, sich nicht um ihn kümmerten und nichts von ihm wissen wollten, er sei dadurch ganz unklar über seine Umgebung geworden, habe eine Zeitlang gemeint, in einem Theater zu sein und dann wieder in einem Gefängnis. Er glaubte, er solle hier hingerichtet werden, hielt einen Wärter für den Scharfrichter und bat ihn deshalb um Gnade. Auch im Essen vermutete er wiederholt Gift, er glaubte, aus einem mit einer gelblichen Masse verkitteten Risse in der Badewanne vergiftet werden zu sollen. Auch über die Zeit war er sich lange Zeit nicht im klaren. Als er zum erstenmal Besuch bekam, wollte er gar nicht glauben, daß er erst einige Wochen in der Klinik sei, und meinte, es seien bereits Jahre vergangen. Er fühlte auch seinen Körper in eigentümlicher Weise verändert, er merkte, daß sein Gesicht ganz abscheulich entstellt war, er konnte nur ganz wenig und schwer verständlich sprechen und nur undeutlich sehen (Arzneiwirkung?). Daß er aber den Ärzten oft keine Antwort gab, sei zum Teil auch Trotz gewesen. Er habe stets Furcht und nicht begreifen können, warum er solange in der Klinik bleiben mußte, und habe die Ärzte seinen Unwillen über seine Zurückhaltung erkennen lassen wollen. Er habe noch eine Menge von wunderlichen Ideen gehabt, so habe er mit seinen einzelnen Bettdecken jedesmal die Vorstellung eines bestimmten Landes verbunden, habe gemeint, die Decken seien elektrisch geladen, und sie deshalb abgeworfen. Einen der Kranken habe er für den Kaiser von China gehalten, und als ein Kranker vom Großherzog sprach, meinte er, es solle jetzt ein Fest aufgeführt werden u. a. Seine Stimmung habe während der ganzen Zeit sehr gewechselt, zwischen Heiterkeit, Traurigkeit, Angst und Gereiztheit in ähnlicher Weise, wie er das auch von früheren Zuständen her gewohnt gewesen sei.

In diesem Bericht ist bereits der wesentliche Inhalt einer Selbstschilderung enthalten, die M. kurz vor der Entlassung aus der Klinik anfertigte. Sie enthält nur wenig von den psychotischen Erlebnissen, die zeitweise sehr reichhaltig gewesen sein müssen; dagegen viele Einzelheiten über Zusammenstöße mit dem Personal und anderen Kranken, über die angewandten Behandlungsmittel und deren Wirkung, über ärztliche Eingriffe, den Wechsel der Unterbringung und dergleichen mehr. So geht daraus wie auch aus der Krankengeschichte hervor, daß er auch in Zeiten schwerster Erregung zumindest zeitweise völlig klar orientiert war. Ferner fallen die wiederholten Hinweise auf die vielfach vorherrschende Angst auf, endlich wird mehrfach betont, daß die Stummheit bei den Fragen der Ärzte mitunter einem trotzigen Nichtwollen entsprang. — Eine wörtliche Wiedergabe lohnt sich nicht.

Auf eine Anfrage bei dem Bruder des Kranken teilte dieser im April 1909 mit, M. sei völlig gesund, gehe seinen Geschäften mit Eifer nach, Auffallendes sei an ihm nicht mehr beobachtet worden. Das Motorradfahren habe er auf Zureden der Angehörigen aufgegeben, im Alkohol sei er mäßig. —

M. selbst, der inzwischen Oberbauinspektor bei einer höheren Landesbehörde Mitteldeutschlands geworden ist, stellte sich im September 1923 bereitwillig zu einer Rücksprache zur Verfügung. Er macht den Eindruck eines zufriedenen, gesetzten Mannes in den besten Jahren. Er berichtete, daß er geheiratet habe und in einer glücklichen, harmonischen Ehe lebe, aus der zwei gesunde Kinder hervorgegangen sind.

Sein Wesen hat sich nach seiner Ansicht infolge der Erkrankung nicht verändert, er sei weder mißtrauisch, noch eigensinnig, noch besonders reizbar. Seine Frau sei eigentlich nervöser als er selbst, seine Art sei behaglich. Auch sind die Stimmungsschwankungen nach Ablauf der schweren Erkrankung nicht wieder aufgetreten. Anfänglich hat ihm die überstandene Erkrankung zu schaffen gemacht. Er hat unter dem Bewußtsein, geisteskrank zu sein, gelitten, zumal sein Bruder ihn durch seine übertriebene Ängstlichkeit im ungünstigsten Sinne beeinflußt hat. Er habe aber allmählich eine ruhige Stellung gewonnen und sei überzeugt, daß die Sache wohl endgültig überwunden sei. Einmal im vorigen Jahre habe er infolge von Überarbeitung einen Zustand einer gewissen Erschöpfung gehabt, der ihn veranlaßt habe, seine Tätigkeit für eine Zeitlang zu unterbrechen. Diese Überarbeitung sei aber keineswegs krankhaft gewesen, sondern die natürliche Folge von Überlastung mit Tätigkeit. In seinem Vorgesetzten habe er in bezug auf Pflichterfüllung und Aufgehen im Beruf ein Musterbeispiel, das auch auf die Untergebenen einwirke. Er sei infolgedessen, um seine Arbeit zu beenden, schon frühmorgens aufgestanden und habe sich ganz der Tätigkeit hingegeben, bis er nicht mehr recht gekonnt habe. Von irgendeinem krankhaft gesteigerten Schaffenstrieb sei aber damals nicht die Rede gewesen. Auch sei er beim Abklappen durchaus nicht deprimiert gewesen, habe auch keinerlei Magen-Darm-Störungen gehabt. Der Zustand habe sich nach kurzer Erholung gehoben.

An die Krankheit entsinnt er sich in allen Einzelheiten. Aus äußeren Gründen konnte auf Einzelsymptome nicht eingegangen werden. Er selbst sagt, daß er, trotzdem ihm alle Einzelheiten in Erinnerung stünden, schwer imstande sei, ein wirklich anschauliches Bild von seinem damaligen Zustande zu entwerfen. Es wurden ihm einige Teile der Krankengeschichte vorgelesen. Er macht ein verständnisvolles Gesicht, entsinnt sich selbst der kleinsten Züge und fügt noch einzelne hinzu. Er erinnert sich z. B., wie er auf Katalepsie geprüft wurde und er, trotzdem er vor Ermüdung zitterte, Arm und Bein in der Stellung hielt, die ihm gegeben wurde. Es sei so eine Art Eigensinn gewesen. Es sei vielleicht auch flüchtig der Gedanke in ihm aufgetaucht, daß er durch göttliche Kraft von seinem Zustand befreit werden könne. Anfänglich sei er sich über den Grund seiner Überführung in die Klinik und auch über seinen Aufenthalt unklar gewesen. Er entsinne sich aber sehr genau, daß Prof. Wilmanns einmal an sein Bett getreten sei, freundlich mit ihm gesprochen habe und ihm die Versicherung gegeben habe, er werde sicher wieder gesund. Da sei erst der Gedanke in ihm aufgetaucht, also du bist krank und sollst hier gesund gemacht werden. Von dem Zeitpunkt ab sei seine Stellung zu seiner Umgebung wohl auch eine andere geworden. Er entsinne sich auch, davon gesprochen zu haben, daß er körperlich verändert sei. Gelegentlich habe er sich im Vorraum des Bades im Spiegel gesehen und sei erschreckt gewesen über die Veränderung seiner Gesichtszüge, die wohl auf die Abmagerung und Unrasiertheit zurückzuführen gewesen seien. Zeitweilig sei er ganz in seinen Erlebnissen gewesen, wie er das auch in seiner Selbstschilderung wiederzugeben versucht habe. Er habe nicht geglaubt, irgendeine besondere Mission zu erfüllen zu haben. Wenn er vom Weltringkampf gesprochen habe, so sei das wohl so zu verstehen gewesen, daß er mit den Wärtern häufig in Schwierigkeiten geraten und mit ihnen gerungen habe. Er habe Sportinteresse gehabt und auch gelegentlich die Berichte über internationale Wettkämpfe gelesen. Darauf sei wohl die Äußerung Weltringkampf zurückzuführen. Stimmen habe er in der ersten Zeit sehr lebhaft gehört. Er habe gemeint, in der Heizung stecke jemand, der auf ihn einrede. Er habe gemeint, er werde beobachtet, alles drehe sich um ihn.

Er fühle sich jetzt völlig gesund. Während des Krieges habe er sich wiederholt hinausgemeldet, sei aber wegen Ertaubung des einen Ohres zurückgestellt und schließlich reklamiert worden. Er ist nicht ängstlich auf seine Gesundheit bedacht, sondern lebt wie andere Be-

amte auch. Auch seine Stellung zur Religion hat durch die Psychose keine Änderung er-
fahren. Er sei ein Protestant wie viele, ohne große äußere Frömmigkeit. Im Winter gehe er
Sonntags zur Kirche, im Sommer ziehe er einen Gang in die Natur vor. Sexualität, Schlaf,
Verdauung usw. seien in Ordnung.

*

Ehe wir in eine Besprechung des Falles eintreten, bemerken wir zur Materialkritik: Die Beurteilung ist sicher erheblich behindert durch den negativen
Ausfall unserer Nachforschungen nach erblicher Belastung. Es wird sich der
Einwand nicht widerlegen lassen, daß irgendwo in Seitenlinien ein aufklärender Fall
zu finden sein müsse. Bisher ist uns das nicht gelungen, aber man muß zugeben,
daß Schlüsse aus diesem Fehlen der Belastung nicht gezogen werden dürfen, da
es vielleicht auf die Unvollkommenheit unserer Quellen zurückzuführen ist.

Ferner ist die Abfassungszeit der Krankengeschichte; aus deren
Einzelbeschreibungen man ein sehr lebendiges Bild des Krankheitsverlaufs erhält, beim Vergleich mit dem vorhergehenden Fall in Betracht zu ziehen. Während
sich 1898 noch das ganze Interesse der Klinik auf die soeben von Kraepelin beobachteten und herausgestellten katatonischen Zeichen konzentrierte, war 1906
im Zusammenhang mit den Arbeiten Wilmanns' und Dreyfuß' über die zirkulären Psychosen der Blick für die manisch-depressiven Einschläge geschärft,
und es ist für die Auffassung des Falles nicht belanglos, daß das Krankenblatt
von März neben Gruhle diese beiden Autoren zum Verfasser hat.

Aber auch, wenn man diese persönlichen Momente in Rechnung stellt, wird
man behaupten können, daß dieser Fall von unserem ganzen Material am deutlichsten die echten manisch-depressiven Züge innerhalb der atypischen
Psychose aufweist. Die fast ständig beobachtete, oft sehr hochgradige Ablenkbarkeit, die bei vielen Gelegenheiten erwähnte Ideenflucht, die bei jedem Zurücktreten der motorischen Gebundenheit hervorbrechende manische Heiterkeit
oder auch Gereiztheit, endlich die Angst, die z. B. zu Beginn, aber auch späterhin
ausschlaggebende Grundstimmung ist — das alles trägt zu dem Gesamteindruck
bei, daß überall, wo man auf die Grundlagen des psychotischen Bildes stößt, die Elemente der affektiven Gruppe zum Vorschein kommen. Zeitweise wird eindeutig ein
manischer Stupor beschrieben, die zornigen Erregungen tragen oft die typischen
Kennzeichen solcher Entladungen, wie wir sie bei der Manie kennen. Dabei sehen wir
vorläufig von dem manischen Vorstadium und der hypomanischen Schlußphase ab.

Wäre also vielleicht der Zustand überhaupt als ein besonderer manisch-
depressiver Mischzustand aufzufassen? Wir haben es bisher abgelehnt,
Mischzustände anzunehmen, wenn eine Störung des Bewußtseins vorlag, und
zwar mit guten Gründen, nachdem wir zeigen konnten, daß die Bewußtseinsstörung an sich Anomalien des Denkablaufs wie Ablenkbarkeit und Ideenflucht
bedingt, die alsdann nicht als zirkuläre Symptome gewertet werden dürfen.
Wir sind mit Stransky[1]) der Meinung, daß die Fruchtbarkeit der Kraepelin-
Weygandtschen Aufstellungen sich nur erweisen kann, wenn man ihr An-
wendungsgebiet nicht kritiklos erweitert.

Die Vorfrage, ob im Falle März überhaupt eine Bewußtseinsstörung vorlag, ist nicht leicht zu beantworten; immerhin lassen die Unterlagen auch in
dieser Hinsicht klarer sehen als bei dem Kranken Kreuznacher, wo es gar nicht

---

[1]) Das manisch-depressive Irresein im Handbuch der Psychiatrie. Leipzig 1912.

möglich war, das Problem aufzuwerfen. Wir glauben nun mit einiger Wahrscheinlichkeit annehmen zu können, daß bei M. vorübergehend erhebliche Beeinträchtigung der Bewußtseinsklarheit bestand, die allerdings verhältnismäßig leicht zu durchbrechen war. So erklärt es sich, daß er stets korrekte Angaben über die Orientierung machte. Zweifellos spielte sich der Beginn der Psychose mit seinen Visionen und Verkennungen in einer bewußtseinsgetrübten Verfassung ab, und auch die erste Zeit in der Klinik legt diese Auffassung nahe. Die Wahnidee, in einem großen Zusammenhang tätig zu sein, im Theater, im Gefängnis zu sein, hingerichtet zu werden; der Wechsel dieser Szenerien; endlich die Störung des Zeitsinns erinnert sehr deutlich an die Beobachtungen bei der oneiroiden Erlebnisform. Daß dieses Zustandsbild in voller Ausbildung vorlag, läßt sich nicht beweisen, aber die Psychose stand ihm zu Beginn nahe.

Nun sehen wir aber, daß hier Ablenkbarkeit und Ideenflucht, Heiterkeit, Gereiztheit und Zornausbrüche a u c h i n s i c h e r b e w u ß t s e i n s k l a r e n Z e i t e n in Erscheinung traten und sich mischten, ja gerade bei im übrigen geordneten Gesprächen mit Ärzten und Stellungnahmen zur realen Umgebung deutlich werden. So können wir hier mit Recht von Mischzuständen sprechen; es bleibt nur fraglich, ob damit für das Verständnis der ungewöhnlichen, schizophrenen und vor allem katatonen Symptome etwas gewonnen ist. Denn auch diese treten hier nicht so sehr in der ersten bewußtseinsgetrübten Zeit hervor, sondern geben dem weiteren Verlauf das Gepräge. Die Schwere und Eindeutigkeit des Negativismus, der Steifigkeitszustände, Stereotypen, Manieren und wohl auch der Echosymptome kann in diesem Falle nicht bezweifelt werden. Dazu kommen die einförmigen, die Handlung begleitenden Akoasmen, die Eigenbeziehungen und Körpersensationen.

L a n g e [1]) konnte bei 8 seiner Fälle das Zusammenvorkommen von Mischzuständen und katatonen Symptomen feststellen, aber nicht etwa in dem Sinne, daß gerade innerhalb der Mischzustände diese Symptome aufträten. Dabei faßt er den Begriff des Mischzustandes sehr weit und kennt auch Mischzustände mit Bewußtseinstrübung, ja will die „Amentiaformen" im weiteren Sinne zu den Mischzuständen rechnen, „insofern, als die Affekte rasch wechseln und offenbar auch die anderen Störungen stark entgegengesetzten Schwankungen unterliegen". Mag man dazu stehen, wie man will, so läßt sich aus dem psychologischen Aufbau des Mischzustandes, wie ihn K r a e p e l i n entwickelt, auf keinen Fall ein schizophrenes, noch viel weniger das im engeren Sinne katatone Syndrom ableiten. Fehlt uns auch noch eine nach modernen psychologischen Gesichtspunkten durchgeführte Darstellung der Mischzustände an einem größeren Material, so wissen wir doch aus den schönen Schilderungen K r a e p e l i n s in der letzten Auflage des Lehrbuchs, welche Kombinationen der manischen und der depressiven Form vorkommen, und daß dabei wohl schwer zu beurteilende Bilder entstehen, nicht aber das Ensemble katatoner Symptome wie bei März.

So sehen wir uns zurückverwiesen auf Erbeinflüsse, über die wir nichts wissen, auf die präpsychotische Persönlichkeit, bei der wir vergebens nach schizoiden Merkmalen suchen. Im Gegenteil: Körperhabitus, Lebensgestaltung vor und nach der Psychose und nicht zuletzt die typischen cyclischen Phasen vom 21. Lebensjahre ab, alles weist nur nach der Richtung des Manisch-Depressiven.

---

[1]) a. a. O. S. 137.

So bleibt die letzte Psychose ungeklärt. Kein Zufall ist es wohl, daß sie bis jetzt die letzte geblieben ist, und M. nun seit über 17 Jahren frei von allen Schwankungen. Der Fall tritt damit an die Seite des vorigen und der Patientin Forels. Es liegt nahe, dabei an Spechts Theorie anknüpfend, an eine Art entgiftender Wirkung des „massiveren" schizophrenen Syndroms zu denken.

3. Rückblick und Ergebnisse im Umriß.

Eine Arbeit, die wie die vorliegende aus klinisch-diagnostischen Gründen den Überblick über große Zeiträume und ganze Lebensläufe nicht entbehren möchte, zugleich aber die psychopathologische Aufklärung akuter Psychosen anstrebt, wird notwendig ein recht ungleichartiges Material zu bewältigen haben. Ist schon die Auswahl der Erfahrung, die überhaupt dem einzelnen möglich ist, angesichts der unendlichen Variationsbreite des psychiatrischen Lebens eine beschränkte, so fällt es erst recht schwer, ein differenzierteres geistiges Niveau durchzuhalten, was für die introspektive psychologische Methode unentbehrlich ist. Während das im ersten Teil unserer Untersuchungen durchgeführt wurde, mußten wir in den beiden letzten Kapiteln, die einer erweiterten Fragestellung dienen sollten, darauf verzichten. Es fehlen insbesondere bei den beiden letzten Fällen die aufschlußreichen Selbstdarstellungen des Innenlebens während der Psychose.

Trotzdem erscheint es lohnend, bei der Zusammenfassung der Ergebnisse die Gesamtheit der Fälle, welche aus dem Grenzgebiet des manisch-depressiven Irreseins und der Schizophrenie hier vereinigt wurden, auch einmal in eine Reihe zu stellen. Handelt es sich doch um eine Kasuistik, die bisher unter der gemeinsamen Bezeichnung „Amentiaformen" rubriziert wurde; unsere Darstellung war ja gerade auf die Herausstellung des Individuellen nach jeder Hinsicht bedacht. Diese Einzelergebnisse, welche natürlich auch nur bei künftiger Erhärtung an weiterem Material Wert haben, hier noch einmal zu wiederholen, wäre zwecklos.

Wir betrachten zunächst die Altersstufe, in welcher die atypische Psychosenform auftritt, nachdem von Rehm[1]) und Lange[2]) eine Prädilektion des jugendlichen Alters für die „Amentiaformen" angenommen wird. Es zeigt sich, daß diese Feststellung bei 6 von 10 unserer Fälle zutrifft (Ignatius Chr. und Gisela Leniev, deren Verwirrtheitszustände in allen Lebensaltern auftreten, scheiden aus). Unter diesen nimmt Auguste Bär (Kapitel 2, S. 56) insofern eine besondere Stellung ein, als sich bei ihr die Verwirrtheit mit 46 Jahren wiederholte. Forels Fall, der um das 30. Lebensjahr erkrankt, steht in der Mitte. Die übrigen: Anna Gutkind, Karoline Wolf, Martha Schmieder, zeigen die atypischen Bilder im klimakterischen Alter.

In diesem Zusammenhang darf nicht übersehen werden, daß das Übergewicht des weiblichen Geschlechts bei unseren Kranken sicher nicht zufällig ist. Wissen wir auch bisher wenig Exaktes über die Differenzen der Symptomatologie bei den Geschlechtern, erscheint es sogar fraglich, ob hier auf rein statistischem Wege Ergebnisse zu erhalten sind, da doch die Gefahrenbreite für exogene Schädlichkeiten beim Weibe überhaupt erheblich größer ist, — so kann man doch sagen, daß eine lebhafte Phantasiebegabung, wie wir sie als anlagemäßiges Moment zur Erklärung der oneiroiden Zustände aufzeigen konnten, in innerer Beziehung steht zur jugendlichen, aber auch zur weiblichen Psyche. Man kann diese ein-

---

[1]) Das manisch-melancholische Irresein. Berlin 1919.   [2]) a. a. O. S. 142.

drucksmäßig erfaßte Verwandtschaft ebenso wie die Hysteriebereitschaft des Weibes als Ausfluß einer primitiveren seelischen Struktur ansehen, wird sich aber dabei nicht beruhigen dürfen. Der wissenschaftlichen Arbeit kann eine solche Analogie nur ein Anreiz sein, sie durch Vertiefung in die Anschauung zu bestätigen oder aufzuheben.

Auch unter dem Gesichtspunkt der Rasse muß unser Material einmal betrachtet werden. Von den 12 Fällen sind 5 rein jüdischer Abkunft: die 4 Kranken des zweiten Kapitels und Kreuznacher; auch Gisela Leniev stammt von Vaterseite von Juden ab. Auf die atypische Färbung der endogenen Psychosen bei Juden ist ja vielfach hingewiesen (Pilcz, Kraepelin, Urstein, Siebert), doch ist es bis heute ungeklärt, ob es sich dabei tatsächlich um rassische Besonderheiten oder um eine Mischung verschiedenartiger Anlagen infolge der Inzucht handelt. Die Familientafeln des 2. und 7. Kapitels bestätigen die Häufigkeit der Überkreuzung verschiedenartiger Belastungen, andererseits ließ sich gerade bei der Familie Wolf eine Vermischung der ungleichartigen Erbfaktoren mit großer Wahrscheinlichkeit ausschließen. Die differentielle Rassenpsychiatrie steckt, obschon Kraepelin schon vor vielen Jahren auf ihre Bedeutung hingewiesen hat, noch in den Anfängen. Das wird besonders durch die neuen interessanten Beobachtungen von Gans[1]) beleuchtet, der die vielzitierten Berichte Kraepelins aus Java keineswegs bestätigen konnte. Auch beim Fall des 5. Kapitels kommen Einflüsse von seiten der Rasse insofern in Betracht, als vielleicht Einschläge slawischen Blutes bei Ignatius Chr. vorliegen. Lange[2]) konnte aus verschiedenen Hinweisen in der Literatur entnehmen, daß periodische Psychosen, insbesondere auch zirkuläre Erkrankungen, bei Slawen oft eigenartig verlaufen.

*

Versuchen wir uns nunmehr in großen Umrissen den Gang der Untersuchung und unsere Ergebnisse zu vergegenwärtigen, so ergibt sich:

1. Die Verwirrtheitszustände im Verlauf der endogenen Psychosen, welche jahrelang im Mittelpunkt der klinischen Diskussion standen, waren unter dem Einfluß einer strenger ätiologisch gerichteten Betrachtungsweise und einer erweiterten Erkenntnis der Psychologie der Schizophrenie in den Hintergrund getreten. Man registrierte sie als „Amentiaformen", ohne daß sich aber die Ansicht der Wiener Schule durchgesetzt hätte, daß sie mit den amentiellen Begleitpsychosen zusammengehören. Wir wählten durch Selbstschilderungen in ihrem phänomenologischen Aufbau klar durchschaubare Fälle zum Eingang in das Gebiet und gelangten so zur Aufstellung einer Erlebnisform, die wir wegen ihres phantastischen Erlebnisreichtums bei getrübtem Bewußtsein als oneiroid bezeichneten. Es wurde versucht, die psychologische Struktur dieses Zustandsbildes mit möglichster Schärfe, sowohl nach der funktionellen, wie nach der inhaltlichen Seite zu bestimmen, dabei aber doch die Breite möglicher Variationen mit zu umfassen.

2. Die Zugehörigkeit der oneiroiden Erlebnisform zu den Bewußtseinsstörungen machte es erforderlich, in eine grundsätzliche Erörterung ihrer Psychologie einzutreten, vor allem aber auch das Vorkommen schizophrenieähnlicher Symptome in den Bewußtseinsstörungen aufzuklären. Damit war

---

1) Ein Beitrag zur Rassenpsychiatrie. Münch. med. Wochenschr. Bd. 69, S. 1503, 1922.
2) a. a. O. S. 31.

zugleich die Abgrenzung unserer Erlebnisform gegen schizophrene Zustandsbilder gegeben. Die erheblich schwierigere Abgrenzung gegen die symptomatische Amentia wurde durch eine präzisere Erfassung dieses Syndroms
nach seinen psychologischen Eigentümlichkeiten möglich.

3. Wir fanden die oneiroide Erlebnisform im Rahmen sicher zirkulärer und
sicher schizophrener Erkrankungen und schließlich bei Fällen, die man mit guten
Gründen, trotz umfangreicher Lebensläufe, von beiden Krankheitsgruppen ausschließen kann, obwohl sie zu beiden Beziehungen haben. Im Zusammenhang
mit den auftretenden diagnostischen Schwierigkeiten griffen wir in den letzten
Kapiteln auf drei, früher von Wilmanns kurz mitgeteilte Fälle zurück, bei
welchen gleichfalls atypische Psychosen aus dem Grenzgebiet der endogenen Erkrankungen aufgetreten waren. Wir konnten für diese Fälle die Berechtigung
der Behauptung Wilmanns' einer größeren prognostisch-diagnostischen Wertigkeit echter manisch-depressiver gegenüber katatonen Symptomen, bestätigen.

4. Bei der Suche nach individuellen Anlagemomenten, die für das
Auftreten der oneiroiden Erlebnisform und schließlich der atypischen Psychosen
überhaupt mitverantwortlich zu machen wären, fanden wir wiederum nicht
etwa Schizoides in der ursprünglichen Persönlichkeit der später Manisch-
depressiven oder umgekehrt. Sondern eine starke Vorstellungsbegabung
mit lebendiger Phantasiebereitschaft, die schon beim kindlichen
Spiel hervortrat, konnte in einem Teil der Fälle mit der oneiroiden Psychose
in Beziehung gebracht werden. Daneben fanden wir dreimal Persönlichkeiten
mit vereinzelten Zügen des hysterischen Charakters.

5. Verhältnismäßig am geringsten war die positive Ausbeute unserer erbwissenschaftlichen Nachforschungen. Die Hoffnung, daß von hier aus
eine Aufhellung der atypischen Krankheitsbilder erfolgen werde, erfüllte sich
nicht. Bestätigt wurde nur die altbekannte Regel, daß atypische Psychosen-
formen oft in Familien mit starker Belastung auftreten. Wo wir ein einwand-
freies Zusammentreffen von schizophrenen und manisch-depressiven Erbfaktoren
nachweisen konnten, wie im 2. Kapitel, war eine familiäre Formeigentümlichkeit
des Bildes viel wahrscheinlicher als ein Zustandekommen durch Kombination.
In einem anderen Falle (Leniev) liegt vielleicht eine solche vor. Die Verwertung
kinderreicher Familien gab nicht, wie man erwarten sollte, ein vereinfachtes,
sondern ein schwieriges, in Regeln nicht zu fassendes Ergebnis. Doch bleibt
hier stets der Einwand des zu kleinen und unvollkommenen Materials. Fälle,
die unter dem Gesichtspunkt des „Erscheinungswechsels" (Hoffmann) dem
Verständnis näherzubringen wären, enthält unsere Kasuistik nicht.

6. Der Gesamtverlauf der Erkrankungen wurde durch das Auftreten
der oneiroiden und anderen atypischen Psychosen im allgemeinen nicht beeinflußt. Wir stießen aber auf 3 Persönlichkeiten, bei denen psychasthenische
oder zirkuläre Schwankungen, die vorher dauernd bestanden, mit dem Verwirrtheitszustand ihren Abschluß fanden. Ob es sich dabei um typische oder zufällige Vorkommnisse handelt, können nur weitere Erfahrungen lehren.

7. Die Erwägungen über die zugrunde liegenden Hirnvorgänge bei der
oneiroiden Erlebnisform machten es wahrscheinlich, daß nicht eine Allgemeinschädigung des Gehirns, sondern Einwirkungen an einer umschriebenen Stelle
dem Auftreten des Symptombildes entsprechen.

Psychopathologische Dokumente. Selbstbekenntnisse und Fremdzeugnisse aus dem seelischen Grenzlande. Von **Karl Birnbaum.** (334 S.) 1920.

8 Goldmark; gebunden 11 Goldmark / 1.95 Dollar; gebunden 2.65 Dollar

---

Kriminal-Psychopathologie. Systematische Darstellung. Von Dr. **Karl Birnbaum,** Oberarzt an der Irrenanstalt Herzberge der Stadt Berlin. (222 S.) 1921.

5.25 Goldmark / 1.25 Dollar

Psychiatrische Familiengeschichten. Von Dr. **J. Jörger,** Direktor der Graubünd- nerischen Heilanstalt Waldhaus bei Chur. (118 S.) 1919. 3.60 Goldmark / 0.90 Dollar

---

Julius Robert Mayer. Seine Krankheitsgeschichte und die Geschichte seiner Ent- deckung. Von Dr. **Ernst Jentsch.** (142 S.) 1914.

4.20 Goldmark; gebunden 5 Goldmark / 1 Dollar; gebunden 1.20 Dollar

---

Bildnerei der Geisteskranken. Ein Beitrag zur Psychologie und Psychopathologie der Gestaltung. Von **Hans Prinzhorn,** Dr. phil. et med., Nervenarzt in Dresden- Weißer Hirsch. Z w e i t e Auflage. Mit 187 zum Teil farbigen Abbildungen im Text und auf 20 Tafeln vorwiegend aus der Bildersammlung der Psychiatr. Klinik Heidelberg. (369 S.) 1923.   Gebunden 40 Goldmark / Gebunden 9.60 Dollar

---

Lehrbuch der Psychiatrie. Von Dr. **E. Bleuler,** o. Professor der Psychiatrie an der Universität Zürich. V i e r t e Auflage. Mit 51 Textabbildungen. (554 S.) 1923.

Gebunden 15 Goldmark / Gebunden 3.60 Dollar

Monographien aus dem Gesamtgebiete der Neurologie und Psychiatrie

Herausgegeben von **O. Foerster**-Breslau und **K. Wilmanns**-Heidelberg

Die Bezieher der „Zeitschrift für die gesamte Neurologie und Psychiatrie" sowie die des „Zentralblattes für die gesamte Neurologie und Psychiatrie" erhalten die Monographien zu einem dem Ladenpreise gegenüber um etwa 10% ermäßigten Vorzugspreis.

Heft 1: Über nervöse Entartung. Von Prof. Dr. med. **Oswald Bumke,** Freiburg i. B. 1912. Vergriffen

Heft 2: Die Migräne. Von **Edward Flatau,** War- schau. Mit 1 Textfigur und 1 farbigen Tafel. 1912.
12 Goldmark / 2.90 Dollar

Heft 3: Hysterische Lähmungen. Studien über ihre Pathophysiologie und Klinik. Von Dr. **H. di Gaspero,** Graz. Mit 88 Figuren im Text und auf einer Tafel. 1912. 8.50 Goldmark / 2.05 Dollar

Heft 4: Affektstörungen. Studien über ihre Ätio- logie und Therapie. Von Dr. med. **Ludwig Frank,** Zürich. 1913. Vergriffen

Heft 5: Über das Sinnesleben des Neugeborenen. (Nach physiologischen Experimenten.) Von Dr. **Silvio Canestrini,** Graz. Mit 60 Figuren im Text und auf 1 Tafel. 1913. 6 Goldmark / 1.45 Dollar

Heft 6: Über Halluzinosen der Syphilitiker. Von Privatdozent Dr. **Felix Plaut,** München. 1913.
5.60 Goldmark / 1.85 Dollar

Heft 7: Die agrammatischen Sprachstörungen. Studien zur psychologischen Grundlegung der Aphasie- lehre. Von Prof. Dr. **Arnold Pick,** Prag. 1. Teil. 1913. 14 Goldmark / 3.85 Dollar

Heft 8: Das Zittern. Seine Erscheinungsformen, seine Pathogenese u. klinische Bedeutung. Von Prof. Dr. **Josef Pelnář,** Prag. Aus dem Tschechischen über- setzt von Dr. **Gustav Mühlstein,** Prag. Mit 125 Text- figuren. 1913. 12 Goldmark / 2.90 Dollar

Heft 9: Selbstbewußtsein und Persönlichkeits- bewußtsein. Eine psychopathologische Studie. Von Dr. **Paul Schilder,** Leipzig. 1914.
14 Goldmark / 3.85 Dollar

Heft 10: Die Gemeingefährlichkeit in psych- iatrischer, juristischer und soziologischer Beziehung. Von Privatdozent Dr. jur. et med. **M. H. Göring,** Gießen. 1915. 7 Goldmark / 1.70 Dollar

Heft 11: Postoperative Psychosen. Von Prof. Dr. **K. Kleist.** 1916. 1.80 Goldmark / 0.45 Dollar

Fortsetzung siehe umstehende Seite!

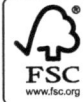

MIX
Papier aus verantwortungsvollen Quellen
Paper from responsible sources
FSC® C105338

If you have any concerns about our products,
you can contact us on
ProductSafety@springernature.com

In case Publisher is established outside the EU,
the EU authorized representative is:
Springer Nature Customer Service Center GmbH
Europaplatz 3, 69115 Heidelberg, Germany

Printed by Libri Plureos GmbH
in Hamburg, Germany